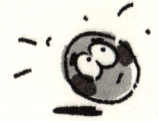

Lindemanns Bibliothek, Band 279
herausgegeben von Thomas Lindemann

Umschlagsillustration:
Uwe Mayer (www.uwemayer.com)

© 2017 · Info Verlag GmbH
Alle Rechte vorbehalten.
Nachdruck ohne Genehmigung
des Verlages nicht gestattet.
ISBN 978-3-88190-938-9
www.infoverlag.de

Gabriella Hünnekens

DAS LETZTE ALLER TAGE

Wilkommen in den Wechseljahren

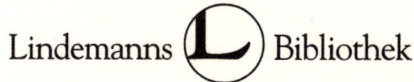
Lindemanns Bibliothek

*Gewidmet allen Frauen
und meinem mit mir meistens
geduldigen Mann*

Gabriella Hünnekens, im Stauferland geboren, arbeitete als Journalistin für verschiedene Zeitschriften und Radiosender. Nach zehnjährigem Aufenthalt in Italien lebt sie wieder in Deutschland als Projekt- und Kulturmanagerin, Autorin und zunehmend als Gesundheits- und Wechseljahr-Beraterin. Durch die Wechseljahre veränderte sich ihr Leben von heute auf morgen. Von den Ärzten unverstanden und von der Literatur nur lückenhaft informiert, begann sie zu recherchieren, um diesen unausweichlichen Zustand besser in den Griff zu bekommen. Seit über zwei Jahren berät sie nun „Wechseljährige". Die verzweifelten, unglaublichen und komischen Erfahrungen, die sie in ihrem Buch beschreibt, resultieren aus vielen Gesprächen, die sie mit Frauen „am Rande des Wahnsinns" geführt hat. *www.das-letzte-aller-tage.de, www.wechsel-zeiten.de*

*Die Eintagsfliege wird bereits
zwölf Stunden nach ihrer Geburt
von ihrer Midlife-Crisis erwischt.
Das muss man sich mal klarmachen!*

Loriot

Die Namen der in diesem Buch genannten, von mir aufgesuchten Mediziner, Fach-, Frauenärzte und Psychiater sind frei erfunden. Eine Übereinstimmung mit Namen lebender Personen ist rein zufällig. Sämtliche in den Text eingearbeiteten Informationen sind von mir sorgfältig recherchiert und zusammengestellt worden. Diese Infos dienen nicht zu Diagnosezwecken oder als Therapieempfehlung. Meine Ratschläge im Buch bieten keinerlei Ersatz für kompetenten medizinischen Rat. Suchen Sie bei unklaren oder heftigen Beschwerden unbedingt einen Arzt auf! Alle Angaben erfolgen ohne jegliche Gewährleistung oder Garantie. Eine Haftung für Personen-, Sach- und Vermögensschäden durch die Gesundheitstipps und Rezepte auf diesen Seiten wird ausgeschlossen.

Inhalt

1. KAPITEL *What's up?* 9
2. KAPITEL *Der Frust mit der Lust* 12
3. KAPITEL *Neulich beim Frauenarzt* 50
4. KAPITEL *Meine erste Hitzewallung* 90
5. KAPITEL *Burn, baby, burn* 103
6. KAPITEL *Hilfe, ich kann nicht mehr schlafen!* 122
7. KAPITEL *Jetzt fahr ich gleich aus meiner Haut!* 181
8. KAPITEL *Glücklich ist, wer vergisst* 195
9. KAPITEL *Hilfe, meine Feuchtgebiete trocknen aus* 205
10. KAPITEL *Essen oder nicht essen ist hier die Frage* 247
11. KAPITEL *Das Wunder der Ovarien* 279
12. KAPITEL *Ja, bin ich die Einzige?* 284
13. KAPITEL *Ene mene muh, raus bist du* 318
14. KAPITEL *Vielleicht öfter mal den Mann wechseln?* 372
15. KAPITEL *Hormonersatztherapie, ja oder nein?* 398
16. KAPITEL *Adieu, Monika ... Willkommen, Monika!* 449

Schlusswort 468
Dank 469
Literatur 470

1. KAPITEL

What's up?

Mein Name ist Monika Marsch und ich schätze mal, dass ich mich mit dem Gedanken eines Coming-outs als Wechseljährige anfreunden muss. Ich war (bis vor Kurzem) in zweiter Ehe sehr glücklich verheiratet und stand (bis vor Kurzem) gefestigt im Berufsleben. Ich war (bis vor Kurzem) einen Meter siebzig groß, trug (bis vor Kurzem) Konfektionsgröße achtunddreißig und (bis vor Kurzem) Schuhgröße vierzig.

Tja, bis vor Kurzem verlief mein Leben in geregelten Bahnen. Es war vorhersehbar, es war in Ordnung und ich war gesund, munter, frohgelaunt und zufrieden. Bis zu dem Zeitpunkt, an dem mein Körper selbstständig anfing Dinge zu tun, die er früher nicht tat. Vor einigen Tagen habe ich ein schwarzes Haar auf meinem Brustwarzenhof entdeckt. Seit geraumer Zeit bilde ich mir ein, nach Brühwürfel zu riechen. Auf meiner Oberlippe zeichnet sich ein zarter Hauch von Schnurrbart ab. Mein zunehmend schwindendes Unterhautfettgewebe im Gesicht sorgt für faltige, der Schwerkraft folgende Züge, die ich so nicht haben möchte. Nicht nur meine Schultern beginnen auffällig schlaff nach unten zu hängen, sondern auch mein schlagartig teigig gewordener Hals. Morgens komme ich überhaupt nicht mehr in die Gänge und den ganzen Tag über fühle ich mich abgekämpft, müde und ausgelaugt.

Am Anfang dachte ich, dass das nur so eine Phase sei, dass alles in absehbarer Zeit wieder anders würde. Nur ein bisschen ausruhen und entspannen und ich bin wieder ganz die Alte.

Von wegen. Jeder Tag hält neuerdings eine weitere absurde Überraschung bereit. Mein über Jahre hinweg erlangtes vertrautes Körpergefühl scheint sich nach und nach in ein peinliches Fremdheitsgefühl zu verwandeln.

Als ich merkte, dass mit meinem Körper etwas nicht stimmte, war es für eine Gegenwehr auch schon zu spät. Ich war mitten drin – und zwar in den Wechseljahren. Meine Eisprünge und somit meine regelmäßigen Tage fielen mangels Eier immer spärlicher aus. Das letzte Ei aller Tage machte sich bald auf den Weg, das Ende rückte unaufhaltsam näher.

Ganz normal? Das ist so, wenn man älter wird? Mag sein. Die Sache hatte nur einen Haken: Ich hatte überhaupt keinen Plan, was in meinem Körper abging oder was es bedeutete, plötzlich ohne Hormone leben zu müssen. Ich wusste schließlich auch gar nicht, dass es überhaupt möglich sein kann, ohne Hormone dazustehen. Als es mir anfänglich körperlich und seelisch immer mieser ging, war ich Lichtjahre von dem Wort Menopause entfernt. Ja, ich hatte keine Ahnung, dass meine unzähligen Leiden und Plagen, dass alles, was ich durchmache, in Verbindung mit den Wechseljahren stand, die durch ein Totalversagen meiner Eierstöcke in Gang gesetzt wurden.

Das Einzige, was ich über die Wechseljahre wusste, war, dass man mächtig ins Schwitzen kommen kann. Dem gegenüber stand allerdings die wunderbare Aussicht, nie wieder eine Periode haben zu müssen und folglich auch endlich nie wieder schwanger werden zu können. That's it ... Ha ha ... träum weiter!

Am Ende meiner Tage wurde ich eines Besseren belehrt. Das hätte ich jedoch schon gerne am Anfang gewusst. Ich stand plötzlich in einem Leidensabschnitt, der mehrere Ursachen auf verschiedenen Ebenen hat. Wie ich (erst viel später) erfuhr, nennt sich das Ganze das „Menopausen-Syndrom" und gilt als sogenannte „Multi-System-Erkrankung". Die eindeutige Hauptursache dafür ist eine biologische, das heißt eine hormonelle Veränderung.

Klar, ich erleide kein Einzelschicksal, denn gegenwärtig steht etwa jede zehnte Frau in den Wechseljahren. Davon wiederum sind Dreiviertel während dieser Menopause seelischen, psychosozialen und körperlichen Beschwerden unterschiedlicher Intensität ausgesetzt. Laut Umfrage stehen unter den körperlichen Beeinträchtigungen Hitzewallungen und kalte Schweißausbrüche an erster Stelle, die sich meist nachts äußern und mit Vorliebe Schlafstörungen mit sich bringen. Die unterschiedlichsten, überaus lästigen körperlichen Symptome werden zudem penetrant von seelischen und intellektuell-geistigen Beeinträchtigungen begleitet. Eine ausgeprägte Gemütslabilität zerrt unaufhaltsam an unserem über Jahrzehnte entwickelten, gut sitzenden Gefühlskostüm. Auch hier gibt es eine Hormon-Loser-Rangliste, deren erster Platz mit vermehrter Weinerlichkeit besetzt ist, stante pede gefolgt von anhaltenden traurigen Verstimmungen und verstärkter Ängstlichkeit mit zum Teil längeren Angstzuständen.

Am häufigsten dürfen wir Frauen in den Wechseljahren innere Unruhe, Anspannung, Nervosität, ja Reizbarkeit bis hin zur Aggressivität in unserem bislang ausgeglichenen Leben begrüßen. Zusätzliche Beeinträchtigungen sind Interesselosigkeit, Konzentrationsstörungen, Vergesslichkeit und eine rasche körperliche, aber auch seelische Erschöpfbarkeit sowie länger anhaltende Mattigkeit.

Auch in sexueller Hinsicht gibt es Probleme. Wobei das Gemeinste dabei die gravierend schwindende Libido ist. Da helfen weder Strapse noch Sex Toys mit Pulsatoren und G-Punkt-Vibrator. Die sexuelle Lust schrumpft gleichermaßen mit den Eierstöcken und dem Selbstwertgefühl, frau verkommt ungewollt zum Neutrum. Mit Beginn der Wechseljahre läuft der Erotik-Countdown. Der Tag, an dem sich die sexuellen Aktivitäten endgültig auf dem Nullpunkt befinden, zeichnet sich in naher Ferne deutlich ab.

2. KAPITEL

Der Frust mit der Lust

Der erste bewusste Groll gegen die inakzeptablen Wechseljahre machte sich in mir breit, als sich eine öde Sexwüste vor mir auftat. Schon seit längerer Zeit schlafe ich mit meinem Mann nur noch, um ihm einen Gefallen zu tun und weil ich mich schuldig fühle.

Ja, ich fühle mich schuldig, weil ich meinem Mann gegenüber überhaupt kein Verlangen mehr verspüre. Also gab ich mich heute wieder einmal notgedrungen seiner Zärtlichkeit hin, die ich nur als unnötige Berührungen empfand, in der eigennützigen Hoffnung, mein schlechtes Gewissen dadurch beruhigen zu können.

Mit dem plötzlichen Verschwinden meiner Lust verschwanden logischerweise auch meine herrlichen Orgasmen. Von einem Tag auf den anderen hatte ich gegenüber körperlichem Kontakt nur noch negative Empfindungen und eine Frage tat sich auf: Sex? Wozu? Mein Mann allerdings hatte offensichtlich dennoch seine Freude an mir. Er genoss mich, bewegte sich gut wie immer, versuchte mich anzutreiben, zu locken, aber meiner Vagina ist das alles ziemlich egal. Ist die überhaupt noch da?

„Komm Baby, komm!", stöhnte er lustvoll hinter mir. Keine Chance, mein Lieber, dachte ich, ich komme nicht. Ich kann nämlich nicht mehr kommen. Gewissermaßen scheine ich seit unserem letzten Sex frigide geworden zu sein. Na prima, jetzt weiß ich endlich, wie sich Frigidität anfühlt. Nur, wollte ich das wissen? Noch vor wenigen Wochen konnte ich meine Libido kaum bremsen. Und jetzt: kein Gefühl. Kein verwirrender

Rauschzustand. Kein Verlangen. Keine Euphorie. Kein Fünkchen Begehren. NICHTS! Was zum Teufel war nur los mit mir?

Ich starrte auf die weiße Wand vor mir und ertappte mich beim Versuch, die Holzfasern der grobkörnigen Raufasertapete zu zählen, während mich mein Mann im Doggy Style durchs Bett stieß. Der hat's gut, dachte ich. Der Sex mit mir macht ihm mal wieder richtig Spaß.

Hoffentlich kommt er bald. Ups ... Oh nein! Ich hätte nie gedacht, dass ich einmal zu den Frauen gehören würde, denen so etwas in den Sinn kommt. Und jetzt ist es mir passiert ... O Gott! Mein Mann stöhnte lauter und lauter und noch lauter und kam. Endlich! Lautlos krochen Tränen über meine Wangen.

„Schatz, das war gut", sagte mein Mann ganz glückselig. „Hat es dir auch gefallen?"

Jetzt konnte ich mich nicht mehr zurückhalten und brach in lautes Schluchzen aus. Hemmungslos heulte ich drauflos.

Mein Mann erschrak. „Liebling, was ist denn? Hab ich dir wehgetan? Süßes, schau mich an, was ist denn?"

„Nein, nein, alles in Ordnung", plärrte ich.

„Aber was ist denn dann?" Hilflos sah mein Mann mich an.

„Ich hab ... ich kann ... ich bin ... huhuhuhuhu ...", erneut schüttelten mich die Tränen und ich spürte, wie sich Rotzblasen unter meiner Nase bildeten.

Liebevoll putzte mir mein Mann mit dem Handrücken die Nase, zog mich in seine Arme und wiegte mich behutsam wie ein Baby hin und her. Diese zärtliche Geste veranlasste mich dazu, geradewegs weiterzuheulen. Ich konnte einfach nichts dagegen tun. Ich war machtlos. Auch dieser, mir mittlerweile bekannte Zustand der haltlosen Flennerei war mir zum ersten Mal vor ein paar Wochen aufgefallen. Was passiert mit mir?

„Jetzt beruhigst du dich erst mal und dann sagst du mir, was du auf dem Herzen hast."

Ich konnte noch nicht reden, erst eine gefühlte Ewigkeit später versiegten meine Tränen. Mein klagendes Schluchzen ging in ein hoffnungsloses Wimmern über.

„So. Willst Du mir jetzt sagen, was dich bedrückt?" Mein Mann hielt meinen Kopf zwischen seinen Händen fest und sah mir in die Augen. „Jetzt nicht wieder von vorne anfangen. Du hast schon alles nassgeheult. Ist in deinem Kopf überhaupt noch Gehirnwasser drin?", sagte er und klopfte mit dem Zeigefinger an meine Stirn. „Hört sich hohl an", grinste er frech, um mich aufzumuntern.

„Ich spüre dich nicht." Resignierend zuckte ich mit den Achseln. „Ich bin da unten gefühllos", ich schnaufte. „Zum Sexkrüppel bin ich geworden." Schon wieder fingen meine Mundwinkel zu zucken an.

„Nun mach mal langsam, Liebling." Mein Mann wiegte mich immer noch hin und her. „Sch, sch, sch ... entspann dich."

„Schatz, ich ..."

„Alles gut, mein Liebling. Beruhige dich."

„Nein, ich muss dir was sagen", setzte ich erneut an.

„Sch ... Alles wird gut. Sei ganz ruhig", flüsterte mein Mann wiegenderweise.

„Scha-hatz, mir wird so langsam schle-hecht. Wenn du mich weiter so auf deinen Knien hin- und herschaukelst, kommt mir die Pasta hoch!"

Ich bremste meinen Mann beim Wiegen aus. Kroch von seinem Schoß und fluchte lauthals los. „Verdammt! Das kommt hundertprozentig von diesen *Scheiß*pillen, die mir mein Frauenarzt verschrieben hat. Ich bring ihn um. Ich hab's doch gleich gewusst, dass ich auf die Hormone so reagiere. Das war mir doch schon klar, als ich den Beipackzettel las!"

Ich rannte ins Badezimmer, zerrte die Pillenschachtel wütend aus dem Arzneischrank, donnerte stampfend ins Schlafzimmer zurück und warf meinem Mann die Schachtel auf seine nackten Schenkel.

„Da, lies!", herrschte ich ihn an.

„Jetzt?", fragte mein Mann verblüfft.

„Ja, jetzt", befahl ich.

Geduldig entfaltete mein Mann den Beipackzettel und gemeinsam lasen wir laut vor:

Eine zyklisch (mit Einnahmepause) einzunehmende Hormonkombination mit zwei weiblichen Geschlechtshormonen (Estrogen und Gestagen) zur Hormonersatzbehandlung. Anwendungsgebiet: Zur Hormonersatzbehandlung bei Beschwerden durch einen Mangel an dem weiblichen Geschlechtshormon Estrogen bei Frauen nach der letzten Periodenblutung (Menopause).

„Schau dir das an!" Ich schnaubte wie ein Ochse durch die Nase und tippte mit dem Zeigefinger aufgeregt auf dem Wort Menopause rum. „Ich bin doch noch gar nicht in der Menopause. Ich habe doch noch meine Periode. Ich bin doch keine alte Frau in den Wechseljahren. Verschreibt mir dieser blöde Typ einfach so ein Zeug und ich nehme das auch noch brav ein ... was bin ich doof!" Meine Empörung war grenzenlos.

Nach dem Anwendungsgebiet lasen wir über Wechselwirkungen, besondere Vorsicht bei der Einnahme von ..., dann kamen die Risiken, Anzahl der zusätzlichen Brustkrebsfälle, Venösen Thromboembolien ... und dann die Nebenwirkungen:

Häufig, gelegentlich, selten ... Infektion der Atmungsorgane, Überempfindlichkeitsreaktionen, allergische Reaktionen, Libidoveränderungen, Stimmungsschwankungen einschließlich Ängstlichkeit und depressiven Verstimmungen ...

„Hah! Da steht's!", rief ich triumphierend.
„Libidoveränderungen", las ich laut vor. „Siehst du", wieder tippte ich wild mit meinem Finger rum, dieses Mal auf dem Wort *Libidoveränderungen*.

„Jetzt sei doch mal ruhig und lass mich weiterlesen. Du fuchtelst ständig mit deinem Finger rum! So kann ich ja gar nichts lesen."

Es fiel mir unglaublich schwer, keinen Ton zu sagen, während mein Mann den Beipackzettel wieder aufmerksam studierte. Er las weiter laut vor:

Gedächtnisstörung, Benommenheit, Schwindel, Sehstörungen, Schlafstörungen, Herzjagen, -klopfen, Krampfadern, Hämorrhoiden, Herz-Kreislaufstörungen, Thrombose, Übelkeit, Erbrechen, Blähungen, Bauchschmerzen, Verstopfung, Verdauungsstörungen, Gallengangsentzündungen, Gallenblasenentzündungen, Leberfunktionsstörungen, Akne, vermehrter Talgfluss, Juckreiz, Jucken der Haut, Haarausfall, Hitzewallungen, Kraftlosigkeit, Ödeme, Schmerzen im Beckenbereich ...

Die „Informationen für die Anwenderin" waren fünfundfünfzig Komma fünf Zentimeter lang und mindestens zweiundfünfzig Komma drei davon gehörten den Nebenwirkungen.

„Und Schluss!", keifte ich, riss meinem Mann den Beipackzettel aus der Hand und zerknüllte ihn. Mir war nicht mehr nach Weiterlesen.

„Weißt du was? Die hier genannten Nebenwirkungen waren doch der Grund, warum ich überhaupt zum Frauenarzt ging", sagte ich wütend.

Mir fielen wieder all die verkehrten Dinge ein, die sich zunehmend und unaufhaltsam in mein Leben drängten. „Ich wollte doch meine Müdigkeit loswerden, die Schlafstörungen, die geschwollenen Beine und Finger, den Haarausfall, Akne, Bauchschmerzen, Übelkeit, Erbrechen, Verstopfung, Vergesslichkeit und meine zunehmenden Depressionen." Und meine Aggressionen, dachte ich im Stillen.

„Stopp, stopp, stopp," unterbrach mich mein Mann, „das ergibt doch alles keinen Sinn! Du nimmst synthetische Ersatzhormone in der Hoffnung, deine körperlichen Beschwerden loszuwerden, die allerdings in gleichem Maße wiederum als Nebenwirkungen auftreten ...? Was soll das denn?"

„Genau! Wie kann man Frauen, ob nun Wechseljahre oder nicht (in denen ich übrigens mit meinen schlappen sechsundvierzig Jahren noch gar nicht sein kann!), überhaupt solche Pillen andrehen? Wer verantwortet das denn?" Wütend stand ich auf.

„Ach Schatz, jetzt reg dich doch nicht so auf."

„Ich soll mich nicht so aufregen? ICH soll mich nicht so aufregen?! ICH SOLL MICH NICHT SO AUFREGEN???" Ich japste nach Luft. „Weißt du überhaupt, was es bedeutet, keinen Orgasmus mehr zu bekommen? Keine Lust auf Sex zu haben? Dich nicht mehr in mir zu spüren ... das ist alles so furchtbar ... so schrecklich ... so gemein." Und schon wieder stürzte mir eine Träne die Wange hinab.

Was kann ich auch plötzlich oft und viel heulen! Früher, also bevor dieser ganze Wahnsinn begann, konnte ich nie so lange am Stück weinen. Ein paar Tränen und die Seele fühlte sich wieder ausgeglichen an. Und jetzt? Nicht enden wollende Sturzbäche. So viele Tränen in mir, aus mir heraus.

Dazu fällt mir eine Szene aus dem Film „Marrakesch" ein, in dem Kate Winslet eine Londoner Hippiefrau spielt, die auf Sinnsuche mit ihren beiden Töchtern durch Marokko reist. Als Kate weinte, tröstete sie ein einheimischer Begleiter mit den Worten: „In Marokko sagt man, Tränen kommen aus der Erinnerung, sie sind ein Geschenk Gottes."

Und was sagt man in Deutschland dazu? Wie kommen plötzlich so irrsinnig viele Erinnerungen in meinem Kopf und warum beschenkt mich Gott seit ein paar Wochen so unglaublich reich? Mein Leben empfand ich bislang als reich genug. Mit meinem Mann, Michael, war ich seit zehn Jahren in zweiter Ehe die zufriedenste und glücklichste Ehefrau der Welt.

Vor meiner zweiten Ehe hatte ich vier ernst zu nehmende Beziehungen. Einen Monat vor meinem achtzehnten Geburtstag wurde ich von dem ersten dieser vier entjungfert. Vor meiner unspektakulären Entjungferung (und auch weiterhin danach) war mir Sex ein Graus und machte mir Angst. Vielleicht heiratete ich deswegen schon mit einundzwanzig Jahren? (Um all den anderen Männern, die mit ihren Sexbegierden auf mich lauerten, zu entkommen?) Diese Ehe hielt keine zwei Jahre, was soll ich sagen ...

Noch nicht mal geschieden, stürzte ich mich in die dritte ernst zu nehmende Beziehung, die meine Ehe toppte, da sie immerhin knapp vier Jahre hielt. Noch während der Trennung aus dieser Beziehung war mir schon der vierte Mann in meinem Leben wichtiger als der dritte und der zweite und der erste. Sieben Jahre lang lebte ich mit dem Vierten an meiner Seite, bis auch diese Liebe unvermutet aufgebraucht war. Trotz der Befürchtung, als Mitdreißigerin nie wieder im Leben einen passenden Partner zu finden, beendete ich diese Beziehung. Mit einer beängstigenden Gewissheit, nie wieder einen Mann zu finden, trat ich seit Beginn meiner sexuellen Aktivitäten mein erstes Singleleben an.

Anfangs war ich noch ziemlich orientierungslos. Aber ich war nie so verzweifelt, um mir einen Hund, eine Katze, einen Vogel oder eine Partnergeräusche-CD, so nach dem Motto „85 Minuten Zweisamkeit", kaufen zu müssen. Auf wundersame Weise lernte ich nämlich schnell wieder auszugehen, zu tanzen, zu lachen und zu staunen – am meisten über Männer. Kurz vor meinem sechsunddreißigsten Geburtstag lernte ich meinen jetzigen Mann Michael kennen und mit ihm den besten Sex aller Zeiten. Ich war stolz auf meinen Körper, der mir mühelos Orgasmen schenkte. Herrlich. Was geht da eigentlich in einem Frauenkörper vor sich, wenn er einen Orgasmus bekommt?

Nun, der Orgasmus besteht aus vier Phasen. Logischerweise beginnt er mit der Erregungsphase. Küssen und Berührungen starten meist das Kopfkino und können (wenn man nicht durch Kindergeschrei oder anderen Stress zu sehr abgelenkt wird) Lust auf Sexualität auslösen. Wenn also – ganz besonders bei uns Frauen – der Kopf frei ist, beginnt unser Körper jetzt schon, sich durch oben genannte Aktivitäten auf den Orgasmus vorzubereiten. Ein deutliches Anzeichen sexueller Erregung ist das Feuchtwerden der Vagina. Durch das Anfassen, Fummeln und Küssen entsteht ein Reiz, und die Scheidenwände beginnen eine Flüssigkeit abzusondern. Gleichzeitig weiten sich die inneren zwei Drittel der Vagina und sie färbt sich dunkelrot. Durch das Anschwellen der Schamlippen wird die Öffnung der Scheide quasi disponibel und des Mannes bestes Stück hat freie Bahn. Während die Schamlippen anschwellen, nimmt auch die Klitoris an Größe und Umfang zu, was sie besonders empfindlich macht. Und zwar aus gutem Grund, nämlich zur Steigerung der Lust. Der Blutdruck steigt, die Pulsfrequenz erhöht sich und die Muskeln im Körper beginnen zu kontrahieren. Wenn Frauen jetzt ihre Beckenbodenmuskulatur (auch Liebesmuskel genannt) einsetzen, kann das Erregungsgefühl enorm erhöht werden. Für Frauen, die zur Gruppe der Warum-komme-ich-so-schwer-zum-Orgasmus gehören, wäre es vielleicht nützlich, diesen Muskel mit gezielten Übungen zu trainieren.

Leider helfen ein „Liebesmuskel-Training" und vieles andere mehr bei manchen Frauen auch nicht weiter. Die Statistik sagt nämlich, dass jede vierte Frau selten oder nie einen Orgasmus hat. Auch kann man nicht immer den Partner oder die Situation davon abhängig machen. Untersuchungen haben nämlich gezeigt, dass die weibliche Fähigkeit zum Orgasmus auch anlagebedingt ist. (Auch blöd.)

Aber zurück zu unserem Orgasmus. Nachdem wir jetzt also schon eine (hoffentlich) ganze Weile bei der Sache sind, erklimmen wir die zweite Stufe, die Plateauphase. Dieser Moment der äußerst lustvollen Anspannung bleibt so lange stabil, bis der Orgasmus erreicht wird. Da sich während dieser Phase die zuvor vergrößerte Klitoris zurückzieht, kann sie nicht mehr stimuliert werden. Ist aber auch gar nicht so wichtig, weil sich nämlich das äußere Drittel der Vagina mit Blut füllt, was diese wiederum verengt und den Penis fest umschließt. Irgendein Wissenschaftler hat sich für diesen Zustand einen lustigen Namen ausgedacht: die „orgastische Manschette" (ich muss bei diesem Wort immer an die weißen Manschetten denken, die meine Mutter früher auf die Gänsekeulen beim Festtagsbraten gesteckt hat). Weiter mit unserer Frauenmanschette. Unser Scheideneingang ist von Muskelringen umgeben, die wir mehrmals jeden Tag aktivieren, nämlich beim Pinkeln. Hierbei kommt ganz besonders der PC-Muskel (*Musculus pubococcygeus*) zum Einsatz und liegt bei Frauen und Männern zwischen Scham- und Steißbein. Wenn dieser Muskel während des Liebesspiels durch Anspannen eingesetzt wird, kann man sich selbst und auch seinem Partner nur Gutes tun.

Nachdem nun alle Muskeln und Nerven in unserem Körper bis aufs Äußerste angespannt sind, zünden wir Stufe drei, die Orgasmusphase (Ohh Yeah!). Als Erstes zuckt unsere orgastische Manschette ruckartig (zwischen drei und fünfzehn Mal unter einer Sekunde), dann zuckt unsere Gebärmutter rhythmisch und gleichfalls unser Po-Schließmuskel und dann zuckt und vibriert und rauscht und donnert und hüpft und brodelt und jauchzt unser ganzer Körper. Keine Frage, dass dieser Aufruhr für unseren Körper wohltuend anstrengend ist. Deshalb atmen wir mit bis zu vierzig Zügen in der Minute, man kann es auch hecheln oder japsen nennen. Wenn sich dann unser Körper allmählich wieder beruhigt, kommen wir in die vierte Phase, die sogenannte Rückbildungsphase. Das zuvor angesammelte Blut in unserem Scheidengang verteilt sich wieder gerecht auf den ganzen Körper, die Schamlippen schwellen ab und lassen dadurch die Klitoris wieder aus ihrem Versteck kommen. So funktioniert also das Körper-Wunder-Feuerwerk namens Orgasmus.

Und darauf soll ich jetzt für den Rest meines Lebens verzichten müssen? Das will ich aber nicht!

Rückblickend begann für mich mit Ende dreißig die beste Phase meines Lebens, ich startete mit einem herrlichen Körpergefühl in meine persönliche nächste Runde. Die ersten Fältchen um meine Augen erschreckten mich nicht, sondern machten mich sicherer und erfüllten mich mit einer nie dagewesenen Souveränität. Ich hatte endlich meinen eigenen, persönlichen Rhythmus gefunden. Zudem hatte ich das Gefühl, mich mit all meinen Defiziten abgefunden zu haben. Ich stand zu meinen Schwachstellen ... bis auf meine Körbchengröße fünfundsiebzig A (ich wiederhole: fünfundsiebzig A! Wer hat das schon, außer zwölfjährigen Teenagern?).

Ich bin mir sicher, dass ich die erste Kundin in Deutschland war, die einen *Wonderbra* besaß. Der erste, wahnsinnig teure *Wonderbra* wurde bereits 1964 in Amerika kreiert. Allerdings erreichte er erst Mitte der Neunziger in Deutschland seine Berühmtheit. Ich weiß noch genau, wie überaus erfreut ich war, als ich von dieser derartigen Brustvergrößerung ohne Operation erfuhr. Zuvor war ich lange Jahre der verzweifelste Teenager auf der ganzen Welt. Meine Brüste wollten und wollten einfach nicht wachsen. Mit vierzehn war ich immer noch flach wie ein Brett mit zwei Erbsen drauf. Und die dummen Sprüche der bescheuerten Jungs, wie zum Beispiel: *Die sieht aus wie Schneewittchen, kein Arsch und kein Tittchen,* trugen zumindest nicht zu meiner Erheiterung bei. Wenn man jung ist, ist man doch so unglaublich verletzlich und unsicher.

Die blöden Bemerkungen veranlassten mich dazu, in die Offensive zu gehen. Von meinem schwer verdienten Taschengeld bestellte ich mir eine superteure Creme. Die entdeckte ich in einer Anzeige in der Illustrierten „Neue Revue". Meine Eltern kauften damals jede Ausgabe und versteckten sie immer. Aber ich fand sie immer (Merke: Vor Kindern und Teenagern bleibt im eigenen Haus kein Geheimnis unentdeckt!). Erst viel später war mir klar, warum die Zeitschrift versteckt wurde. Das Herumliegen der Illustrierten wäre meinen Eltern vor uns Kindern unzweifelhaft ganz schön peinlich gewesen. Denn Oswald Kolle, einer der größten deutschen Aufklärer, auch Sex-Papst genannt, schrieb für die „Neue Revue" jahrelang sexuelle Aufklärungsserien, und da ging es manchmal ganz schön zur Sache. Was allerdings meine heimlich bestellte Creme aus dieser Zeitschrift anbelangte, so ging gar nichts. Das kräftige Einmassieren der

Creme in die Brust sollte zur Vergrößerung derselben führen. Das einzige Ergebnis waren schmerzende Brustwarzen und Oberarmmuskeln, die sich vom andauernden Massieren stark ausprägten und unverhältnismäßig meinem restlichen Körper gegenüber verhielten. Also blieb ich zunächst weiterhin unglücklich wie zuvor. Bis ER, viele Jahre später, endlich in Deutschland angekommen war: Tadaa! Der *Wonderbra*!

Mit offenem Mund stand ich vor dem Schaufenster des damals einzigen Miederfachgeschäfts in der Stadt. Überaus verführerische, pralle Dekolletés prangten auf den mit Schleifchen versehenen Lack-Schächtelchen. Kleinbrüstige Frauen, die sich gemeinsam mit mir die Nase am Schaufenster plattdrückten, konnten kaum die entzückten Schreie unterdrücken. Endlich konnte man einen kleinen Busen pimpen und mit dieser Mogelpackung die volle Aufmerksamkeit auf das männliche Objekt der Begierde lenken! Endlich war es so weit, dass großbusige Frauen nicht mehr das Alleinrecht auf eindeutige Blicke der Männer – die zwar ausschließlich von niederen Instinkten herrühren, aber dennoch essenziell für eine Frau sind – gepachtet hatten. Mit Freuden täuschte ich fortan die Männerwelt und sammelte meine Erfahrungen.

Mein Verstand reifte und mein Körper folgte. Mit Ende dreißig schien ich also nun unbesiegbar geworden zu sein. Dieses Wissen, dieses wunderbare Gefühl, war Teil meines erfüllten Sexlebens. Mit Stolz kann ich sagen, ein erfülltes Sexleben zu haben ... Ich korrigiere mich: *gehabt* zu haben. So wie es sich anfühlt, scheint für mich nun unmissverständlich Schluss damit zu sein. Mit sechsundvierzig Jahren! Weil ich mutmaßlich in den Wechseljahren bin, weil ich prämeno- oder peri- oder menopause oder was auch immer. Stehen meine Hormone und mein sexuelles Verlangen miteinander in Verbindung?

Dass Sexualität für uns Frauen ein überaus wichtiger Teil unseres Lebens ist, steht doch außer Frage. Jedoch ist es nachgewiesen, dass es bei einigen Frauen während der blöden Wechseljahre zum Verlust und somit zum Frust mit der Lust kommt.

Ich bin der beste Beweis dafür! Nach wie vor sind *angeblich* jedoch die Ursachen für den Verlust unserer „Libido" umstritten. Nicht nur in den Wechseljahren, sondern auch nach einer Entfernung der Eierstöcke oder der Gebärmutter beklagen Frauen einen Verlust der Libido. Die Gebärmutter produziert zwar keine Hormone, aber durch ihre Entnahme werden die Eierstöcke schlechter durchblutet, wodurch die Hormonproduktion mehr und mehr abnimmt. Da frage ich mich doch, ob das nicht ein eindeutiger Hinweis darauf ist, dass der Verlust der Libido mit den schwindenden Hormonen in den Wechseljahren zu tun hat (aber ich bin ja nicht der Arzt hier).

Sexualität ist und bleibt natürlich auch für Frauen bis ins hohe Alter ein wichtiges Thema. Allerdings kommt es bei manchen Frauen schlagartig schon um die vierzig zum Verlust des sexuellen Verlangens. Kein Wunder, dass sich so manche Frau nach langjähriger Ehe und mit Noch-Teenagern im Haus am Frühstückstisch plötzlich fragt, wer dieser Mann da gegenüber ist. Mit der Feststellung mangelnder Lust auf diesen Mann gegenüber sind dann nicht nur Eheprobleme programmiert, sondern leiden ganz besonders das seelische Wohlbefinden und das Selbstwertgefühl der Betroffenen. Untersuchungen, die man in mehreren europäischen Ländern durchführte, ergaben, dass Frauen unter dem Verlust ihrer Libido teilweise sogar mehr leiden als an anderen wechseljahresbedingten Beschwerden.

Was bei Männern allgemein bekannt und akzeptiert ist, wird für Frauen oftmals unter den Teppich gekehrt, nämlich dass auch sie sexuelle Interessen und Bedürfnisse bis ins hohe Alter hinein haben. Erfreulicherweise ist es nachgewiesen, dass Frauen nach den Wechseljahren sexuell genuss- und orgasmusfähig bleiben (wie gnädig die Natur doch ist). Nach Umfragen bleibt für einen Großteil der Frauen ein befriedigendes Sexualleben auch im Alter wichtig. Allerdings nimmt ihre Lust auf den klassischen Geschlechtsverkehr zunehmend ab. Während sich zwischen dem fünfzigsten und sechzigsten Lebensjahr die meisten noch mehrmals im Monat Sex wünschen, möchte die Hälfte aller Frauen jenseits der Siebzig gar keine sexuelle Beziehung mehr. Viele Frauen bevorzugen dann stattdessen andere Formen sexueller Stimulierung und zeigen beispielsweise mehr Interesse am Händchenhalten und Bussi-Bussi-Austausch mit dem Partner.

Wenn sich die Fünfzig- bis Sechzigjährigen allerdings noch mehrmals im Monat Sex wünschen, dann frage ich mich, warum ich mir gar nie wieder Sex wünsche. Irgendwas muss doch mit der Libido mit Beginn der Wechseljahre passieren. Bislang wurde der Rückgang der Libido in und nach den Wechseljahren vor allem auf die hormonellen Umstellungsprozesse zurückgeführt. Angeblich können die körperlichen Veränderungen in dieser Zeit, etwa die auftretenden Hitzewallungen oder Schweißausbrüche, für Verunsicherung sorgen. Deswegen fühlen sich viele Frauen dadurch nicht mehr attraktiv und versuchen, sich dem körperlichen Kontakt zu entziehen. Ich verspüre weder mit noch ohne Hitzewallungen Lust auf meinen Mann. Und Schwitzen ist kein Hindernis, oft schwitzt man doch eh bei gutem Sex.

Nachdem zu Beginn der Wechseljahre – der Übergang von der sogenannten Prä-Menopause in die Menopause – die Eierstöcke zunehmend ihre Arbeit einstellen, kommt es durch einen Mangel an weiblichen Geschlechtshormonen, den Östrogenen, auch zur Veränderung der Scheidenschleimhaut. Diese wird weniger gut durchblutet und befeuchtet, wodurch zur Unlust auch noch Schmerzen beim Verkehr entstehen. (Na prima, das auch noch. Alles wird gut – tief durchatmen –, alles wird gut.)

Als Zügler der Libido im eigentlichen Sinne gilt nach aktuellen Forschungen jedoch nicht die Abnahme der weiblichen Geschlechtshormone, sondern der Abfall der männlichen Hormone, also der Androgene wie Testosteron. Denn auch die Androgenspiegel sinken im Laufe der Wechseljahre ab. Und wo soll das enden? „In der totalen Kastration durch Organversagen" – las ich schockiert in einem Buch. Ich zitiere: „Die Begriffe Menopause und Prä-Menopause können auf die unterschiedlichste Weise benutzt werden und bedeuten immer etwas anderes. Es ist eindeutiger und verständlicher, von einem Versagen oder einer Insuffizienz der Eierstöcke und nicht mehr funktionierenden Eierstöcken zu sprechen. Ob die Eierstöcke durch Verletzung, Operation, medikamentöse Behandlung oder Organversagen ohne Einwirkung von außen insuffizient werden – es handelt sich immer um eine Kastration. Jede Frau, die länger lebt als ihre Eierstöcke, lebt bis zu ihrem Tod als Kastratin. Der Gedanke, dass man alle Männer über fünfzig Jahre kastrieren würde, ist ungeheuerlich. Doch dass alle Frauen ihr Leben als Kastratinnen beenden, wird nicht nur hingenommen, sondern auch noch von der Ärzteschaft unterstützt. Man erzählt uns Frauen, dass das eben unser Los sei."

Bin auch ich zur Kastratin geworden und weiß es noch gar nicht? Bei mir hat die Libido definitiv und abrupt abgenommen, und dieser Verlust belastete mich unglaublich. Wer kann mir helfen? Beate Uhse, mein Frauenarzt oder meine Freundin Claudia?

Ich wollte es erst mal mit Claudia versuchen. Also rief ich sie an und wir verabredeten uns zum Kaffeeplausch. Claudia ist beziehungsweise war mal einsdreiundsiebzig groß (jetzt ist sie nur noch einseinundsiebzigeinhalb), ist aus Kleidergröße achtunddreißig rausgewachsen und hat sich auf vierzig Schrägstrich zweiundvierzig eingependelt und Dank L'Oréal hat sie immer noch glänzendes, tiefschwarzes Haar.

Nachdem wir uns zuerst über banale Dinge wie Schuhe, Handtaschen, Musik und Kino ausgetauscht hatten, lenkte ich das Thema sanft in mein Interessengebiet.

„Und wie sieht es bei Euch mit dem Sex aus?", fragte ich beiläufig.

„Schlecht!", kam es prompt.

Auch das noch! Ich wollte doch über mein eigenes, persönliches Sexdesaster reden und jetzt hat sie auch eins – toll, das wird ja eine super Unterhaltung!

„Mmhh", machte ich an meinem Latte schlürfend, „was ist denn los?"

„Nichts mehr", sagte Claudia genervt.
„Wie, nichts mehr?"
„Seit drei Monaten nichts mehr. Keinen Sex, nur kuscheln."
„Kuscheln?"
„Ja, kuscheln!", sagte Claudia und zog dabei leicht angewidert ihre Mundwinkel nach unten.
„Du und nur kuscheln! Seit drei Monaten keinen Sex? Ist das ein Witz? Du bist doch eine Testosteronfrau par excellence ..."
„Eine was?" Claudia stutzte.
„Testosteronfrau", wiederholte ich.
„Was ist das denn?"
„Ich hab neulich einen Hormontest gemacht um herauszufinden, was für ein Hormontyp ich bin", erklärte ich.
„Und wozu soll das gut sein? Seit wann verschwendest du deine Zeit mit Psychotests? Konnte man bei dem Test was gewinnen, Auto, Staubsauger, Waschmaschine?"
„Nein, ich wollte einfach nur wissen, welcher Hormontyp ich bin."
„Und? Welcher *Hormontyp*", das Wort Hormontyp sprach sie übertrieben langsam aus, „bist du? Und was hat das zu bedeuten? Und was hat das mit meinem Sex zu tun?"
„Pass auf", begann ich, „es gibt drei unterschiedliche Hormontypen: Gestagen-, Östrogen- und Testosteron-geprägte Frauen – die Letztere bist du. Schließlich kennen wir uns schon über dreißig Jahre, also kann ich das beurteilen."
„Und was macht die?"
„Wie, was macht die?"
„Na, was macht die Testosteron-geprägte Frau so? Was machen überhaupt die Hormone in unserem Körper und wie viel haben wir davon und wie heißen die?"
„Gute Fragen!", antwortete ich. „Der Begriff Hormon kommt aus dem Altgriechischen und bedeutet in etwa *antreiben, bewegen*. Bei einer Anzahl von über dreißig Hormonen handelt es sich einfach gesagt um Stoffe, die in unseren Hormondrüsen, wie zum Beispiel Hypophyse, Schilddrüse, Bauchspeicheldrüse

und Eierstöcken, gebildet werden, um sie über den Blutkreislauf in Organe abzugeben. Da sollen sie eine spezifische Wirkung erzielen."

„Wow, du bist aber klug", lachte Claudia, „Resch-pekt!"

„Das kommt vom vielen Lesen", sagte ich stolz und konnte es gar nicht erwarten, mein Wissen weiterzugeben. „Die für Frauen interessantesten Hormone und ihre Funktionen solltest du auch ein bisschen kennen. Das erklärt nämlich einiges und hilft uns, unseren Frauenkörper besser zu verstehen."

Ich begann zu erzählen und fing mit dem Hormon Östrogen an, welches ein Oberbegriff für Hormone wie Östradiol oder Östron ist. In erster Linie ist das Östrogen dafür zuständig, die Männer verrückt zu machen, und das macht es gut (wenn man es hat). Man glaubt es kaum, aber Männer können den Eisprung und die damit höchste Konzentration des Östrogens im Frauenkörper regelrecht riechen. Zudem macht das Östrogen die Haut geschmeidig und sorgt für schöne weibliche Rundungen. Die Östrogene haben aber auch einen biologischen Zweck: Sie regulieren den monatlichen Zyklus. In der ersten Hälfte (circa zehn bis vierzehn Tage, je nach Zykluslänge) sorgen sie beispielsweise dafür, dass sich die Schleimhautschicht in der Gebärmutter nach der Menstruation wieder aufbaut. In der zweiten Zyklushälfte (nach dem Eisprung) kommt dann das Progesteron, auch Gelbkörperhormon genannt, ins Spiel. Der sogenannte Gelbkörper produziert auch kleine Mengen Östrogen, aber vor allem Progesteron. Das wiederum ist für die Aufrechterhaltung der Gebärmutter-Schleimhaut und für das Wachstum eines eventuellen Embryos verantwortlich. Tja, und mit den Wechseljahren stellen die Eierstöcke die Produktion des Progesterons einfach ein. Das muss man sich als Frau mal klarmachen – in der Mitte unseres Lebens stellen die doofen Eierstöcke einfach ihre Funktion ein: *Ich habe fertig!*

Damit nicht genug, ebenso wird nämlich auch die Produktion von Testosteron in den Wechseljahren fast komplett eingestellt.

Ja, richtig: Testosteron. Nicht nur Männer haben dieses Hormon, auch Frauen besitzen es (bis zu den Wechseljahren), wenn auch in kleineren Mengen. Dieses Testosteron will nicht kuscheln und ist schon gar nicht auf Gefühlsduselei aus. Es steuert die sexuelle Lust, bei Männern und Frauen gleichermaßen. Und wenn kein oder nur noch geringe Mengen an Testosteron zur Verfügung stehen, braucht man in Bezug auf sexuelle Aktivitäten nur noch eins und eins zusammenzuzählen.

Auch noch erwähnenswert, weil für Frauen mit Kinderwunsch ganz wichtig, sind FSH und LH. Hinter diesen beiden Abkürzungen verstecken sich zwei wichtige Hormone. FSH ist die Abkürzung für follikelstimulierendes Hormon. Es ist ein Sexualhormon und Steuerstoff der Eizellenreifung und spielt im weiblichen Zyklus eine wichtige Rolle. Zusammen mit dem luteinisierenden Hormon (LH), das den Eisprung beeinflusst, reguliert es den Zyklus. Um nicht nur Sex zu haben und Kinder zu kriegen – die wir dann alleine aufziehen müssten, weil die Männer nach getaner Arbeit, der Befruchtung, das Weite suchten –, schwirrt das Hormon Oxytocin durch unseren Körper, der Botenstoff der Liebe. Wenn wir so richtig verliebt sind, ist das Hormon dafür verantwortlich, dass wir vergesslicher werden und unter dem Einfluss der tanzenden Schmetterlinge im Bauch nicht klar und vernünftig denken können. Ein Freund von mir hat einmal gesagt, dass Verliebte unzurechnungsfähig seien und man diesen Durchgeknallten eigentlich während der Dauer ihres Verliebtseins den Führerschein entziehen sollte. Er kann seine Aussage als gefestigt betrachten. Das Hormon wird vor allen Dingen beim Sex in großen Mengen ausgeschüttet und sorgt für Müdigkeit und gelöste Entspannung. Seinetwegen hält man sich nach dem Sex gerne gegenseitig in den Armen und stammeln Männer wirre Liebesbezeugungen wie *Ich ruf dich an. Versprochen!*

In Untersuchungen haben Wissenschaftler herausgefunden, dass Frauen, die mit Oxytocin behandelt wurden, eine bessere Orgasmusqualität erlangten und mehr Lust auf Sex verspürten. Um allerdings erst mal an einen Sexpartner zu kommen, müssen wir wie Tiere Lockstoffe verströmen. Die Lockstoff-Hormone nennen sich Pheromone. In den fruchtbaren Tagen produziert der weibliche Körper vermehrt das Pheromon Copuline, das zur Paarung animiert. Pheromone entscheiden auch grundlegend darüber, ob wir einander *riechen* können. Frauen, die die Pille einnehmen, locken weitaus weniger Männer an als pillenfreie, da sie einen „unnatürlichen Hormonhaushalt" haben und dadurch weniger Pheromone produzieren. Das wiederum hat zur Folge, dass „Pillenfrauen" von Männern weniger wahrgenommen werden. Nüchtern betrachtet würde das Folgendes bedeuten: Nimmt eine Frau die Pille, um befruchtungsfreien und ungezügelten Sex haben zu können, wird sie von potenziellen Sexualpartnern weniger wahrgenommen und das wiederum bedeutet folglich weniger Sex. Im schlimmsten Fall gar keinen. Wozu dann also die Pille nehmen?

Anders herum funktioniert die Biologie ebenso: Bei Frauen, die das im Männerschweiß enthaltene Pheromon Androstenon riechen, steigt der Blutdruck. Würde das heißen, dass sich beim Vorüberziehen eines verschwitzten Bauarbeiters unser Blutdruck selbst bis unter die Decke jagt? Wenn ja, dann kann man nur hoffen, dass sich in diesem Fall rechtzeitig das Hormon Serotonin einschaltet. Das lebenswichtige Hormon macht gelassen, ausgeglichen und führt zur inneren Ruhe und Zufriedenheit (Ommm!). In erster Linie bekämpft das Serotonin aber die Angst. Einen Mangel an Serotonin haben Menschen, die an Migräne oder an schweren Depressionen leiden. Außerdem beeinflusst Serotonin unseren Sexualtrieb und den Schlafrhythmus.

„Natürlich gibt es noch weitaus mehr Hormone, die für Leib und Seele, beim Abnehmen und beim Sex eine Rolle spielen", erzählte ich munter meiner staunenden Claudia weiter. „Und jetzt kommt der Hammer", sagte ich mit schlauer Stimme, „stell dir vor, die Hormone, die bei uns Frauen überwiegen, bestimmen unseren Körperbau und unser Wesen."

„Ist nicht wahr! Ich bin platt!", sagte Claudia verblüfft.

„Ja, das war ich auch", sagte ich nickend, „als ich anfing, mich in die Hormon-Sache einzulesen." Ich erinnerte mich daran, wie mich sofort eine unbändige Neugierde zu diesem Thema packte, als ich zum ersten Mal wieder (seit dem Gymnasium) etwas über das Hormonsystem des Menschen las. „Nun, das ist alles ganz schön kompliziert und nicht auf die Schnelle zu erklären, das kann ich dir sagen."

„Macht nichts. Jetzt bin ich schon angefixt. Erkläre mir das mal mit dem Körperbau und dem Wesen."

„Okay. Der Einfachheit halber fang ich mit meinen Hormonen an. Ich bin eine sogenannte Gestagen-geprägte Frau. Eher androgyn, so mit wenig Busen (mürrisch sah ich auf meine Minimöpse hinab), schmaler Taille (bis vor Kurzem) und schlanken Oberschenkeln (bis vor Kurzem). Figürlich also ein Mitteltyp zwischen Östrogen- und Testosteron-Frau."

„Und wie sehen die anderen Typen aus?"

„Jetzt warte halt mal ab und sei nicht immer so ungeduldig. Den Körperbau der beiden anderen Hormontypen erkläre ich dir gleich. Lass mich erst mal die Gestagen-Frau zu Ende erzählen. Also, Frauen, die zu meinem Hormontyp gehören, sind vom Wesen her eigentlich recht ausgeglichen, ausdauernd und belastbar. Das kommt vom hohen Gestagenspiegel, der einen beruhigenden Effekt hat, weil die Wirkstoffe des Hormons die Nervenzellen stabilisieren. Östrogenfrauen hingegen sind eher die weiblichen Typen, die mit den berühmten Sanduhrfiguren. Auffällige Oberweite, gebärfreudiges Becken, runde Hüften, kräftige Schenkel, pralles Hinterteil ... recht füllig eben. Östrogene sorgen für rundliche, weichere Figuren und stellen zudem das Gemüt ruhig. Deswegen sind solche Frauen meist mitfühlend, hilfsbereit und insgesamt ziemlich unaufgeregt. Steigt allerdings der Östrogenspiegel zu sehr an, zum Beispiel vor der Periode, dann kann man sich auf Reizbarkeit, Stimmungsschwankungen und Heißhungerattacken gefasst machen. Tja, und das wirkt sich dann zusehends auf die Figur aus ... so wie ... hmmm ... lass mich nachdenken ... so wie bei der Kardashian."

„Kardashian? ... Kardashian? ...", Claudia stocherte hörbar in ihrem Gedächtnis rum. „Ach so! Die! Bei der ist ja auch jeder Donut sofort für'n Arsch, hahaha!"

„Böses Mädchen! Sind wir heute ein bisschen gehässig?", rügte ich.

„Okay, entschuldige. Hast ja recht", Claudia räusperte sich kurz, „erzähl weiter."

„Gut, wo waren wir? Ach ja, Östrogenfrauen sind übrigens auch ein perfektes Beuteschema paarungswilliger Männer."

„Mag ja sein, jetzt kommen wir aber mal zu mir! Was bin ich noch mal für ein Typ? Was hast du gesagt?"

„Testosteron", wiederholte ich. „Deinen Körperbau kennst du ja selbst am besten. Ich sag dir jetzt dazu ein paar Stichwörter und wenn ich mich täuschen sollte, dann sagst du mir das."

„Alles klar. Okay. Ich bin so weit". Claudia setzte sich kerzengerade auf den Stuhl, hob den Kopf und sah mir aufmerksam in die Augen.

„He, wir sind nicht in einer Quizshow, entspann dich."

„Bin hochkonzentriert! Los, jetzt fang schon an. Sonst platze ich noch vor Ungeduld!"

„Also los", begann ich, und Claudias Blick wanderte von meinen Augen auf meine Lippen, an denen sie hängen blieb wie ein Kolibri an einer Blüte.

Ich fing mit meiner Aufzählung an und brillierte so mit meinem neu erlangten Wissensschatz zum Thema *Hormontyp*.

„Athletischer Körperbau", begann ich.

Claudia nickte.

„Breite Schultern."

Claudia nickte.

„Mittelgroßer Busen."

Claudia nickte zunächst, schüttelte aber gleich darauf den Kopf, um gedehnt „grooooßer Buuuuusen" zu sagen. Dabei wippte sie schwungvoll mit ihrem Oberkörper auf und ab, sodass alles Vorhandene nur so hüpfte. Wir lachten.

„Konzentrier dich!", ich erhob meinen Zeigefinger. „Weiter im Text: Kaum Hintern und schmale Hüften?"

Claudia nickte wieder, schüttelte aber gleich darauf erneut ihren Kopf, um wiederum übertrieben lang gezogen und mit einem rollenden R „geeeeiiiilerrr Hiiiinterrrrrrn" zu sagen.

Bevor sie aufstehen konnte, um vielleicht auch mit ihrem Hintern auf- und abzuwippen, ermahnte ich sie streng, sitzen zu bleiben. Ansonsten, drohte ich ihr an, würde ich nicht weitererzählen.

„Starke Körperbehaarung."

„Ja, sogar im Gesicht", sagte Claudia traurig nickend. „Weißt du noch, wie ich damals wie eine Verrückte auf der Suche nach einem Färbemittel für meine dunklen Gesichtshaare war? Eine Drogerie nach der anderen habe ich abgeklappert. Damals gab es doch kein Internet. Gott, wie haben wir ohne eigentlich leben können?"

„Ja, ich kann mich erinnern. Hätte es nicht auch einfaches Rasieren getan?"

„Du bist gut. Ich hatte ja keinen simplen Damenbart. Kannst du dich nicht mehr an meine dunklen Haare im Gesicht erinnern?"

„Hmm, vage. Aber dafür hast du heute immer noch deine wahnsinnstolle Mähne! Um deine Haare habe ich dich schon immer beneidet."

„Aber bestimmt nur um meine Haare auf dem Kopf", sagte Claudia und sah etwas traurig in die Ferne.

„Ich wusste gar nicht, dass das so schlimm für dich war." Mitfühlend legte ich meine Hand auf ihren Arm. „Du hast nie so deutlich darüber gesprochen. Ist das nicht komisch? Jetzt kennen wir uns schon so lange und wir haben noch nie so ausführlich über diese Dinge gesprochen", stellte ich nachdenklich fest.

Hierauf folgte ein kleiner Moment des Schweigens.

„Lass gut sein ... ich hab's ja überstanden", unterbrach Claudia die Stille dann mit einem Lachen. „Erzähl mir lieber mehr über mich als Testofrau. Das interessiert mich jetzt doch sehr. Also, meine körperlichen Attribute stimmen ja so weit. Und wie ist meine Psyche? Leg los."

„Also Sahnetörtchen bei dir als Lustfaktor ist schon mal gar nicht!", ich grinste. „Kleine Einführung zum besseren Verständnis: Testosteron ist das wichtigste männliche Geschlechtshormon, das beim Mann im Hoden und bei Frauen in geringen Mengen in den Eierstöcken und in der Nebennierenrinde produziert wird. Testosteron regelt den Haar- und Bartwuchs und – jetzt kommt's – die Libido! Du als Testofrau bist quasi der Urtyp unter den Hormontypen."

„Wunderbar, ich bin ein Urtyp!", freute sich Claudia.

„In jeder Hinsicht!", bestätigte ich augenzwinkernd. „Ja, und nachdem du körperlich so bist, wie ich dich eben beschrieben habe, und du schon immer für deinen Männerverschleiß bekannt warst, war es mir sofort klar, dass du eine geborene Testosteron-Frau, nämlich eine Jägerin, bist. Nun, und was deine Psyche anbelangt, so trifft die Beschreibung auch auf dich zu. Ein hoher Testosteronspiegel fördert die Wettkampfbereitschaft und macht scharf auf Erfolg. Du bist ja auch eine taffe und knallharte Geschäftsfrau. Von uns beiden warst du schon immer die Bestimmerin und hast lauthals den Ton angegeben. Deine Männer habe ich nie beneidet. Immer das letzte Wort und keine Kompromisse, stimmt's?"

„Na ja, das musste ich ja. Mir blieb in meinen Beziehungen auch nie was anderes übrig", schmollte Claudia ein bisschen.

„Warum blieb dir nichts anderes übrig? Vielleicht hättest du dich mal ein wenig auf die starken Arme deiner jeweiligen Partner verlassen sollen? So schwach werden diese ja nicht immer gewesen sein, behaupte ich mal." (Gespräche über Claudias Beziehungschaos hatten schon unzählige Abende gefüllt und schon unzählige Rotweinflaschen geleert.)

„Wenn man nicht alles selber macht, dann läuft doch nichts. Das weißt du doch auch nur zu gut!", kam prompt von ihr als Antwort.

„Das ist auch typisch für Testosteron-Frauen, keine Kompromisse, lieber unabhängig bleiben, lieber alleine kämpfen, jagen und Karriere machen. Bloß nicht zu sehr auf einen Mann einlassen. Und Familie? Windeln wechseln? Du auf jeden Fall nicht. Du kriegst doch schon beim Wort *Kinder* einen Ausschlag."

„Na, weil ich keine Kinder mag! Das beruht übrigens auf Gegenseitigkeit. Hab ich was verpasst? Gibt es irgendetwas Interessantes an Kindern? Irgendwas?", empörte sich Claudia.

„Die paar gemeinsamen Gene ... und wenn es irgendwann unter vierzehn Jahren zum Verbrecher wird, wirst du auch noch dafür haftbar gemacht."

„Aber Babys findest du doch süß, oder?"

„Süß? Ist jetzt nicht dein Ernst? Babys? Die Dinger brechen doch jeden Lautstärkenrekord, und das mit Vorliebe in der Nacht. Dazu kommen noch die weitläufig beschissenen Meinungen anderer Frauen: Bekommst du eins und bleibst zu Hause, dann wirst du als arbeitsfaule Hausfrau beschimpft, und wenn du arbeiten gehst, dann wirst du als Rabenmutter beschimpft und die Tagesmutter frisst dein halbes Gehalt. Was ist daran jetzt süß?"

„Die Frage willst du jetzt nicht wirklich beantwortet haben?" Ich sah Claudia eindringlich an.

„Was Kinder anbelangt, bin ich seit ein paar Tagen eh tierisch genervt", sagte Claudia. „Neben uns war doch die Wohnung frei, und ich dachte eigentlich, dass ein schnuckeliger Junggeselle einzieht. Aber nein! Was krieg ich? Kinder!"

„Wie, du kriegst Kinder?"

„Muss doch nebenan eine Großfamilie mit zwei Kindern einziehen. Wie ist das denn auszuhalten?", stöhnte Claudia.

„Zwei Kinder? Das ist doch keine Großfamilie", lachte ich.

„Wieso? Findest du es etwa normal, in heutigen Zeiten überhaupt noch Kinder zu haben? Und wenn es denn schon sein muss, wieso gleich mehr als ein Kind? Mit Überbevölkerung retten wir die Welt garantiert nicht. Schau dir die Chinesen an, die limitieren schon lange. Das nenne ich mal vernünftig. Du hast doch auch nur ein Kind!"

„Na, das hat ja wohl in erster Linie mit meinem furchtbaren Geburtserlebnisschock und mit meiner gescheiterten Ehe zu tun. Danach war erst mal Schluss mit Familienplanung. Hätte ich allerdings jemals wieder ein Kind gewollt, dann wäre bestimmt nur eine Leihmutter infrage gekommen!"

„Für mich wäre schon eins zu viel gewesen, glaub mir. Da war mir mein unabhängiges Leben schon immer viel wichtiger". Claudia nickte dabei energisch mit dem Kopf. „Stell dir vor, der Typ, mit dem ich vor Klaus zusammen war, sprach andauernd von Kindern. Furchtbar! Einmal sagte ich zu ihm, wenn er will, dann könnten wir welche haben. Er solle dann zu Hause bleiben und die Kinder erziehen. Und ich gehe arbeiten und unterhalte mich weiterhin mit klugen Leuten in meinem Alter, mit denen ich dann abends und an Wochenenden Fortbildungen besuche und mächtig Spaß dabei habe."

„Und was hat der Typ dazu gesagt?", fragte ich neugierig.

„Er dachte über eine Vasektomie nach!"

„Ist nicht wahr!"

„Ja, stimmt jetzt nicht so ganz", sagte sie gedehnt, „aber Kinder waren bei diesen Aussichten urplötzlich dann doch kein Thema mehr für ihn. Außerdem verstehe ich auch gar nicht, warum Frauen ohne Kinder so angefeindet werden. Jeder soll doch seine Lebensplanung so gestalten, wie es ihm passt. Die ganzen Spießer um mich herum regen mich schon seit meiner Gebärfähigkeit mit dummen Sprüchen und Fragen auf. Die meisten Frauen waren doch immer nur neidisch auf mich, weil ich jederzeit überall hingehen konnte, wonach mir der Sinn stand, anstatt wie die mit ausgebeulten Jogginghosen vor dem Fernseher mit Kochsendungen zu verblöden oder im verregneten Siebentageurlaub im Allgäu zu versauern, weil das Geld mit all den Gören nicht mehr für die Karibik reicht. Also versteh mich jetzt nicht falsch. Von mir aus kann jeder so viele Kinder bekommen, wie er will, aber hängt mir dann bloß nicht mit eurem neidischen Vollgequassel in den Ohren, weil ich fünfmal im Jahr Urlaub mache und Cabrio fahre!" Nach diesem Vortrag, ohne Punkt und Komma, schnaufte Claudia heftig durch, weil sie jetzt in Atemnot geriet.

„Halleluja! Es gibt sie tatsächlich: ehrliche Frauen mit ehrlichem Nichtkinderwunsch", sagte ich lachend.

„Jawohl, es gibt sie und mir ist es egal, was die anderen denken!", bestätigte Claudia. „Aber weißt du, was ich auch saublöd finde? Du kennst doch Bea, oder?"

„Die mit Norbert zusammen ist?"

„Ja, genau! Und Bea musste sich schon Anfang dreißig einer OP unterziehen, die sie die Gebärmutter kostete. Lange Zeit litt sie furchtbar darunter, hat sich dann aber voll in ihren Beruf gestürzt und ist mächtig erfolgreich geworden."

„Ja, ich kann mich erinnern, aber warum erzählst du mir das?"

„Stell dir vor, Bea war letzte Woche mit ihrem Mann bei einem Geschäftsessen und die Dame des Hauses fragte sie nach ihren Kindern. Als Bea sagte, sie hätten keine, fragte die Hausdame schnippisch, ob sie auch so eine Karrieristin sei. Und das vor allen Leuten! Stell dir das mal vor!"

„Das ist ja unverschämt", protestierte ich. „Wie kann man nur so taktlos sein? Die arme Bea."

„Das hat sie nicht zum ersten Mal gehört, sagte sie mir. Und so was finde ich dermaßen zum Kotzen, verstehst du? Da haben die Leute keine Ahnung, quasseln dumm raus und verletzen andere damit."

„Das stimmt. Aber das wird sich nie ändern. Und beim Thema Kinder scheiden sich eh die Geister. Ja, nein, vielleicht ... Die einen wollen und können nicht, die anderen wollen nicht und können, und die nächsten sollten nicht." Etwas hilflos zuckte ich mit den Achseln.

„Ja, das stimmt. Verrückte Welt. Am schlimmsten finde ich die Menschen, die plötzlich zu Eltern geworden sind. Von heute auf morgen meinen die dann, für alles Verantwortung übernehmen zu müssen. Für unsere Umwelt, Tempolimit, mehr Fußgängerampeln, keine Kraftausdrücke benutzen, keine laute Musik und was weiß ich nicht alles."

„Stimmt. Als ich meinen Sohn geboren habe, machte ich es mir zur Aufgabe, die Welt für ihn zu retten." Ich musste in mich hineinlachen, als ich mich daran erinnerte, dass ich tatsächlich für einige Zeit zur durchgeknallten Ökotante mutiert war. Als ich allerdings bald merkte, dass mir in meinem Öko-Schlabber-Look die bewundernden Blicke der Männer fehlten, überließ ich die Rettung des Planeten anderen engagierten Müttern.

„Apropos Rettung des Planeten, da fällt mir eine Geschichte ein, die ich im Allgäu erlebt habe. Vor ein paar Wochen bin ich auf dein Anraten hin mit Klaus zum ersten Mal in meinem Leben ins Allgäu gefahren. Ich hab dir doch davon erzählt."

„Ja, hast du. Ich finde es toll, dass du mal das wunderschöne Allgäu kennengelernt hast", sagte ich verzückt, „und gefallen hat es dir ja auch."

„Ja, hat es. Hör zu, was ich dir jetzt erzähle. Also, Klaus und ich hatten eine kleine Bergtour hinter uns und irgendwann war die Luft raus. Ich hatte keine Lust mehr. Also nahmen wir die Abkürzung über irgend so eine Wiese. Plötzlich blieb eine komplette Familie am Rand stehen und der bescheuerte Familienvater applaudierte uns zu. So ein Depp! Im ersten Moment dachte ich: *Claudia – ignoriere das!* Aber im zweiten Moment dachte ich: *Claudia – wieso eigentlich?* Das wäre doch eine gute Gelegenheit, ein bisschen von meinem Frust und meiner Aggressivität abzubauen, also steuerte ich direkt auf den Kerl zu. Klaus rief mir noch hinterher, was ich denn vorhabe. Ich gab ihm zur Antwort, dass heute sein Glückstag sei."

„Wieso das denn?", unterbrach ich Claudia.

„Das hat mich Klaus auch gefragt! Ganz einfach. Ich war auf dem besten Weg, mich mal so richtig auszukotzen. Das bedeutete folglich, dass Klaus an diesem Abend von meinen Attacken verschont bleiben würde. Alles klar?"

Ich nickte lachend.

„Ich also auf den Typ zu. Der hat vielleicht geguckt, als ich angedampft kam. Seine Frau hatte sich schon etwas abseits gestellt. Kluge Frau! Als ich dann knapp vor ihm stand, verschränkte er erst mal großkotzig seine Arme vor der Brust. ‚Sagen Sie mal', sagte ich ruhig und leise zu ihm, ‚wo kommen Sie eigentlich her?' ‚Aus Hamburg', antwortete er. ‚Aber was geht Sie das an?' Seine Frage ignorierend erkundigte ich mich, ob er Fleischesser oder Vegetarier sei. Verblüfft sah er mich an und antwortete, dass mich das auch nichts angehe und dass so wie er aussehe, wohl bestimmt kein Vegetarier aussehe. Was auch immer das heißen mag. Dann sah ich seine drei kleinen Gören der Reihe nach an und fragte ihn, ob das seine eigenen Kinder seien. Worauf er mit ‚Ja, und jetzt ist aber Schluss mit der Fragerei. Was soll das überhaupt?' antwortete. ‚Was das soll?', wiederholte ich. ‚Nun, ich erkläre Ihnen, was das soll! Ich fasse mal zusammen: Sie fahren einmal quer durch Deutschland von Hamburg ins Allgäu, ja? Verpesten mit Ihrer Mistkarre die Luft und vergrößern das Ozonloch, ja? Erwarten aber, hier reine und klare Bergluft zu finden, ja? Zudem sind Sie Fleischesser und zerstören damit unser Ökosystem, ja? Und dann wagen Sie es auch noch, drei Kinder in die Welt zu setzen, obwohl unser Planet total überbevölkert ist, ja? Und Sie spielen sich als Feld- und Wiesenretter auf, indem Sie meinen, uns ironisch applaudieren zu müssen, weil wir fünf Gänseblümchen und drei Grashalme geknickt haben? Na Klasse! Wenn die Retter unseres blauen Planeten so wie Sie aussehen, na dann gute Nacht!' Dann wünschte ich ihm noch einen schönen Tag und zog äußerst befriedigt ab."

„Ups! Und was hat er dann gesagt?"

Claudia grinste. „Na, nichts mehr. Als ich weiterlief, hörte ich noch seine Frau zischen, dass sie ihm doch gleich gesagt habe, dass er sich mit einer Frau in meinem Alter nicht anlegen solle. Was auch immer sie damit gemeint hat. Eins der Kinder fragte noch, was denn die Frau von Papa wollte, aber keiner der beiden gab darauf eine Antwort."

„Kein Wunder. Das war echt überzeugend. So schlagfertig wäre ich nicht gewesen", stellte ich fest. „Nur so zum Spaß noch eine klitzekleine Frage, wer soll denn mal deine Rente bezahlen?"

„Rente, Rente, Rente ... glaubst du etwa, das Kleinkind da hinter uns mit den verfaulten Zähnen im Mund, das pausenlos Schokolade in sich reingestopft bekommt, zahlt mir mal meine Rente? Mit vierzig sind die heutigen Zuckerkinder doch schon todkrank und leben vom Krankengeld! Wie sollen die dann noch für meine Rente aufkommen? Ne, ne ... also das Argument Rente zieht bei mir auch nicht mehr. Da musst du dir schon was Besseres einfallen lassen."

„Aber jetzt bitte hier nicht explodieren, ne!", lachte ich. „Siehste! Das hab ich mir doch gedacht, dass die Beschreibung für testosteronlastige Frauen exakt auf dich zutrifft. Du bist gerade wieder voll auf Testosteron. Du bist geradezu ein Paradebeispiel! Rauf aufs Pferd und losgeprescht ... auf klare Ansagen folgen sofort Taten. So hast du das auch früher schon gemacht, wenn dir nach Sex war."

„Tja, as time goes by! Schluss mit Sex!", sagte Claudia hart.

„Wie jetzt? Du bist doch mit Klaus noch zusammen, oder?"

„Ja, bin ich", bestätigte Claudia.

„Und wo ist dann jetzt das Problem?"

„Ich hab's dir doch gesagt! Wir haben seit drei Monaten keinen Sex mehr!"

„Oh mein Gott", stöhnte ich. „Echt jetzt? DREI Monate? Wenn ich das gewusst hätte, wäre ich netter zu dir gewesen", witzelte ich.

„Hahaha ... nicht witzig! Nein, wirklich. Ich ... also wir ... haben seit drei Monaten keinen Sex mehr, nichts, nada, niente. Nur noch kuscheln." Betrübt sah mich Claudia an.

„Tja! Kuscheln. Das hast du gesagt. Hört sich an, als ob ihr verheiratet seid!" Ich stieß ihr lachend in die Seite.

„Boah ... kannst du auch mal ernst sein? Hier geht es schließlich um Sex, das ist ein ernstes Thema!"

„Tschuldige. Tut mir leid. Willst du mir erzählen, warum ihr keinen Sex mehr habt?"

„Na ja", begann Claudia zunächst zögerlich. „Zuerst waren es nur ein paar Tage ohne Sex, dann wurden ein paar Wochen daraus und jetzt sind es schon Monate. Wie es dazu kam, kann ich dir im Detail auch nicht erklären. Das hat sich einfach so eingeschlichen. Komisch, was? Zuerst war ich nach der Arbeit immer zu müde und als mir dann auffiel, dass wir schon länger keinen Sex mehr hatten, war ich echt stinksauer auf Klaus …"

„Wieso das denn?", unterbrach ich sie. „DU warst doch zu müde für Sex!"

„Stimmt. Aber Klaus unternahm nicht mal den geringsten Versuch zu fummeln oder so. Ihm war das so was von egal. Na ja, der Brüller war er ja noch nie im Bett!"

„Oijoi … jetzt aber mal langsam!" Ich versuchte Claudia etwas auszubremsen. „Warum bist du denn mit Klaus überhaupt noch zusammen, wenn dein Sexleben so frustrierend ist?"

„Nun, das kann ich dir sagen. Aus zwei Gründen. Erstens, weißt du überhaupt, dass man laut Statistik um die fünfzig nach dem zehnten bis zwölften misslungenen Date überhaupt keine Chance mehr hat, einen Partner zu finden? Und zweitens, weil er mir einfach gut tut. Verstehst du?" Auf Zustimmung wartend sah mich Claudia an.

„Echt jetzt? Um die fünfzig sieht es so mies aus, einen Mann zu finden? Das ist ja beängstigend!"

„Ja, und es kommt noch besser. Ab dem sechsunddreißigsten Lebensjahr orientiert sich der Mann bei seiner Partnerinnenwahl um zehn Jahre nach unten, was sich jeweils auf weitere zehn Jahre nach oben beim Mann und auf weitere zehn Jahre nach unten bei der Frau korrigiert. Das heißt, wenn der Mann sechsunddreißig ist, sollte seine Wunschpartnerin sechsundzwanzig sein, und wenn er sechsundvierzig ist, sollte sie wiederum sechsundzwanzig sein, und wenn er sechsundfünfzig ist …"

„Lass mich raten … sollte die Partnerin sechsundzwanzig sein?" Ungläubig starrte ich Claudia an. „Das verunsichert mich jetzt aber. Ich bin keine sechsundzwanzig mehr, soll das etwa heißen, ich würde jetzt nie mehr wieder einen Mann abkriegen, wenn ich meinen nicht hätte? Stimmt das überhaupt, was du mir da erzählst?"

„Aber ja doch! Das habe ich gerade erst in einer Wissenschaftssendung gesehen", bestätigte Claudia eifrig.

„Nun ja, zwischen Traum und Wirklichkeit beim Mann liegen immerhin noch wir mittelalten Frauen, hehehe!", lachte ich hämisch. „Außerdem ist das ja der Hammer! Was soll das denn? Guck dir doch mal die Männer in unserem Alter an. Die Mehrzahl davon sieht aus wie der kleine Bruder vom Michelin-Männchen. Genauso viele Hüftringe, genauso bleich im Gesicht und Glatze Mit diesen hinreißenden Attributen wälzt sich das starke Geschlecht durch die Öffentlichkeit und unterhält sich prächtig in Aufreißermanier über weitaus jüngere Frauen. Letztens sagte doch so ein Schwabbelbauch zu seinem Kumpel an der Bar, dass das Mädel dort hinten ruhig ein bisschen abnehmen könne, damit sie passend wäre. Hä? Passend? Für wen? Als ich in die Richtung sah, in die die zwei Fettbacken gafften, traute ich meinen Augen nicht. Da saß ein Mädel so um die siebzehn und hatte eine ganz passable Figur. Ich weiß gar nicht, was sich solche Kerle dabei denken, wenn sie solche Sprüche ablassen. Ob die das Wort Spiegel wenigstens buchstabieren können, wenn sie schon in keinen reinschauen? Die glauben doch im Ernst, dass sie mit ihrem derangierten Aussehen eine Scarlett Johannsen abschleppen könnten. Richtige Macho-Arschlöcher waren das. Aber ganz davon abgesehen, wäre es mir neu, wenn Zwanzigjährige auf Kahlschlag und fette Plauzen abfahren."

„Wenn das Bankkonto stimmt, dann kann man den einen oder anderen Bierbauch und den Haarmangel an der falschen Stelle schon mal übersehen." Claudia lachte verächtlich auf.

„Mag sein, aber das hat doch nichts mehr mit Liebe zu tun!", protestierte ich.

„Wo lebst du denn, Moni? Männer um die fünfzig erheben doch nicht den Anspruch, von einer dreißig Jahre jüngeren Frau geliebt zu werden. Bei denen denkt doch nur noch der mittlere Körperteil."

„Da hast du auch wieder recht! Männern kann man ja so leicht etwas vorspielen, und bei den Sugardaddys ist das nicht mal nötig. Da wird mir schlecht!"

„Gibt's eigentlich auch Sugarmommies? Vielleicht könnten wir ..."

„Hör auf", unterbrach ich Claudia, während sich mein Körper von alleine schüttelte. „Ich hab doch eben gesagt, dass mir dabei schlecht wird. Da bleibe ich dann doch lieber für den Rest meines Lebens alleine."

„So würde das dann auch aussehen. Willkommen in der Realität, meine Liebe!", sagte Claudia mit wissendem Gesichtsausdruck.

„Wie meinst du das? Du weißt mal wieder mehr als ich, was?"

„Nun, ich bin schließlich eine aktiv Liierte!"

„Was bedeutet das schon wieder?"

„Das bedeutet, dass ich, im Gegensatz zu dir, stets meine Augen offen halte und deswegen in puncto Männer mehr sehe und weiß als du. Zum Thema Beziehungswahrscheinlichkeit kann ich dir jetzt mal ein bisschen was erzählen. Hast du zum Beispiel gewusst, dass das Geschlechtsverhältnis bei der Befruchtung bei circa eins Komma drei männlich zu eins Komma null weiblich steht? Ne, hast du wohl nicht gewusst, was? Und, weißt du auch, warum? Ne, weißt du auch nicht, was? Der Überschuss von null Komma drei beim männlichen Geschlecht erklärt sich dadurch, dass die männlichen Y-Spermien leichter sind und eine höhere Geschwindigkeit haben. Da staunst du, was ich alles weiß!", sagte Claudia stolz.

„Und ob, da staune ich. Warum interessiert dich so etwas eigentlich?"

„Damit ich mir die Chancen einer Beziehung in meinem Alter errechnen kann!"

„Aha", sagte ich. „Und wie hoch sind deine errechneten Chancen?"

„Gar nicht hoch. Eigentlich sogar ziemlich niedrig. Das habe ich dir ja mit der Anzahl der misslungenen Dates schon erklärt."

„Aber zehn bis zwölf Dates sind doch immerhin was", stellte ich fest, „da könnte man sich zur Not immerhin noch arrangieren."

„Ja, schon, aber zu diesen zwölf Dates wird es in einer Stadt nie kommen. In den Städten findet sich nämlich tatsächlich ein Frauenüberschuss, wohingegen auf dem Land ein Männerüberschuss zu verzeichnen ist."

„Woher weißt du das alles?"

„Statistiken, Internet! Die beste Chance, noch einen abzukriegen, hätte ich in ostdeutschen Landkreisen, da dort ein signifikanter Frauenmangel herrscht. Aber will ich im Bett hören: Gloodia, isch sooch dir, du bist efach so heeß!'?"

„Hör auf ... hör auf ...", prustete ich lachend hervor.

„Newoohr, da gänndsch bleede wärn!", setzte Claudia noch einen drauf. Dann platzte das Lachen gleichzeitig aus uns heraus.

„Sei froh", sagte ich immer noch glucksend, „dass du deinen Klaus hast. Du musst also nicht gen Osten ziehen."

„Weißt du eigentlich, dass ich verheiratete Männer riechen kann?" Claudia überraschte mich doch immer wieder aufs Neue. Ich kommentierte ihren absonderlichen Satz allerdings lediglich mit einem gelangweilten „Aha".

„Doch, echt jetzt. Verheiratete Männer riechen nämlich nach Weichspüler."

„Weichspüler?", wiederholte ich.

„Ja, du musst mal darauf achten. Du musst riechen! In der Stadt funktioniert das nicht so gut, aber zum Beispiel beim Joggen oder beim Sport. Wenn also ein Mann während des Sports oder beim Spazierengehen an dir vorbeiläuft und nach Weichspüler riecht, dann kannst du zu fünfundneunzig Prozent davon ausgehen, dass er verheiratet ist. Oder hast du schon mal einen Mann Weichspüler einkaufen sehen? Hä? Denk mal nach! Mann und Weichspüler? Welcher Mann will denn freiwillig nach *Wilder*

Rose oder *Echter Vanille* oder *Sommerabend* riechen? Ein Mann will wie ein echter Kerl riechen, verstehst du! Testosteron und Bier. Verstehst du das?" Claudia zwinkerte mir feixend zu.

Ich grinste. „Das leuchtet mir sogar ein", gab ich zu.

„Ist auch so. Da verwette ich meinen Allerwertesten drauf. Denk mal drüber nach!"

„Das werde ich tun! Da ist echt was dran. Witzig. In Zukunft werde ich darauf achten. Nur, wie weiß ich denn, ob der nach Weichspüler riechende Mann verheiratet ist oder nicht?"

„Kannst ja mal nachfragen, wenn dir ein Mann mit *Aroma-Therapie-Duft* begegnet", grinste Claudia frech. „Sollte er, was ich nicht glaube, zu den unverheirateten Männern gehören, die Weichspüler freiwillig benutzen, dann hast du A gleich eine Bekanntschaft gemacht, musst dir B aber gleich die Frage stellen, warum er unverheiratet ist *und* Weichspüler benutzt."

„Du meinst, er könnte vielleicht anderweitig orientiert sein? Ist das nicht zu weit hergeholt? Unverheiratete Männer, die Weichspüler freiwillig benutzen, sind deiner Meinung nach auf jeden Fall schwul? Du hast Ideen. Da kann man nur staunen." Ich winkte ab. „Jetzt erzähl mir doch lieber, warum dir Klaus, wie du sagst, gut tut."

„Okay, Themawechsel. Du kennst doch meinen stressigen Job. Ständig bin ich unterwegs und manchmal tagelang nicht zu Hause. Und wenn ich dann nach Hause komme, dann gibt es da jemanden, der für mich da ist, der auf mich wartet. Er tut mir einfach gut, fertig."

„Ja, das verstehe ich." Ich nickte zustimmend – ich verstehe das wirklich. Alleine sein ist ziemlich doof.

„Und du?", fragte Claudia. „Warum hast du in deinem Alter noch mal geheiratet? Du wolltest doch nach deiner gescheiterten Ehe nie mehr heiraten."

„Ich? Tja, ich würde sagen, aus Liebe. Meine erste Ehe darfst du ja streng genommen nicht zählen. Ich war viel zu jung und außerdem war mir damals nicht klar, dass es bei einer Ehe darum geht, für immer und ewig mit einem Mann zusammen zu sein.

Das ist doch Quatsch! Ich kann doch mit knapp zwanzig niemandem versprechen, für immer und ewig mit ihm zu leben ... So ein Blödsinn!" Ich schüttelte vehement meinen Kopf.

„Da hast du recht! Totaler Schwachsinn. So eine Entscheidung kann man mit zwanzig gar nicht treffen. Ist man in dem Alter eigentlich schon ausgewachsen?"

„Hach, ich liebe es, wenn man mir recht gibt. Und? Was willst du jetzt mit deinem Problem machen?"

„Ich hab's vor ein paar Wochen mit einem Verhältnis versucht, aber die Männer taugen ja auch nichts mehr."

„Was? Wie bitte? Mit einem Verhältnis?"

„Ja, war ein Versuch, aber der Typ war einfach zu dämlich. Den hab ich auf einer Geschäftsreise kennengelernt und gleich mit ins Hotel genommen. Der Sex war mittelmäßig, aber sicherlich ausbaufähig. Man hätte was draus machen können. Zumindest waren wir uns über eine Wiederholung zunächst einig. Ja, und als ich ihn dann ein paar Wochen später anrief, bekam er Muffensausen und stotterte wie ein Pennäler am Telefon rum. So nach dem Motto, er wisse jetzt nicht so genau, wie und was und wenn das seine Frau erfährt und er hat doch zwei Kinder ... laber, laber ... Vollidiot!"

„Manche Männer sind schon komisch. Zuerst ein One-Night-Stand und danach schlechtes Gewissen und Arsch auf Grundeis. Da werd mal einer schlau aus den Jungs."

„Ja, schade", sagte Claudia. „Der Kerl sah echt gut aus. So ein südländischer Typ mit dunklen Augen", schwärmte sie und ihr Gesicht sah dabei aus, als ob sie schon wieder im Hotelzimmer wäre.

„Hallo, Erde an Claudia. Komm mal wieder zurück! Was willst du denn jetzt mit deinem Problem machen?", fragte ich sie nun zum x-ten Mal.

„Keine Ahnung. Abwarten?"

„Auf was willst du denn warten?"

„Darauf, dass es meinen ollen Freund mal so richtig juckt und er den ersten Schritt macht."

„Ob sich nach deiner Beschreibung das Warten lohnt? So wie das bislang deiner Erzählung nach gelaufen ist, wirst du wohl gut und gerne noch bis zum Sankt-Nimmerleins-Tag warten müssen, wenn's dumm läuft."

„Apropos. Was läuft denn bei dir mit dem Sex ... oder auch nicht?", fragte Claudia grinsend.

„Öh ... ich ... nun ja ...", begann ich stotternd, weil ich mich überrumpelt fühlte.

„Hallo! Jetzt nur nicht so schüchtern. Schieß los!"

„Ja, also so gesehen, ist bei uns alles okay, das heißt, wir haben ... äh hätten so zwei- bis dreimal die Woche Sex ..."

„Wow, ich beneide dich darum", unterbrach mich Claudia.

„Danke ...", sagte ich zögerlich.

„Halt mal. Hä? Wieso sagst du, *hätten*? Erzähl schon! Muss ich dir alles aus der Nase ziehen? Das passt doch, zwei- bis dreimal die Woche. Ist doch super!"

„Mag sein, dass das passt und auch super ist, aber bei mir passt es nicht."

„Wie jetzt? Bei dir passt es nicht? Ist dir das etwa zu oft?"

„Nein, das nicht ... oder doch ja, jetzt irgendwie schon ... also ... aber es geht vielmehr darum, dass ich nichts mehr ... wie sag ich's jetzt ... ich spüre absolut nichts mehr beim Sex. Das ist irgendwie so ... so ... Also nur so ein Rein und Raus, ohne dass ich auch nur irgendwie ein Gefühl in mir dabei hätte. Außerdem bekomme ich auch gar keinen Orgasmus mehr und überhaupt ... Ich hab auch gar keine Lust mehr!" So, jetzt ist es raus, dachte ich.

„Oh, oh ..."

„Mehr fällt dir dazu nicht ein?"

„Nein!"

„Das ist aber nicht gerade hilfreich", sagte ich.

„Du spürst gar, gar nichts? Wie geht das denn? Ich meine, du musst doch spüren ob ein, ähm ... du weißt schon, was ... in dir drin ist oder nicht. Nichts spüren, das gibt's doch gar nicht!" Claudia war auffällig irritiert.

„Doch, jetzt glaub's mir halt. Beim letzten Sex wäre es echt egal gewesen, ob mein Mann da unten sitzt und ein Lied in meine Vagina singt oder ganz was anderes macht. Nichts davon hätte ich gespürt."

Claudia kicherte, stellte aber gleich darauf ernsthaft die Frage, ob ich deswegen schon beim Frauenarzt gewesen bin. „Vielleicht ist ja was kaputt", sagte Claudia.

„... kaputt?", unterbrach ich Claudia. „Meine Vagina oder mein Orgasmus-Schalter oder was?"

„Nee, jetzt mal ernsthaft. Mit kaputt meinte ich eigentlich, ob vielleicht irgendwas mit dir oder in deinem Bauch oder so nicht in Ordnung ist."

„Dachte ich auch schon. Das beunruhigt mich auch sehr. Vielleicht ist es ja was Organisches. Weißt du, es kam so plötzlich. Von heute auf morgen war meine Lust weg. Zum einen spüre ich nichts mehr und zum anderen ist mir Sex egal geworden. So kenne ich mich gar nicht."

„Na ja", sagte Claudia nachdenklich. „Wenn man nichts spürt beim Sex, dann kann man auch nicht sonderlich scharf darauf sein. Ich denke mal, das eine bedingt das andere, aber letztendlich weiß ich auch nicht, was schlimmer ist. Gar kein Sex oder Sex, ohne was zu spüren."

„Und jetzt?", fragte ich hoffnungslos mit gefühlten Tränen in den Augen.

„Jetzt gehst du erst mal zum Frauenarzt und lässt dich durchchecken, damit du wenigstens auf der sicheren Seite bist. Und dann gibt es ja immer noch so kleine Hilfsmittel."

„Was für Hilfsmittel?", fragte ich neugierig.

„Ich hab letztens erst von so einem Gel gelesen. Wie hieß der Hersteller noch mal ... Dulcolax?" Claudia dachte intensiv nach.

„Dulcolax? Ist das nicht gegen Verstopfung?", sagte ich.

„Ja, stimmt, du hast recht", Claudia schlug sich mit der flachen Hand gegen die Stirn. „Nicht Dulcolax. Duracell? Duri ... Duro ...

Mensch mir fällt es nicht ein. Mein Hirn hat auch schon mal besser funktioniert!"

Ich schnaubte durch die Nase. „Duracell? Das ist die Batteriewerbung mit dem Hasen. Konzentrier dich doch mal!"

„Durex! Erlebnisgel!", hörten wir plötzlich eine Stimme hinter uns sagen.

Claudia und ich sahen uns verblüfft an und drehten uns langsam um. In der hinteren linken Ecke saß eine Enddreißigerin mit einer Frauenhochglanzzeitschrift in den Händen und sah uns grinsend an.

„Haben Sie uns etwa belauscht?", fragte ich puterrot ob des pikanten Themas, das wir schon seit geraumer Zeit hatten. Die wird doch hoffentlich nicht alles gehört haben, dachte ich. Und ... kennt die uns? Kennt die unsere Männer, kennt die unsere Namen? Wie peinlich!

„Belauschen musste ich Sie wirklich nicht", sagte die Frau aus der Ecke. „Sie reden laut genug. Ich wollte ihnen mit meinem Einwurf nur behilflich sein. Haben Sie ein Problem damit?"

„Nöö ... nicht so richtig", sagte Claudia gedehnt.

Wir sahen uns etwas befremdet an.

„So ein Mist", raunte mir Claudia zu. „Kennt die uns? Kennst du die?"

„Nein", flüsterte ich und schielte nochmals in die Ecke.

Unsere Mitwisserin bezahlte und ging in Richtung Ausgang. Als sie an unserem Tisch vorbeikam, sagte sie: „Durex – nicht vergessen! Ist echt gut, taugt was und macht richtig Spaß." Dann zwinkerte sie uns noch zu und ging. Hoffentlich auf Nimmerwiedersehen! Gott, wie peinlich.

Natürlich habe ich mir das Erlebnisgel in der Drogerie gleich besorgt. Als ich zu Hause ankam, war es zwar erst kurz vor siebzehn Uhr, aber ein kleiner Erlebnistest am Nachmittag konnte sicherlich nicht schaden. Nachdem ich mich meiner Jeanshose und meines Slips entledigt hatte, las ich ausführlich die Gebrauchsanweisung. Dann entnahm ich dem Spender etwas

Gel (aber erst mal gaaaaanz wenig) und tupfte mir die Glibbermasse behutsam auf meine Schamlippen. Ich kniff die Augen zusammen und wartete. Es geschah nichts. Ich öffnete ein Auge und wartete weiter. Es geschah wieder nichts. Dann versuchte ich es mit einem klitzekleinem bisschen mehr Gel – man soll's ja nicht übertreiben. Ich wartete. Es geschah immer noch nichts. Jetzt wartete ich nicht mehr länger, sondern schmierte gleich eine fette Portion von dem Gel auf meine Schamlippen. Diesmal musste ich nicht warten. Ein heftiges Bizzeln und Prickeln machte sich zwischen meinen Beinen breit. Ich zappelte circa zwölfeinhalb Sekunden wie ein Kind, das dringend Pippi muss, von einem Bein auf das andere. War das der Anfang? Geht's jetzt los? Was passiert als Nächstes? Nichts passierte! Nach einigen Sekunden hörte es mit dem Bizzeln und Prickeln schlagartig wieder auf. Das war also das Erlebnis? Und wo ist jetzt meine Lust auf Sex? Kommt die noch? Kritisch sah ich auf meinen Schamhügel runter. Soll ich noch warten?

Ein einfaches Prickeln scheint bei mir auf jeden Fall nichts auszulösen. Jetzt war ich noch frustrierter als zuvor. Ich will doch einfach nur meinen gesunden, guten Sex zurück haben. Ich habe ein Recht auf meinen Orgasmus! Ich will meinen Körper wieder spüren. So richtig, mit Lust und Gänsehaut und Sternchen und Explosionen im Kopf und nicht nur an einer Stelle bizzelnd. Verdammt, ich will wieder eine funktionierende Frau sein! Enttäuscht setzte ich mich auf den kalten Badewannenrand. Die ersten Tränen rollten über meine Wangen und tropften auf meine nackten Schenkel. Mein Selbstwertgefühl war wirklich am Boden. Morgen gehe ich auf jeden Fall zum Frauenarzt, und der kann was erleben, dachte ich zornig ins Klopapier schniefend.

3. KAPITEL

Neulich beim Frauenarzt

„Oh, Frau Marsch, das tut mir aber leid! Der Herr Doktor hat gar keinen Termin frei." Die Sprechstundenhilfe stöhnte durchs Telefon und blätterte hörbar wild im Terminkalender rum.
„Ich muss aber dringend mit Doktor Paules sprechen, DRINGEND! Verstehen Sie?", ich ließ nicht locker.
„Ist es ein Notfall?"
Meine Chance! „Ja, sehr große Not!", sagte ich und dachte dabei wütend: Ich bekomme nämlich keinen Orgasmus mehr, weil mir ihr blöder Herr Doktor so bescheuerte Pillen verschrieben hat.
„Ja, was haben Sie denn?"
Mist! „Äh, ich habe ... ich, tja, also ich ..."
„Ah, verstehe!", kam es aus dem Lautsprecher meines Smartphones. „Sie haben sicher einen Pilz?"
„Äh, ja. Richtig. Danke, genau!", log ich.
„Gut, dann mache ich eine Ausnahme, kommen Sie doch so gegen fünfzehn Uhr. Kann aber sein, dass Sie ein bisschen warten müssen!"
Wieder Mist! Das kenne ich. *Ein bisschen warten.* Auf knappe zwei Stunden kam ich beim letzten *Ein-bisschen-Warten.*
„Ja, danke. Kein Problem", log ich zum zweiten Mal, „geht in Ordnung, wir sehen uns dann um fünfzehn Uhr."
So. Den Termin habe ich. Der kann was erleben!

Fünfzehn Uhr beim Frauenarzt, ohne Pilz. Ich warte *ein bisschen* und warte *ein bisschen* und warte *ein bisschen* und warte noch *ein bisschen* und werde nach einer Stunde und fünfzig Minuten (Bingo – ich hab's doch gewusst!) endlich aufgerufen.

„Frau Marsch bitte in Zimmer fünf", tönte es hohl aus dem Lautsprecher im Wartezimmer.

Der Name war Programm, Frau Marsch setzte sich in Bewegung. Wütend hackte ich meine Absätze beim Gehen in den strapazierfähigen Polyester-Teppich. Meine Mission: Ich will meinen Orgasmus wieder haben!

„Frau Marsch, guten Tag. Setzen Sie sich. Was kann ich für Sie tun? Sie haben einen Notfall?", freundlich lächelnd, mit zum Gebet gefalteten Händen vorm Gesicht, saß mein Frauenarzt, bekleidet mit einem weißen Lacoste-Poloshirt, hinter seinem grobklotzigen Mahagonischreibtisch. Genauso (ebenfalls im weißen Lacoste-Poloshirt), nur etwas aufrechter und mit weitaus mehr Haaren auf dem Kopf, saß er vor fast zwanzig Jahren vor mir, als ich ihn zum ersten Mal aufsuchte. Damals war ich allerdings ein echter Notfall!

Bei meinem allerersten Frauenarztbesuch war ich fünfzehn, fast sechzehn! und alleine.

Nur gut, dass es Doktor Sommer aus der *Bravo* gab, denn ausschließlich seinetwegen hatte ich mich zu meinem ersten Gang zum Frauenarzt durchgerungen. Doktor Sommer schrieb nämlich, dass man unbedingt einen Frauenarzt aufsuchen sollte, wenn man über Sexualität mehr wissen möchte und auch, damit man auf jeden Fall richtig verhütet. Und alles, was Doktor Sommer schrieb, war richtig, denn die *Bravo* war unsere Bibel!

Einen festen Freund hatte ich zwar noch nicht, aber „man weiß ja nie, was kommt", schrieb Doktor Sommer. Was hätte unsere Generation nur ohne „Sprechstunde bei Doktor Sommer", dem Arzt, dem die Teenager vertrauten, gemacht?

So kam es also, dass ich mit fünfzehn, fast sechzehn, alleine im Wartezimmer bei einem Frauenarzt saß und nicht im Geringsten wusste, was auf mich zukam. Als ich aufgerufen wurde und dann im Besprechungszimmer saß, war mir angst und bange.

Ich traute mich kaum, den Mann hinter dem Schreibtisch, also den Frauenarzt, anzuschauen.

Mit ruhiger Stimme stellte er mir Fragen, während ich nervös an meinen Fingern rumknibbelte. Dann schickte er mich hinter den Paravent zum „unten freimachen" und verließ den Raum. Ich zog meine Karottenjeans und meine Unterhose, auf der Dienstag stand, obwohl Mittwoch war, zögerlich aus. Nun war ich *unten frei*, Gott, wie peinlich. Vom Paravent bis zum Frauenarztstuhl waren es wahrscheinlich nicht mehr als drei Meter, aber in meinem Unten-frei-Zustand erschien mir die Entfernung unüberwindbar. Mit zusammengekniffenen X-Beinen stand ich barfüßig auf dem kalten Linoleumboden und spickte durch den Schlitz im Vorhang – keiner da! Was muss ich jetzt tun? Bedrohlich stand dieses Stuhlmonstrum vor mir. Die Beinablagen, die links und rechts vom Stuhl befestigt waren, ließen Schreckliches ahnen! Die Tür ging auf und der Mann, der zuvor noch hinter dem Schreibtisch gesessen hatte, trat schwungvoll ein, um erst einmal ausgebremst stehen zu bleiben. Er stutzte und sah sich suchend um. War jetzt der richtige Zeitpunkt, um hinter dem Paravent hervorzutreten?

„Hallo?", sagte er vorsichtig in den Raum. „Sind Sie noch da?"

„Äh, ja", krächzte ich hinter dem Vorhang, nachdem mir vor Aufregung fast die Stimme wegblieb. „Muss ich jetzt rauskommen?", fragte ich unsicher.

„Für eine Untersuchung wäre das sinnvoll", sagte der Arzt schmunzelnd. „Sie brauchen keine Angst zu haben. Ich dreh mich auch gerne noch mal um, bis Sie auf dem Stuhl sitzen. Kommen Sie, trauen Sie sich nur."

Seine Stimme war warm, weich und ermutigend. Er drehte sich wie versprochen um. Zögerlich und ganz leise schlich ich auf Zehenspitzen los. Dann hievte ich mich auf das eiskalte Stahlgestell, dessen beige Lackierung an stark beanspruchten Stellen schon abgeblättert war. Als ich auf dem Frauenstuhl saß und meine Beine links und rechts auf die Ablage gelegt hatte

(Gott, das Ganze wurde immer peinlicher), konnte ich es kaum glauben, dass ein fremder Mann seinen Kopf zwischen meine Beine steckte.

Während der Untersuchung versuchte ich nicht zu atmen und so teilnahmslos wie möglich an die Decke zu starren. Sie war weiß. Einmal lugte ich ganz kurz – äußerst bemüht, dabei nicht aufzufallen –, zwischen meine Beine. Ich sah nur einen Hinterkopf mit schwarzen Haaren. Das genügte mir schon – ich sah lieber wieder zur Decke.

„So, wir sind fertig, Sie können sich wieder anziehen", sagte er, während er mit einem zuerst schlürfenden und dann schnalzenden Geräusch die Gummihandschuhe auszog. *Wir* sind fertig, sagte er. Hm, was haben *wir* denn gemacht? Ich lag doch nur verkrampft da und war durchgängig bemüht, wegen der Flachatmung nicht blau angelaufen vom Stuhl zu fallen ...

Seither war Herr Doktor Ebersheim für die kommenden zehn Jahre mein Frauenarzt. Wir sahen uns regelmäßig alle sechs Monate zur Untersuchung. Nach zwei Jahren hatte ich mich an ihn gewöhnt, und ich wusste auch, wie er aussah, da ich irgendwann den Mut fand, ihn während unserer Gespräche anzusehen. Doktor Ebersheim war mit den Jahren zur festen Instanz meines Frauenlebens geworden. Bis zu dem tragischen und traurigen Moment, an dem er meinte, freiwillig aus dem Leben scheiden zu müssen.

Doktor Ebersheim war der beliebteste Frauenarzt in der Stadt. Alle Frauen im *Frauenarztalter* waren über sein Dahinscheiden zunächst zutiefst betroffen. Das Geheimnis hierbei war, dass er unglaublich einfühlsam, behutsam und zurückhaltend war und immer *warme Hände* hatte. Und das Wichtigste: Er konnte zuhören! Diese Eigenschaft zählte nicht unbedingt zu den typisch männlichen, aber er, er hatte sie! Durch sein überaus großes Frauenverständnis fühlte man sich von ihm als Mann nicht bedroht. Diese bis dato nicht vorhandene Bedrohung kehrte sich allerdings rasch ins Gegenteil um, als sich nach seinem Selbstmord herausstellte, dass er schwul war.

In den Siebzigern und Achtzigern war Homosexualität weitgehend unbekannt. Ganz davon abgesehen gab es doch in *unserer* Stadt *so was* nicht! Ich erinnere mich noch genau daran, dass man 1985, als Rock Hudson (ein Bild von einem Mann!) an Aids starb, erstmals öffentlich von einer „Schwulen-Krankheit" sprach. In den Achtzigern war man auch noch der Meinung, dass sich nur Homosexuelle und Heroinsüchtige mit Aids infizierten.

Als durchsickerte, dass sich unser Frauenarzt das Leben genommen hatte, weil er von seinem Lebensgefährten verlassen worden war, wurde aufs Heftigste spekuliert und getuschelt. Die Trauer um ihn verwandelte sich kurzerhand zuerst in Misstrauen und daraufhin in Hysterie. Schließlich war er schwul! Also musste er Aids haben! Waren nun alle seine Patientinnen durch bloße Berührung mit Aids infiziert? Frauen, die zuvor Lobeshymnen auf Doktor Ebersheim gesungen hatten, verleugneten nun aus Angst vor Diskriminierung, Patientin bei ihm gewesen zu sein. Da haben wir's wieder: Unwissenheit erzeugt Angst.

Ob er schwul war oder nicht, ob er Aids hatte oder nicht, das beschäftigte mich weniger. Ich trauerte vielmehr um einen liebenswürdigen Menschen und einen verständnisvollen Frauenarzt. Zudem war er der einzige Mann gewesen, der außer meinen jeweiligen Intimfreunden das Recht hatte, in die Nähe meiner Schamlippen zu kommen. Ironischerweise hinterließ er als schwuler Mann dennoch unzählige, trauernde Frauen. Auch ich stand da, trauernd und frauenarztlos. Und jetzt? Nach einigen frauenarztlosen Jahren war ich der Meinung, dass eine Routineuntersuchung vielleicht nicht das Schlechteste sein könnte. Ich fühlte mich topfit und meine untere Körperhälfte war klaglos und guter Dinge. Wenn allerdings ab und an mal jemand reinschauen würde, könnte das bestimmt kein Fehler sein. Vielleicht sollte ich es mal mit einer Frauenärztin versuchen?

Eine einzige Frauenärztin gab es damals in unserer Stadt, und ich vereinbarte einen Termin. Eine gnadenlose Panne nahm ihren Lauf! Doktor Virginia Adele war eine der ersten *hergeheirateten* Russinnen in unserer Kleinstadt. Mein erster und einziger Besuch in ihrer Praxis wurde mir fast zum Verhängnis. Als ich in die Praxis eintrat, lief ich gegen eine Wand. Eine Wand aus Sauerkraut, Knoblauch und Körperschweiß. Mir wurde übel. Hab ich die richtige Tür zur Frauenarztpraxis erwischt oder bin ich in der Umkleidekabine einer anatolischen Jugendfußballmannschaft gelandet?

Etwas verunsichert sah ich die Sprechstundenhelferin an, die mir, hinter dem Empfangstresen sitzend, ermutigend mit einem Alles-in-Ordnung-Blick lächelnd zunickte. Nach den üblichen Formalien bat sie mich, im Wartezimmer Platz zu nehmen. Als ich zögerlich die Tür zum Wartezimmer öffnete, wurden meine Schritte auch hier jäh ausgebremst. Reflexartig hielt ich den Atem an. Ich traute meinen Augen nicht.

Im Wartezimmer saßen fünf, komplett in schwarz vermummte Frauen mit den anscheinend dazugehörigen Männern, deren schwarze Haare und Bärte wild und unkontrolliert auf und aus ihrem Kopf wuchsen. Tiefschwarze Augenpaare starrten mich grimmig an, als sie mich mit meinem Minirock bekleidet in der Tür stehen sahen. Jetzt wäre es eigentlich an der Zeit gewesen, wieder einmal zu atmen, was ich mich aber nicht traute. Ich lächelte angestrengt in die Runde, nickte, drehte mich um, schloss die Tür von außen und atmete vorsichtig ein ... aber nur ganz flach und nur durch den Mund. Dann ging ich zurück zur Sprechstundenhilfe, um nach der Toilette zu fragen. Sie zeigte freundlich auf eine Tür, die ich schnurstracks ansteuerte. Auch hier hing ein alles durchdringender Geruch nach fremdländischen Gewürzen fest, der allerdings durch den Meeresbrise-Klostein eine weitere Variante erhielt.

In Sekundenschnelle hatte ich die Situation erfasst. Ich stieg auf die Toilettenschüssel, riss das kleine, schmale Fensterchen auf und sog mit weit geöffnetem Mund wie eine Ertrinkende die frische Luft ein. Hätte die Sprechstundenhilfe nicht gegen die Toilettentür geklopft um mir mitzuteilen, dass ich jetzt dran wäre, dann hätte ich an diesem schmalen Fensterchen den Rest meines Lebens verbracht.

Die Umkleidekabine, in die ich gebeten wurde, zeigte die deutlichste Konzentration der bereits beschriebenen Duftkombination. Hier wiederum kam eine leicht zitronige Note dazu. Auf dem Boden in der Ecke stand eine Raumspraydose, auf der gelbe Zitronen abgebildet waren. Was sollte das schon ändern? ... Sauerkrautsalat mit Knoblauch- und Zitronendressing?

Im Behandlungsraum roch es nicht mehr ganz so streng, was am weit geöffneten Fenster lag. Allerdings wirkte sich dies auf die Raumtemperatur aus und schon nach wenigen Minuten fing ich zu schlottern an. Was war jetzt besser? Übler Geruch oder Kälte? Mein Onkel würde jetzt sagen: *Verstunken ist noch keiner, aber erfroren sind schon viele.*

Als ich auf dem Frauenarztstuhl saß, konnte ich meine Neugierde nicht unterdrücken. „Haben Sie eigentlich ausschließlich ... äh ... verschleierte ... äh ... Frauen ... äh, ich meine Patientinnen? Und was machen denn die vielen Männer im Wartezimmer? Das ist ja ... äh ... also, ich ..."

Die Frauenärztin unterbrach mich. „Wissen Sie, ich bin die einzige Frauenärztin in der Stadt und muslimische Frauen dürfen von keinem fremden Mann angefasst werden. Natürlich gibt es in der Not auch Ausnahmen, aber prinzipiell gilt für eine Frau, dass alleine schon ein Händedruck mit nicht verheirateten oder nicht verwandten Männern als Verletzung der Intimsphäre wahrgenommen werden kann. Stellen Sie sich vor, die Männer kommen sogar mit in die Umkleidekabine, und während der Behandlung stehen sie neben mir, um genau zu beobachten, was ich mache. Das Prozedere ist für die Frauen auch nicht einfach, glauben Sie mir."

„Ja", bestätigte ich. „Das hört sich schrecklich an." Nachdenklich sah ich an die Decke, während die Frauenärztin zwischen meinen Beinen versank und den Ultraschalldildo einführte.

„Sie haben eine Zyste!", sagte sie unspektakulär, während sie wieder auftauchte.

„Was habe ich?"

„Eine sehr große Zyste sogar. Gefährlich groß! Die muss sofort weg!"

„Was ... wieso ... ich spüre doch gar nichts. Ich bin doch nur zur Routineuntersuchung gekommen. Bei mir war immer alles bestens, ich meine, das hätte ich doch gemerkt ..."

„Nein, nein", sie schüttelte ihr rotes Haar, „Zysten bemerkt man immer erst, wenn es schon zu spät ist. Sie müssen unbedingt zu mir ins Krankenhaus kommen."

Sie ging an ihren Schreibtisch und blätterte im Terminkalender.

„Sie haben Glück. Montag habe ich noch einen Termin frei. Immer montags bin ich in der Klinik und operiere. Ich habe dort einige Belegbetten. Hier, das müssen Sie unterschreiben."

Sie drückte mir ein Formular in meine schlaffe Hand.

„Lesen Sie sich alles durch und machen Sie die Uhrzeit mit meiner Sprechstundenhilfe fest. Auf Wiedersehen, bis Montag."

„Was? ... ich ...", ich war sprachlos. „Hören Sie, ich kann am Montag nicht zur OP kommen. Ich fliege am Sonntag nach Mallorca."

Sie blieb in der Tür stehen und schüttelte ihren Kopf.

„Sie können nicht fliegen! Wenn Sie fliegen, dann platzt Ihre Zyste auf jeden Fall im Flugzeug. Bammm!", sagte sie und klatschte dabei in die Hände, „und dann verbluten Sie ganz einfach. Wollen Sie das riskieren?"

Das „Bammm!" und der Händeklatscher haben mich, gegen meinen Willen, mächtig beeindruckt, und ich bekam es mit der Angst zu tun.

„Aber wieso denn so plötzlich? Kann ich nicht warten? Wo kommt die Zyste denn her? Was zum ... Heute ist Donnerstag und ich kann doch nicht einfach meinen Urlaub absagen ... " Meine Gedanken überschlugen sich.

„Keine Chance! Sie müssen am Montag kommen. Machen Sie einen Termin!" Sie sah mich streng an. „Das Platzen einer Zyste kann starke Schmerzen verursachen und wenn dabei noch

ein Blutgefäß auf der Zystenoberfläche verletzt wird, können bedrohliche Blutungen ins Bauchinnere und ein Kreislaufschock die Folge sein. Eine Notfalloperation ist dann unumgänglich. Meinen Sie, in Mallorca schnelle Hilfe zu finden?"
    Wie in Trance schüttelte ich meinen Kopf.
    „Sehen Sie, jetzt werden Sie vernünftig. Und von den Tabletten hier nehmen Sie jetzt gleich eine und dann alle zwölf Stunden wieder, damit das Gewebe im Uterus weich wird. Dann kann ich besser operieren. Wahrscheinlich muss alles raus." Sie drückte mir eine Schachtel in die Hand.
    „Wie bitte? Alles muss raus? Was soll das bedeuten?" Wie belämmert saß ich auf dem Frauenarztstuhl und hielt das Formular in der einen und die Tablettenschachtel in der anderen Hand.
    „Da die Zyste sehr groß ist, gehe ich davon aus, dass die Gebärmutter besser gleich mit raus kommt. Aber das ist halb so wild – keine große Sache, geht schnell. Sie haben ja schon ein Kind und über dreißig sind Sie auch schon. Was wollen Sie denn noch mit Ihrer Gebärmutter? Ist doch bloß ein Muskel. Das Organ brauchen Sie eigentlich gar nicht mehr." Die Frauenärztin schaute mich ungeduldig an. „So! Ich muss jetzt weitermachen, Sie sind schließlich nicht meine einzige Patientin. Lesen Sie den Zettel durch und geben Sie ihn nachher unterschrieben an der Rezeption ab. Also dann, bis Montag", sagte sie und entschwand mit wehendem Arztkittel.
    Noch vor wenigen Minuten hatte ich wegen des offenen Fensters vor Kälte gezittert, jetzt allerdings schlotterte ich wegen dieser brutalen Abgeklärtheit, mit der mir eben mitgeteilt wurde, dass ich die Wahl zwischen Verbluten im Flugzeug und einer Hysterektomie hätte. Ich sah mir den Zettel an. Ungläubig las ich:

... für den Fall, dass sich während der Operation Komplikationen ergeben oder weitere, erkennbare Krankheiten festgestellt werden, gebe ich meine Einwilligung zur Erweiterung des Ein-

griffs im großen Umfang (z.B. Hysterektomie oder ein- oder beidseitiger Adnexektomie (Totaloperation der Gebärmutter und/oder der Eierstöcke) in derselben Narkose ... Was? Diese Einwilligung soll ich unterschreiben? NIEMALS!

Furchtbar heulend stand ich auf der Straße und rief meinen Freund an. Schniefend und schluchzend versuchte ich, ihm die Situation zu erklären. Er verstand kein Wort. Ihm war aber sofort klar, dass etwas Schreckliches passiert sein musste. Er bat mich deshalb, sofern ich mich noch bewegen konnte (er wusste ja wirklich nicht, was los war), zu ihm ins Büro zu kommen.

„Ich werde sterben, wenn ich fliege! Bamm!", war mein erster Satz, als ich bei ihm im Büro in seinen tröstenden Armen lag.

„Was? Quatsch! Du wirst nicht sterben! Jetzt erzähl mal in aller Ruhe, was los ist."

Den merkwürdigen Geruch in der Praxis ließ ich weg und erzählte gleich alle Details der äußerst bedrohlichen Diagnose.

„Noch mal Quatsch", sagte mein Lebensgefährte, „du bist doch total gesund. Wenn da was *Schlimmes, Großes* in dir wäre, dann hätte ich das doch gestern Nacht gespürt, mein Häschen", sagte er augenzwinkernd.

„Ja, aber, was soll ich jetzt denn machen? Wenn sie doch gesagt hat, dass ich sofort operiert werden muss. Und meine Gebärmutter will sie mir auch nehmen, falls sie sich während der Operation dafür entscheiden wird", schluchzte ich.

„Dir nimmt keiner was! Die Gebärmutter bleibt, wo sie ist, hörst du? Jetzt ruf erst mal alle Frauenärzte in der Stadt an und lass dir einen Termin geben, damit du weitere Meinungen einholen kannst. Dann sehen wir weiter."

Gute Idee. Nicht mit mir! Ich schnäuzte mich noch einmal heftig und sofort suchte ich im Telefonbuch nach Gynäkologen. Nach einigen Absagen und nach vielen Tränen ob der drohenden Gefahr bekam ich kurzfristig zwei Termine bei zwei unterschiedlichen Frauenärzten für den nächsten Tag. Dieses Mal war es mir ganz egal, ob die Ärzte Mann, Frau, schwul oder was weiß ich waren – Hauptsache, kompetent und bereit, meine Fragen zu beantworten. Freudestrahlend berichtete ich es meinem Freund.

„Prima! Siehst du, erst mal cool bleiben. Wirst sehen, du hast überhaupt nichts."

Der erste Frauenarzt war mir kein bisschen sympathisch, ja er sah mich geradezu lüstern an, als ich mich auf den Untersuchungsstuhl setzte. Mühsam versuchte ich, seine Blicke zu ignorieren, da mich ausschließlich die Diagnose interessierte. Er untersuchte mich ausführlich mit dem neuesten Ultraschallgerät, das es auf dem Markt gibt, wie er mir stolz berichtete.

„Nichts", sagte er, „ich sehe nichts! Alles, wie es sein soll."

„Wirklich?", ich konnte es kaum glauben. „Sind Sie sich da ganz sicher? Schließlich hat Ihre *Kollegin* (das Wort Kollegin sprach ich widerwillig aus) eine große, gefährliche Zyste festgestellt, die sofort rausoperiert werden muss, unter Umständen inklusive Gebärmutter!"

„Ich sehe nichts, keine Zyste, normale Gebärmutterschleimhaut, wie gesagt, alles in bester Ordnung." Schulterzucken.

„Aber ... Was soll ich denn davon halten? Ja, was hätte mir denn die Adele herausoperieren wollen?" Ab jetzt sagte ich nur noch respektlos „die Adele", ohne den Doktortitel vorangestellt. Ich war stinksauer und gesund!

„Das kann ich Ihnen leider nicht beantworten. Auf jeden Fall ist bei Ihnen, wie schon gesagt, alles in BESTER Ordnung."

„Dann hat die Adele also eine Fehldiagnose gestellt? Schauen Sie mal", ich zeigte dem Arzt das Medikament, das mir die Adele mitgegeben hatte. „Das hätte ich gleich gestern nehmen sollen, was sagen Sie dazu?"

„Darüber kann ich Ihnen jetzt nicht so richtig Auskunft geben. In Ihrem Fall wäre die Einnahme nicht so gut gewesen. Wahrscheinlich hätten Sie eine starke Blutung bekommen. Ich schätze, dass das Medikament eine Totaloperation erleichtert hätte. Aber verbindlich kann ich Ihnen nichts dazu sagen." Er gab mir die Schachtel schleunigst und mit einem nervösen Augenzucken zurück, so als ob sie in seinen Händen zu heiß geworden wäre.

„Soll das etwa heißen, dass mir die Pfuscherin schon vorab ein Medikament verabreichen wollte, das eine Totaloperation vereinfacht hätte? Ohne dass es eine entsprechende Indikation dafür gab? Das ist doch eine Riesensauerei! Stellen Sie sich mal vor, ich hätte die Dinger genommen und die Einwilligung unterschrieben … nicht auszudenken!" Mit zitternden Händen fuhr ich mir durch die Haare. Ich war schockiert und aufgebracht. „Wären Sie bereit, diese gravierende Fehldiagnose zu bezeugen? Ich beschwere mich auf jeden Fall!"

„Oh, nein, also wissen Sie … als Arzt kann einem immer mal eine Fehldiagnose unterlaufen. Bei Ihnen ist es doch noch mal gut gegangen."

„Ich verstehe", unterbrach ich ihn und stand abrupt auf. *Unten frei* baute ich mich vor ihm auf. „Eine Krähe hackt der anderen kein Auge aus, was? Für Sie ist diese Fehldiagnose also zu entschuldigen? Es geht ja auch nur um *meine* Gebärmutter!", blaffte ich wütend, bevor ich mich in die Umkleidekabine verzog und hörbar die Tür ins Schloss fallen ließ.

Vollidiot! Blöder Schwätzer! Ich war stinksauer – mit ihm hatte meine Gebärmutter schon zwei Feinde. Um siebzehn Uhr war mein nächster Frauenarzttermin. Hoffentlich hatte ich mich bis dahin wieder im Griff.

Pünktlich um siebzehn Uhr war ich in der Praxis von Doktor Paules. „Frau Marsch, guten Tag. Setzen Sie sich. Was kann ich für Sie tun? Sie haben einen Notfall?", freundlich lächelnd, mit den zum Gebet gefalteten Händen vorm Gesicht, saß mein zukünftiger Frauenarzt hinter einem schweren Mahagonischreibtisch.

Doktor Paules hatte anscheinend nicht das neueste Ultraschallgerät, welches es auf dem Markt gab. Denn nachdem ich ihm alles erzählt hatte, untersuchte er mich zunächst ganz traditionell mit seinen Händen. Er drückte und schob und walzte abwechselnd mit seinen Fingern in mir und seinen Händen auf meinem Bauch rum. Nach dieser Untersuchung schmierte er mir das wie üblich viel zu kalte Gel auf meinen Bauch und untersuchte mich mit dem Ultraschallgerät.

„Wann hatten Sie denn das letzte Mal Stuhlgang?", fragte er sanft lächelnd, während er das Ultraschallgerät schmatzend über meinen Bauch gleiten ließ.

„Oh", sagte ich nachdenklich. Und gleichzeitig merkte ich, wie es mächtig in meinem Darm blubberte, zischte und gurgelte. Ich klemmte meinen Schließmuskelring derart zusammen, dass Doktor Paules mich mit beruhigenden Worten bat, doch ganz locker zu bleiben. Der hat gut reden. Unmittelbar nach der Untersuchung geriet mein Innenleben nun irgendwie in Bewegung. Plötzlich befand sich Luft in mir, die vorher nicht da gewesen war und zudem dringend raus wollte. Aber der jetzige Moment erschien mir dafür äußerst ungünstig. Und jetzt sollte ich auch noch die ganz schön intime Frage beantworten, wann ich das letzte Mal auf dem Klo war. Oijoijoi.

„Um ehrlich zu sein, ist das schon ein paar Tage her. Sie müssen wissen, ich habe nämlich den Hang zur Verstopfung. Aber nachdem Sie jetzt so an mir rumgedrückt haben, sollte ich dann vielleicht doch mal ganz kurz ...", ich verzog meinen Mund und sog die Luft durch die Zähne ein. Lange konnte ich meinen Pups, und was weiß ich noch alles raus wollte, nicht mehr zurückhalten! „Meinen Sie, wir könnten die Untersuchung kurz unterbrechen, damit ich mal schnell ..."

„Bitte, bitte. Gehen Sie, gehen Sie, und lassen Sie sich ruhig Zeit", sagte er ermunternd.

Was dann auf der Toilette geschah, war unbeschreiblich und ein deutlicher Beweis dafür, dass ein Darm ziemlich lang ist und ziemlich viel speichern kann. Was man so alles mit sich rumträgt! Nach meiner beeindruckenden Entleerung spürte ich eine unglaubliche Erleichterung, und ja, sogar einen gewissen Stolz auf mein Werk. Vielleicht sollte ich bei hartnäckiger Stuhlverstopfung zukünftig eine manuelle Untersuchung beim Frauenarzt buchen?

In der Regel beträgt das tägliche Stuhlgewicht zwischen hundert und zweihundert Gramm. Das Gewicht kann auch mal bei bis zu fünfhundert Gramm liegen, welches durch einen höheren Ballaststoffanteil durch Obst und Gemüse zustandekommen kann.

Nun, heute war mein Stuhlgang jedenfalls absolut rekordverdächtig! Nachdem ich mich frischgemacht hatte, ließ es sich Doktor Paules von mir nicht ausreden, nochmals eine Ultraschalluntersuchung zu machen. Während er mich untersuchte, sagte er schmunzelnd: „Es sieht so aus, also ob sich Ihre *große Zyste* soeben verabschiedet hat."

Genau in diesem Moment war ich mir sicher: Mein neuer Frauenarzt ist ein guter Arzt!

In gleichem Maße, wie ich mir über die Kompetenz meines neuen Frauenarztes sicher war, war ich verstört über die Inkompetenz dieser angeblichen Frauenärztin. Das kann doch nicht wahr sein! Beinahe wären mir meine Stuhlverstopfung und eine übereifrige Frauenärztin zum Verhängnis geworden. Oh my god! Meine *große Zyste* verschwand also sang- und klanglos im Orkus und meine Gebärmutter blieb da, wo sie hingehörte. Von wegen Hysterektomie.

Der Schreck saß mir noch für geraume Zeit tief in den Knochen, weshalb sich eine beunruhigende Frage auftat: Wie viele Frauen sind von einer Hysterektomie betroffen, und bei wie vielen ist eine Hysterektomie überhaupt zwingend? Dem Ergebnisbericht der Bundesgeschäftsstelle Qualitätssicherung (BQS) wurden im Jahr 2012 insgesamt 133.000 Gebärmutterentfernungen in Krankenhäusern vorgenommen. Darüber hinaus ließen sich einige tausend Frauen ambulant operieren. Das Robert-Koch-Institut in Berlin meldet hierzu, dass jede sechste Frau in Deutschland eine Gebärmutterentfernung hinter sich hat. In den achtziger Jahren wurde noch jeder dritten Frau ohne viel

Tamtam die Gebärmutter entfernt. Die meisten Frauen werden aufgrund gutartiger Erkrankungen und Beschwerden hysterektomiert. Bei lediglich um die sechs Prozent der Fälle ist eine Krebserkrankung der Anlass.

Wieso um alles in der Welt, frage ich mich, werden Frauen ihrer Gebärmutter beraubt, obwohl es sich um gutartige Erkrankungen handelt? Und dann noch in einem Super-Frauen-Wohlfühl-Alter, denn betroffen sind mit fast fünfzig Prozent Frauen im Alter zwischen vierzig und neunundvierzig Jahren. Trotz leicht rückläufiger Tendenz im Vergleich zu Vorjahren, darf diese Zahl als erschreckend hoch bezeichnet werden und viele Fachärzte sind sich einig, dass noch immer zu oft operiert wird! Anlass sind meist Blutungsstörungen oder Myome. Siebzig bis neunzig Prozent der Gebärmutterentfernungen wären aber unnötig. In vielen Fällen könnte eine schonende Therapie die Operation überflüssig machen.

Oft hören Frauen, die wegen Myomen in die Beratung kommen, allerdings von ihrem Arzt eine Aussage dieser Art: „Da entfernen wir die Gebärmutter, das ist keine große Sache, und dann haben Sie Ruhe und müssen sich keine Gedanken mehr über Gebärmutterkrebs machen." Oder die Größe eines Myoms wird nicht in Zentimetern, sondern mit Vergleichen beschrieben, die mehr als unpassend sind, wie zum Beispiel „groß wie eine Männerfaust". Großer Gott – welche Frau möchte schon eine Männerfaust in ihrer Gebärmutter sitzen haben? Und wo bitteschön, soll denn die *Männerfaust* sitzen, wenn die Gebärmutter selber nur eine Länge von sieben Zentimetern hat?

Meist wird die Entscheidung auch aufgedrängt, und zwar ohne dass über weitere Behandlungsmöglichkeiten aufgeklärt wird. Auch werden Frauen mit Hauruckaktionen regelrecht überfahren, indem ihnen mitgeteilt wird, dass die Gebärmutter in den nächsten Tagen raus muss.

Von der Panikmache und dieser Überrumpelungstaktik einmal abgesehen, frage ich mich ernsthaft, wie es sein kann, dass sich Frauen von einem so wichtigen Organ trennen, nur weil eine einzige eingeholte Meinung dazu rät. Man stelle sich als Frau mal vor, man müsse sich en passant mal eine Niere entfernen lassen, und zwar mit der Begründung, eine fünfzigprozentige Minimierung eines Nierenkrebses anzustreben, weil wir ja zwei Nieren haben.

Frauen sollten sich beim Stichwort Hysterektomie prinzipiell die Frage stellen, ob sie nicht aufgrund rein wirtschaftlicher Interessen *krank* diagnostiziert wurden. Gemeint sind damit die gezielte Falschdiagnose und das Verschweigen alternativer Therapien, um mehr Leistungen verrechnen zu können. Bei meiner Hoppla-Hopp-Diagnose wurde mir durch die Frauenärztin eine Riesengefahr für Leib und Leben ausgemalt. Angst, Verunsicherung und Unwissenheit hätten mich meine Gebärmutter kosten können. Mir wird schlecht, wenn ich nur daran denke.

Eine jüngere „Studie zur Gesundheit Erwachsener in Deutschland" bestätigt, dass die Entfernung der Gebärmutter weltweit zu den häufigsten und auch sinnlosesten gynäkologischen Eingriffen gehört. Die Wahrscheinlichkeit, dass einer Frau die Hysterektomie empfohlen wird, hängt laut Studie sogar von ihrem Wohnort, Aussehen und ihrer Biografie ab. Die Anzahl der Hysterektomien bei Frauen mit niedrigem Sozialstatus liegt weitaus höher als bei Frauen mit hohem Sozialstatus. Ist das nicht verrückt? Was soll man davon halten, wenn der Bildungsstand oder das Aussehen einer Frau eine Rolle spielt, ob die Gebärmutter entfernt wird oder nicht? Nur gut, dass sich betroffene Frauen, die sich nicht ausreichend von ihrem Frauenarzt über die Behandlungsoptionen aufgeklärt fühlen, einschlägige Informationen und seriöse Beratung bei den Frauengesundheitszentren einholen können.

Leider schweigen Frauen allerdings nach wie vor, wenn es um Frauengesundheit geht. Irgendwie wollen Frauen mit dem da unten möglichst wenig zu tun haben und es ist ihnen peinlich, über Themen wie Wechseljahre oder ihre Vagina zu sprechen. Alleine das Wort Vagina auszusprechen, fällt uns Frauen viel schwerer, als Schwanz oder Penis zu sagen – komischerweise kommen diese Wörter leichter über die Lippen. Reichlich absurd eigentlich! Das hat allerdings zur Folge, dass viel zu wenige betroffene Frauen darüber sprechen und folglich möchten sie *so was von gar nicht* einen zweiten Frauenarzt für *da unten* mit reinziehen. Dabei könnte die entscheidende Zweitmeinung die Gebärmutter retten und der Frau viel zukünftiges Leid in physischer und psychischer Hinsicht ersparen. Wenn man einer Frau die Gebärmutter nimmt, verliert sie das Gefühl, eine funktionierende, normale Frau zu sein. Viele Frauen merken erst nach der Gebärmutterentfernung, dass sie etwas Wichtiges verloren haben. Das kann heftige Reaktionen auslösen: Ärger, Wut, Trauer bis hin zu starken Depressionen. Letztendlich stellt sich die Frage, wie lange die unseriöse Vorgehensweise mancher Gynäkologen noch als bedauerliche Einzelfälle oder Ausnahmen angesehen werden darf.

Dank des Rates meines Lebensgefährten, eine weitere Meinung zu dieser fatalen Erstdiagnose einzuholen, traten meine Gebärmutter und ich erleichtert unsere Reise nach Mallorca an. Nach meiner Rückkehr ging ich sofort zu meiner Krankenkasse, um mich über diese furchtbare Frauenärztin zu beschweren. Das Ergebnis war allerdings hanebüchen.

„Tja, da können wir nichts machen", sagte die Sachbearbeiterin meiner Krankenkasse und schüttelte über meine Beschwerde nur genervt den Kopf.

„Was soll das heißen?", fragte ich verärgert. „Wieso können Sie nichts machen? Diese Frau wollte mich operieren, obwohl ich nur Verstopfung hatte. Außerdem hat sie mir Hammer-Tabletten verschrieben und wollte eine Einwilligung, dass sie mich nach Bedarf leerschnippeln kann, wie sie will. Die ist doch gemeingefährlich! Hören Sie mal, da muss man doch was unternehmen! Die darf man doch nicht mehr auf Frauen loslassen!"

„Wir können da aber nichts unternehmen!", beharrte die Sachbearbeiterin.

„Das glaube ich jetzt nicht! Sie *müssen* was unternehmen! Sie können das doch nicht durchgehen lassen?", fauchte ich wütend.

„Sie könnten eine Beschwerde bei der Ärztekammer einlegen", antwortete die Sachbearbeiterin daraufhin patzig.

„Wieso ich? Warum machen Sie das nicht? Schließlich bezahlen Sie als meine Krankenkasse doch diese skrupellose Ärztin!"

„Wir dürfen nichts machen. Da sind uns die Hände gebunden."

Ich dachte, ich spinne: Zuerst wurde sie patzig und jetzt fing sie auch noch zu gähnen an.

„Auch auf die Gefahr hin, dass ich Sie langweile, möchte ich von Ihnen noch gerne wissen, was mit diesem Medikament ist. Können Sie mir sagen, was das kostet?" Ich hielt der Sachbearbeiterin die Schachtel unter die Nase, die mir die Frauenärztin mitgegeben hatte.

Widerwillig tippte sie auf der Tastatur ihres Computers herum.

„Das ist ganz schön teuer!" Sie pfiff durch die Zähne. „Das kostet hundertfünfzehn Mark."

„WAS? Hundertfünfzehn Mark? Das auch noch. Und wer bezahlt das?"

„Na ja, wir ... also Sie mit Ihren Beiträgen."

„Klasse. Sie bezahlen also mit meinen Beiträgen kritiklos die hundertfünfzehn Mark an die Arzneimittelindustrie, obwohl dieses Medikament an mir mehr Schaden als sonst was angerichtet hätte?!"

„Wir müssen das bezahlen, Sie haben es doch verschrieben bekommen."

„Ja, natürlich habe ich es verschrieben bekommen. Aber ich brauchte es doch überhaupt nicht, weil die Ärztin eine Fehldiagnose gestellt hat. Wissen Sie was? Hier! Sie können es haben. Nehmen Sie es wieder zurück, vielleicht kann's ja jemand anderes gebrauchen!" Die stoische Interesselosigkeit dieser Sachbearbeiterin machte mich fuchsteufelswild.

„Wir dürfen das Medikament aber nicht zurücknehmen. Das lässt die Arzneimittelverordnung nicht zu", sagte sie belehrend und sah mich dabei gelangweilt an.

„So, das dürfen Sie auch nicht, aha. Gut. Wenn Sie so mit meinen Beiträgen umgehen, dann dürfen Sie es wenigstens entsorgen!" Mit Karacho donnerte ich die Medikamentenschachtel in den Papierkorb der verdutzt dreinblickenden Sachbearbeiterin.

„Aber ...", protestierte sie, „wir dürfen das Medikament doch nicht zurücknehmen! Das müssen Sie wieder mitnehmen!"

„Haben Sie es denn zurückgenommen?"

„Äh, nein ... nicht direkt."

„Sehen Sie. Was soll ich denn dann wieder mitnehmen? Guten Tag auch!", sagte ich wütend und rauschte ab.

Nach der Pleite mit der Krankenkassensachbearbeiterin traf ich mich mit meinen Freundinnen. Aufgeregt erzählte ich die komplette Story von der Frauenärztin und hing die mit der Sachbearbeiterin gleich noch mit dran. Ich hatte das dringende Bedürfnis, alle Welt warnen zu müssen, was sich allerdings bei meinen Freundinnen als unnötig herausstellte.

„Das glaub ich nicht!", rief Sabine lauthals. „Du warst doch nicht etwa bei Vaginia in der Praxis?. Mööhh ...", sie zog eine Grimasse. „Da geht doch keine hin, da mieft's doch."

„Ja, aber nicht nur das", sagte Martina. „Die Frau ist komplett inkompetent. Eine Freundin von mir war mit ihrer vierzehnjährigen Tochter wegen Bauchschmerzen dort. Vaginia diagnostizierte eine überaus *große Zyste*, die *sofort* rausoperiert werden müsse. Am OP-Tag kotzte die Kleine aber wie blöd und deshalb sagte die Mutter den Termin ab und ging mit ihr stattdessen zum Hausarzt. Und wisst ihr was? Der Hausarzt hat festgestellt, dass die Kleine im vierten Monat schwanger war. So viel zur *überaus großen Zyste*."

„Mein Gott, das darf doch nicht wahr sein!" Ich war erschüttert. „Ich glaube, mir wird schlecht!"

„Na, was denkst Du, warum die Frauenärztin hinter vorgehaltener Hand *Vaginia* genannt wird?", fragte Martina. „Weil sie die Vaginas ihrer Patientinnen sammelt! Die dumme Kuh ist in der kurzen Zeit, in der sie hier praktiziert hat, zu enormen Reichtum gekommen. Ich gehe jede Wette ein, dass mindestens achtzig Prozent ihrer Patientinnen ohne Gebärmutter rumlaufen. Für so eine Totaloperation kassiert die ein paar Tausender. Und das jeden Montag bei drei bis vier Frauen."

Ich pfiff durch die Zähne. „Alle Achtung, da kommt ganz schön was zusammen. Das ist jetzt aber nicht wahr, oder?"

„Hast du schon ihren Porsche gesehen? Cabrio! Die Ledersitze genau so rot wie ihre Haare. Das verdien erst mal als Frau." Martina sah mich offen und mit dem Kopf nickend an. „Ihr Typ ist ein Loser", erzählte sie weiter, „fängt ständig mit irgendwelchen neuen Geschäftsideen an, um dann nach ein paar Monaten alles in den Sand zu setzen. Das wird auch alles von ihr mitfinanziert. Dann gehören ihr noch die drei großen Häuser auf dem Marktplatz, weißt schon, wo die Bäckerei, das Brillengeschäft und die Drogerie drin sind, und zurzeit baut sie wohl gerade die still gelegte Entbindungsstation in der Stadtklinik um."

„Verdammt", stöhnte ich, „das wusste ich alles gar nicht."

Sabine sah mich rügend an. „Tja, hättest du uns mal gefragt. Das weiß doch jede Frau in der Stadt, die noch ihre Gebärmutter hat, dass man zu ihr nicht gehen soll. Die bemitleidenswerten Türkinnen wissen das auch. Die haben Angst vor ihr, aber die Armen dürfen sich ja von keinem Mann untersuchen lassen. Und die Vaginia ist die einzige Frauenärztin in der Region. Wenn die dem türkischen Ehemann erzählt, dass da was raus muss, dann wird nicht lange gefackelt – er gibt sein Einverständnis und schnipp-schnapp ... kostet ja nichts, die Versicherung zahlt's ja und die Ehefrauen jammern nicht mehr rum."

„Nein!" Ich schlug die Hand betroffen auf meinen Mund. „Das darf doch alles nicht wahr sein."

„Du kannst von Glück reden", sagte Sabine. „Wenn du nicht auf deinen Freund gehört hättest, säßest du jetzt als hohle Nuss unter uns! Weißt du überhaupt, wie eine Hysterektomie vor sich geht? Ein Gemetzel wie im Mittelalter, das sag ich dir."

„Wie bitte?", stutzte ich, „woher willst du das denn wissen?"

„Der Freund meines Mannes ist Gynäkologe, der hat mir das mal erzählt und seitdem ... ich sag's dir ...", sagte Sabine und kniff die Lippen unnatürlich fest zusammen.

„Was?" Jetzt war ich doch neugierig geworden.

„Du willst es wirklich wissen? Okay, aber auf deine Verantwortung – ich hab mich nicht aufgedrängt", begann Sabine mit warnenden Worten, wobei mir gleich mulmig wurde. „Die häufigste Form der Gebärmutterentfernung erfolgt durch die Scheide, das Ganze nennt sich dann vaginale Hysterektomie. Zunächst werden mechanische Spreizen angesetzt, die die Vagina bis zum Zerreißen auseinanderziehen. Dann wird durch Scheide und Muttermund ein dreißig Zentimeter langer Metallhaken oder eine Zange eingeführt. Damit wird die Gebärmutter, die an vier Bändern angewachsen ist, aus der Vagina herausgezerrt."

„Sprich bitte nicht weiter", fiel Martina Sabine ins Wort, „ich will mir das nicht vorstellen. Oh Gott, zu spät, das Bild ist in meinem Kopf. Es wird immer schlimmer. Mir wird schlecht." Plötzlich sprang Martina auf und rannte Richtung Toiletten. „Ich komme gleich wieder", presste sie noch heraus.

„Die ist aber ein Mimöschen geworden", wunderte sich Sabine. „Und du?" Sie sah mich abwartend an. „Soll ich weitererzählen?"

Ich war mir nicht ganz sicher, nickte aber dennoch ganz leicht mit dem Kopf.

„Wo waren wir stehen geblieben – ach ja, beim Gebärmuttterherauszerren. Also, die hängt dann so zehn Zentimeter heraus und wird samt Muttermund herausgeschnitten. Dadurch entsteht am Scheidenende ein klaffendes Loch mit etwa sechs Zentimetern Durchmesser im Bauchraum. Die Scheide hat nun zwei Öffnungen: dort, wo es reingeht, und dort, wo das Ende ist beziehungsweise war. Du musst dir die Scheide wie eine Socke vorstellen, an der man jetzt großzügig die Zehenspitze abgeschnitten hat."

Jetzt wurde auch mir schlecht und ich rutschte unruhig auf meinem Stuhl hin und her. Trotzdem wollte ich wissen, wie es weitergeht, und Sabine plauderte munter weiter. „So", sagte sie, „die Socke, äh, die Wunde mit diesem völlig überflüssigen, klaffenden Loch wird mit einem Wundrand von circa zwanzig Zentimetern Länge zugenäht und dann zurückgeschoben. Durch diese Zerrerei, durch das Gespreize und Rumgeschnipsel werden jede Menge Muskeln, Bänder und Nerven überdehnt, abgeschnitten und zerrissen. Deswegen haben die armen Frauen danach auch wochenlang Schmerzen und erleiden zum Teil Höllenquallen." Ich war schockiert.

„Und dann kommen ja noch die Folgeschäden hinzu." Sabine war nicht zu bremsen. „An alles erinnere ich mich nicht mehr so genau, warte mal, lass mich nachdenken, was hat Herbert noch mal erzählt ... ah, ja, Taubheit in der Scheide, Verkürzung der Scheide, Schmerzen beim Geschlechtsverkehr, weniger sexuelles Verlangen und meist keine Orgasmusfähigkeit mehr. Der Orgasmus bei Frauen entsteht nämlich unter anderem durch Kontraktion der Gebärmutter. Hinzu kommen Inkontinenz und Verstopfung, vom seelischen Schaden mal ganz abgesehen."

„Wahnsinn, was du da erzählst. Das ist ja ein Gemetzel sondergleichen. Weißt du, was mir die Frauenärztin gesagt hat? Eine Hysterektomie durch die Vagina sei ganz einfach – keine Narben, unkompliziertes Entfernen ... Ich glaub, ich geh jetzt auch zu Martina auf die Toilette!" Ich war so wütend, ich fand keine Worte mehr. „Das ist so scheußlich. So was tut man ja nicht mal seinem geliebten Haustier an!" Ich war von dieser Vorstellung so gefangen, dass ich gar nicht bemerkte, dass Martina mittlerweile wieder bei uns am Tisch saß – bleich und mit zitternden Lippen.

„Meine Mama ...", begann sie zögerlich, „meine Mama muss nächste Woche deswegen auch ins Krankenhaus ..." Dann brach sie ab und Tränen kullerten über ihre Wange.

„Ich habe euch gewarnt!", sagte Sabine etwas mitleidlos. „Kommt, lasst uns über etwas anderes reden. Ich bestell noch mal ne Runde zum Runterspülen."

„Sag mal, Sabine, du bist aber abgebrüht." Ich schüttelte meinen Kopf.

„Glaub mir, Schätzchen", sagte Sabine, „als ich das zum ersten Mal gehört habe, war ich genauso geschockt wie du. Danach habe ich mir geschworen, meine Gebärmutter bis aufs Blut zu verteidigen. Die nehme ich mit ins Grab!"

„Aber wir können doch nicht einfach so tun, als ob das normal wäre, was uns Frauen angetan wird. Wir müssen doch aufgeklärt werden. Da muss man doch was unternehmen", sagte ich kopfschüttelnd.

„Etwas zu unternehmen, hast du doch eben versucht", stellte Sabine nüchtern fest. „Weißt doch, was deine Krankenkasse dazu gesagt hat. Und glaubst du etwa, ein anderer Frauenarzt würde da irgendwas bei der Ärztekammer bestätigen oder bezeugen? Und wenn ja, was denn? *Frau Doktor Vaginia operiert zu viel.* – Was spricht dagegen? Sie ist halt fleißiger als ihre Kollegen. Vergiss es, Schätzchen, und freu dich lieber, dass du noch mal davon gekommen bist! Prost!"

„Aber ...", protestierte ich.

„Nichts aber! Halt dich damit nicht auf und frag in Zukunft lieber mich, bevor du da unten an dir rumschrauben lässt. Los jetzt, Gläser in die Hand", bestimmte Sabine. „Ich hab auch einen guten Trinkspruch: Auf unsere Gebärmütter und auf dass wir vom Scheidenpilz verschont bleiben!"

„Also hör mal ...!", echauffierte ich mich.

Dennoch tranken wir unsere Gläser leer, die geschockte Martina in einem Zug, und bestellten noch eine weitere Runde Sekt. Martina bestellte sich allerdings ein Pils und einen Schnaps. Hans, unser Stammwirt, brachte die Getränke und hielt Martina für einen kurzen Moment das Pils vor ihre Nase und sagte: „Das ist doch besser als die Sektplörre der Weiber. Lieber ein Pils im Glas als einen Pilz in der Vagina ... zum Wohl, Martina!"

„Hau bloß ab, du Penner", lachte Sabine lauthals wie ein Bauarbeiter. „Hast du uns etwa wieder einmal belauscht? Die

nächste Runde geht für drastisches Fehlverhalten und frauenfeindliche Äußerung aufs Haus, dass das klar ist!"
„Klar!", sagte Hans und zwinkerte uns lachend zu.
Alkohol ist manchmal doch eine Lösung.

Fünfzehn Jahre sind seit dieser Zeit vergangen und seit fünfzehn Jahren gehe ich nun zu meinem Gebärmutter-Retter-Frauenarzt, Doktor Paules. Seit dieser Zeit begleitet er mich durch Krebs-Vorsorgeuntersuchungen, Scheidenpilze, Brustschmerzen, Abstriche, PMS und neuerdings wohl durch die bedrohlichen Wechseljahre. Fünfzehn Jahre lang war ich mit ihm zufrieden – bis zum heutigen Tag. Wir saßen uns gegenüber, zwischen uns wie eine Mauer der schwere Mahagonischreibtisch. Abwartend sah er mich an.

Mit welchen Worten sollte ich ihm mein Problem erklären? Ach, was soll's, dachte ich und legte los. „Ich will meinen Orgasmus wiederhaben", platzte es aus mir heraus. Schamvoll sah ich nach unten auf meine im Schoß gefalteten Hände. *Mann, wie blöd bist Du eigentlich?*, fragte ich mich. Das hätte ich auch anders formulieren können. Langsam hob ich meinen Kopf und sah ihm direkt in sein sanft lächelndes Gesicht.

„Liebe Frau Marsch", setzte er an. „Könnten Sie mir ihr Problem etwas deutlicher schildern?"

Konzentrier dich! „Sie haben mir doch diese Hormonersatzpillen verschrieben." Ich legte die Packung auf den Mahagonischreibtisch.

„Ja, kommen Sie damit klar? Sie wissen, dass Sie die jetzt mindestens fünf Jahre lang nehmen müssen?"

„Nein ... also ja ... das heißt, ich erinnere mich, dass Sie das gesagt haben ... Aber nein, ich komme damit nicht klar. Ich habe nämlich kein Gefühl mehr, wenn ich mit meinem Mann schlafe. Ich habe auch überhaupt keine Lust mehr. Das geht so nicht!", herausfordernd sah ich ihn an.

„Meine liebe Frau Marsch, Sie sind ja jetzt auch schon älter *(wie bitte? Ich bin erst Mitte vierzig! – und gefühlte dreißig!)*, da ist das mit der Libido nicht mehr so wie früher! *(Was?)* Sie befinden sich jetzt mitten in den Wechseljahren, in der Perimenopause. Mit der Zeit wird Ihre Libido ganz verschwinden. Da kann man gar nichts machen. (WAS?) Sie müssen sich an diesen Zustand gewöhnen *(Das will ich aber nicht!)*." Sanft lächelnd sah er mich an. In diesem Moment hätte ich ihn erwürgen können.

„Das kann aber nicht sein, Herr Doktor Paules!", protestierte ich. „Bevor Sie mir diese Hormonersatzdinger da verschrieben haben, war bei mir alles in Ordnung! Ich hatte Lust auf Sex und meine Orgasmen. Das ist jetzt die dritte Pillenpackung von unterschiedlichen Herstellern, die Sie mir im letzten halben Jahr gegeben haben. Erst seit ich mit diesen Hormonen anfing, ist das alles noch viel schlimmer geworden. Sie sind es doch, der meinen Unterleib mit diesem Zeug komplett lahmgelegt hat. Ich spüre seither nichts mehr, alles ist wie tot! Verstehen Sie mich? Sie können mir doch nicht ernsthaft sagen wollen, dass mein Sexualleben jetzt zu Ende sein soll?"

„Liebe Frau Marsch, Ihre Eierstöcke sind nun mal dabei, ihre Arbeit einzustellen. Sie verkümmern langsam, aber sicher. Ihre Hormonproduktion lässt jetzt immer mehr nach und hört irgendwann ganz auf. Deshalb fehlen Ihnen folglich mehr und mehr die notwendigen Hormone. Und das muss behandelt werden. Sie sind jetzt eben bald, na wie soll ich sagen ... keine richtige, also keine funktionierende Frau mehr."

Ich holte tief Luft, was Doktor Paules sofort mit erhobenen Händen und den Worten „Moment, Moment, lassen Sie mich ausreden" quittierte. „Sehen Sie, die Eierstöcke sind für die Produktion der weiblichen Sexualhormone zuständig wie die Östrogene und das Progesteron. Und die sorgen unter anderem für bestimmte Steuerungshormone in unserem Gehirn, die wiederum die Abgabe der Sexualhormone steuern. Die regulieren dann die Fruchtbarkeit und Sexualfunktionen, verstehen Sie das?" (Ich nickte nicht.) „Alles wird ab jetzt nachlassen, die Elastizität Ihrer Haut, wodurch Ihr Hautgewebe schlaffer wird, und Ihre Haare wachsen dann auch nicht mehr so gut und werden weniger, wohingegen sich Behaarung an anderen Stellen bemerkbar machen kann." Dabei tippte er sich mit dem Finger dezent zwischen Nase und Oberlippe.

Du meine Güte, was für ein Horrorszenario. Und dann auch noch einen weiblichen Schnauzbart – wer will das schon? Mir wurde übel.

„Auch müssen Sie sich jetzt um Ihre Knochengesundheit kümmern. Dazu brauchen Sie die Hormone", hörte ich ihn wie durch Watte weiterplappern.

Was erzählt er mir da eigentlich alles?

„... auch die Blutfette und die hinzukommenden Herz- und Kreislauferkrankungen ..."

Das glaube ich jetzt alles nicht. Was läuft hier?

„... tja, das und noch mehr erwartet Sie in den nächsten Jahren – so in groben Zügen mal gesagt. Die Vorboten kennen Sie ja schon, Ihr Brustspannen, die unregelmäßigen Zyklen und ganz besonders Ihre zunehmende Gereiztheit ..."

In aller Seelenruhe saß Doktor Paules da, beschrieb mir meine deprimierende Zukunft und wollte mich glauben lassen, dass ich ab jetzt keine normale Frau mehr bin. Das liege aber nicht an mir, sondern an der Natur, weil die nämlich eine Fehlsteuerung bei mir eingebaut hat. Und deshalb muss ich ab jetzt auch medizinisch behandelt werden. Je mehr er mir erzählte, umso wütender wurde ich. Die Unterhaltung begann mich unheimlich zu ärgern. Als ob ich mittlerweile nicht selbst weiß, dass meine Fruchtbarkeitsphase bald endgültig vorbei sein wird. Aber muss ich deswegen zu einem sexlosen, erschlafften Etwas mit dünnen Haaren mutieren? Wollte ich *das* alles wissen? Ich habe ein Problem, ein individuelles Problem! Ich bin doch hier um zu erfahren, wie es mit meinem Sexleben weitergehen soll! Ich wollte keinen Vortrag über irgendwelche Krankheiten und Gebrechen, die mich in absehbarer Zeit heimsuchen würden. Sollte das ein Witz sein? Selbst wenn dem so wäre, wäre es dann nicht netter gewesen, mir meinen zu erwartenden, körperlichen Totalausfall schonender beizubringen?

„Frau Marsch, hören Sie mir noch zu?" Er sah mich irritiert an. „Haben Sie das öfters?", kritisch beäugte mich mein Frauenarzt.

Was meint er? Ich hab doch gar nichts gemacht, außer, dass ich mir lebhaft vorstellte, wie ich ihm so ein Elektroschockerdingsbums an den Hals halte ... brrrzzz ... und schlagartig würde er aufhören, mich zu nerven.

„Entschuldigung, was sagten Sie?", fragte ich ertappt meinen Kopf schüttelnd.

„Ich fragte Sie, ob es Ihnen öfter passiert, dass Sie sich während eines Gesprächs geistig einfach ausklinken."

Ach das meinte er. „Nö", antwortete ich prompt und dachte dabei: Das passiert mir nur bei dir, weil du so ein unsensibler Idiot bist und dir mein Sexleben egal ist. „Ich war ganz bei Ihnen", sagte ich, was allerdings gelogen war. „Aber mit einer Aufzählung all der schrecklichen Dinge, die jetzt laut Ihrer Beschreibung aus dem Nichts auf mich zukommen werden, bringen Sie mich in meiner momentanen Situation auch nicht weiter. Ich glaube, ich gehe jetzt lieber."

„Frau Marsch, nun gedulden Sie sich doch noch einen Moment, ich muss Sie doch aufklären, damit Sie die Notwendigkeit der Hormontherapie auch verstehen. Meiner Meinung nach, wenn ich mir das erlauben darf, sind Sie recht unkonzentriert und unaufmerksam. Auch das spricht leider dafür, dass Ihre Leistungen in jeglicher Hinsicht, bedingt durch die Wechseljahre, schon anfangen nachzulassen. Sie brauchen die Hormone!"

Dummschwätzer, dachte ich, sagte aber nur: „Nun, Ihre *Aufklärung* (das Wort Aufklärung betonte ich spitz) bringt mich, auf die Gefahr hin, dass ich mich wiederhole, keineswegs weiter, und ich muss sagen, ich bin nach all den Jahren, die ich bei Ihnen in Behandlung bin, sehr enttäuscht von Ihnen!"

„Wie bitte? Ich bemühe mich doch, Ihnen Ihren Zustand zu erklären ..."

„Ich brauche niemanden, der mir meinen Scheißzustand erklärt", fiel ich ihm wütend ins Wort. „Ich befinde mich zufälligerweise darin und weiß sehr wohl, wie es mir geht! Sie haben meine Kernbotschaft nicht verstanden. ICH WILL KEINE WECHSELJAHRE! UND ICH WILL KEINE MENOPAUSE! UND ICH WILL WIEDER EINEN ORGASMUS HABEN!", donnerte ich laut los.

„Sehen Sie! Ihre Aggressivität kommt auch noch dazu. Sie brauchen dringend Hormone, sonst wird das immer schlimmer mit Ihnen."

„Jawohl, Sie haben recht! Meine Aggressivität kommt auch noch dazu und ich werde immer schlimmer und schlimmer", fauchte ich. „Und anstatt mir zu helfen, nicht immer schlimmer und schlimmer zu werden, haben Sie nichts Besseres zu tun, als mir eine weitere Pillenpackung über Ihren doofen Tisch zu schieben. Mal gucken, was dieses Mal mit Ihrer *lieben* Frau Marsch passiert, was?" Ich holte tief Luft, um weiterreden zu können. „Haben Sie überhaupt annähernd eine Ahnung, wie es ist, null, und ich betone, absolut NULL (mit dem Daumen und Zeigefinger formte ich eine Null) für seinen eigenen Körper zu empfinden? Haben Sie überhaupt eine Ahnung davon?", bellte ich weiter, „wie sich dabei zudem mein Mann fühlen muss? Nein! Haben Sie nicht! Sie sitzen hier und erklären mir gerade, dass meine Eierstöcke verschrumpeln und deswegen meine Knochen zerbröseln. Dass mein Körper zerfällt und ich herzkrank werde, und dass ich mich von meiner Libido verabschieden muss. Sie sitzen hier und erklären mir mit Ihrem sanften Lächeln, das man – bei allem Respekt – gerne für kleine Kinder oder Bescheuerte aufsetzt, dass mein Körper ein biologischer Versager ist, weil er länger lebt, als er Hormone produzieren kann. Glauben Sie allen Ernstes, das ich DAS von Ihnen hören wollte?"

„Jetzt beruhigen Sie sich doch. Sie müssen der Realität eben ins Auge sehen. Und natürlich helfe ich Ihnen gern. Wir können es ja mit einer anderen Hormontherapie versuchen. Vielleicht verbessern sich Ihre Beschwerden dann."

Er ging zum Schrank und holte ein weiteres *Unverkäufliches Muster* heraus. „Probieren Sie doch mal diese."

„Ich will aber nichts mehr ausprobieren!" Vehement schob ich die Packung wieder zurück. „Sie schlagen mir jetzt die vierte Hormontherapie vor. Bei den ersten Pillen musste ich Tag und Nacht mit Übelkeit und Kopfschmerzen kämpfen. Mein Herz raste und meine Augen flimmerten. Meine Brüste schwollen dermaßen an, dass ich dachte, die explodieren gleich! Die zweiten ließen meine Beine so dick aufquellen, dass ich meine Hosenbeine nicht mal mehr über die Waden bekam. Von den Wasseransammlungen in meinen Fingern und der Dauerverstopfung ganz zu schweigen. Und die letzten Pillen haben mich zur Heulsuse und zum Sexkrüppel gemacht. Ja, bin ich denn Ihr Versuchskaninchen? Sie kennen mich doch nun schon seit über fünfzehn Jahren. Könnten Sie sich bitte etwas mehr Mühe geben? Könnten Sie mich bitte individuell beraten und mich nicht einfach nur eine Pillensorte nach der anderen durchprobieren lassen? Helfen Sie mir! Sagen Sie mir, wie ich die nächsten Jahre mit meinen abschlaffenden Eierstöcken weiterleben soll." Ich war verzweifelt und die ersten Tränen kullerten los.

„Meine liebe Frau Marsch, nun beruhigen Sie sich doch. Wenn Sie keine Hormone nehmen wollen, dann verstärken sich Ihre Beschwerden wieder, und das möchten Sie doch auch nicht, oder?"

„Nein, das möchte ich auch nicht! Ich möchte das ALLES nicht! Ich hab's doch schon gesagt, ich möchte keine Wechseljahre! Ich möchte wieder ich sein. Ausgeglichen, unternehmungslustig, sexy. Ich möchte mein altes Leben zurück", jammerte ich.

„Nun, Ihr altes Leben bekommen Sie nie wieder zurück." Sanft lächelnd und mit einem mitleidigen Gesichtsausdruck schüttelte Doktor Paules langsam, aber bestimmt seinen Kopf. Genau diesen Gesichtsausdruck konnte ich jetzt nicht gebrauchen!

„Das war's also? Habe ich keine Wahl?", entmutigt, jedoch mit einer winzigen Spur Hoffnung, dass er mir widersprechen würde, sah ich ihn an.

Er schüttelte jedoch nur weiter seinen Kopf. „Probieren Sie die aus", er schob die Pillenpackung langsam, mit einem schleifenden Geräusch, wieder in meine Richtung. Ich nahm die Packung in die Hand, drehte und wendete sie skeptisch und fragte ihn, ob auch diese Hormone, wie all die anderen, keine verhütende Wirkung haben.

„Richtig, Frau Marsch. Ich kann Ihnen doch in Ihrem Alter kein hormonelles Verhütungsmittel mehr verschreiben. Die Hormonspirale wollten Sie ja nicht mehr haben und gegen eine normale Spirale waren Sie auch. Wenn Sie in Ihrem Alter die Pille zur Verhütung nehmen würden, hätten wir zwar den positiven Nebeneffekt, dass sich Ihr Zyklus wieder reguliert und vielleicht eine positive Wirkung auf Haut und Haare ..." Warum sagt er eigentlich immer WIR? Es geht doch um mich. Und was spricht gegen eine positive Wirkung auf meine Haut und Haare?

„Aber ...", sprach er weiter, „in Ihrem Alter würde dadurch auch deutlich Ihr Risiko für Erkrankungen wie Herzinfarkt, Schlaganfall oder Blutgerinnsel steigen. Die Einnahme der Pille, vor allem in Kombination mit dem Rauchen, erhöht zusätzlich die Inzidenz (*die was?*) und die Mortalität von Herzinfarkten und Schlaganfällen. Auch Adipositas steigert das Erkrankungsrisiko. Raucherinnen und adipöse Patientinnen sollten daher eine andere Verhütungsmethode als die oralen Kontrazeptiva wählen. Auch Frauen mit Bluthochdruck, Fettstoffwechselstörungen oder einem familiären Thromboserisiko sollten keine Ovulationshemmer einnehmen."

„Wieso erzählen Sie mir das eigentlich alles? Sehe ich aus, als ob ich einen gestörten Fettstoffwechsel habe oder eine Bluthochdrucklerin bin? Und warum sagen Sie nicht einfach das Wort *Pille* anstatt Kontrazeptiva und all die komischen anderen Wörter, die kein Mensch versteht?"

Doktor Paules stutzte. „Frau Marsch, ich verstehe Sie nicht. Sie wollten doch keine Verhütung mit synthetischen Hormonen und jetzt fragen Sie mich nach der Pille? Da muss ich Sie doch aufklären!"

Ich hielt ihm die Pillenschachtel vor die Nase. „Nein, das haben Sie falsch verstanden. Ich fragte nicht nach der Pille, sondern ich fragte Sie lediglich, ob diese Hormone zugleich auch verhütend wirken. Ich dachte nämlich, wenn ich schon Hormone nehmen muss, dann könnten die wenigstens eine Schwangerschaft verhüten. Dann hätte ich eine Sorge weniger. Schließlich muss ich doch daran auch noch denken, oder wie sehen Sie das?"

„Um Gottes willen, ja, Sie müssen auf jeden Fall noch an eine Verhütung denken!", sagte Doktor Paules eindringlich.

An Verhütung denken ist gut, dachte ich. Wozu eigentlich? Ich hab doch eh keine Lust auf Sex. Meine schwindende Libido und meine Orgasmusunfähigkeit verleiden mir sowieso alles. Ohne Sex gibt's auch nichts zu verhüten, ergo keine Kinder (außer man heißt Maria).

„Eine Schwangerschaft ist bei Ihnen erst dann sicher auszuschließen, wenn Sie Ihre letzte Blutung festgestellt haben. Das ist im Allgemeinen zwischen dem fünfzigsten und dem zweiundfünfzigsten Lebensjahr. Natürlich könnte die Unfruchtbarkeit auch durch eine Untersuchung des FSH-Spiegels und des Östrogenspiegels festgestellt werden."

„Interessant", sagte ich. „Und was ist ein FSH-Spiegel?"

„FSH bedeutet follikelstimulierendes Hormon und das stammt aus dem Vorderlappen der Hirnanhangdrüse, auch Hypophyse genannt. Das Hormon fordert die Produktion der Östrogene im Eierstock und bewirkt somit ein Heranreifen des Eis. Wenn das Östrogen allerdings absinkt, kommt es zur Unregelmäßigkeit und Abnahme der Follikelreifung. Vereinfacht gesagt strengt sich der Körper dann mehr an, um das follikelstimulierende Hormon FSH zu produzieren. Der Wert im Blut steigt dadurch an. Um Ihnen das Ganze in Zahlen zu beschreiben, zeige ich Ihnen kurz eine Tabelle."

Er zog ein Blatt Papier aus der Schublade seines Tischmonstrums. „Schauen Sie mal, in der ersten Zyklushälfte beträgt der FSH-Wert im Blut zwischen 3,0 und 8,1 Einheiten. Zum Eisprung liegt die Konzentration bei 2,6 bis 16,7 Einheiten. In der zweiten Zyklushälfte zwischen 1,4 und 5,5, in der Schwangerschaft liegt er bei unter 0,3 Einheiten und Frauen nach den Wechseljahren weisen einen FSH-Wert von 26,7 bis 133,4 Einheiten auf. Sehen Sie das?", sagte Doktor Paules und tippte auf die Zeile mit den Wechseljahren. Ich bin zwar stinksauer, aber nicht blind, dachte ich und schoss zwei Pfeile aus meinen Augen direkt in sein Hirn.

„Der Wert steigt drastisch an, wenn die Eierstöcke nicht mehr richtig funktionieren beziehungsweise ihre Arbeit einstellen."

„Hmm ... lassen Sie mich das mal kurz rekapitulieren. Mein Körper funktioniert nicht mehr, wie er soll. Auf der einen Seite sinkt etwas rapide ab und auf der anderen Seite steigt etwas rapide an. Und deshalb soll ich jetzt zum vierten Mal einen weiteren Hormoncocktail ausprobieren, obwohl die zugeführten Hormone meine Beschwerden bislang nicht verringerten, sondern, wie die Praxis zeigte, verstärkten. Künstliche Hormone, die sich einen Dreck um meine schwindende Libido kümmern, die sich demnächst, laut Ihrer Aussage, komplett verdünnisiert hat. Wenn ich die Hormone, die Sie mir so freundlich gratis anbieten, nehme, worin besteht dann eigentlich mein Vorteil? Steigt dann wieder das Gesunkene oder sinkt dann das Gestiegene?"

„Ich verstehe nicht ...", sagte Doktor Paules leicht verunsichert.

„Sehen Sie! Mir geht es genau wie Ihnen. Ich verstehe auch nicht!", sagte ich ein wenig arrogant.

Irgendwie gefiel es mir, diesen Mann, der sich während unseres Gespräches zwar fachlich ergoss, sich jedoch nicht einmal annähernd mit meiner persönlichen körperlichen und seelischen Verfassung auseinandersetzte, so verdutzt zu sehen.

Ich stand ganz langsam auf und sah ihn dabei durchdringend an, mit einem Blick, der ihm sagen sollte, dass er noch mal über dieses Pauschal-Hormon-Wechseljahr-Gespräch nachdenken sollte.

„Kann ich noch etwas für Sie tun?", fragte er leise nach einer kurzen Pause.

„Nein, danke!", sagte ich und hängte in Gedanken noch ein *du Blödkopf!* dran. Widerwillig nahm ich die Pillenpackung, ließ sie in meine Handtasche plumpsen und ging grußlos. Auf dem Heimweg hatte ich das Gefühl, als ob einzelne Sätze des Gespräches wie silberne Flipperkugeln gegen meine Gehirnwände knallten. Ich wartete ängstlich auf den ultimativen Schlag in meinem Kopf, der meine Schädeldecke zum Abheben bringen würde ...

So läuft das also: Mein Körper steuert mit den Wechseljahren selbstständig auf einen Super-GAU zu und mein Arzt schwatzt mir eine Pille auf. Die Pille nach der Pille. Futter weiter brav deine Hormone und schweig dazu! Ist es nicht völlig normal, wenn man sich nach so einem Gespräch einfach umbringen will?

Jetzt bin ich dem Zerfall geweiht und raus aus dem großen Spiel des Lebens? Dass ich zunehmend Falten bekommen werde, war noch meine geringste Sorge. Auch mit Falten kann man guten Sex haben! Werde ich ab jetzt nie wieder ein normales Sexualleben haben? Werde ich nie wieder eine normale Frau sein? Werde ich für immer frigide bleiben? Werde ich frustrierter? vergesslicher? kränklicher? müder? aggressiver? heulender? depressiver?

Habe ich das richtig verstanden? Im selben Maße, in dem meine Eierstöcke abschlaffen, verkümmern ich und der Rest meines gesamten Körpers gleichermaßen? Ein gravierender Fehler im System! Da hat die Natur bei uns Frauen ja ganz schön gepfuscht! Operation gelungen, Patient tot ... Verdammt! Ist die Frau ein Irrtum oder nur eine schlechte Laune der Natur? Bin ich neuerdings ein Totalausfall? Was erwartet das Leben von mir? Dass ich mit diesem Horror einverstanden bin und mit einem Siechtum auf Raten einfach klaglos klarkomme? Und bei all diesem ganzen Mist muss ich auch noch aufpassen, nicht schwanger zu werden ... schwanger! In meinem Alter ... das wär's jetzt noch ... da kann ich mich ja gleich erschießen!

Nun ja, dass die Wahrscheinlichkeit einer Schwangerschaft bei Frauen ab fünfundvierzig gerade mal bei zwei bis drei Prozent und bei Eintritt in die Menopause bei deutlich unter einem Prozent liegt, beruhigt mich etwas. Die Wahrscheinlichkeit, im Lotto drei Richtige zu haben, liegt bei 1,76 Prozent, für sechs Richtige bei 0,000007 Prozent. Weder drei noch sechs Richtige habe ich durch jahrzehntelanges Lottospielen bislang geschafft – da werde ich doch beim Kinderkriegen ab fünfundvierzig nicht plötzlich zum Glückspilz mutieren!

Nach Zahlen des Statistischen Bundesamts wurden in Deutschland im Jahr 2010 insgesamt 677.947 Kinder lebend geboren. 576 der Mütter waren zwischen 46 und 50 Jahren alt, 67 Mütter waren älter als 50 Jahre. Oh mein Gott – mit über fünfzig ein Kind zu kriegen, das will ich mir erst gar nicht vorstellen.

Wie lange kann eine Frau überhaupt schwanger werden? Soweit ich weiß, ist eine Schwangerschaft zumindest theoretisch denkbar, solange die Frauen ihre Menstruation haben. Nachdem bei uns europäischen Frauen durchschnittlich zwischen einundfünfzig und zweiundfünfzig Jahren die Menopause, also die letzte Regelblutung, einsetzt, habe ich ja noch ein paar Jährchen zu verhüten. Selbst wenn man zweiundfünfzig Jahre alt ist, darf man sich nicht lediglich aufgrund des Alters in Sicherheit wiegen. Bei manchen Frauen tritt dieser Zeitpunkt nämlich früher ein, bei manchen später. Grundsätzlich und blöderweise ist also eine Schwangerschaft während der Wechseljahre möglich. Auch wenn die Möglichkeit bei „unter einem Prozent" liegt, bedeutet das schlichtweg, dass es dennoch eine Wahrscheinlichkeit gibt.

Um das Ganze noch zu toppen, hält die Natur eine Überraschung für Mütter jenseits der vierzig bereit. Der Körper bereitet sich nämlich mit den herannahenden Wechseljahren auf einen Endspurt vor. Die Hormone spielen komplett verrückt, was auch die unglaublichen Stimmungsschwankungen und weitere unwillkommene Veränderungen in diesem Alter bei uns Frauen erklärt. Mit diesen Hormon-Wechselbädern versucht der Körper anscheinend, die allerletzten Follikel aus den Eierstöcken rauszuquetschen. Und da kann es manchmal passieren, dass mehr als nur eine Eizelle durch den Eileiter wandert. Und wenn es in dieser Phase zur Befruchtung kommt, dann steigt die Wahrscheinlichkeit, Zwillinge zu gebären. ÜBERRASCHUNG!

Zwillinge – nicht auszudenken. Das fehlt wahrscheinlich jeder Frau ab vierzig gerade noch. Und wie kann man das verhindern? Mein Arzt sagte ja, dass er mir in meinem Alter von der Pille als Verhütungsmittel abrät, da die Risiken, an Herz-Kreislauf-Problemen oder Thrombose zu erkranken, dadurch enorm steigen. Also besser Finger weg von der Pille in den Wechseljahren. Und auch von synthetischen Hormonen?

Zu Hause las ich erst mal den Beipackzettel meines neuen, vierten *unverkäuflichen Musters*, das mir mein Frauenarzt ans *Herz gelegt* hatte. Die Verpackung war ansprechend und feminin gestaltet. Schön dezent in unschuldigem Babyhellblau mit weißen Bling-Bling-Glitzerblümchen darauf – irgendwie auf jugendlich gepimpt. Ist das ein Trick der Pharmaindustrie, damit wir uns nicht wie alte, wechseljährige Frauen, sondern wie lebensbejahende Teenager fühlen? Ich machte mich an die Patienteninformation und las:

Die Hormonersatztherapie (HET) enthält zwei aktive Substanzen: ein Estrogen (Estradiol) und ein Gestagen (Nomegestrolacetat). Die Substanzen wirken auf ähnliche Art wie die natürlichen, im Körper vorhandenen Hormone. Die HET wird angewendet zur Linderung der Symptome nach den Wechseljahren.

Na, schau einer an. Jetzt bin ich nach Meinung meines Frauenarztes schon nach den Wechseljahren. Gut, dass dieses Wissen jetzt auch bei mir angekommen ist. Und was soll das bedeuten: *„Die Substanzen wirken auf ähnliche Art wie die natürlichen, im Körper vorhandenen Hormone."* Wieso ähnliche Art? Wenn ich eine Bluttransfusion zum Ersatz meines fehlenden Blutes brauche, dann muss doch die Blutgruppe auch stimmen und nicht einfach nur *ähnlich* sein! Was soll denn mein Körper mit Substanzen einer ähnlichen Art anfangen?

Als Nächstes las ich die Vorsichtsmaßnahmen, wann diese Pille nicht eingenommen werden darf und was bei der Anwendung mit anderen Arzneimitteln zu beachten ist. Und wenn noch Fragen sind? *Zu Risiken und Nebenwirkungen fragen Sie bitte Ihren Arzt oder Apotheker ...*

Welche Nebenwirkungen sind möglich?
Die folgenden Krankheiten werden häufiger bei Frauen, die HET nehmen, berichtet, verglichen mit Frauen ohne HET: Brustkrebs; Abnormes Wachstum oder Krebs der Gebärmutterschleimhaut; Eierstockkrebs; Blutgerinnsel in den Venen der Beine oder Lunge; Herzkrankheit; Schlaganfall. Möglicher Gedächtnisschwund, wenn mit der HET nach dem Alter von 65 Jahren begonnen wird.

Ja, da fragte ich mich doch sofort, wozu man im Alter von 65 Jahren noch ein Gedächtnis braucht? Sind die Hersteller dieser ähnlich wirkenden Substanzen eigentlich noch ganz dicht?

Dann las ich noch die häufigen Nebenwirkungen: *Regelschmerzen, verlängerte Blutung, Menstruationsstörungen, Weißfluss, Verschlimmerung von Gebärmuttermyomen, Schmerzen im Unterleib, Bauchschmerzen, Schwellung, Kopfschmerzen, Muskelkrämpfe, Gliederschmerzen, Nervosität, Depression, Libidoverlust, Gewichtszunahme. Weitere weniger häufige Nebenwirkungen: Gutartige Tumore der Brust, Gebärmutter-*

polypen, vaginale Candida-Infektion, Erbrechen, Verstopfung, Durchfall, Migräne, Benommenheit, Gelenkschmerzen, Oberflächliche und tiefe Venenthrombosen, erhöhter Appetit, allgemeine Körperschwäche, Hautausschlag, Haarausfall ... und noch so einiges mehr!

Und dieses Zeug soll ich jetzt nehmen? Bei den ganzen Nebenwirkungen sollte man am besten einen Notarzt zum Nachbarn haben. Mein Frauenarzt bringt mich damit jedenfalls nicht weiter, sondern höchstwahrscheinlich nur zügig um. Aber das würde ich ja gar nicht mehr merken, weil mir die synthetischen Hormone vorher mein Gedächtnis zerschreddern. Der Vorteil dieses Herstellers besteht eindeutig darin, dass sich die Wechseljährigen mit der Zeit durch möglichen Gedächtnisschwund nicht mehr daran erinnern, wen sie später zu verklagen haben, falls durch die Einnahme der Hormone etwas schiefgehen sollte! Ich schnaubte wütend.

Von der Einnahme dieser synthetischen Hormone ist zumindest mein Frauenarzt überzeugt. Hat der jemals den Beipackzettel gelesen? Bekommt der eigentlich für Medikamentenempfehlungen Provision? Und worin bitte besteht denn jetzt der Unterschied zwischen einer Verhütungs-Pille und einer Wechseljahr-Pille, wenn beide dieselben Nebenwirkungen hervorrufen? Der einzige Gewinner bei diesen Pillchen scheint die Pharmaindustrie zu sein, die sich damit eine goldene Nase verdient.

Das Geschäft mit uns Frauen ist in jeder Hinsicht ziemlich lukrativ. Allein die Aufzählung banaler Frauenkosmetikartikel, die wir, suggeriert von den Kosmetikkonzernen, unbedingt benötigen, sprengen jeglichen Rahmen. Hochglanzfotos luxuriöser Produkte rauben uns tagtäglich den Verstand.

12,3 Milliarden Euro werden jährlich für Schönheitsprodukte ausgegeben und Jahr für Jahr steigen die Gewinne weiter an. Das Streben nach Schönheit lassen wir Frauen uns ganz schön was kosten. Der Kampf gegen Falten im Gesicht hat Hochkonjunktur, und der Markt ist hart umkämpft. Die schönsten

Fotomodelle lächeln uns von riesigen Plakaten entgegen und lassen uns glauben, dass jeder Mensch durch die passenden Produkte so jung und schön aussehen kann. Mittlerweile haben auch wir es geschnallt, dass die ewige Jugend versprechenden Schönheiten in den Magazinen im zarten Teenageralter sind. Obwohl die Hautalterung erst ab dreißig richtig einsetzt, hat kaum ein Fotomodel diese magische Grenze überschritten. Und werbewirksame Hollywood-Stars über dreißig werden erst einmal am Computer entknittert, bevor eine Kampagne gestartet wird.

Zähneknirschend muss ich feststellen, dass diese Bilder auch bei mir nicht ihre Wirkung verfehlen. Wir (ich) kaufen und kaufen und kaufen ... Der schöne Schein der Jugendlichkeit suggeriert uns ein nicht zu haltendes Versprechen und lässt uns tief in die Haushaltskasse greifen.

An alle Frauen ein Zuruf, der uns (und ganz besonders mir!) gar nicht gefallen wird: Eine wissenschaftliche Studie, die nachweist, dass Anti-Age-Cremes das Altern der Haut tatsächlich hinauszögern, gibt es bislang (laut *Stiftung Warentest*) noch nicht. Und für all diejenigen, die den Traum von der ewigen Jugend trotz dieser Ergebnisse auf gar keinen Fall begraben wollen, gibt es immer noch eins: Prinzip Hoffnung. Aber auch wenn es heißt, dass die Hoffnung zuletzt stirbt, müssen wir alle daran denken: Auch sie stirbt! Und was machen wir jetzt mit dem Bataillon von Tuben, Töpfchen und Tiegelchen im Badezimmer, beschriftet mit Zaubervokabeln wie „rejuvenating", „hydrating", „illuminating", „retexturizing" und „skin-enriching"? Rausgeschmissenes Geld, behauptet die Wissenschaft, Anti-Aging sei in Wahrheit unschlagbar günstig, es belaufe sich auf die simple Trias: gesunde Ernährung, ausreichend Schlaf und immer ordentlich Sonnenschutz.

Beim Erwerb von Kosmetikprodukten können Frauen wenigstens freiwillig entscheiden und den gesunden Frauenverstand einsetzen beziehungsweise wahlweise aussetzen lassen. Allerdings hilft unser Verstand bei Themen wie Hormone,

Verhütung und Wechseljahre alleine nicht weiter. Wir müssen uns ganz auf die Medizin(er) verlassen und machen in unserer Unwissenheit so einiges mit.

Noch nicht ganz aus der Pubertät raus wird uns als Lustkiller Nummer eins zur Verhütung die Antibabypille angedreht. Hormone, die eine sexuelle Freiheit versprechen, die die Libido aber dermaßen ausbremsen, dass mit der Freiheit nichts mehr anzufangen ist. Die Flaute im Schlafzimmer ist programmiert. Man sollte Frauen, ganz besonders junge Frauen, besser über die Nebenwirkung der Lustlosigkeit durch die Einnahme von verhütenden Hormonpräparaten aufmerksam machen.

Bei einer Untersuchung von hundertfünfundzwanzig jungen Frauen, die aufgrund von Sexualstörungen ärztliche Hilfe gesucht hatten, wurde Folgendes festgestellt: Zweiundsechzig von ihnen nahmen die Pille, vierzig hatten sie früher genommen, dreiundzwanzig dagegen nie. Ein Bluttest ergab, dass bei Frauen, die die Pille verwendeten, die Werte für ein bestimmtes Molekül namens „Sex Hormone Binding Globulin", kurz SHBG genannt, siebenmal höher war als bei Frauen, die das empfängnisverhütende Mittel nie genommen hatten. SHBG bindet Testosteron, das Sexualhormon, das nicht nur bei Männern, sondern in geringeren Konzentrationen auch bei Frauen die Libido auf Trab bringt. Wird das Hormon jedoch von dem Molekül SHBG gebunden, kann es seine luststeigernde Wirkung nicht mehr entfalten – und die Lust auf Sex sinkt. Selbst wenn die Pille längst abgesetzt war, blieb der Spiegel des Lustkillers noch lange erhöht. Noch nach Wochen ließen sich bei den Frauen SHBG-Konzentrationen messen, die das Doppelte und Dreifache der normalen Konzentration betrugen. Streng genommen handelt es sich durch die Einnahme einer Verhütungspille um eine vorübergehende Kastrierung der Frau mit synthetischen Hormonen.

Ich wurde im Alter von sechzehn Jahren, als mir mein Frauenarzt zum ersten Mal die Antibabypille verschrieb, dahingehend nicht aufgeklärt. Vielleicht gab es damals noch keine aussagekräftigen Studien dazu, wer weiß? Aber heutzutage? Werden unsere Töchter vom Frauenarzt bezüglich des Libidoverlustes durch die Verhütungspille aufgeklärt?

Nachdem wir Frauen uns also über Jahrzehnte an die Antibabypillen-Schluckerei gewöhnt und diese tapfer überlebt haben, folgt die *Wechseljahrpille*, deren Einnahme von vielen Frauenärzten dringend angeraten beziehungsweise als *DIE Lösung gegen Wechseljahre-Beschwerden* verkauft wird. Vielleicht gibt es auch bald eine Postmenopausenpille? Aufgrund unserer zunehmenden Alterserwartung wäre das bestimmt ein Gewinn für die Pharmaindustrie.

Es muss doch für mich eine andere Lösung geben als diese Hormonpillen, die mich, zu allem Übel, auch noch meiner Weiblichkeit berauben. Ich nehme das jetzt selber in die Hand: Ich muss mich darum kümmern ... Ich muss mich erkundigen ... Ich muss mir selbst helfen ... Ich muss was tun ... Ich rege mich darüber auf! Ich rege mich wahnsinnig darüber auf! Oh, ich bekomme eine Hitzewallung ...

4. KAPITEL

Meine erste Hitzewallung ...

... kam ohne Vorwarnung aus dem Nichts! Bis zum Zeitpunkt meiner ersten Hitzewallung war ich mir sicher, noch ein halbes Leben lang von den Wechseljahren entfernt zu sein. Ich wusste nicht das Geringste über das auf mich zukommende Übel. Woher auch? Spricht doch keiner darüber, Wörter wie Klimakterium, Prä-, Peri- und Postmenopause hatte ich im Zusammenhang mit Hitzewallungen und extremer Zickigkeit zwar schon mal gehört, aber so was würde mir doch nicht passieren. Ich war mir immer sicher, dass Wechseljahre in meinem Leben nichts zu suchen haben. Nicht vorstellbar, wo ich doch gerade erst erwachsen und eins mit mir geworden bin. Das würde doch gar keinen Sinn ergeben ... minderjährig, volljährig, wechseljährig?

Irgendwie dachte ich, dass dieser Kelch aufgrund meiner gesunden und bedachten Lebensweise an mir vorübergehen würde. Ich rauche seit Jahren nicht mehr, trinke nicht übermäßig viel Alkohol, bewege mich zwar zu wenig, aber manchmal doch, und das Wichtigste – ich habe viel Spaß und Freude an meinem Leben. Sollte ich, ein Nanosekündchen, einen Gedanken an Wechseljahre verschwendet haben, so malte ich mir das Ganze folgendermaßen aus: zuerst mal „yippie, nie wieder PMS und nie wieder Menses ... geschafft!" Und mindestens bis ich sechzig Jahre alt bin, werde ich körperlich topfit und annähernd faltenfrei sei. Danach verschieben sich die Perspektiven ein klein wenig, und ich bekomme *schöne* Falten, die von einem erfüllten und glücklichen Leben zeugen. Dadurch würde ich mich noch

freier und ruhiger fühlen, wodurch ich quasi in meinen Lebenshöhepunkt in völliger Gelassenheit hineinlebe.
Träum weiter, Baby ...!
Ich wurde eines Besseren belehrt, indem ich überrumpelt und von heute auf morgen mit einer Situation konfrontiert wurde, die ich mir in meinen kühnsten Albträumen nicht vorstellen konnte.
Zurückblickend erinnert mich diese Eiskalt-erwischt-Situation an meine Entbindung vor etwas mehr als zwei Jahrzehnten. In diese zweite große Hormonveränderung einer Frau – nach der Pubertät – schlitterte ich ebenso unvorbereitet hinein wie in meine jetzige dritte.

Mit meiner ersten gravierenden Hormonveränderung, der Pubertät, konnte ich erst mal gar nichts anfangen. Ich wusste nicht, was mit mir und meinem Körper geschah. Ich wusste nur, dass sich in meinem bislang behüteten Leben, als Mädchen mit blonden Löckchen, etwas änderte. Und diese Veränderung machte mir Angst! Als ob diese Zeit nicht schon schwierig genug gewesen wäre, nein, man musste sich auch noch mit kleinen, dummen Jungs rumschlagen, die es witzig fanden, Mädchen zu ärgern. Speziell die Mädchen, deren Brüste anfingen, sich zart unter der Kleidung abzuzeichnen, gerieten in den Fokus pickliger und unangenehm riechender Schweißjungs.
Vor dieser merkwürdigen Zeit hatte sich der Körperkontakt mit Jungs darauf beschränkt, von ihnen an den Haaren gezogen zu werden. Alles in allem fanden sie uns Mädchen ziemlich hässlich und glaubten, dass wir zu nichts zu gebrauchen seien. Mit dem Einsetzen der Pubertät schienen wir für Jungs jedoch plötzlich unwiderstehlich geworden zu sein. Unter Jungs galt es von nun an als Herausforderung, so oft wie möglich Mädchen an allen nur denkbaren Körperstellen zu berühren. Hauptsache anfassen, das war das Motto. Die Hormone brachten uns junge Menschen dazu, völlig neu über das andere Geschlecht zu denken und krempelten unser Leben um.

Als ich so um die dreizehn war und noch keine Ahnung hatte, dass es so etwas wie Sex überhaupt gibt, wurde an unserer Schule ein Pilotprojekt zum Thema Aufklärung eingeführt. Kein Lehrer wollte diesen neumodischen Kram unterrichten, deshalb verzögerte sich der Start des Aufklärungsunterrichts nach seiner Ankündigung um circa zwei Monate. Das wiederum führte zu lautstarken Protesten bei den Jungs in unserer Klasse, da die sich schon mächtig (*warum auch immer, fragte ich mich*) auf den Unterricht freuten.

Ein Lehrer namens Rudi Ratgeber stellte sich nach einigem Hin und Her im Rektorat als Aufklärer zur Verfügung und versuchte auf sanfte, unpeinliche Art und Weise, uns Teenagern den Akt der körperlichen Vereinigung – zum Zwecke der Arterhaltung – nahezubringen. Natürlich war dieser Unterricht uns allen, inklusive Eltern, in den Siebzigern äußerst suspekt und oberpeinlich. Am meisten kicherten wir Mädchen hinter vorgehaltener Hand während des Unterrichts. Die Jungs hingegen starrten mit Beulen in der Hose auf die Schautafeln der Geschlechtsorgane und hörten gebannt dem Lehrer zu. So ruhig ging es sonst während des Unterrichts in unserem Klassenzimmer nicht zu. Wie gesagt, die Hormone führten zu einer totalen Bewusstseinsänderung, die mehr als oft sehr peinlich daherkam.

Etwa zur gleichen Zeit hielt Oswald Kolle, der in den sechziger und siebziger Jahren maßgeblich an der Popularisierung der sexuellen Aufklärung beteiligt war, gerade seinen Einzug in das prüde elterliche Wohnzimmer via Schwarz-Weiß-Fernseher ... und nun auch noch Aufklärungsunterricht für Kinder? Damals war man mit dreizehn Jahren auch wirklich noch ein Kind. Wir spielten noch, und zwar nach der Schule und den Hausaufgaben, draußen! Die heutigen Teenager wirken zum Teil so abgebrüht und selbstsicher, da kann man sogar als Erwachsener manchmal nur noch staunen und sprachlos werden.

Auch meine Mutter litt damals unter Sprachlosigkeit, als ich sie während meiner Hausaufgaben um Hilfe bat, weil ich beim Zeichnen einer Vagina und eines Penis im Querschnitt nicht die rechte Form fand. Sie schluckte zweimal und meinte dann, sie müsse dringend in die Küche, da sonst das Mittagessen anbrenne. Komisch, dachte ich, es ist zwei Uhr und vor einer guten Stunde haben wir doch erst zu Mittag gegessen.

Als Teenager empfanden wir unseren Lehrer als viel zu alt für Aufklärungsunterricht, was das Ganze noch peinlicher machte. Wir wussten nicht genau, wie alt er war, aber er sah wie ein Vierzigjähriger aus, ergo war er genau so alt wie unsere Eltern. Und wer wollte schon mit seinen Eltern über Penisse und Vaginas reden? Hinzu kam, dass Lehrer Rudi Ratgeber unglaublich vollbärtig war. Eine große, quadratische Brille aus dickem braunen Horn lag auf den Barthaaren auf, die wie Schamhaare aussahen. Sein Äußeres wurde ergänzt von leicht angefetteten, schulterlangen Haaren, einem leberwurstbraunen Rollkragenpullover und den damals unvermeidlichen hellbraunen Schlaghosen aus Feincord (manchmal trug er auch Breitcord).

Aufgrund des Aussehens unseres Lehrers fiel es mir unendlich schwer, seinen Aufklärungen zu folgen und mir einen Liebesakt zwischen Mann und Frau vorzustellen. Er war nämlich während des Unterrichts der einzige echte Mann im Raum. Abgesehen von den schlaksigen Jungs, die meine Mitschüler waren. Alles drehte sich nur um Sex zwischen Frau und Mann. Was lag also dummerweise meinem Gehirn näher, als meinen Lehrer – als einzigen Mann im Raum – für das Liebesspiel in mein Hirn zu implizieren?

Alleine bei der Vorstellung, dass man als Frau ein versteiftes Glied in sich hineingesteckt bekommt, kriegte ich Gänsehaut vor Furcht. Fortan trug ich nur noch Hosen. Und der bloße Gedanke an einen Zungenkuss ekelte mich dermaßen an, dass ich nur noch mit einem Strohhalm trank, um meinen Mund beim Ansetzen einer Flasche nicht mehr öffnen zu müssen.

Mit diesen Bildern im Kopf und dem Gedanken, Rudi Ratgeber mitten auf seinen schamhaarumkränzten Mund küssen zu müssen, fasste ich den Entschluss, niemals Sex haben zu wollen. Immer schön die Knie zusammen lassen! Nicht mit mir! Was für eine gruselige Sache ... Meine Hormone waren einfach noch nicht so weit.

Summa summarum war ich über den Aufklärungsunterricht nur noch entsetzt und brachte, als Halb-Wunderkind, die erste Fünf in Biologie nach Hause. Das wiederum entsetzte meine Eltern. Bis auf Weiteres ließ sich die Note mangelhaft allerdings nicht ändern, wofür diese schrecklichen Fotos und Grafiken mit Brüsten, Schamhaaren und Schamlippen, Penissen und Hodensäcken und die Filme mit nackten, jungen Menschen, die sich überall anfassten, verantwortlich waren.

Ein weiteres Dilemma kam hinzu. Aufgrund des Unterrichtes beschäftigte ich mich zwangsläufig mit meinem Körper, der ganz und gar keine Ähnlichkeit mit den jungen Mädchen hatte, die sich auf der Leinwand im Klassenzimmer auf Super-8-Filmen in Schwarz-Weiß rekelten.

Plötzlich war ich (ungewollt!) intensiv mit meinen dünnen, schlaksigen Ärmchen und meinen knochigen Knien, die nicht im Entferntesten den Traumbeinen meiner vierzehnjährigen Klassenkameradinnen entsprachen, beschäftigt. Zudem wurde ich noch mehr mit meinen nicht wachsen wollenden Brüsten konfrontiert. Irgendwann dachte mein verwirrtes, pubertierendes Teeny-Gehirn, dass mein Busen nie wachsen würde, weil ich mir hoch und heilig geschworen hatte, nie Sex haben zu wollen. So in etwa wie in der „Blechtrommel" von Günter Grass, als der kleine Oskar als Dreijähriger beschloss, nicht mehr zu wachsen. Die Wachstumsstörungen Oskars wurden genauso deutlich von seinem Umfeld wahrgenommen wie die Wachstumsstörungen meiner Brüste. Ich fühlte mich Oskar irgendwie verbunden. Er wurde wegen seiner Körpergröße gehänselt und konnte Glas zerschreien. Allerdings hatte er trotz seiner geringen Körpergröße irgendwann Sex.

Ich wurde wegen meiner fehlenden Brüste gehänselt und konnte während meiner Aggro-Pubertätsphase zwar kein Glas zerschreien, dafür aber wütend zerdeppern. Außerdem wusste ich seit dem Aufklärungsunterricht, dass auch ich zwangsläufig irgendwann Sex haben musste, weil auch ich (wie alle meine Klassenkameradinnen) einmal Kinder haben wollte. Deswegen fieberte ich meiner ersten Periode schon ungeduldig entgegen. Sie war dann die reinste Katastrophe. Gepeinigt von Schmerzen krümmte ich mich die ersten beiden Tage im Bett, was sich in den folgenden Jahrzehnten oft genug wiederholte. Erst ab dem dritten Tag wurde der neu gewonnene Zustand erträglich und ich begann ein klein wenig stolz auf meinen Körper zu sein. Jetzt endlich bin ich eine Frau, dachte ich und sah liebevoll auf meine ersten drei Schamhaare hinunter.

Alles in allem habe ich die Pubertät irgendwie überstanden. Aber leicht war die Zeit nicht!

Nach der Pubertät folgten Jahrzehnte mit oft unerträglichem PMS, unterbrochen von einer ungeplanten Schwangerschaft, die erst Anfang des vierten Monats von meinem damaligen, schwulen Frauenarzt entdeckt wurde. Damals, als ich schon im vierten Monat unbemerkt schwanger war, hatte sich viel in meinem Leben geändert. Ich wechselte meinen Arbeitgeber, begann eine Fortbildung und eine neue Diät und mein damaliger Mann und ich zogen in ein neues Heim. Das war ziemlich viel auf einmal und ließ keinen Raum für körperliches Befinden, zumal dieses, im Gegensatz zu heute, bestens war. Erst nach einigen Wochen fiel mir auf, dass meine Periode ausblieb und ich ging zum Frauenarzt. An eine Schwangerschaft dachte ich im Leben nicht. Ein Kind gehörte nicht mal gedanklich in unsere junge Ehe, erst mal Karriere machen und dann sehen wir weiter – das war der Plan.

Nach der Untersuchung sagte mein Arzt: „Gratuliere, Frau Kettler (so hieß ich damals), der Schwangerschaftstest ist positiv."

Gott sei Dank, positiv ... *Glück gehabt*, dachte ich. Positiv bedeutet ja immer etwas Gutes. Positiv ist gleich gut ist gleich nicht schwanger! Natürlich fiel ich aus allen Wolken, als mein Frauenarzt sagte, dass ich mir an der Anmeldung meinen Mutterpass ausstellen lassen solle. Ich stutzte. Irgendwas läuft da gewaltig schief ... Und dann hab auch ich es geschnallt.

Nach anfänglichem Schock meinerseits und großer Freude in der Verwandtschaft andererseits, begann ich mich allmählich an den Gedanken zu gewöhnen, bereits in wenigen Monaten Mutter zu werden. Als Erstes besorgte ich mir irrsinnig viel Lektüre und las wie besessen. Schließlich hatte ich ein paar Schwangerschaftsmonate aufzuholen. „Das große Wunder", „Wir sind bald eine kleine Familie", „Ratschläge für Schwangere", „Die natürliche Geburt" und weitere gefühlte 180.000 Bücher stapelten sich in jedem Raum unserer Drei-Zimmer-Wohnung. Von Seite zu Seite stieg meine Verwirrung ob meines Zustandes. Einige der vielen Bücher, die von großer Verantwortung und Veränderung erzählten, machten mich irre. Andere wiederum gaukelten mir vor, dass eine Geburt die einfachste Sache der Welt sei, quasi ein Sonntagsspaziergang. Es hörte sich schön an, dass der Geburtsschmerz ein Kommen und Gehen ist, wobei der Verlauf der Rhythmik von der Persönlichkeit und den Erfahrungen der einzelnen Gebärenden und dem Charakter des Kindes bestimmt wird. Das klang traumhaft! Mein Kind und ich im Einklang von Charakter und Erfahrungen während der Geburt.

Zudem ist unser Frauenkörper clever und setzt Endorphine ein, wodurch die Kontraktionen und die Schmerztoleranz ansteigen. Von den neurovegetativen und sympathischen Systemen wird eine harmonische Zusammenarbeit erwartet. Sollten die beiden Systeme nicht im Einklang arbeiten, muss man mit spastischen Kontraktionen ohne Muttermundsöffnung und einer Wehentätigkeit mit unproduktivem Schmerz rechnen.

Alles kein Problem! Meine Systeme arbeiteten einwandfrei und mit Unproduktivität konnte ich noch nie etwas anfangen. Die Geburt würde ein Klacks werden! Und sollte es Probleme geben, keine Sorge, es werden ja schließlich jede Menge Endorphine ausgeschüttet, versprach mir meine Lektüre. Ganz besonders klasse fand ich folgenden Absatz:

Denn ein wichtiger Aspekt des Schmerzes betrifft die Produktion der Endorphine, die die Schmerz-Wahrnehmung vermin-

dern und eine Bewusstseinserweiterung oder einen tranceähnlichen Zustand hervorrufen. Dieser Zustand ermöglicht der Gebärenden die völlige Aufgabe des eigenen Ichs, sie überschreitet ihre eigenen Grenzen, die sie zur vollständigen Öffnung und Hingabe bringen. Durch diese Hingabe wird sie bereit, sich von ihrem Kind zu trennen, es mit Freuden aufzunehmen. Große Mengen von Endorphin befinden sich jetzt im Blut. Wenn das Kind geboren und der Geburtsschmerz zu Ende ist, wird die Frau deshalb von einem Gefühl der Ekstase und Euphorie überwältigt.

„Das will ich auch!", rief ich, als ich den Abschnitt gelesen hatte. Wie toll ist das denn? Ekstase und Euphorie! Was soll denn das ganze Geschwätz über furchtbare Entbindungen? In weiteren Büchern las ich zum Beispiel, dass eine Entbindung ein wunderschönes Erlebnis sei. Mit nichts auf der Welt zu vergleichen, eine Erfüllung und ein Hochgefühl. Ein Wunder! Bei diesen herrlichen Beschreibungen fehlte nur noch, dass man während der Geburt die Englein singen hört ...

Ich war begeistert! Ich war überzeugt! Ich freute mich auf den Tag X und konnte ihn kaum erwarten.

Alles Schwachsinn! Noch nie in meinem ganzen Leben zuvor hatte ich solche HÖLLENSCHMERZEN erlebt! Wenn ich das gewusst hätte, dann wäre ich auf jeden Fall so was von NIE in meinem ganzen Leben schwanger geworden.

Strahlend und voller Vorfreude bin ich mit geplatzter Fruchtblase ins Krankenhaus gefahren worden. Kaum angekommen, ging es zur Sache. Die ersten richtigen, echten Wehen überwältigten mich. Dass es so derartig weh tut, hatte mir keiner gesagt! Schrill kreischend fuhr mich mein Mann im Rollstuhl in Windeseile durch die Krankenhausgänge. Ich glaube, es war genau dieser Moment, in dem ich anfing, ihn zu hassen. Warum so schmerzhaft? Oh Gott? Wo waren die hochtrabenden Glücksgefühle? Wann begann das Wunder? Wo blieben die Endorphine?? AAAAAAAAAAAAAHHHHHHHH!!!!!!!

Sechsunddreißig elendige, qualvolle Stunden lag ich in den Wehen. Die Zeit wurde mir durch die saublöden Aufheiterungsversuche meines Mannes nicht leichter gemacht. Auch trug die nervende Hebamme mit ihrer dummen Frage, ob ich *Probleme hätte loszulassen,* nicht zum versprochenen Glücks-Geburtserlebnis bei. In einem lichten Moment kam mir ein Satz in den Sinn: *Dieser Zustand ermöglicht der Gebärenden die völlige Aufgabe des eigenen Ichs, sie überschreitet ihre eigenen Grenzen ...*

Wie wahr, wie wahr ... Ich war gerade dabei, mein eigenes ICH und MICH völlig aufzugeben. Meiner Meinung nach wird mit der Zumutung des unsäglichen Geburtsschmerzes absolut jegliche humane Grenze überschritten! Den angekündigten *trance-ähnlichen Zustand* konnte ich nur durch einen Schleier von abartigen Schmerzen bestätigen. Außerdem musste ich mit Schrecken feststellen, dass mein Körper anscheinend keine Endorphine produzieren kann, zumindest lieferte er mir keinen Gegenbeweis. Ich wurde weder von Ekstase noch von Euphorie, sondern lediglich von dem sicheren Wissen, dass das für immer und ewig meine einzige Geburtserfahrung bleiben wird, überwältigt.

Nach dreißig Stunden in der Hölle versetzten mir die Ärzte eine schmerzvolle Rückenmarksnarkose, die mir Halluzinationen vom Feinsten bescherte: Ich sah mich mit dem Wehenschreiber, an den ich angeschlossen war, im Schlepptau auf allen Vieren Richtung Fenster kriechen, um mich zu Tode zu stürzen. Die kleinen Rädchen des Wägelchens, auf dem der Wehenschreiber stand, quietschten eiernd auf dem Fußboden hinter mir ... uiiih uiiih uiiiih uiiih ... Irgendwann erwachte ich aus meiner Narkose und mir wurde der *Endspurt* angekündigt. Dann endlich erfolgte das unsagbarste Wunder meines Lebens: Mein Sohn war da! Dass ich das noch erleben durfte!

Nach der notwendigen Erstversorgung wurde mir mein Sohn auf die Brust gelegt und er begann gleich wie wild an meiner Brustwarze zu saugen. Seine Kraft und der unbändige Wille zu saugen, erstaunen mich heute noch, wenn ich daran denke.

Währenddessen versorgte der Arzt meinen Dammschnitt, den er mir zuvor mit einer Geflügelschere (so hörte und fühlte es sich zumindest an) zugefügt hatte.

Damit nicht genug, der Horror war noch nicht zu Ende: Auf einmal stand vor mir, zwischen meinen Beinen, die Hebamme und griff beherzt mit beiden Händen in meinen Bauch. Ich schrie vor Schmerzen auf. Was machte die blöde Kuh da? Hatte die vielleicht jetzt Probleme mit dem Loslassen? Was sollte das? Hatte ich denn noch nicht genug gelitten? Unbeirrt auf den Wehenschreiber blickend, zerrte sie an meinem geschundenen Körper herum. Als der Wehenschreiben am stärksten ausschlug und die Nachwehe ihren Höhepunkt erreichte, zog sie meinen gesamten Unterbauch nach unten und in einem Rutsch flutschte die Plazenta aus mir heraus. Es hörte sich an, als ob ein Metzger drei Kilo Fleisch auf den Tresen wuchtet, um es zu tranchieren – *platsch!*

So viel zum Wunder der Geburt. Wie gesagt, ich war ziemlich unvorbereitet.

In gleichem Maße unvorbereitet war ich bei meiner allerersten Hitzewallung. Mit meinem jetzigen Mann, Michael, saß ich beim Frühstück im Hotel. Wir gönnten uns fünf Tage Auszeit, um in einem Wellness-Hotel zur Ruhe zu kommen. Meine Nerven lagen seit einiger Zeit dauerhaft blank. Ich war nervös und gereizt, und mit Letzterem hatte mein Mann so seine Probleme. Also beschlossen wir, uns zu erholen. Ich dachte doch tatsächlich, dass sich mit ein paar Tagen Urlaub meine miese Verfassung ändern könnte. Dabei waren die Wechseljahre heimlich, aber von mir als solche nicht wahrgenommen, schon längst im Gange.

Mit einem Marmeladenbrötchen in der Hand nahm ich schlagartig ein fremdes Körpergefühl war. Mir war, als ob die Welt in ihrer Bewegung inne halte. Etwas Metaphysisches schien mit mir vorzugehen. In meinen Ohren erklang ein dumpfer Piepton und gleichzeitig begann in meinem Kopf ein wildes Rauschen. Dazu gesellte sich ein fremdes, heißes Kribbeln in meinem Gesicht. Fieber?

Noch nie zuvor hatte ich mit dieser Intensität meine Gesichtshaut wahrgenommen. Abgesehen von meiner ersten schallenden Ohrfeige, die mir mein Vater verpasste, weil ich als fünfzehnjähriges Mädchen acht Minuten zu spät nach Hause kam. Das Brennen nach einer Ohrfeige vergisst niemand, der schon einmal eine gefangen hat. Genau diese Art von Brennen raste mit einer affenartigen Geschwindigkeit von meinem Kopf hinunter in die Zehenspitzen, schoss aus meinen Schuhen heraus und setzte den Raum, das Hotel, die Stadt, das Land, die Welt in Flammen. Ein außergewöhnliches Inferno spielte sich in meinem Körper ab und schien die Welt mit mir zu verschlingen. Noch überwältigt von dem dramatischen Gefühl, eine lebende Ganzkörperfackel zu sein, donnerte der Hitzeschub von meinen Zehenspitzen schon wieder zurück, bis unter die Achseln. Hilfe! Ich stand in Flammen! Sämtliche Körperzellen, Organe, Knochen und jedes noch so kleine Hautfitzelchen schien sich durch die Gluthitze in Rauch aufzulösen. Ich sah mich im Geiste schon als kleines Aschehäufchen qualmend auf dem Boden des Hotels herumliegen.

Was passiert hier? Hat ein außerirdisches Raumschiff seinen Todesstrahl auf mich gerichtet? Oder bin ich mal wieder die einzige Testperson bei einem Experiment, von dem ich nichts weiß? Paaannniiikkkk!!!

„Was ist denn mit dir los?", fragte mein Mann irritiert. „Du guckst so komisch!"

„Ich ... ich ... wei... wei... weiß nicht ... Ich ... ich glaube, ich ..." Ich konnte nicht mehr reden, ich stotterte nur noch. Ich war absolut orientierungslos und mein Rücken war gerade dabei,

Schweiß-Sturzbäche in meiner Unterhose versickern zu lassen. Eine Blockhaussauna mit 100 Grad Celsius war dagegen ein Kinderplanschbecken mit lauwarmem Pippi drin.

Mit schockgeweiteten Augen sah ich meinen Mann hilfesuchend an. „Ich verglühe, hilf mir!"

„Hast du dich an der Kerze verbrannt?" Geistesgegenwärtig blies er sofort die Kerze aus, die auf unserem Frühstückstisch stand.

„Nein, es ist nicht die Kerze, es ist in mir. Mir ist plötzlich so überaus entsetzlich heiß."

„Hier drinnen ist es auch komplett überhitzt. Ich sage dem Kellner gleich, dass er die Heizung runterdrehen soll. Herr Ober?" Michael schnipste mit den Fingern.

Dassss kann ich ja schon gar nicht leiden, wenn er so mit dem Personal umgeht.

„Du sollst doch nicht schnipsen, Michael!", fauchte ich ihn an.

„Ich muss aber schnipsen, sonst registriert er mich nicht", verteidigte er sich.

„Man schnipst aber nicht nach Menschen, verdammt noch mal. Wie oft soll ich dir das noch sagen: NICHT SCHNIPSEN! Kapiert?", schrie ich unbeherrscht.

Wütend stand ich auf und rannte fluchtartig ins Freie. Luft, ich brauchte Luft! Ich atmete tief durch. Dicke Schweißperlen setzten sich über und unter meinen Lippen ab. Dann begann auch schon mein T-Shirt, mit dem Pullover eine klatschnasse, klebrige Verbindung einzugehen. Ich zog den Pullover, der einer Heizdecke glich, am Kragen weit nach vorne und fächelte wie wild mit meiner Hand Luft zwischen Klamotte und Haut. Als das bloße Fächeln nicht mehr ausreichte, blies ich in den Pullover. Was für eine Energie. Mit dieser unglaublichen Hitze könnte ich in Nullkommanix ein Einfamilienhaus auf dreißig Grad aufheizen!

Die Flammen, die eben noch meinen Leib umzüngelten, verflogen plötzlich genauso unvermittelt wie sie gekommen waren. Mit der gleichen Geschwindigkeit, mit der sich zuvor die enorme

Hitze in mir ausgebreitet hatte, wurde mir nun kalt – überall, am ganzen Körper eiskalt! Ich fröstelte. Ich schauderte. Ich zitterte. Total bestürzt und fassungslos stand ich mit hängenden Armen vor der Tür des Hotels.

Großer Gott. Was war das denn eben für ein Spektakel in meinem Körper? Das war einer der seltsamsten Momente in meinem Leben. War ich etwa krank? Hatte ich Krebs? Vielleicht starb ich gerade? Und dann schreie ich im Angesicht des Todes auch noch meinen armen Mann an, kam es mir in den Sinn ... Oh Gott, und was denken die anderen Gäste von mir. Wie peinlich!

Mit finsterer Miene erwartete mich mein Mann am Frühstückstisch, als ich geduckt und mit leisen Schritten durch den Saal schlich.

„Entschuldige bitte", sagte ich flüsternd. „Ich hab mich wohl im Ton vergriffen, aber ich glaube, ich ster ..."

„Ach, sei bloß still", unterbrach mich Michael fuchsteufelswild. „Mir reicht's jetzt! Du vergreifst dich in letzter Zeit öfter im Ton. Kannst du dich denn nicht mal ein bisschen zusammenreißen? Was war das denn eben für eine Vorstellung? Hier vor allen Leuten so rumzuschreien. Da komme ich mir ja wie der letzte Idiot vor!" Zu Recht war Michael stinksauer.

Obwohl ich dieses unerklärliche und schreckliche Erlebnis hatte, bin ich dann doch nicht gestorben. Allerdings gab es dennoch eine gravierende Veränderung in meinem Leben. Hitzewallungen und das Sich-im-Ton-vergreifen wurden fortan zu meinen treuen Weggefährten, ob ich wollte oder nicht.

5. KAPITEL

Burn, baby, burn

... wurde fortan mein neuer Blues. Warum ich mich immer häufiger danebenbenahm und woher die Hitzewallungen kamen, war mir nicht klar. Ich wusste nur, dass etwas Sonderbares in mir vorging. Etwas, auf das ich augenscheinlich keinen Einfluss hatte. Nach dem ersten „Fackelzug" durch meinen Körper – und vielen weiteren, die noch folgten – war mir lange nicht bewusst, dass es so weit ist, dass ich mittendrin bin. Mittendrin in diesen alles verändernden Wechseljahren.

Da ich im Verdrängen noch nie gut war, verbrachte ich die Monate nach der ersten Hitzewallung mit unzähligen Arztbesuchen. Viele, viele Untersuchungen ließ ich über mich ergehen. Ich war felsenfest davon überzeugt, dass ich entweder eine unerklärliche, total seltene oder eine ganz und gar neue, noch nicht entdeckte Krankheit habe.

Aber auch meine totale Verweigerung, diesen neuen Lebensabschnitt anzunehmen, entließ mich nicht aus den bedrohlichen Wechseljahren. Im Gegenteil, je mehr ich strampelte und mich dagegen wehrte, umso schneller versank ich in einem tiefen, schlammigen Sumpfloch aus Selbstmitleid und Wut. Der Vergleich war für meine Verfassung äußerst passend. Wenn Sümpfe austrocknen, führt der organische Abbau der Substanzen zu Humus. Das Wort Humus bedeutet im Lateinischen Erdboden und die Bodenkunde spricht bei Humus von einer absolut toten, organischen Substanz des Bodens.

Ich fühlte mich in meiner Situation komplett dem Erdboden gleichgemacht, denn ich spürte geradezu, wie ich nach und nach von meinem Körper, bedingt durch den Hormonmangel, zu Humus verarbeitet wurde. Niemand konnte mich aus diesem Morast befreien. An meinen aggressiven Tagen schlug ich wie wild um mich und lehnte jede gut gemeinte Handreichung rigoros ab. An meinen depressiven Tagen gab ich mich dem Verschwinden im meinem eigenen Sumpf widerstandslos hin. An meinen mittelmäßigen Tagen schien ich mich damit abzufinden, zu Humus zu werden. An den Tagen, die auf schlaflose Nächte folgten, konnte ich es gar nicht erwarten, endlich im Sumpf zu versinken, um für immer meine Ruhe zu haben. An den Tagen mit extremen Hitzewallungen stellte ich mir mich selbst als hitzeabgebenden Humus vor. Dann wäre ich wenigstens *der* Heizverkaufsschlager für kalte Tage und zu etwas zu gebrauchen. Wobei man Humus eigentlich bevorzugt als Dünger verwenden sollte, aber so banal wollte ich nun auch nicht enden.

Meine Hitzewallungen machten mich ganz kirre. Sie machten mich nervös und manchmal bekam ich panische Angst vor meinem eigenen Körper. So eine unglaubliche Wucht an Hitze, wie kann ein einziger Körper so etwas nur hinkriegen? Jedes Mal, wenn ich puterrot und knalleheiß wie ein vergessenes Würstchen auf dem Grill verbrutzelte, betete ich inständig, dass auch diese Hitzewallung bitte wieder aufhören möge. Und zwar nach Möglichkeit, bevor ich vor Hitze platze oder komplett verdampfe. Ich konnte nur noch staunen, was mein Körper alles kann.

Ich habe mal gelesen, dass Hitzewallungen eine angebliche Regulationsstörung der Temperaturvorgänge im Gehirn durch die *erlahmenden* Eierstöcke seien, die immer weniger weibliche Hormone produzieren. Wie sich das anhört – die erlahmenden Eierstöcke. Wenn die Eierstöcke schon in der Blüte meines Lebens ihre Funktion erlahmen lassen, dann wäre es doch sinnvoll, wenn sich mein Körper vor dem Erlahmen auf diesen Wechsel einstellt und ganz normal weiterfunktioniert! Doch anstatt sich anzupassen, stellt sich mein Körper sich selbst in den Weg, um sich systematisch zu zerstören. Wie bescheuert ist das denn?

In der Prämenopause, so ab dem und um das 35. bis 40. Lebensjahr, was natürlich von Frau zu Frau unterschiedlich ist, lässt die Leistungsfähigkeit der Eierstöcke nach und nicht mehr jeder Zyklus kommt mit einem Eisprung zum Abschluss. Bleibt also der Eisprung aus, wird kaum mehr Progesteron gebildet und es kommt zu einer Östrogendominanz, die sich von Monat zu Monat steigert. Die Dominanz der Östrogene sorgt dann zum Beispiel für Störungen im Zyklus. Er wird kürzer oder länger, oder es kommt zu viel zu langen Blutungen. Für die berühmten Heißhungerattacken und den Blähbauch ist eine Östrogen-Dominanz auch zuständig. Hinzu kommt schrecklicherweise die miese Laune, die sich nicht mehr nur auf die Tage vor den Tagen beschränkt, sondern Dauergast wird. Das erklärt auch, warum Frauen in den Wechseljahren von ihrem Umfeld so gefürchtet sind.

In dieser Zeit sind auch Blutungsabstände von bis zu einem halben Jahr und länger normal. Phasen mit regelmäßigen Blutungen können danach auch wieder auftreten – also von wegen *Das-war's-jetzt-puh-geschafft*. Um es auf den Punkt zu bringen: Wir Frauen befinden uns in diesem Stadium – wenn es dumm läuft über Jahre hinweg – in einem Dauer-PMS-Zustand. Ist das nicht furchtbar? Und jetzt kommt das Beste: Die Prämenopause dauert unterschiedlich lange. Manche Frauen merken nichts, andere erleben diese Zeit nur etwa ein Jahr lang und bei der letzten Gruppe von Frauen kann sich diese Phase bis zu zehn Jahre lang hinziehen.

Wenn ich jetzt Ärztin, Fachbereich Endokrinologie, wäre, dann würde mich eine Frage brennend interessieren: Warum merken manche Frauen *nichts*? Man müsste dringend die Hormonzusammensetzung dieser Frauen untersuchen oder die Eierstöcke oder was weiß ich. Medizinisch gesehen ist das doch irgendwie ein Wunder. Schließlich sind auch die Eizellenvorräte dieser Frauen aufgebraucht und die Reproduktionsfähigkeit ist perdu. Warum merken die dann nichts? Die hören einfach zu bluten auf und das war's ... kann mir das mal einer erklären?

Hätte ich vorher gewusst, was mit meinem Körper alles geschieht, wäre mir diese gravierende Zeit erklärt worden, dann wäre vielleicht vieles einfacher gewesen. Zumindest hätte ich mich über meinen schleichenden Unmut nicht zu wundern brauchen. Denn so, wie ich mich neuerdings erlebe, war ich mein Lebtag noch nicht!

Als junge Frau rauschte ich mit Spaß, Freude und Wagemut im Fluss des Lebens. Um die vierzig fühlte ich mich sauwohl – endlich angekommen! Ich hatte ein unglaubliches Hochgefühl in mir. Als selbstsichere Frau breitete ich erwartungsvoll die Arme aus, weil ich wusste, dass noch *Großes* auf mich zukommen wird. Und ob noch Großes auf mich zukam ... Schon ein paar Jährchen später war Schluss mit meinem kaum angekommenen, ungeahnten Hochgefühl. Wie gemein, wo es mir doch so gut ging, und zwar bis zu dem Tag, an dem sich eine beginnende, unerklärliche Zurückhaltung und ein aufkeimender Pessimismus in mir breit machten. Dieses Verhaltensmuster passte gar nicht zu meinem bisherigen Lebensstil.

Plötzlich wurde mir auch immer öfter bewusst, dass ich in manchen Situationen unerträglich für die mir nahestehenden Personen reagierte. Deutlich wurde ich ungeduldiger und geriet ungewohnt schnell in Rage. Im Geschäftsleben hatte ich mich bis dato noch im Griff, aber wie lange noch, dachte ich besorgt. Meine Psyche wurde von Woche zu Woche labiler. Das hormonelle Chaos veränderte meine eigene persönliche, mir wunderbar eingerichtete Welt und dadurch zwangsläufig auch die Welt meiner Mitmenschen.

Mit mir litten mein Mann, meine Familie und oft auch Freunde und Bekannte unter meinen unkontrollierten Wutausbrüchen. Von mir verleugnet, jedoch spürbar, wurde mir eine rigide und starre Haltung zu eigen. Im Beleidigen und Verletzen mir nahestehender Personen wurde ich immer routinierter. Wenn ich nach unrühmlichen Motzattacken andere Menschen gekränkt hatte, versank ich wahlweise in Selbstmitleid oder wurde wütend auf mich und meine Boshaftigkeit.

Wie kann ich diese Mutation zum Biest nur aufhalten? So will ich doch gar nicht sein! Aber wehe, man übte Kritik an mir, dann fand sich immer das gleiche Verhaltensmuster: abblocken, rumzetern, beleidigt sein und wütend aus dem Raum stapfen ... Kompliment! ... sehr reife Handlungsweise! Aaaarrrgggghhhh ... wie ich mich dafür hasste!.

Im Stillen stellte ich mir immer häufiger die Frage, ob ich jetzt zum Ungeheuer mutiere? Zur Furie? Zur Megäre? Zum Hausdrachen? Zu einer zynischen galligen Alten, deren Lebensinhalt nur noch aus Nörgeln, Stänkern und Fluchen besteht. Hoffnungslosigkeit breitete sich in mir aus. Ich war doch immer so lebenslustig, gut drauf, voller Energie und Tatendrang. Ich war doch immer nett und freundlich zu meinen Mitmenschen. Mein Leben war so schön! Wo ist mein schönes Leben hin? Meine Sanftmut? Meine Herzlichkeit? Mein Elan? Mein Esprit? Mit Selbstvorwürfen und Freudlosigkeit begann ich mich neuerdings durch die Tage zu quälen. War das der Beginn einer ernst zu nehmenden Depression? Würde ich mir als Nächstes ein geeignetes Plätzchen suchen, wo ich mich aufhängen kann?

Die Wechseljahre zogen erkennbar einen langen Rattenschwanz psychosozialer Folgen hinter sich her. Man muss sich mal vorstellen, dass etwa jede zehnte Frau in den Wechseljahren steht. Diese Zahl wird einem erst bewusst, wenn man spaßeshalber im Supermarkt oder im Bus mal durchzählt. Als ob die Wechseljahre mit ihren überaus lästigen körperlichen Symptomen nicht schon genug wären, nein, in vielen Fällen müssen wir zudem seelische und geistige Beeinträchtigungen durchstehen. Dreiviertel aller Frauen sind während der Menopause seelischen, psychosozialen und körperlichen Beschwerden ausgesetzt. Dreiviertel davon! Wenn ich mein Abi nicht umsonst gemacht habe, dann bedeutet das rein rechnerisch, dass von zehn Frauen sieben Komma fünf betroffen sind, die mit ausgeprägter Gemütslabilität zu kämpfen haben. Dazu gehören das Ertragen von Weinerlichkeit, anhaltender trauriger Verstimmung, verstärkte Ängstlichkeit bis hin zu längeren Angstzuständen und vor allem eine vermehrte innere Unruhe, Anspannung, Nervosität, Reizbarkeit und unterschwellige Aggressivität. (Ich gestehe, meine Aggressivität ist nicht unterschwellig, sondern hundertprozentig wahrnehmbar.) Zermürbend ist auch eine rasche seelisch-körperliche Erschöpfbarkeit beziehungsweise länger anhaltende Mattigkeit.

Trotz dieser depressionsähnlichen Symptome stehen die Wechseljahre als akzeptiertes Krankheitsbild nach wie vor nicht zur Diskussion. Im Gegenteil, heutzutage wird immer noch behauptet, dass die Menopause ein natürlicher und eigentlich erwarteter Übergang im Lebenszyklus der Frau ist. Zum einen spricht die Realität eine andere Sprache und zum anderen handelt es sich tatsächlich um ein Organversagen, nämlich des Organs namens Eierstock. Ist ein Organversagen etwas Natürliches oder nicht doch eher eine Krankheit?

Früher kursierte in Fachkreisen der Begriff des sogenannten hyperästhetisch-emotionalen Schwächezustands. Damit wurde lediglich ein Leidensbild beschrieben, welches bei mancherlei Ursachen auftreten konnte, wie zum Beispiel in den Wechseljahren. Heute spricht man von einer „perimenopausalen Depression", bei der es sich um folgende Symptome handelt: eine ausgeprägte seelische und körperliche „Herabgestimmtheit", Freudlosigkeit, Hoffnungslosigkeit, Entscheidungsunfähigkeit, Grübelsucht, Antriebsarmut, Interesselosigkeit, Willens- und Denkhemmung bis hin zum gefürchteten Lebensüberdruss und vieles mehr. Bei dieser Aufzählung frage ich mich, was „vieles mehr" noch alles sein könnte, will es aber, bei genauerem Nachdenken, doch lieber gar nicht wissen.

Hormonelle Umstellungsvorgänge sind erfahrungsgemäß problematisch für eine „Depression im Wartestand". Das betrifft die Pubertät, die Monatsblutung, den „Hormonsturz" nach einer Geburt und natürlich das Klimakterium. Abgesehen von diesen hormonell bedingten Beeinträchtigungen spielen natürlich auch bestimmte psychosoziale Aspekte eine Rolle. Problematisch aus rein biologischer Sicht scheinen dabei noch folgende

Risiken zu sein: Wer schon früher unter der Einnahme der Pille oder vor der Monatsblutung mit starkem PMS zu kämpfen hatte, muss eher mit entsprechenden Folgen im Klimakterium rechnen. Und natürlich auch jene, die bereits früher eine biologisch geprägte Depression oder einen ernsteren Verstimmungszustand nach der Geburt zu erleiden hatten. Zum Schluss lege ich noch eine Kirsche auf die viel zu fette Sahnetorte: Je länger das Klimakterium andauert, desto wahrscheinlicher bildet sich eine entsprechende Beeinträchtigung, insbesondere ein depressiver Verstimmungszustand bis hin zur depressiven Krankheit, aus.

Nun wundert es mich auch gar nicht mehr, dass sich die Zahl der verschriebenen Antidepressiva für Frauen ab vierzig in den letzten Jahren extrem erhöht hat. So gesehen ist jede Frau ein „Schläfer": Lange Zeit inaktiv, unauffällig am alltäglichen Leben teilnehmend, jedoch ausgestattet mit der „tickenden Bombe" namens Wechseljahre, die mit gewaltigen, lautstarken Explosionen und ohne Vorwarnung ihre Umwelt in Angst und Schrecken versetzt.

Was, wenn meine Hormone noch weniger werden und ich mich dadurch noch mehr verändere? Vielleicht bin ich gerade dabei, mich zu einer multiplen Persönlichkeit zu entwickeln? Meine eine Gehirnhälfte weiß doch schon lange nicht mehr, was die andere tut. Wenn ich da durch bin, bin ich dann überhaupt noch ich? Hört dieses ewige Gejammer jemals wieder auf? Ich fühle mich vom Leben als Frau voll betrogen und, ich hadere wütend mit meinem Schicksal ... Oh Gott ... ich verwandle mich in meine Mutter!

Und wie geht es nach der Prämenopause weiter? Nicht viel besser! Danach kommt nämlich die sogenannte Perimenopause. Natürlich sind die Beschwerden in der Perimenopause ebenso unterschiedlich ausgeprägt wie in der Prämenopause. Aber spätestens jetzt läuten die Alarmglocken in Bezug auf Taillenschwund bei *allen* Frauen. Lassen Sie sich nicht beirren. Die Frauen, die das Gegenteil behaupten, lügen. Wer kennt sie nicht, die typische Wechseljahrfigur ... hinten Flacharsch und vorne Schwangerenbauch. Wie elastisch in alle Richtungen so ein Frauenkörper im Laufe seines Lebens doch sein kann! Da helfen nur noch Disziplin oder Leggings. Seit mein Körper beschlossen hat, sich selbstständig weiterzuentwickeln, bin ich der Meinung, dass Seniorenteller unterschätzt werden – man kann nie früh genug damit anfangen!

Nachdem wir Frauen uns mit den Umständen der Prä- und Perimenopause, die unser Leben weder schöner noch leichter machen, zwangsläufig abgefunden haben (oder auch nicht, wen interessiert's?), kommen wir in die Menopause, dem Zeitpunkt der letzten Blutung. Die letzte Blutung gilt erst dann als letzte, wenn ein Jahr (seit der letzten) vergangen ist. Also weiß man erst nach einem Jahr sicher, dass es die Letzte war und die findet in etwa zwischen dem fünfzigsten und zweiundfünfzigsten Lebensjahr statt. Kann aber auch schon zehn Jahre früher passieren, das ist von Frau zu Frau verschieden.

Somit sind also die Wechseljahre die Zeit *vor* der letzten Blutung. Die Zeit *nach* der letzten Blutung ist die Menopause, und von der Menopause kommen wir übergangslos in die sogenannte Postmenopause, die dann bis zum bitteren Ende andauert. Die Menopause bedeutet also, dass sich eine fünfzigjährige Frau quasi schon auf dem Höhepunkt der Wechseljahre befindet. Und ich dachte immer, dass die Wechseljahre in dieser Zeit erst beginnen und nicht schon ab vierzig oder früher.

Das bedeutet wiederum, dass die Welt voll von Wechseljährigen ist, was prozentual gesehen einem Frauenanteil von über sechzig Prozent entspricht. Das muss man sich mal vorstellen: Über sechzig Prozent der Frauen sind mehr oder weniger hysterisch, ohne zu wissen, warum!

Davon abgesehen, nehmen die meisten Frauen den Zustand der Wechseljahre als solchen gar nicht wahr, weil uns
a) dieses Wissen fehlt und frau davon ausgeht, dass die Wechseljahre erst beginnen, wenn wir keine Blutungen mehr haben (zumindest ging ich davon aus) und

b) wir bis ins Alter von vierzig Jahren und darüber hinaus meist mit synthetischen Hormonen verhüten und deshalb die Zeit der Wechseljahre durch die dauerhafte Hormonzufuhr gar nicht recht wahrnehmen können.

Wieso müssen wir ab dem vierzigsten Lebensjahr eigentlich mit diesem dramatischen Abstieg der gesunderhaltenden Hormone konfrontiert werden? Sind wir nach ein paar Jahrzehnten unnütz geworden, nur weil wir uns nicht mehr fortpflanzen können? Haben meine – von mir bislang ignorierten – Eierstöcke überhaupt ein Recht dazu, von heute auf morgen ihre Arbeit einzustellen? Was denken die sich dabei? *Kein Material mehr da? Arbeit einstellen und zum Verkümmern bereit machen!* Mein Technikverstand ist nicht der allerbeste. Ich gehöre zu den Frauen, die einen Schaden an Geräten erst wahrnehmen, wenn er hörbar ist oder zu riechen anfängt.

Damit man auch als Schwer-von-Begriff-Technik-Benutzer gefahrlos durchs Leben kommt, erfinden gewiefte Ingenieure Dinge wie zum Beispiel Kontrollanzeigen, die Gefahr signalisieren oder die wahrscheinliche Reichweite des Treibstoffes ankündigen. Andere Geräte zeigen zum Beispiel vorbildlich noch vorhandene Akkukapazität an.

Und was macht mein Körper? Mir hat er vor meinem Körper-GAU nichts angezeigt! Bis vor einiger Zeit kam meine Periode auf den Tag genau und plötzlich hatte ich eine drei Wochen andauernde Blutung ... das war furchtbar! Das Blut floss in Strömen. Alles, was nur annähernd fähig war, Flüssigkeit aufzusaugen, stopfte ich in mich hinein oder bettete es in meinen Slip, der allerdings ob des nötigen Materials durch eine riesige Unterhose ersetzt werden musste. Innerhalb kürzester Zeit war mein Eisenspeicher komplett aufgebraucht und schwarzgrüne Augenränder dominierten mein ausgezehrtes, fahles Gesicht. Als der Spuk vorbei war, hatte ich erst mal zwei Monate Ruhe. Danach kamen im Abstand von einigen Monaten wieder Blutungen, dann war wieder Pause, und dann kamen wieder drei regelmäßige hintereinander. Seit zwei Monaten ist wieder Pause – ich bin gespannt wie, wann und ob überhaupt noch etwas passiert.

Moment mal. War das vielleicht die „Akkuanzeige", die mir durch die Unregelmäßigkeiten sagen wollte, dass demnächst mein Lebenselixier, welches aus Hormonen besteht, aufgebraucht ist? Das letzte Ei macht das Licht aus?

Symmetrie und Harmonie sind überall in der Natur zu finden, man denke nur an eine einzelne Schneeflocke – ein wunderschönes Gebilde der Natur, perfekt, einzigartig! Selbst kulturübergreifend gibt es Vorstellungen von Harmonie und Perfektion. Auch mein Körper funktionierte harmonisch und perfekt, ganz wie es die Natur vorgesehen hat ... und jetzt? Was hat die Natur nach der Menopause für mich vorgesehen? Gibt es ein Leben nach den Wechseljahren, oder bin ich für die perfekte Natur jetzt nur noch biologischer Abfall? Harte Worte, aber als ich Monate später in einem Buch las, was uns Frauen erwartet, wenn die Eierstöcke zusammenschnurren, fielen mir keine anderen mehr ein:

Brust: Dreißigfacher Anstieg von Brustkrebs, Verminderung des Brustfettgewebes, wodurch sie erschlafft; Empfindlichkeit und Erektion der Brustwarzen gehen verloren.

Blutgefäße, Herzkrankheiten: Beschleunigter Elastizitätsverlust der Arterien, Bluthochdruck, deutlich erhöhtes Risiko für Herzerkrankungen, Herzklopfen, Hitzewallungen.

Mund, Zähne: Mundtrockenheit, Zunahme von Zahnfleischerkrankungen, vermehrtes Risiko von Zahnverlust durch Osteoporose, abnormes Geschmacksempfinden, menopausale Zahnfäule, Zahnfleischschwund, Karies.

Haut: Beschleunigte degenerative Veränderungen, Verlust der Elastizität, zunehmende Faltenbildung, trockene Haut, Verlust der Berührungssensibilität, Kribbeln in Händen und Füßen.

Gehirn: „Vernebeltes" Denken, Gedächtnisprobleme.

Gebärmutter: Fünfzehnfache Zunahme von Gebärmutterkrebs nach Ovarialinsuffizienz.

Scheide, Klitoris: Elastizitätsverlust und Schrumpfung (kann zu Schmerzen beim Geschlechtsverkehr führen), vermehrtes Risiko von Vaginalfissuren (Schleimhautrisse), deutlicher Empfindlichkeitsverlust der Klitoris, deutlich verminderte sexuelle Reaktionsfähigkeit (Stimulation und Orgasmus, Anorgasmie (Unfähigkeit, zum Orgasmus zu kommen).

Speiseröhre: Vermehrtes Sodbrennen.

Magen-Darm-Trakt: Vermehrte Blähungen bei zwei Dritteln der Frauen.

Leber: Erhöhung von Cholesterin und anderen Fetten.

Knochen: Knochenschwund bei allen Frauen in unterschiedlichen Graden, Osteoporose als Risikofaktor für Zahnfleischerkrankungen, vermehrte Gelenkschmerzen.

Augen, Ohren: Trockene Augen, Ohrgeräusche (Tinnitus), Schwindel.

Blase, Harnröhre: Schrumpfen von Blase und Harnleiter, Inkontinenz, häufigeres Wasserlassen.

Stoffwechsel, Fettverteilung: Gewichtszunahme, verlangsamter Stoffwechsel, Schilddrüsenunterfunktion, Neuverteilung von Fett im Bauchbereich, verminderte Ansprechbarkeit auf Insulin.

Muskel: Verminderter Muskeltonus und verminderte Muskelkraft.

Schlaf: Schlaflosigkeit bei fünfzig Prozent der Frauen über fünfzig Jahren, vermehrtes Auftreten von Atemstörungen während des Schlafes (Schlaf-Apnoe), vermehrtes Schnarchen.

Haare, Nägel: Haarausfall, auch im Genitalbereich, vermehrte Gesichtsbehaarung, brüchige Fingernägel.

Nervensystem: Angstzustände, Stimmungsschwankungen, Depressionen.

Diese zu erwartenden „Veränderungen" meines Frauenkörpers sind auf das Erschlaffen meiner Eierstöcke zurückzuführen und nicht auf ein simples „Älterwerden"! Denn alle aufgeführten Organsysteme wurden bislang durch die in den Eierstöcken gebildeten Hormone in ihrer Funktion unterstützt. Daraus folgt, dass das Versagen der Eierstöcke jedes Organ negativ beeinflusst. Zu diesen körperlichen Veränderungen kommen zusätzlich die „normalen Alterskrankheiten", die tatsächlich mit dem Alter eines Menschen zunehmen, und die Männlein und Weiblein gleichermaßen betreffen. Zum Beispiel der Bluthochdruck. Besteht der Bluthochdruck über längere Zeit, so kann er zu Schäden an vielen Organen wie Herz, Gefäßen, Augen und Nieren führen. Weitere Alterskrankheiten sind Altersdiabetes (Diabetes mellitus Typ 2), Schlaganfall, Herzinsuffizienz, Herzkranzgefäßverengung, Herzinfarkt, Chronische Bronchitis und chronisch entzündliche Lungenerkrankung, Demenz, Parkinson-Erkrankung, Arthrose, Rheuma, Krampfadern, Augenkrankheiten wie zum Beispiel grauer Star, altersbedingte Erkrankung am Augenhintergrund, bei der Zellen im zentralen Bereich zugrunde gehen, und Altersweitsichtigkeit, Schwerhörigkeit, Krebserkrankungen und Depressionen. Wie heißt es doch so schön: Jeder will alt werden, aber keiner will es sein.

Das hört sich alles ziemlich unangenehm an ... mir wird ganz heiß. Ich glaube, ich bekomme schon wieder eine Hitzewallung, das wäre dann die zehnte für heute ... Man geht davon aus, dass die Hitzewallungen möglicherweise damit zusammenhängen, dass das Wärmeregulations-Zentrum in einer bestimmten Gehirnregion, dem Hypothalamus, so reagiert, als hätte der Körper seinen Thermostat verstellt. Eventuell liegt dies an den wechselnden Konzentrationen an Gelbkörperhormon im Blut.

Im normalen Zyklus steigt die Körpertemperatur nach dem Eisprung unter Einfluss des Progesterons auf 36,9 bis 37,1 Grad an und geht mit Absinken des Hormons zum Zyklusende wieder auf den Ausgangswert zurück. Bei schwankenden Gelbkörperhormon-Spiegeln, wie sie für die Wechseljahre typisch sind, erhält die Temperatur-Steuerungszentrale im Hypothalamus keine eindeutigen Signale. Sie weiß nicht, ob die Körpertemperatur erhöht werden soll oder nicht. Aha, der Beweis: Meine Steuerungszentrale im Hirn denkt sich gar nichts. Würde meine Steuerungszentrale für einen kleinen Moment mal angestrengt nachdenken, dann würde sie feststellen, dass da unten, bei den Eierstöcken, etwas schiefläuft. Dieses Hier-ist-was-kaputt-gegangen-Signal könnte dann oben, im Hirn, ankommen und die Steuerungszentrale beschließen: Kein Problem – krieg ich in den Griff. Diese Art von Körperfunktion wäre weitaus sinnvoller, als jede Menge Energie durch Hitzewallungen zu verballern.

Auch das Absinken der Östrogenspiegel im Blut infolge des allmählichen Versiegens der Eierstockfunktion spielt eine Rolle. Untersuchungen zeigen, dass die Östrogen-Werte bei Frauen mit starken Hitzewallungen meist deutlich niedriger sind als bei Frauen ohne. Die Wallungen treten nicht nur während der Menopause auf, sondern können auch noch einige Zeit danach andauern. Und zwar so lange, bis sich der Körper an den niedrigen Hormonspiegel gewöhnt und auf ein neues Gleichgewicht eingependelt hat. Das kann sich bei manchen Frauen ganz schön in die Länge ziehen. Und für alle, die denken, davongekommen zu sein: Die Hitzewallungen können sogar auch länger nach der letzten Menstruation erstmals auftreten, insbesondere bei Frauen, deren Menopause sehr früh erfolgte. Wie stark und wie häufig die Wallungen sind, lässt sich auch nicht vorhersagen.

Manche Frauen erleben die Wechseljahre tatsächlich völlig ohne Hitzen und andere haben sie täglich zehnmal oder häufiger. Mein Rekord lag bislang bei fünfundzwanzig Mal am Tag – ich führe eine Strichliste! Komisch, das Leben tat mir noch nie den Gefallen, meine schönsten Vorstellungen wahr werden zu lassen. Was die schlimmsten Vorstellungen anbelangt, so wurden diese vom Leben allerdings stets getoppt, auch in Bezug auf meine Hitzewallungen.

Insgesamt wäre es jetzt hilfreich gewesen zu wissen, wie genau man am besten damit umgehen sollte. Diese einschlägigen Tipps brachten mich nicht sehr viel weiter:

... auf eine Tasse Espresso, Kaffee oder ein Glas Wein oder Sekt brauchen Sie zukünftig nicht zu verzichten. Sorgen Sie einfach dafür, dass Sie rasch ein Fenster öffnen und/oder Pullover, Blazer oder Weste ausziehen können.

Das wäre ja auch noch schöner, wenn ich wegen dieser leidigen Wallungen auch noch auf Kaffee und Alkohol verzichten müsste. Wie soll man denn ohne Alkohol durch die Wechseljahre kommen? Ich bin jetzt nicht der Typ, der gleich zur Flasche greift, aber so ein Gläschen Rotwein am Abend lass ich mir von meiner unfähigen Steuerungszentrale nicht madig machen. Was will das Leben von mir? Dass ich mich für die restlichen Jahre gemütlich in meinem Bett einrichte und mich nicht mehr bewege (Osteoporose!)?

In gut beheizten Räumen werden Sie eine Wallung als stärker und belastender empfinden als in kühleren. Stellen Sie aber die Raumtemperatur nicht unter 19 Grad, damit Sie sich nicht erkälten.

Das kann ich bestätigen. Im Sommer waren die Hitzewallungen schlichtweg kräftezehrend. Schweißdrüsenterror hoch fünf!

Nach vier Tagen Korsika bei fünfunddreißig Grad und Hitzewallungen wollte ich mich am liebsten in einem Erdloch verkriechen. Weil ich mittlerweile auch noch zugenommen hatte, fand ich aber keins in meiner Größe.

Tragen Sie am besten Wäsche aus Baumwolle. Kunstfaser lässt Sie noch mehr schwitzen. Seide staut die Wärme und ist darüber hinaus wenig strapazierfähig, sie verschleißt gerade durch Schweiß. Im Winter ist Wäsche aus sehr dünner Wolle zu empfehlen. Sie hält auch in feuchtem Zustand noch warm.

Was? Ich soll meine geliebten Seidenblusen nicht mehr tragen dürfen, sondern auf Wolle umsteigen? Und Wolle soll auch im feuchten Zustand noch warmhalten? Feuchte Wolle? Mit feuchter Wolle riecht man doch bestimmt wie ein Otter?

Kleiden Sie sich grundsätzlich nach dem Zwiebelprinzip: mehrere Schichten übereinander, die Sie je nach Bedarf ablegen können.

Kenne ich mittlerweile nur zu gut: Anziehen ... ausziehen ... anziehen ... ausziehen ... anziehen ... ausziehen ... anziehen ... ausziehen ...

Sehr praktisch und dekorativ sind große Tücher aus dünner Wolle, die Sie um die Schultern legen und rasch beiseitelegen können.

Mein letztes Schultertuch hätte aufgrund *raschen Beiseitelegens* beinahe eine Pizzeria abgefackelt. Eine Hitzeattacke überfiel mich derart, dass ich mein Schultertuch nahezu panisch von meinem Körper riss. Die Kerze im Lokal auf dem Tisch hinter mir hatte ich dabei allerdings nicht einkalkuliert.

Ersetzen Sie beengende Kleidungsstücke durch weite Blusen, fließende Kleider, lockere Pullis, lässige Hosen und Röcke.

Somit wäre mit den grausligen Hitzewallungen die Ära der noch grausligeren Walle-Walle-Klamotten eingeläutet. Mal gucken, wie lange es dauert, bis mein Mann untreu wird ... Von den Wallungen abgesehen, trage ich schon seit einiger Zeit zwangsläufig nur noch „lässige" Kleidung. Nachdem ich dermaßen zugenommen habe, sehen meine viel zu eng gewordenen Kleidungsstücke nämlich aus, als ob ich Kinderkleider tragen würde.

Schaffen Sie sich mehrere Fächer an, passend für jedes Outfit. Unsere Urgroßmütter schafften sich damit Erleichterung. Wir sollten diese alte vornehme Tradition wiederbeleben!

Nee, echt jetzt ... Fächer als modisches Accessoire? Da weiß ja gleich jeder, dass ich in den Wechseljahren bin!

Schlafen Sie unter einer leichten Einziehdecke aus Wolle, Kamelhaar oder Cashmere, aber nicht unter einer Daunendecke. Wenn Sie während der Nacht Schweißausbrüche bekommen, ist es gut, eine zweite Decke bereitzulegen, mit der Sie sich zudecken können, wenn die erste schweißnass geworden ist. Auch ein bereitliegendes zweites Laken werden Sie oft brauchen.

Himmel! Wovon sprechen die da? Was für eine Vorstellung, nachts ein neues Laken aufziehen zu müssen. So heftig können Hitzewallungen werden? Bin ich in den Anfängen und das dicke Ende kommt erst noch?

Schützen Sie die Matratze nicht mit einem Plastikbezug, wenn Sie stark schwitzen. Davon schwitzen Sie nur umso heftiger.

Ein Plastikbezug unter der Matratze? Wir reden doch nicht über Inkontinenz!

Legen Sie eventuell ein Vliestuch aus Baumwolle unter das Laken oder beziehen Sie die Matratze mit einem Baumwoll-

schutz. *Lassen Sie die Matratze tagsüber gut lüften und drehen Sie sie alle zwei Wochen um. Und wenn die Wechseljahre vorbei sind, schaffen Sie sich eine neue an. Damit starten Sie dann auch auf dieser Ebene in eine neue Lebensphase!*

Die Anregung, nach einem langjährigen Martyrium die „Wechseljahr-Matratze" wegzuschmeißen, gefällt mir sehr gut. Dann kann ich mit fünfundsechzig Jahren, in einer neuen Lebensphase *endlich* noch mal *richtig* durchstarten ...

Tragen Sie – wenn überhaupt – dünne Nachthemden oder Pyjamas aus Baumwolle. Auch ein T-Shirt oder ein Männerhemd leisten gute Dienste. Haben Sie immer ein Stück zum Wechseln parat liegen.

Wenn ich jetzt nachts nach einer Hitzewallung auch noch anfangen muss, mein Laken neu aufzuziehen und meine Bett- und Nachtwäsche zu wechseln, wann schlafe ich dann eigentlich?

Irgendwie wirkten die Tipps nicht unbedingt beruhigend auf mich. Ebenso wenig die Information, dass sich der Körper im Laufe der Zeit langsam an die veränderte Temperaturregulation anpassen kann und die Hitzewallungen somit nachlassen können. Das tröstet mich nicht wirklich. Und außerdem, was soll das heißen: *kann? Kann* hört sich ziemlich unverbindlich an. *Kann* bedeutet, dass es sein kann oder auch nicht.

Meine Hitzewallungen ließen bis auf Weiteres jedenfalls nicht nach. Die Häufigkeit war unterschiedlich, das heißt, es war nie vorherzusehen, wann diese fiesen, nervenzehrenden Attacken kamen. Mit Sicherheit wusste ich jedoch nach drei Monaten, dass die Turbosauna in meinem Körper bis zu fünfmal nachts auf Hochtouren lief. Fünfmal wurde ich folglich in der Nacht aus meinem Schlaf gerissen, um nach wenigen Minuten im Schweiße meines Angesichts und Rückens zu liegen. Tatsächlich! So wie es beschrieben wurde, war es möglich, nachts in der eigenen Pfütze zu liegen. Tagsüber beschäftige sich mein Körper mit Variablen. Zu unterschiedlichsten Zeiten und Situationen wurde ich von meiner gestörten Temperaturregulation terrorisiert. Manchmal bis zu zehnmal am Tag, manchmal noch häufiger.

Das bedeutet dann offensichtlich, dass ich zur Gruppe der Frauen mit niedrigem Östrogenwert gehöre und ebenso zur Gruppe der Frauen, deren Wallungen noch einige Zeit nach der Menopause anhalten werden. Sollte ich hierbei allerdings richtig Pech haben (was ich mittlerweile befürchtete), so gehöre ich auch zur Gruppe der Frauen, deren Hitzewallung zwischen zwei und fünf Jahren, oder noch länger, anhalten.

Es gab Hitzewallungen, die einfach so kamen, ohne dass ich besonders aufgeregt oder angespannt gewesen wäre. Dann gab es Hitzewallungen, die sofort nach einem einzigen Schluck Kaffee einsetzten ... Alkohol war auch so eine Sache und forderte je nach Gehalt seinen Hitzetribut. Junge Mädels treffen sich mit Alkohol zum Vorglühen, weil das nötige Kleingeld fehlt, um ihre Getränke in den Diskotheken finanzieren zu können. *Mittelalte* Mädels, so wie ich, treffen sich mit Alkohol zum Nachglühen, weil die nötigen Hormone fehlen ... tja, so verschieben sich im Laufe der Jahre die Perspektiven.

Ein Gläschen Rotwein zum Beispiel lässt meine Hitzewallungen gemächlich glühen. Weißwein, Prosecco, Sekt und Champagner haben hingegen ein sehr hohes Energiepotenzial. Die Glühabstände werden durch den Genuss derselben verkürzt und verstärkt. Bier verschafft mir zum Gefühl, innerlich zu versengen, schlaflose Nächte und Hochprozentiges wie Schnaps geht gar nicht. Eigentlich mag ich gar keinen Schnaps. Zu Studienzwecken in Bezug auf meine Hitzewallungen nahm ich allerdings ein paar Gläschen zu mir. Ich wollte unbedingt wissen, zu welchen Verrücktheiten mein Körper noch fähig war. Seither weiß ich mit Sicherheit, wie sich ein Hummer fühlen muss, der lebend in kochendes Wasser geschmissen wird. Ja, ich lernte viel dazu und strich Hummer zukünftig von meiner Delikatessenliste.

Natürlich gab es außerordentliche Hitzewallungen, wenn ich im Stress war, wenn ich zum Beispiel auf Termine hetzte oder wenn ich mich über irgendetwas aufregte oder ärgerte (was ich in letzter Zeit ständig tat!). Dazu gehörten Dinge wie Stau, Steuererhöhung, Horrorbenzinpreise, Schlange an der Kasse im Supermarkt, kein Parkplatz, Spinnen, hochtönig kreischende Kinder im Flugzeug, schlechtes Wetter, Egoisten, Kontoauszüge, Politiker, Lügner, Gewichtszunahme, dumme Anmache von Männern, gar keine Anmache von Männern, telefonische Sprachautomaten, die nach fünfmaliger Wiederholung meiner Ansage immer noch sagen, dass sie mich leider nicht verstanden haben und ob ich das wiederholen könnte, älter geschätzt zu werden, als ich bin, Hundehaufen auf dem Gehweg, Raucher dicht vor, hinter oder neben mir, Intriganten, Fliegen, Besserwisser ... Auch habe ich festgestellt, dass ich Hitzewallungen bekomme, wenn ich mich mit meinem Mann streite, was Gott sei Dank nicht so oft vorkommt. Wenn es dann aber vorkommt, dann wird mir richtig heiß.

Und zu meiner allergrößten Überraschung bekam ich eine Hitzewallung, als ich neulich vor einem Schaufenster stand und genau die Schuhe entdeckte, die ich schon immer haben wollte. Das allerdings gab mir doch sehr zu denken. Die Frau – das Mysterium!

Mit meinen ersten Hitzewallungen begannen auch meine ersten schlaflosen Nächte. Auch dass die Schlafstörungen mit den Wechseljahren zusammenhängen, habe ich zunächst einmal nicht gewusst.

6. KAPITEL

Hilfe, ich kann nicht mehr schlafen!

Michael und ich verbrachten einen wunderschönen Abend. Wir haben viel gelacht, exzellent gegessen, eine hervorragende Flasche Rotwein getrunken und zur Krönung folgte ausgelassener Sex (zu diesem Zeitpunkt war meine Vagina noch „normal" und wollte Sex haben). Zusammengenommen könnte man sagen, dass diese Komponenten Garanten für einen tiefen und erholsamen Schlaf sind – jedoch weit gefehlt.

Gegen ein Uhr nachts machten wir das Licht aus. Dem Alkoholkonsum entsprechend fiel ich zunächst taumelnd in den Schlaf. Plötzlich war ich aber wieder wach, was ich als äußerst befremdlich empfand. Ich war doch satt, müde und ausreichend angetrunken! Nach einer merkwürdig langen Wachphase, halb im Verwirrtheitszustand, schlief ich wieder ein und nach gefühlten zehn Minuten wachte ich wieder auf. Dann lag ich wieder ewig gelangweilt, mit zunehmender Verärgerung, dumm im Bett rum und dachte nach, woran es denn fehlen könnte. Ich war doch so müde! Irgendwann schlief ich wieder ein, war aber nach kürzester Zeit schon wieder aus rätselhaften Gründen hellwach. Was war das denn? Zu viel getrunken? Normalerweise schlafe ich wie ein Stein, wenn ich zu viel Alkohol intus habe. Vielleicht war es ja viel zu viel Alkohol?

Die kurzen Schlafphasen machten mich ganz wahnsinnig. Gegen fünf Uhr war es dann endgültig mit der Schlaferei vorbei. Ich schlief überhaupt nicht mehr ein. Mein Körper lag schwer und müde im Bett. Mein Geist allerdings schien hellwach zu sein, so als ob der Schalter auf „on" stand, obwohl er eigentlich auf „off" stehen müsste. Selig schlief mein Mann neben mir. Ich war müde und musste ihm beim Schlafen zuhören.

Hoffentlich war die Nacht bald vorbei. Ich hatte doch einen anstrengenden Tag vor mir. In vier Tagen musste meine Präsentation abgegeben werden. Wie sollte ich ohne Schlaf konzentriert daran arbeiten? Vielleicht konnte ich gerade wegen dieses Drucks nicht schlafen? Ein reines Stresssymptom? Habe ich eigentlich schon die Glühbirne für meine Schreibtischlampe besorgt? Um welche Uhrzeit macht die Reinigung noch mal auf? Wann muss ich mit meinem Auto zum TÜV? Wie es wohl meinem Exmann geht? Wird morgen eigentlich der Haus- oder der Biomüll abgeholt? Denk, denk, denk ... Alles Mögliche ging mir durch den Kopf. Haalloo Ko-hopf ... auf Schlafmodus runterfahren!! In letzter Zeit sprach ich häufiger mit meinem Körper, musste ich gerade feststellen.

Mit schwerem Blick und mürrischer Laune erledigte ich nach dieser aufreibenden Nacht mein Tagespensum. Wer kann mir miese Laune nach dieser Nacht verübeln? Meine Augen brannten und meine Ohren rauschten. Als ich mich kaum mehr konzentrieren konnte, zog ich mich kurz zurück, um ein Nickerchen zu halten. Das ging aber nicht. Ich lag auf dem Sofa und mein „On-Schalter" im Gehirn schien weiterhin aktiv zu sein, ohne auch nur im Geringsten mit meinem kraftlosen Körper in Vernetzung zu treten. Wie ist so was nur möglich? Normalerweise schlafe ich sofort weg, wenn ich mir mal ein Schläfchen zur Mittagszeit gönne. Aber heute? Ich schloss die Augen. Blitze und Feuerbälle schossen grell hinter meinen Augenlidern von einer Seite auf die andere und wieder zurück. Amen, sagte ich nur und gab auf. Ich ließ den Schlafversuch bleiben. Ziemlich unproduktiv und genervt mühte ich mich weiter mit meiner Präsentation ab.

Sollte ich an diesem Tag gedacht haben, dass ich unerträglich müde bin, dann habe ich mich ernsthaft getäuscht. Es kam noch viel schlimmer. Die nachfolgenden Nächte waren der reinste

Horror. Ein Anti-Schlaf-Muster zeichnete sich ab: Todmüde schlief ich zunächst sofort ein. Meine Muskeln zuckten und ich stürzte ins Leere. Die unglaubliche Erschöpfung, die mich hatte einschlafen lassen, kam allerdings nicht lange gegen meinen „On-Schalter" im Kopf an. Genervt wachte ich nach kürzester Zeit wieder auf. Lag lange wach, schlief wieder ein, lag wieder lange wach, schlief wieder ein ... Unterbrochene, kurze Träume trieben mich um. Gegen vier Uhr dreißig saß ich dann mit aufgestützten Armen, verschwitzt und völlig fertig mit den Nerven im Bett.

Schon nach der vierten Nacht in dieser merkwürdigen Schlaf-Serie kam die Heulerei dazu. Schwermut, Trübsinn und Verzweiflung ließen mich im Bett leise wimmernd das Kopfkissen durchfeuchten. Mein Mann schlief währenddessen wie üblich seelenruhig neben mir und bekam von alldem nichts mit. Nacht für Nacht folgte unverändert das gleiche Szenario, so als ob sich dieser unwirtliche Rhythmus in mein Schlafgedächtnis eingebrannt hätte. Die einzige nächtliche Veränderung lag darin, dass ich meinen schlafenden Mann, dafür, dass er schlief und ich nicht, nachts zu hassen begann. Nach zwei Wochen unerträglicher Schlaflosigkeit war mir alles klar. Ich war krank! Nur was für eine Krankheit konnte das sein? Was Neurologisches? Was Psychologisches? Was Pathologisches? Was Organisches?

Um *meiner* Krankheit näherzukommen, recherchierte ich erst mal in der Organecke und fand heraus, dass jedes Organ innerhalb vierundzwanzig Stunden eine jeweils zweistündige Hochphase hat. Unruhen, die nachts während der Regeneration des Körpers zu bestimmten Uhrzeiten wiederkehrend auftreten, weisen folglich auf eine Störung eines Organs hin. Oh Gott, oh Gott , oh Gott ... wenn das stimmte, dann waren bei mir alle Organe krank!

Nach der klassischen Lehre der Akupunktur beginnt unsere Organuhr morgens um drei Uhr, das ist die Maximalzeit der

Lunge. Jetzt hat die über Nacht regenerierte Energie die Oberfläche erreicht. Die Abläufe im Körper sind in Stunden eingeteilt:

03–04 Uhr: Melatonin wird ausgeschüttet, wichtig für gutes Durchschlafen.

04–05 Uhr: Blutdruckanstieg. Menschen mit Herzinsuffizienz wachen um diese Zeit auf, weil sie wegen ihres Lungenödems schlecht Luft bekommen. Asthmaanfälle am häufigsten. Ferner stellt sich leichtes Frösteln ein.

05–06 Uhr: Hoher Testosteronschub. Ah! Darum sind Männer morgens besonders gerne sexuell aktiv.

06 Uhr: Kortisol wird ausgeschüttet und weckt den Körper.

07 Uhr: Stuhlgang.

07–09 Uhr: Verdauung läuft auf Hochtouren.

08 Uhr: relative Schmerzunempfindlichkeit.

08 Uhr: Hormonproduktion ist angekurbelt.

09–10 Uhr: Der Körper ist jetzt sehr widerstandsfähig, beste Zeit für operative Eingriffe, Impfungen oder Röntgen, beschleunigte Wundheilung.

10 Uhr: Körpertemperatur erreicht ihr Maximum.

10–11 Uhr: Geistige Lernfähigkeit am höchsten, gut für Prüfungen.

11–13 Uhr: Herz am anfälligsten für einen Infarkt, in dieser Zeit körperliche Belastungen, Stress oder Operationen vermeiden.

12 Uhr: Magen produziert verstärkt Säure. Konzentrationsfähigkeit sinkt.

13 Uhr: Mittagstief, Blut wird für die Verdauung benötigt, wer jetzt Sport treibt, beeinträchtigt seine Verdauung.

13–14 Uhr: Gallensäurenproduktion. Körper ist jetzt sehr elastisch.

14 Uhr: Blutdruck und Hormonspiegel niedrig.

14–15 Uhr: Schmerzempfindung reduziert.

15 Uhr: Mittagstief ist überstanden, man fühlt sich energiegeladen.

15–16 Uhr: Langzeitgedächtnis hat Hochphase.

16 Uhr: Blutdruck und Kreislauf erreichen ihr zweites Maximum. Urinausscheidung besonders hoch.

17 Uhr: Steigerung von Vitalität und Stoffwechsel.

17–18 Uhr: Niere filtert verstärkt. Magen produziert verstärkt Säure. Kräutertees wirken jetzt besonders gut.

19 Uhr: Blutdruck und Puls werden heruntergefahren.

20–21 Uhr: Antibiotika und Allergiemittel werden besonders gut aufgenommen. Phase der Erholung und Entspannung der Hauptorgane, bei Störungen treten Depressionen auf.

21 Uhr: Verdauungsorgane gehen in die Erholungsphase über.

22–23 Uhr: Immunsystem sehr aktiv. Regeneration der Hormondrüsen, gute Zeit zum Meditieren.

23 Uhr: Kortisol-Ausschüttung wird heruntergefahren, Körper beginnt sich zu entspannen.

23–24 Uhr: Vitalfunktionen wie Blutdruck, Herzfrequenz und Temperatur werden gesenkt, der Stoffwechsel ist träge.

24–01 Uhr: Haut regeneriert, hohe Teilungsrate der Zellen. Gesteigerte Schreckhaftigkeit. Zeit der Gallenkoliken.

01–02 Uhr: Leistungsfähigkeit auf dem Tiefpunkt.

02–03 Uhr: Kälte wird stärker wahrgenommen.

02–03 Uhr: Haut schmerzunempfindlicher. Große Entgiftungsphase der Leber. Patienten mit Leberproblemen und Migräne (oft durch schwache Leber verursacht) wachen in dieser Zeit häufig auf.

Okay, beruhige dich, sagte ich mir. Komm runter. Klar, dauern meine Schlafstörungen die ganze Nacht durch, aber theoretisch ist es doch gar nicht möglich, dass alle meine Organe gar nicht mehr funktionieren, sonst wäre ich ja tot?

Schlaf ist bekanntlich ein wichtiges Mittel, um Tageseindrücke und Erlebnisse in Träumen verarbeitet zu können. Vielleicht liegt es einfach an meinem Gehirn? Zu viele Tageseindrücke drin, die wach halten? So ein Schlaf ist bei aller Einfachheit doch auch eine komplexe Angelegenheit. Nach dem Einschlafen kommt zuerst der Leichtschlaf, der dann allmählich in den körperlich entspannten Tiefschlaf übergeht. Danach kommt (bei mir ja nicht mehr) für circa zwanzig Minuten die Rapid-Eye-Movements-Phase, auch REM-Phase genannt. Während dieser Phase sind die kompletten Körpermuskeln völlig erschlafft, damit wir uns im Schlaf nicht verletzen. Die Augen bewegen sich ziemlich schnell hin und her. In dieser Phase träumen wir.

Die Zyklen dauern etwa neunzig Minuten und kommen bis zu fünf Mal in der Nacht vor. Logischerweise richtet sich die Häufigkeit der Schlafzyklen nach der Länge des Schlafes. Es gibt auch Verfechter die behaupten, dass in der REM-Phase angeblich eine Verbindung mit einer geistigen, höheren Welt hergestellt werden solle. Man stelle sich vor, die Augen toben wie wild, man ist mit einer höheren Welt verbunden und alle

Zellen müssen regeneriert und von Giften befreit werden. Summa summarum bedeutet der Prozess des Schlafens Höchstleistung und Stress für den Körper. Kein Wunder, dass ich morgens total fertig bin und erst mal 'ne Runde Schlaf bräuchte!

Nach drei Wochen meines andauernden Schlafchaos war ich selbstredend komplett erschöpft. Physisch und psychisch am Ende. Sterbens- und lebensmüde! Mir war schlecht vor lauter Müdigkeit. Ich hätte den ganzen Tag kotzen können, so speiübel war mir.

Dieses Phänomen liegt bei uns in der Familie. Meine Mutter muss auch spucken, wenn sie zu wenig schläft oder morgens zu früh, so zwischen fünf und sechs, aufstehen muss. Nach meinen neuesten Erkenntnissen durch die Organuhr könnte diese Übelkeit durch den Anstieg des Kortisols, welches um sechs Uhr ausgeschüttet wird, um den Körper zu wecken und gleichzeitig auch als Stresshormon bekannt ist, verursacht werden. Ich mache mir hierzu eine Notiz: Mama anrufen und erklären, warum sie morgens kotzen muss.

In der vierten Woche meiner schlaflosen Nächte sah ich mich im Geiste mit Vollgas gegen einen Baum fahren. Krankenhaus. Koma. Schlafen. Endlich. Irgendwie ging mein Leben, jenseits des nicht vollziehbaren Schlafes, dennoch weiter. Tagsüber quälte ich mich schlaftrunken durch die Stunden und war zu nichts zu gebrauchen. Nachts quälte ich mich durch Minischlafzyklen mit einer Höchstdauer von knapp zwanzig Minuten (anstatt der üblichen neunzig Minuten). In diesen Nächten verlor ich auch meine Träume. Normalerweise konnte ich mich jeden morgen an bis zu drei oder vier Träume erinnern. Und jetzt? Nichts! Kein einziger Traum verblieb in meinem Gedächtnis! Das ist doch nicht normal. Aber was war bei mir schon noch normal? Mein Gehirn hatte sich in kürzester Zeit entleert. Nicht mal mehr Flucht- oder Angstreflexe waren vorhanden. Wie kann es sein, dass man mit so einem Schlafdefizit nicht einfach tot umfällt? Oder andersrum gefragt – falle ich demnächst tot um?

Ich versuchte es mit sämtlichen Regeln für einen guten Schlaf, die mir bekannt waren: Die richtige Schlafumgebung muss dunkel sein. Zimmertemperatur etwa bei achtzehn Grad. Eine der Wirbelsäule angepasste Matratze sowie Lattenrost. Störfaktoren wie Geräusche, Gerüche, Licht und Störungen durch den Partner ausschalten. Am Ausschalten der Störungen und Geräusche durch den Partner muss ich noch arbeiten, bevor es für ihn gefährlich und für mich fatal wird. Erst neulich las ich ein Gerichtsurteil, das besagte, dass, wenn eine Ehefrau ihren Mann erschießen würde, diese nach einer Entscheidung des Bundessozialgerichtes keinen Anspruch auf Witwenrente hat. Bezieht sich dieses Urteil nur aufs Erschießen oder gilt das auch für das Nachts-im-Affekt-mit-dem-Kissen-Ersticken?

Vor dem Schlafengehen sollte man auch kein fettiges oder zu üppiges Essen zu sich nehmen. Natürlich auch keine Rohkost und an Getränken nichts Koffeinhaltiges. Nicht grübeln!, gehört auch zu den Regeln. Was natürlich leichter gesagt als getan ist. Am besten mit unverfänglichen Gedanken einschlafen (Schuhe, Handtaschen, Schmuck ...). Einschlafrituale wie Gähnen oder Kräutertee oder Fußbad sollen gut auf die Nachtruhe vorbereiten.

Ich befolgte jede – ich wiederhole: *jede* – Verhaltensregel und Empfehlung zur Förderung eines gesunden Schlafs in der Hoffnung, wieder schlafen zu können. Nur eine Empfehlung befolgte ich nicht und zwar die, dass man nach zwanzigminütigem Hin- und Herwälzen im Bett doch lieber aufstehen sollte. Malen, Lesen und Meditieren wird als Alternative vorgeschlagen. Hätte ich diese Empfehlung befolgt, so hätte ich mittlerweile Picassos Œuvre nachgemalt, einmal die bestehende Weltliteratur gelesen und so viele Stunden meditiert, dass ein Ganja-rauchender Sadhu neidisch würde.

Um die Schlafstörungen irgendwie in Griff zu kriegen, probierte ich zudem bekannte Hausmittel aus und holte mir homöopathischen Rat. Ich begann mit der allseits beliebten heißen Milch mit Honig. Auch wenn Milch zwar das Hormon Melatonin (das Hormon steuert den Tag-Nacht-Rhythmus) enthält, so ist wissenschaftlich nachgewiesen, dass die Menge viel zu gering ist, um das Einschlafen zu beschleunigen oder das Durchschlafen zu fördern. Mein Selbsttest gab der Wissenschaft recht – die Melatonin-Menge war wirklich zu gering. Keinerlei Wirkung! Mit abendlichen Bädern, die meine Extremitäten erwärmen, was wiederum das Einschlafen erleichtern sollte, erreichte ich nichts, außer dass ich noch später als üblich ins Bett kam. Baden dauert eben seine Zeit. Alkohol: Ein, zwei Gläser Rotwein am Abend machten zwar Spaß und ich schlief schnell ein – aber noch schneller war ich wieder wach. Ich versuchte es auch mit Schüßlersalzen, aber selbst nach wochenlanger Anwendung konnte ich damit keinen nennenswerten Erfolg verbuchen.

Mein Heilpraktiker riet mir nach den vorangegangenen Misserfolgen zu einer Kombination von homöopathischen Arzneimitteln, welche bei nervösen Störungen wie Schlafstörungen und Unruhe helfen sollten. Wochenlang lang habe ich „getröpfelt". Rein subjektiv habe ich nicht die geringste Veränderung wahrgenommen. Weder mein Schlaf noch meine nervöse Unruhe hatten sich dadurch gebessert – nicht mal in homöopathischen Dosen.

Als ich meinen Heilpraktiker von meinem Einnahmemisserfolg berichtete, empfahl er mir eine Behandlung mit Traubensilberkerze. Der Name hörte sich ganz interessant und gut an – von einem Behandlungserfolg konnte jedoch keine Rede sein. Als ich den Heilpraktiker auch über diesen neuerlichen Einnahmemisserfolg in Kenntnis setzte und meine Ungeduld deutlich signalisierte, riet er mir zu einer Psychotherapie. Danke auch fürs Gespräch! Für eine Psychotherapie gab es meiner Ansicht nach keinerlei Grund. Ich war doch nicht plemplem, ich wollte doch nur wieder schlafen können!

Mit den Wochen wurde mein Blick glasiger und die sich manifestierenden Tränensäcke (die ich nie zuvor in meinem Leben gehabt hatte) färbten sich in ein kräftiges Gründunkellila. Zudem waren sie so wulstig, dass sie aussahen wie aufgeklebte Faschingsartikel. Und damit nicht genug. Begleitend reicherte sich mein Gesicht mit Akne an. Große und kleine eitrige Pusteln verteilten sich emsig in meinem Gesicht. Ich konnte mein Spiegelbild nur noch ohne Deckenbeleuchtung im Bad ertragen. Wenn ich schon in meinem Alter Akne wie ein Teenager hatte, dann wollte ich bitteschön auch die dazugehörige pralle Haut eines Teenagers! Die Welt war so ungerecht.

Mein Mann sagte zu meiner neuen Streuselkuchenhaut mal nichts, was auch sehr klug von ihm war. Aber im Gesicht des Postboten konnte ich gestern ganz deutlich eine gewisse Ablehnung gegenüber meiner Erscheinung erkennen. Üblicherweise hatte er immer einen Scherz auf seinen Lippen. Nun sah er mich etwas befremdet an und drückte mir etwas zu hastig die Post in die Hand, so als ob er Angst vor einer Ansteckung hätte.

Alles klar. Ich steuerte geradewegs auf ein Riff zu. Ich habe es verstanden. Ich war definitiv krank! Jetzt merkten es schon Fremde. Das machte mich langsam, aber sicher ganz gaga im Kopf. Eine Psychotherapie schien immer näher zu rücken. Bevor ich einen Psychiater aufsuchte, wollte ich es erst mit meinem Hausarzt, Bernd Kanter, probieren. Eigentlich hätte ich das schon viel eher machen sollen. Aber die Möglichkeit, einer schlimmen, am Ende noch unheilbaren Krankheit ausgeliefert zu sein, hatte mich bislang davon abgehalten.

Mein Hausarzt Bernd und ich kennen uns seit über zwanzig Jahren, was eine gewisse Vertrautheit zulässt. Über Privates plaudernd begann er mit der Routineuntersuchung. Blutdruck messen, Blutabnahme, Zunge rausstrecken inklusive Ah-sagen, in die Augen funzeln und Lunge abhorchen.

„So, jetzt musst du noch in den Becher pinkeln und dich auf die Waage stellen", sagte Bernd abschließend.

„Nein!"
„Was, nein?"
„Ich geh nicht auf die Waage!"
„Warum das denn?"
„Weil du ein Mann bist."
„Das verstehe ich jetzt nicht." Bernd war sehr verdutzt.

„Mein Mann weiß auch nicht, wie viel ich wiege!", erklärte ich streng.

„Ich bin nicht dein Mann, sondern dein Hausarzt, und jetzt rauf auf die Waage!"

„Ich ..."

„Monika, hör jetzt mit dem Quatsch auf und steig auf die Waage, sonst hebe ich dich eigenhändig auf das Ding!"

Ich stieg auf die Waage und Bernd murmelte leise: „Sechsundsechzig Kilo", während er die Zahl notierte.

„Was? Das kann nicht sein! Du musst mindestens fünf Kilo für die Klamotten und Schuhe abziehen. So viel wog ich ja nicht mal während meiner Schwangerschaft im neunten Monat."

„Fünf Kilo für Klamotten abziehen? Trägst du eine kugelsichere Weste unter deiner Bluse und Sicherheitsschuhe mit Stahlkappen?"

„Ha ha, nicht witzig", maulte ich.

Bernd korrigierte seine Notiz nicht und zeigte unbeeindruckt mit dem Finger an die Wand. „Stell dich mal dahin, damit ich deine Größe messen kann. Oder darf ich die auch nicht wissen, weil ich ein Mann bin?"

Ich stellte mich widerstandslos an die Messlatte. Bernd schob den Schieber nach unten, bis er meinen Kopf berührte, und murmelte „eins achtundsechzig", während er auch diese Zahl notierte.

„Wie bitte? Jetzt reicht's mir aber! Ich war immer eins siebzig groß! Noch mal messen! Das kann gar nicht sein! Du hast Dich verguckt!" Ich stellte mich kerzengerade hin und reckte meinen Kopf so weit nach oben, dass es in meinem Nacken knackste. Bernd grinste nur und schob den Schieber wieder so weit nach unten, bis er meinen Kopf berührte.

„Eins achtundsechzig!", wiederholte er und korrigierte seine Notiz nicht.

„Das sind ja ganze zwei Zentimeter weniger als sonst. Wo sind die hin? Und wie kommt es zu den sechsundsechzig Kilo? Was passiert mit mir?"

„Du wirst eben alt, Mädchen."
„Diesen Satz will ich nicht hören, klar?"
„Gut, dann lass es mich mal so formulieren: Schrumpfen gehört zu unserem Leben. Besser?"
„Besser! Aber nicht unbedingt beruhigend. Wieso schrumpfen wir überhaupt?"

„Das gehört zum normalen Alterungsprozess", sagte Bernd und begann mit einem interessanten Vortrag: Trotz viel Bewegung und gesunder Ernährung ist er nicht aufzuhalten, der Alterungsprozess, der jeden Körper über die Jahre hinweg verändert. Zu diesen Veränderungen gehören Falten und schlaffe Haut, und der Köper beginnt zu schrumpfen, während andere Körperteile unentwegt weiterwachsen. Schon ab dem vierzigsten Lebensjahr beginnt der Mensch mit zunehmendem Alter zu schrumpfen.

Im Schnitt büßen wir pro Lebensjahrzehnt etwa einen Zentimeter ein. Schuld daran ist der abnehmende Flüssigkeitsgehalt im Körper, der sich auf die Elastizität der Bandscheiben auswirkt. Diese verlieren dadurch an Höhe, und so kann die Körpergröße um einige Zentimeter abnehmen. Haltungsschäden und Rückenschmerzen können ebenfalls der Grund sein. Durch einen gebückten Gang und Veränderungen der Wirbelsäule wirkt der Mensch zudem kleiner. Vor allem Frauen leiden häufig an Osteoporose, die sie in eine gebückte Haltung zwingt. Die Osteoporose beginnt bei Frauen meist während der Wechseljahre, wenn der Gehalt an Östrogen im Körper abnimmt. Das Hormon steuert den Einbau von Kalzium in das Skelett und schützt somit Knochen und Gefäße. Fehlt das Mineral, werden die Knochen porös und brüchig. Die Folge davon sind Wirbelverformungen und im schlimmsten Fall Wirbelbrüche. Das Schrumpfen bringt eigentlich keine weiteren Einschränkungen für die Gesundheit mit sich. Durch Osteoporose hervorgerufene schwere Krümmungen der Wirbelsäule hingegen sind häufige Ursache für Atembeschwerden sowie Rücken- und Nackenschmerzen. Außerdem brechen poröse Knochen leichter und Verletzungen durch Stürze werden wahrscheinlicher. Aktiv kann man durch Sport vorbeugen. Am besten mit einem knochen- und muskelstärkenden Training, das besonders die Rückenmuskulatur kräftigt.

Eine kalziumreiche Ernährung und viel Zeit an der frischen Luft beugen ebenfalls vor, da man durch die Sonnenstrahlen das für den Knochenaufbau wichtige Vitamin D aufnimmt. Abgesehen vom Schrumpfen der Körpergröße schrumpft bei den Männern im Alter leider auch das beste Stück auf Kosten des Umfangs und der Länge. Das liegt am Schwund der Muskelzellen, die durch Bindegewebe ersetzt werden. Im erigierten Zustand kann der Penis sich nicht optimal mit Blut füllen und bringt es nicht mehr auf die alte Größe. Oh je, dachte ich, mein armer Mann ... Ich glaube, das verschweige ich ihm fürs Erste. Wir müssen ja nicht beide unter dieser Vorstellung leiden!

Wäre der Penis eine Nase, dann würde er im Alter sogar größer. Laut dem Institut für Medizinische Genetik in Zürich ist die Nase von 97-jährigen Männern im Schnitt 8 Millimeter länger als bei Dreißigjährigen. Außer der Nase werden auch noch die Ohren im Alter größer, da die Haut unterhalb der Ohrknorpel von einer Fettschicht umgeben ist. Wenn es im Alter zum Schwund des Fettgewebes kommt, erschlafft und vergrößert sich diese Partie. Auch die Füße können immer größer werden. Das liegt daran, dass das Körpergewebe immer mehr an Spannung und Elastizität verliert und schlaffer wird. Immerhin drückt unser Körpergewicht im Laufe der Jahre mit insgesamt Hunderten von Tonnen auf sie. Problemlos kann es passieren, dass wir im hohen Alter Schuhe kaufen müssen, die zwei Nummern größer sind als in unserer Jugend.

Klasse! Vor meinem geistigen Auge sah ich eine Alters-Version von mir vorüberziehen: Ich sah mich als *Miss Piggy*. Nur noch eins sechzig groß, Konfektionsgröße Schlag-mich-tot, dicker Schweinerüssel im Gesicht, Dumbo-Ohren am Kopf und Schuhgröße fünfundvierzig.

Nachdem ich diese furchtbare Schrumpf-und-Vergrößerungs-Information einigermaßen verdaut hatte, erzählte ich Bernd vom befremdlichen und wundersamen Verhalten meines Körpers.

„Meinst du, dass du aufgrund des Gesundheitschecks, den du mit mir eben gemacht hast, etwas herausfinden kannst?", fragte ich müde.

„Nun ja, Todesfälle werden durch diesen Check zwar nicht reduziert, aber immerhin könnten damit Krankheiten diagnostiziert werden", sagte Bernd nüchtern.

„Prima Antwort!", bemerkte ich süffisant. „Weißt du, am meisten machen mir die schlaflosen Nächte zu schaffen. Nicht mal tagsüber kann ich schlafen. Gegen mich war Napoleon ein ungezügelter Langschläfer!"

„Dass du Schlafstörungen hast, hättest du mir nicht zu sagen brauchen! Das sehe ich deutlich genug in deinem Gesicht." Bernd lächelte nachsichtig. „Außerdem wärst du in Napoleons Augen zumindest kein Idiot gewesen."

„Wie meinst du das?"

„Napoleon hat mal gesagt, dass, wer vier Stunden schläft, ein Mann ist, wer fünf Stunden schläft, eine Frau, und wer sechs Stunden schläft, ein Idiot. Du fällst in keine seiner Kategorien."

„Toll! Und das soll mich jetzt trösten? Wahrscheinlich hat er heimlich auf dem Klo gepennt. Das hält doch kein Mensch aus. Ich bin das beste Beispiel dafür!", raunzte ich.

„Da hast du nicht ganz unrecht. Er soll ja tagsüber im Sattel eingeschlafen sein."

„Siehste! Der hatte es gut. Wenigstens tagsüber konnte er schlafen. Das funktioniert bei mir auch nicht mehr. Ich kann gar nicht mehr schlafen und mir ist so schlecht die ganze Zeit. Ich kotze gleich wieder", jammerte ich los.

„Arbeite nicht so viel. Es gibt doch noch anderes im Leben!"

„Mann, Bernd, doofer Ratschlag. Seit einer Woche komme ich nicht mehr in die Gänge, geschweige denn effektiv zum Arbeiten. Ich häng zu Hause nur noch ungeschminkt und mit fettigen Haaren rum. Ich bin im Verzug mit meiner Präsentation. Meine Birne ist leer. Schlafen muss ich endlich mal wieder. So viel Zeugs habe ich jetzt in den letzten Monaten ausprobiert. Nichts hilft mir auch nur im Geringsten. Warum geht das denn nicht mehr? Ich konnte doch früher so gut schlafen. Hast du bei den Untersuchungen schon was herausgefunden? Was habe ich für eine Krankheit? Kannst du mir helfen? Werde ich sterben?"

„So weit ist es noch nicht! Musst du immer gleich übertreiben? Zunächst mal ist alles okay bei dir, soweit ich das auf die Schnelle beurteilen kann. Ich werde dein Blut untersuchen lassen und danach weiß ich mehr. Für mich bist du bis jetzt erst mal im grünen Bereich."

„Ja, aber was ist denn mit mir los? Ich stehe ja komplett neben mir. Ich nehme mein Leben nur noch zu fünfzig Prozent, ach, was sag ich, zu zehn Prozent wahr. Der Rest rauscht an mir vorbei. Dann diese unendliche Leere in mir, diese kommende und gehende Traurigkeit ... Was soll das alles?" Resigniert schüttelte ich den Kopf.

„Tja, Mädchen, du kommst halt in die Wechseljahre."

„Bist du verrückt, oder was? Ich bin doch noch nicht mal recht erwachsen geworden!", protestierte ich.

Bernd sah auf meine Patientenkarte und lächelte nachsichtig. „Na ja, streng genommen sind Frauen in deinem Alter schon längstens mittendrin und steuern auf die Menopause zu."

„Jetzt übertreibst du aber. DAS sollen die Wechseljahre sein? Schlaflose Nächte, mies drauf, traurig, aggressiv? Außerdem muss es doch so eine Art Hallo-jetzt-geht's-los-Ankündigung geben. Oder wie jetzt?"

„Die Ankündigung hast du ja nun. Deine Schlafstörungen, Traurigkeit, Antriebslosigkeit, Unlust ... Hast du eigentlich auch Hitzewallungen?"

„Wenn Hitzewallungen das sind, was ich vor ein paar Tagen erlebt habe, dann habe ich welche. Mir war so heiß, ich dachte, ich bin zum menschlichen Tauchsieder mutiert."

„Alles klar. Das scheinen Hitzewallungen zu sein", sagte Bernd und hackte auf seine Tastatur ein, um meinen Krankenbericht zu ergänzen.

„Na, prima! Und du meinst im Ernst, dass das jetzt also die Wechseljahre sind? Das wäre ja ein schlimmer Zustand. Das will ich aber so nicht haben. Kann man was dagegen tun? Kannst du mir was gegen Wechseljahre verschreiben?"

„Da musst du wie jede andere auch durch!" Mit einem bedauernden Kopfschütteln sah Bernd mich an. „Deine Schlafstörungen könnten von den wechseljahresbedingten Veränderungen des Hormonhaushaltes hervorgerufen sein. Durch diese Veränderung werden Botenstoffe im Gehirn, die zur Steuerung der Schlafphasen unentbehrlich sind, nämlich gravierend beeinflusst."

„Mh. Und wenn es noch nicht die Wechseljahre sind? Wie weiß man denn so was? Gibt es da irgendeinen Test? Blut-, Urin-, Speichel- oder Intelligenztest?"

„Machst du Witze? Wie kommst du auf einen Intelligenztest?", fragte Bernd erstaunt.

„Ich hab mal gelesen, dass in den Wechseljahren das Gedächtnis nachlässt, da liegt doch ein Intelligenztest nahe?"

„Du kommst auf Ideen!" Bernd schüttelte lachend den Kopf.

„Wenigstens habe ich noch Ideen ... Aber was machen wir denn jetzt? Ich meine, was machen wir jetzt konkret? Ich kann doch, so wie ich aussehe, nicht mehr unter die Leute gehen! Außerdem muss ich arbeiten, mich konzentrieren und komm keinen Schritt weiter. Und wie lange soll der Zustand so anhalten, ich meine, wie lange gehen die Wechseljahre, falls ich die überhaupt jetzt habe oder drin bin oder wie man dazu auch immer sagt?"

„Bei Wechseljahren handelt es sich nicht um ein einmaliges Kurzereignis, meine Liebe, sondern um einen Prozess, der eben seine Zeit braucht. Wann sie beginnen und wie lange sie dauern, ist individuell und hängt von der Person, den Genen, den Lebensumständen und dem Lebenswandel ab. Tja, und die Dauer?

So circa zehn bis zwölf Jahre", sagte Bernd. Meiner Meinung nach allerdings etwas zu lässig.

„Was? Machst du jetzt Witze? Zehn bis zwölf Jahre? Soll das etwa heißen, dass ich jetzt zehn Jahre lang nicht mehr schlafen kann und Pickel habe? Das ist doch nicht dein Ernst", kreischte ich entrüstet.

„Hier", sagte Bernd und hielt sich dabei das rechte Ohr zu, welches auf meiner Sprechseite lag. „Nimm das Rezept und hol das Medikament in der Apotheke, dann komm wieder und ich spritze es dir gleich. Wir kriegen dich schon wieder hin, mach dir keine Sorgen."

„Was ist das?" Ich sah mir das Rezept an.

„Das sind Hormone. Danach geht's dir gleich besser, wirst schon sehen."

Die Apotheke lag gleich um die Ecke. Als ich zur Praxis zurückging, las ich im Gehen die Gebrauchsinformation und stutzte.

Estrogen-Androgen-Kombinationspräparat zur Hormonersatztherapie (HRT). Anwendungsgebiet: Zur Hormonersatzbehandlung bei Beschwerden durch einen Mangel an dem weiblichen Geschlechtshormon Estrogen bei Frauen während und nach den Wechseljahren, d. h. nach der letzten Periodenblutung (Menopause). Die alleinige Anwendung dieses Arzneimittels (ohne regelmäßigen Zusatz von Gelbkörperhormonen (Gestagenen)) zur Behandlung in den Wechseljahren und auch danach darf jedoch nur bei Frauen erfolgen, bei denen die Gebärmutter entfernt ist.

„Hör mal, Bernd", sagte ich, als ich wieder bei ihm im Sprechzimmer saß. „Da steht, dass man dieses Zeug nur bei Frauen anwenden darf, denen die Gebärmutter entfernt wurde. Ich habe meine noch! Ich glaube nicht, dass das das Richtige für mich ist."

„Lass mal gut sein und mach deinen Hintern frei." Schon zog er die Spritze auf.

„Aber ...", protestierte ich schwach.
„Nichts aber! Wirst schon sehen. Danach geht's dir wieder besser!"
Bernd war sehr überzeugend und ich ließ den Dingen willen- und widerstandslos ihren Lauf.
„Aua!"
„Nun stell dich nicht so an. Schon fertig. Und jetzt kannst du wieder springen. Wie gesagt: Alles im grünen Bereich", sagte er stolz nach getaner Arbeit.
„Na gut. Wenn du meinst. Aber gib mir bitte noch Schlaftabletten mit, sonst sehe ich bald rot in meinem grünen Bereich."
„Versuchs doch mal mit Meditation oder Yoga", schlug Bernd vor.
„Ach du je, Bernd. Ich meditiere seit Wochen noch mehr als sonst, in der Hoffnung, ruhiger zu werden. Ich richte meinen Blick nach innen und versuche herauszufinden, was mit mir los ist. Mir kommt es allerdings so vor, als ob ich in mir hohl bin. Wenn ich in mich hineinrufen könnte, würde wahrscheinlich kein Echo zurückkommen, so ausgelaugt und leer fühle ich mich seit Wochen. Verstehst du? Meditation hilft mir also auch nicht weiter. Der ganze mir selbst auferlegte Entspannungszwang stresst mich mittlerweile schon. Ich krieg noch Entspannungsdepressionen, wenn das so weitergeht!"
„Dann versuch's doch mal mit Sport", schlug Bernd vor.
„Sport? Sport lässt mich schwitzen und dann stinken! Außerdem bekomme ich davon immer ein hochrotes Gesicht. Und dann die Duscherei danach. Haare waschen, dann pflegen und cremen und föhnen und schminken. Zwei Stunden Instandsetzungsarbeiten für eine Stunde Sport! Das steht doch in keinem Verhältnis!"
„Verstehe." Bernd nickte nur noch und schrieb mir widerstandslos ein Rezept für Schlaftabletten raus. „Die kannst du gut nehmen. Bei denen brauchst du dir keine Sorgen zu machen. Aber geh dennoch mit Bedacht damit um, okay?"

„Ja klar, mach ich", sagte ich müde und schleppte mich ausgepowert, ob der überaus anstrengenden Unterhaltung mit meinem Hausarzt, die mindestens zehn Minuten Aufmerksamkeit am Stück vereinnahmte, nach Hause.

Zu Hause angekommen las ich begierig den Beipackzettel der Schlaftabletten, die mir ein Ende meiner Qualen versprachen:

Anwendung zur Kurzzeitbehandlung von Schlafstörungen. Benzodiazepine und Benzodiazepin-ähnliche Arzneistoffe sollten nur bei Schlafstörungen von klinisch bedeutsamem Schweregrad angewendet werden.

Mein Schweregrad ist sehr bedeutsam! ... ich las weiter ...

(...) darf nicht angewendet werden bei krankhafter Muskelschwäche, kurzzeitigem Aussetzen der Atmung während des Schlafes (Schlafapnoe-Syndrom), schweren Leberschäden (...)

Passt, hab ich alles nicht ...

(...) Die Dauer sollte so kurz wie möglich sein. Sie sollte, einschließlich der schrittweisen Absetzphase, 4 Wochen nicht übersteigen (...)

Alles klar, was noch?

(...) Einnahme zusammen mit Nahrungsmitteln und Getränken: Während der Behandlung sollte kein Alkohol getrunken werden, da durch Alkohol die Wirkung in nicht vorhersehbarer Weise verändert und verstärkt wird. Auch die Fahrtüchtigkeit und die Fähigkeit Maschinen zu bedienen, werden dadurch weiter beeinträchtigt (...)

Nun, eigentlich wollte ich ja weder Party machen – siehe Alkohol – noch Maschinen bedienen oder Auto fahren. Ich wollte einfach nur schlafen!

(...) Nebenwirkungen sind: Nachwirkungen am folgenden Tage (Schläfrigkeit, Benommenheit usw.)

Schläfrigkeit als Nebenwirkung! Ich liebe dieses Wort. SCHLÄFRIGKEIT. Das Wort ließ ich mir nochmals langsam auf der Zunge zergehen. Weitere Nebenwirkungen wurden genannt:

Emotionale Dämpfung, vermindertes Reaktionsvermögen, Verwirrtheit, Schwindelgefühl, Kopfschmerzen, Muskelschwäche, Störungen der Bewegungsabläufe, Bewegungsunsicherheit, Sehstörungen.

Die Nebenwirkungen machten mir keine Angst. Mit diesen Symptomen kämpfte ich schon seit Wochen, ohne die Einnahme irgendeines Medikaments. Und nun ans „Eingemachte", an die Abhängigkeit, die ich dann doch etwas beunruhigend fand.

(...) Die Anwendung von Benzodiazepinen und Benzodiazepinähnlichen Stoffen kann zur Entwicklung von körperlicher und seelischer Abhängigkeit führen. Dies gilt nicht nur für die missbräuchliche Anwendung besonders hoher Dosen, sondern auch bereits für den therapeutischen Dosierungsbereich (...)

Oha, Entzugsalarm! Betty-Ford-Klinik, ich höre dich rufen.

(...) Das Risiko einer Abhängigkeit steigt mit der Dosis und der Dauer der Behandlung. Auch bei Patienten mit Alkohol- oder Drogenabhängigkeit in der Vorgeschichte ist dieses Risiko erhöht. Wenn sich eine körperliche Abhängigkeit entwickelt hat, wird ein plötzlicher Abbruch der Behandlung von Entzugserscheinungen begleitet. Diese können sich in Kopfschmerzen, Muskelschmerzen, außergewöhnlicher Angst, Spannungszuständen, innerer Unruhe, Verwirrtheit und Reizbarkeit äußern.

Na, ein herzliches Dankeschön an die Wechseljahre, falls diese tatsächlich bei mir angekommen und somit die Ursache meiner Schlafstörung sein sollten.

(...) In schweren Fällen können außerdem folgende Symptome auftreten: Realitätsverlust, Persönlichkeitsstörungen, Überempfindlichkeit gegenüber Licht, Geräuschen und körperlichem Kontakt, Taubheit und kribbelndes Gefühl in den Armen und Beinen, Sinnestäuschungen oder epileptische Anfälle (...)

Die Länge des Beipackzettels betrug 41 Komma 5 Zentimeter. Und jetzt bin ich erst mal platt. Ich dachte immer, dass die Einnahme von Schlaftabletten überhaupt kein Problem sei. So viele Menschen um mich herum nehmen doch Schlafmittel. Nichtsdestotrotz – ich will endlich mal wieder schlafen! Die ganz heftigen Nebenwirkungen wie Überempfindlichkeit gegenüber Licht, Geräuschen und körperlichem Kontakt haben bei mir durch den Schlafentzug ohnehin schon längstens Einzug gehalten. Also, was soll's!? Und ein bisschen Persönlichkeitsstörung und – im schlimmsten Fall – Realitätsverlust reißen es bei mir auch nicht mehr raus. Seit ich nicht mehr schlafen kann, bin ich sowieso total gestört und die Realität ist bei mir schon lange verloren gegangen.

Die erste Nacht mit einer Schlaftablette streckte mich mit voller Wucht nieder – wunderbar! Ich hatte gar nicht mehr gewusst, wie schön es ist, ins Bett zu gehen, einzuschlafen und nach sieben Stunden von einem Wecker geweckt zu werden.

Schon nach zehn Tagen mit Schlaftabletten setzten die häufigen Wachphasen aber wieder ein. Zwar bekam ich sie nicht ganz so intensiv mit, da mein Bewusstsein während dieser Phasen immer wieder in den Schlaf absackte. Dennoch konnte von einem entspannten Durchschlafen nicht mehr die Rede sein. Vielleicht lag es daran, dass ich aus Respekt vor dieser Droge nur eine halbe Tablette einnahm? Eine ganze zu schlucken, traute ich mich nicht. War ich dennoch bereits abhängig und resistent? Um einer eventuellen Abhängigkeit vorzubeugen, gewöhnte ich mir ein Verhaltensmuster an. Ich blieb bei meiner halben Dosis und nahm diese nicht kontinuierlich, sondern nur vor jeder dritten Nacht. Streng genommen immer dann, wenn ich eine ruhige Nacht mal wieder absolut notwendig hatte. Aber auf Dauer konnte auch das keine Lösung sein. Mein Leben drehte sich nur noch um den Schlaf!

Rund ein Drittel unseres Lebens verbringen wir mit Schlafen und auch ein Drittel der erwachsenen Deutschen leidet an Schlafstörungen mit schlimmen Folgen wie Erschöpfung, Reizbarkeit und Leistungsminderung. Ganz besonders gefährlich sind Konzentrations- und Aufmerksamkeitsmangel. Wenn ich da nur an den Straßen- oder Luftverkehr denke, wird mir angst und bange. Das hieße ja, dass jeder dritte Erwachsene, mich eingeschlossen, eine potenzielle Gefahr für seine Mitmenschen darstellt!

Nachdem mein Arzt die Wechseljahre bei mir angedeutet hatte, interessierte es mich brennend, ob die Schlafstörungen damit zu tun haben können, und siehe da, die Wechseljahre rufen häufig Schlafstörungen hervor. Deutschen Untersuchungen zufolge leidet rund die Hälfte der Frauen in dieser Zeit unter schlaflosen Nächten. Eine Umfrage der Österreichischen Gesellschaft für Gynäkologie und Geburtshilfe ergab, dass bei Frauen zwischen dem fünfzigsten und neunundfünfzigsten Lebensjahr wechseljahrbedingte Schlafstörungen sprunghaft ansteigen, und zwar um 260 Prozent. Zu diesen unglaublichen 260 Prozent gehöre ich definitiv, was meinen Schlafstörungen das Alleinstellungsmerkmal und mir selbst die Illusion raubt, es ganz besonders hart getroffen zu haben.

Autoren einer österreichischen Studie vermuten, dass während der Wechseljahre auftretende Schlafstörungen in vielen Fällen mit hormonellen Veränderungen, vor allem mit einem sinkenden Östrogenspiegel, zusammenhängen. Östrogen wirkt auf die Stoffwechselvorgänge im Gehirn und fördert die Tiefschlafphasen genauso wie die sogenannten REM-Phasen, in denen wir träumen und Erlebtes verarbeiten. Sinkende Östrogenwerte führen folglich dazu, dass der Schlaf weniger tief und erholsam ist. In den Wechseljahren geraten aber auch andere Hormone aus dem Gleichgewicht, und das Gehirn reagiert darauf, indem es weniger Botenstoffe wie Acetylcholin und Noradrenalin ausschüttet. Da diese beiden Botenstoffe die Schlafphasen mit steuern, gerät der Schlafrhythmus durcheinander und kommt erst nach Jahren wieder ins Lot. Himmel! Nach Jahren? Ich bin jetzt schon ein Wrack! Seit Monaten habe ich das Gefühl, dass ich nur noch durchhalte. Ich weiß gar nicht mehr, wie das ist, wenn man ein Leben hat! Wie viele Gemeinheiten haben die Wechseljahre noch auf Lager?

Ich blieb also vorerst bei der Schlaftabletten-Lösung. Zwischendurch versuchte ich immer wieder aufs Neue, meinen Schlaftablettenkonsum einzustellen. Aber schon nach drei Nächten ohne Schlaftablette hatte ich den reinsten Horror hinter mir, der sich jede Nacht aufs Neue wiederholte: aufwachen, einschlafen, aufwachen, einschlafen, aufwachen, heulen, einschlafen, aufwachen, fluchen, aufstehen ... Auch kürzlich war wieder mal so ein Morgen, an dem ich um kurz nach fünf Uhr vom Nichtschlafenkönnen total abgekämpft in die Küche schlurfte, um mir aus lauter Verzweiflung und Langeweile einen richtig starken Kaffee zu machen. Der erste Schluck war schrecklich bitter. Ungenießbar! Ich schüttelte ungläubig den Kopf und starrte auf die schwarze, dampfende Flüssigkeit in meiner Tasse – was habe ich mir dabei nur gedacht?

Mit geschwollenen, lilagrünpinkfarbenen Tränensäcken unter den Augen und auf Halbmast hängenden Augenlidern, blätterte ich lustlos und halb auf dem Tisch liegend durch die BRIGITTE. Auf Seite achtundsechzig blieb ich hängen: BEAUTY *Schrägstrich Spätakne* ... genau mein Thema! Über verschiedene Ursachen, was zur Spätakne (komisches Wort!) führen kann, wurde ausführlich berichtet: *Stress* (langweilig! Weiß ich auch, dass Stress Pickel macht ...), *Nikotin* (weiß doch jeder, dass man vom Rauchen Pickel bekommt), *zu viel UV-Licht* (ohne Lichtschutzfaktor fünfzig im Gesicht gehe ich nie aus dem Haus), *zu fette Pflege* (benutze ich nicht, Fett wäre bei meiner Mischhaut die reinste Katastrophe), *Hormonschwankungen* (interessant).

Ich las: *DAS hilft: sich gründlich untersuchen lassen. Viele Frauen berichten, dass sie vor der Periode besonders oft Entzündungen bekommen – das liegt daran, dass dann weniger weibliche Hormone im Körper sind, sich das Gleichgewicht zugunsten der männlichen Hormone verschiebt und die Haut darauf reagiert. Hinzu kommt, dass der Körper zwischen 30 und 40 Jahren ohnehin weniger weibliche Hormone produziert, was den Effekt noch verstärkt. Viele Frauen, die die Pille absetzten, bekamen auch plötzlich Pickel.*

Vor einigen Wochen hatte ich mir die Hormonspirale ziehen lassen, also quasi auch Hormone abgesetzt ...

Wenn sonst nichts hilft oder neben der Akne auch noch mehr Härchen im Gesicht sprießen und Kopfhaare ausfallen, sollte man den Hormonstatus von einer Ärztin überprüfen lassen – vielleicht haben männliche Hormone dauerhaft überhandgenommen. Dann ist eine Therapie mit Medikamenten notwendig.

Erstens: Bei mir hilft echt gar nichts.

Zweitens: Ich hatte ein schwarzes Härchen! Zwar nicht in meinem Gesicht, dafür aber auf meinem Brustwarzenhof. Nur gut, dass ich es vor meinem Mann entdeckt hatte. Nicht auszudenken ... Ganz davon abgesehen empfand ich das schwarz gekringelte Schamhaar auf meinem Busen als Provokation an meine Weiblichkeit. Ich war entsetzt!

Drittens: Vor längerer Zeit ist mir aufgefallen, dass meine Haare merklich dünner geworden sind. Man könnte gerade meinen, dass das Shampoo zunehmend ins Leere greift. Komisch! Früher hatte ich Haare wie Rapunzel, und heute? Wenn das so weitergeht, dann gleiche ich bald dem Gollum aus Tolkiens „Herr der Ringe".

Muss ich also laut BRIGITTE nur mal eben meinen Hormonstatus überprüfen lassen? Vielleicht haben auch bei mir die männlichen Hormone überhandgenommen und ich brauche dringend eine Therapie? Heureka! Das ist des Rätsels Lösung!

Sofort rief ich bei meinem Hausarzt an und war mit dem Anrufbeantworter verbunden. Wieso das denn? Hatte mein Arzt schon wieder Urlaub? Nein, die Ansage war wie immer. Die Öffnungszeiten wurden durchgesagt ... Die Öffnungszeiten! ... Hallo, aufwachen! Beim nächsten Ton ist es genau fünf Uhr und achtundvierzig Minuten. Kein Wunder, dass niemand den Hörer abnimmt.

Ungeduldig sah ich auf die Uhr und wartete. Zeitwahrnehmung ist tatsächlich eine subjektive Angelegenheit, die von vielen Faktoren abzuhängen scheint. Trog mich mein Zeitgefühl oder dehnte sich der angebrochene Tag jetzt schon auf hundertneunundzwanzig Stunden aus? Die Zeit verging einfach nicht. Stumpfsinnig beobachtete ich die Zeiger der Küchenuhr und stellte fest, dass der Minutenzeiger, nachdem er eine Minute weitergesprungen war, für einen kurzen Moment leicht zitterte, bevor er wieder für eine Minute still stand. Und so zitterte die Zeit träge und unendlich scheinend vor sich hin. Soll noch mal einer sagen, das Leben sei kurz.

Punkt acht Uhr griff ich erschöpft vom Zeitvergeuden erneut zum Telefon.

„Guten Morgen, Marsch hier, ich muss dringend mit Bernd sprechen", ich war ganz aufgeregt.

„Da haben Sie aber Glück, dass noch kein Patient da ist. Ich kann Sie gleich durchstellen", sagte Frau Zwenger, Bernds Sprechstundenhilfe.

„Bernd?", rief ich ins Telefon, und ohne ihn zu Wort kommen zu lassen befahl ich aufgeregt, dass er meinen Hormonstatus überprüfen müsse.

„Warum das denn?" Er klang er erstaunt. „... Und guten Morgen, Monika."

„Ich hab das gelesen. Ja, guten Morgen ... Entschuldigung ... Da gibt es Symptome, die genau auf mich zutreffen. Also musst du meinen Hormonstatus überprüfen! Vielleicht sind es ja gar keine Wechseljahre, sondern nur das Testosteron, das überhandgenommen hat."

„Wo hast du denn das her? Lass mich raten: Frauenzeitschrift?"

„Tja, siehste mal. Jetzt lese ich keine hippen Klatschblätter mehr, sondern echte Frauenzeitschriften. Scheint mit zunehmendem Alter ratsam und gesundheitlich förderlich zu sein", scherzte ich.

„Aber einen Hormonstatus zu messen ist doch Aufgabe deines Frauenarztes!", murrte Bernd.

„Geh mir bloß mit dieser Pfeife weg, der hat doch überhaupt keine Ahnung, sonst wäre er doch schon längst von alleine auf die Idee gekommen."

„So, so, also alles wieder auf meine Kosten", moserte Bernd.

„Was heißt hier, auf deine Kosten? Mein ganzer Zustand geht wohl eher voll auf meine Kosten!", sagte ich empört. „Wenn diese Messung, oder was das auch immer ist, was kostet, dann bezahle ich das eben selber", sagte ich trotzig. „Weißt du, dass Ärzte in asiatischen Bergdörfern nur dann bezahlt werden, wenn sie die Fähigkeit haben, ihren Patienten die Gesundheit zu erhalten? Sobald der Patient krank wird, wird der Arzt nicht mehr bezahlt, weil er versagt hat! Und zwar so lange, bis der Patient wieder gesund ist! Du musst also meinen Hormonstatus messen. Dann findest du alles heraus, und ich werde von dir gesundtherapiert. Ich will jetzt auch gar nicht mehr diskutieren. Ich komme nachher gleich vorbei, okay?"

„Mir scheint ja nichts anderes übrig zu bleiben. Aber nachher kannst du nicht kommen, ich bin heute ziemlich belegt. Schau zu, dass du kurz vor achtzehn Uhr da bist. Nicht später. Ich muss heute Abend noch auf Hausbesuche raus."

Um siebzehn Uhr neunundvierzig stand ich auf der Matte und Bernd bat mich gleich in sein Behandlungszimmer.

„Und wie lange wird es dauern, bis ich das Ergebnis bekomme?", fragte ich, während ich mir den Tupfer auf die Armbeuge drückte.

„Ich ruf dich an, sobald das Ergebnis da ist."

„Vielen, lieben Dank, Bernd! Das vergesse ich dir nie."

„Passt schon. Also, bis dann ... Entschuldige, ich muss jetzt los. Hausbesuche!" Sprach's und war weg.

Kaum zu Hause angekommen, klingelte mein Telefon, auch das noch. Was für Mühen das Leben mit sich bringt. Ich musste aufstehen, das Telefon in der Handtasche suchen, reden ... Mein Leben ist so kräftezehrend geworden. Ich war total groggy, und es war noch nicht mal neunzehn Uhr. Ich freute mich einerseits auf die Nacht, fürchtete sie aber andererseits. Meine Nächte sind sehr unterschiedlich geworden. Ich hatte keine Möglichkeit einer Einschätzung. Manchmal unterbrachen lediglich zwei oder drei lange Wachphasen meinen Schlaf – das waren die guten Nächte.

Kurz nachdem sich meine Schlafstörungen eingeschlichen hatten, begann ich meinem Mann allabendliche Vorträge zu halten.

Teil I

Ich beklage mich darüber, wie unendlich müde ich sei und wie nett und rücksichtsvoll es wäre, wenn er zeitgleich mit mir ins Bett ginge. So könne er seine Liebe zu mir beweisen! Wenn er nämlich ins Bett kommt, während ich schon schlafe, wache ich grundsätzlich auf. Das war's dann für die nächsten zwei Stunden mit der Nachtruhe.

Deshalb hört also mein lieber Mann jeden Abend, kurz vor dreiundzwanzig Uhr, dieselbe Leier von mir. Mit Nachdruck versuche ich ihn zu bewegen, mir schleunigst ins Bett zu folgen.

„Das letzte Mal hat mir meine Mutter vor fünfundvierzig Jahren vorgeschrieben, wann ich ins Bett zu gehen habe. Meinst du, ich bin erwachsen geworden, damit mir wieder jemand meine Schlafzeiten vorschreibt? Ich bleib so lange auf, wie ich will, und wenn's bis morgen früh ist!", maulte Michael einmal wütend ob der ewigen Diskussionen.

„Aber was soll ich denn machen? Es geht halt nicht anders. Du weißt doch, dass ich nicht mehr einschlafen kann, wenn du mich aufgeweckt hast. Vielleicht sollten wir es mal mit getrennten Schlafzimmern ...?"

„Kommt gar nicht infrage!" Stinkig pfefferte mein Mann die Zeitung in die Ecke und ging ins Bad. Durch die hinter sich geräuschvoll zugezogene Tür maulte er mir laut zu: „Geh ins Bett, ich komm gleich nach ... Verdammt!"

Bevor endgültige Ruhe im Bad einkehrte, hörte ich noch unverständliche Laute. Wahrscheinlich war es besser, dass ich kein Wort verstand.

Teil II

Dreiundzwanzig Uhr achtundzwanzig. Michael und ich liegen endlich im Bett.

Dreiundzwanzig Uhr achtundzwanzig und fünf Sekunden: Michael schläft.

Ein Uhr achtzehn: Ich schlafe.

Ein Uhr achtunddreißig: Ich wache auf und ärgere mich zum ersten Mal.

Zwei Uhr fünfundvierzig: Nach x-maligem Hin- und Hergewälze schlafe ich.

Drei Uhr acht: Ich wache auf und ärgere mich zum zweiten Mal.

Drei Uhr zweiundfünfzig: Nach längerer Rumtollerei im Bett schlafe ich.

Vier Uhr neunzehn: Ich wache auf und ärgere mich zum dritten Mal.

Fünf Uhr acht: Ich habe die zweite Hitzewallung hinter mir und schlafe.

Fünf Uhr dreiundvierzig: Ich wache auf, ärgere mich nicht, breche dafür in Tränen aus.

Sechs Uhr sieben: Ich schlafe auf nassgeheultem Kopfkissen.

Sechs Uhr fünfundzwanzig: Ich wache auf und freue mich, dass ich erst in fünfundvierzig Minuten aufstehen muss.
Sechs Uhr einundvierzig: Ich schlafe.
Sieben Uhr zehn: Der Wecker klingelt. Ich schmeiße ihn gegen die Wand und verfluche den Tag.

Damit nicht genug! Seit geraumer Zeit gibt es noch viel schlimmere Nächte, mit viel kürzeren Schlafphasen als den eben beschriebenen. Neuerdings werde ich immer häufiger von zusätzlichen Hitzewallungen geweckt. Wenn ich durch eine herannahende Hitzewallung aus meinem Dämmerschlaf gerissen werde, fühlt sich das Aufwachen ganz anders an. Ich weiß sofort, was Sache ist. Erfahrungsgemäß dauert es einen kurzen Moment, bis die Show losgeht. Währenddessen bereite ich mich nicht nur mental auf das Kommende vor. Ich decke meinen Oberkörper bis zur Hüfte auf und ziehe mein Nachthemd aus. Dann geht es auch schon los.

Zuerst wird es im Nacken heiß, dann kriecht die Hitze langsam den Rücken hinunter. In den Beinen fängt es feurig zu kribbeln an und gleichzeitig sammelt sich zwischen meinen Brüsten ein erstes nasses Rinnsal. Meine Haare beginnen feucht zu werden. In meinem Gesicht drücken sich unaufhaltsam auf der Stirn, über der Oberlippe und direkt unter der Unterlippe Schweißperlen durch die Poren. Mit einem bereitgelegten Tuch unter meinem Kopfkissen wische ich mir stinksauer meinen Schweiß aus dem Gesicht.

Die fiesen flammenden, nächtlichen Attacken dauern zwischen zwei und fünf Minuten. Das Ganze endet üblicherweise mit einem Kälteschauer. Zitternd vor Kälte ziehe ich mein Nachthemd wieder an, hülle mich in meine zuvor verschmähte Zudecke und ziehe diese bis zu den Ohren hoch. Unter der Decke breitet sich auf meinem gesamten Körper eine Gänsehaut aus, die sich aber nach kurzer Zeit wieder legt. Während dieser Attacke liege ich glockenhellwach im Bett und sprühe vor Zorn.

Oft kullern mir dabei vor Wut und Ärger lautlos Tränen aufs Kopfkissen.

Glücklicherweise (falls das Wort *Glück* in diesem Zusammenhang überhaupt Sinn ergibt) bin ich nach einer Hitzewelle ausreichend erschöpft, sodass mich der Schlaf wieder in seine flüchtigen Arme nimmt. Auch wenn es nur für eine kurze Zeit ist, bis mich der nächste Feuersturm oder ein weiteres sinnloses Aufwachen aus dem Schlaf reißt. Wie lange kann ein Mensch diesen Zustand aushalten, ohne durchzudrehen? Selbst die Einnahme einer ganzen Schlaftablette lässt die Hitzewallungen nicht unbemerkt durchgehen.

Zwei Tage nach meiner Blutabnahme meldete sich mein Hausarzt auf meinem Handy. Komisch. Er hat mich unter dieser Nummer noch nie angerufen. Bernds Stimme hörte sich anders als sonst an. Die übliche Leichtigkeit seines Baritons wurde von einer bedrohlich wirkenden Ernsthaftigkeit verdrängt.

„Monika, ich muss dir was sagen", drang es leise durch den Lautsprecher.

„Bernd? Wieso rufst du mich unter meiner Privatnummer an? Ist was mit meinem Blutergebnis?" Das Wort *Blutergebnis* sprach ich ganz langsam aus, da ich mir plötzlich sicher war, dass es in diesem Gespräch genau darum ging.

„Richtig. Ich komme gleich zur Sache. Die Untersuchung hat ergeben, dass du eventuell ein Prolaktinom hast. Dein Blut weist einen hohen Wert an Prolaktin auf, deswegen solltest du so schnell wie möglich ..."

„Halt! Warte mal! Was ... was redest du da? Was ist ein Prolaktinom?", hörte ich meine Stimme krächzen.

„Ein gutartiger Tumor am Hypophysenvorderlappen. Mach dir jetzt um Gottes willen aber keine Sorgen. Das ist wirklich kein Problem, das kann man heutzutage alles behandeln. Hörst du?"

Stille.

Dann begann es in meinen Ohren zu summen. Ein Tumor? In meinem Kopf? Ich wusste es! Ich wusste, dass ich krank bin! Ich wusste, dass das keine Wechseljahre sein können. Denn wie könnte die Natur Frauen unter den Wechseljahren so leiden lassen. Ich hatte also einen Tumor in meinem Kopf. Das erklärte allerdings so einiges!

„Bist du noch dran? Moni? Bist du noch ..."

„Ja ... ja. Ich bin noch dran".

„Gut. Reg dich jetzt bloß nicht auf. Ich rufe sofort im Krankenhaus an und melde dich gleich für eine Magnetresonanztomografie an. Okay?"

„Ja, okay!", sagte mein Mund, ohne von meinem Gehirn einen Befehl zum Sprechen erhalten zu haben.

„Alles in Ordnung, Monika? Kann ich jetzt auflegen oder willst du noch mit mir reden?", drang Bernds besorgte Stimme in mein Ohr.

„Alles in Ordnung", sagte mein Mund. „Ruf im Krankenhaus an. Mach mir einen Termin. Ich warte auf deinen Anruf ..."

Nichts war in Ordnung! Alle waren geschockt und machten sich die größten Sorgen. Mein Mann kam sofort vom Büro nach Hause. Gegen meinen Willen rief er meine Mutter an. Meine Mutter rief ihre und meine Schwester an. Meine Tante rief meine Cousine an und die rief meinen Sohn an. Mein Sohn wiederum rief zuerst mich und dann bei meinem Hausarzt an. Und keine zwei Stunden später war unsere Wohnung voll mit besorgten Menschen, die auf mich einredeten, dass alles wieder gut werde. Woher wollen die das wissen?

Als mich Bernd zum zweiten Mal anrief, um mir den Termin fürs Krankenhaus durchzugeben, sagte er als Erstes, dass ich das gut gemacht hätte. Als ich ihn fragte, was er damit meinte, sagte er, dass er im Hintergrund Stimmen höre und er davon ausgehe, dass ich zur Ablenkung in ein Café gegangen sei. Schöne Vorstellung, dachte ich und sagte ihm nicht, dass es sich bei den Stimmen um meine komplette aufgescheuchte Familie handelte.

An Schlaf war auch in dieser Nacht nicht zu denken. Zumindest gab mir dieses Mal die Schlaflosigkeit keine Rätsel auf.

Am nächsten Tag brachte mich mein Sohn zur Magnetresonanztomografie ins Krankenhaus. Er wollte mich unbedingt hinbringen und dabei sein. Das war mir recht. Meinen Mann wollte ich nicht dabei haben und erst gar nicht meine Mutter, die kurz vor einem Nervenzusammenbruch ob der Nachricht stand. Ich war erstaunlich ruhig. Irgendwie war ich der Meinung, dass das alles nicht wahr sein kann. Dass das ein Irrtum sein muss. Gestern Nacht, als ich vor lauter Aufregung nicht schlafen konnte, bin ich aufgestanden und habe gegoogelt. Somit erfuhr ich einiges über ein Prolaktinom.

Bei einem Prolaktinom handelt es sich um eine gutartige Geschwulst der Hirnanhangsdrüse, die große Mengen des Botenstoffs Prolaktin freisetzt. Prolaktin ist zusammen mit anderen Hormonen für den Milcheinschuss und die Aufrechterhaltung des Milchflusses in der Stillzeit verantwortlich. Eine vermehrte Prolaktinfreisetzung außerhalb der Schwangerschaft führt zu Störungen der Sexualfunktion bei Frau und Mann. Erhöhte Prolaktinspiegel rufen eine unzeitgemäße Milchproduktion und die Unterdrückung des Eisprungs beziehungsweise die daraus resultierenden Störungen der Menstruationsblutung und die Unfähigkeit schwanger zu werden hervor. Die Hyperprolaktinämie gehört zu den häufigsten hormonellen Störungen, die eine Unfruchtbarkeit bei der Frau hervorrufen. Etwa zwanzig Prozent aller erworbenen Menstruationsstörungen sind durch eine solche Hyperprolaktinämie bedingt.

Insgesamt hört sich das ja nicht schlimm an – wirklich, es gibt Schlimmeres. Aber gesagt zu bekommen, dass da irgendetwas im Kopf ist, das da nicht hingehört, empfindet wahrscheinlich niemand als sonderlich erbaulich. Und dann die Vorstellung, sich den Kopf öffnen lassen zu müssen ...

Außerdem kann ich Krankenhäuser nicht leiden. Diese merkwürdig gedämpfte Ruhe. Menschen, die sich im Flüsterton unterhalten. Klebrige Schritte auf Linoleumböden, die in den langen, endlosen Fluren, mit ihren viel zu grellen Neonlichtern, dumpf verhallen. Der Geruch nach beißend scharfen Putzmitteln, gepaart mit einem süßen, nach Krankheit riechenden Schleier, der einen einhüllt und stundenlang nicht mehr loslässt. All das macht mir eine Heidenangst.

In dem Moment, als ich im Wartezimmer aufgerufen wurde, musste ich schwer schlucken. Großer Gott. Bitte jetzt keine Panikattacke. *Ich bin doch noch so jung!* Ja. Trotzdem: durchatmen. *Ich hab doch noch so viel vor in meinem Leben!* Ja, ja. Alles wird gut. Weiteratmen!

Ich stand auf. Mein Sohn ebenso, er griff nach meinen Händen. Drückte sie lange und sah mir dabei in die Augen. Er sagte kein Wort. In seinem festen Blick lag alles, was er mir sagen wollte. Ich nickte ihm zu und wir ließen einander langsam los. Dann ging ich durch die Tür. *Jetzt bloß nicht heulen!*

Dieses Magnetresonanztomografie-Gerät ist wahrlich ein Ungeheuer! Ein Ungeheuer, dessen Bauch aus einer riesigen Röhre und dessen Beine aus einer herausfahrbaren Bahre, auf die ich mich legen sollte, bestand. Verunsichert sah ich die Krankenschwester an, die mir mit mangelnder Anteilnahme einzureden versuchte, dass ich keine Angst zu haben bräuchte. Die Bahre würde mich einfach in die Röhre fahren und ich solle mich so ruhig wie möglich verhalten, also nicht bewegen.

Und schreien? Darf ich schreien?, fragte ich mich.

Bevor sie mich hineinfuhr, spritzte sie mir ein Kontrastmittel in meine Vena brachialis (Armvene). Dann bekam ich einen kleinen Druckschalter in die Hand gedrückt. Dies sei ein Alarmknopf, erklärte sie. Dürfe aber nur im Notfall bedient werden, fügte sie streng mit hochgezogenen Augenbrauen hinzu. Ihr eindringlicher *Keine-Zeit-für-Fragen*-Blick ließ mich eingeschüchtert nicken und ab ging's in die Röhre.

Vor lauter Entsetzen, weil alles so schnell ging, obwohl ich nicht im Geringsten mental auf das, was kam, vorbereitet war, schloss ich schleunigst meine Augen und blickte sorgenvoll in die dunkle Zukunft. *Angst essen Seele auf.* Ich hatte wirklich absolut keine Ahnung, was jetzt auf mich zukam. Mein Herz begann wie wild zu schlagen und zwar so heftig, dass ich mir ganz sicher war, nicht an einem eventuellen Tumor im Kopf, sondern an einem Herzinfarkt – als Folgeerscheinung dieser Untersuchung – zu sterben. Wieder einmal stellte ich fest, dass sich Krankenhauspersonal doch bitte mehr Zeit für Erklärungen lassen sollte! Mit ein klein wenig Vorbereitung in Bezug auf den Höllenlärm, der mich in der Röhre erwartete, hätte ich da drin sicher weniger Panik gehabt.

Abwechselnd ging ein Vibrieren und Hämmern und Schlagen und Klopfen und Trommeln und Donnern und Pochen und Rattern durch die Röhre und durchdrang meinen ganzen Körper. Was für ein Radau! Hatte das alles seine Richtigkeit oder war das Gerät kaputt? Sollte ich die Notklingel benutzen? Vor Panik kniff ich meine Augen noch fester zusammen. Silberne Pünktchen tanzten lustig vor einem schwarzen Hintergrund. Zudem traute ich mich kaum zu atmen. Der Hinweis, dass ich mich nicht bewegen solle, war im Nachhinein gesehen total absurd.

Ewigkeiten hämmerte die Röhre auf mich ein und plötzlich war abrupt Schluss damit. Ruhe – Stille. Was kommt jetzt? Ich wagte weder mich zu rühren noch meine mittlerweile vom Zusammenkneifen schmerzenden Augen zu öffnen. Dann hörte ich, wie laut polternd eine Tür aufgerissen wurde. Geschäftig begann die Krankenschwester, mich aus meiner misslichen Lage zu befreien.

„Fertig! Das haben Sie gut gemacht", lobte sie mich, während sie die Infusionsnadel unangekündigt und viel zu barsch aus meinem Arm riss, was ich mit einem lauten *Aua!* kommentierte.

„Das will ich wohl meinen", sagte ich verstört, mit einem blutleeren Gefühl im Gesicht. „Sie hätte mir aber sagen sollen, dass das Gerät so einen Lärm macht. Ich hatte geradezu Todesangst!"

„Todesangst? Jetzt übertreiben Sie mal nicht. Sie haben doch die Unterlagen durchgelesen und unterschrieben. Was soll ich Ihnen denn da noch groß erklären?"

„Dass das Gerät so einen Wahnsinnslärm macht vielleicht? Und auch noch in nur allen erdenklichen Varianten zügig hintereinander weg? Eine kleine Vorbereitung darauf wäre wirklich sehr hilfreich gewesen!" Die kann bloß froh sein, dass ich zu kaputt war, um richtig sauer reagieren zu können.

„Jetzt stellen Sie sich doch nicht so an. Sie haben es ja überlebt. Nur gut, dass nicht jeder so empfindlich und ängstlich ist wie Sie", sagte sie süffisant lächelnd und verschwand mit ihren knarzenden Gesundheitsschuhen.

Blöde Kuh!, dachte ich und begab mich komplett gestresst in meine Umkleidekabine zurück. Während ich mich anzog, hörte ich ihre Gesundheitstreter an meiner Tür vorbeiknarzen, um das bedauernswerte nächste Opfer aus der Umkleidekabine neben mir zu holen. Nach mir war ein Bär von einem Mann dran. Als ich ihn zuvor im Wartezimmer gesehen hatte, fragte ich mich, ob der wohl überhaupt in eine Röhre passt. Ich hörte, wie die Krankenschwester genauso kurz angebunden wie bei mir und ihre spärlichen Anweisungen an den Röhren-Patienten weitergab. Dieser stellte zwar ein paar Fragen, die sich sehr verunsichert anhörten, jedoch wurden diese geflissentlich übergangen und in der nächsten Minute fing das Monster schon wieder zu rattern an.

Aber nicht lange! Binnen weniger Sekunden schellte die Alarmglocke in den höchsten Tönen. Der Lärm des Gerätes wurde sofort unterbrochen und die Tür zum Monster wurde von der galoppierend hereineilenden Krankenschwester aufgerissen.

„Was ist los? Sie haben die Notklingel gedrückt. Geht es Ihnen gut?", hörte ich sie atemlos fragen.

„Ja ... mir ... scho... scho... schon", stotterte eine komplett verängstigte Männerstimme, „... aber ... aber Ihrer Maschine ni... nicht! Die macht so ... so ... so ... komische Geräusche. Da hab ich Angst gekriegt und dachte, das ... das ... das ..."

„Was?", kreischte die Krankenschwester, „das ist eine NOT-KLINGEL und kein Spielzeug! Haben Sie verstanden? Ich dachte, Ihnen sei etwas passiert. Das Gerät ist in Ordnung! Sie stellen sich ja wie ein kleines Kind an!"

„Ja, aber ... aber ... ich ..."

„Schluss jetzt. Ich fahr Sie nochmals rein und Sie verhalten sich gefälligst ruhig und warten, bis Sie fertig sind. Keinen Ton will ich hören. Ich muss sowieso so viele Überstunden machen, da haben Sie mir gerade noch gefehlt!"

Dann hörte ich noch eine Tür zuknallen und daraufhin das erneute Einsetzen des Monster-Hämmerns aus dem MRT-Raum.

Nur gut, dass nicht alle so empfindlich und ängstlich sind wie ich, sagte ich mit strengem Blick zu meinem Spiegelbild in der Umkleidekabine.

Warum dieses Gerät so einen Höllenlärm verursacht, und was genau eine Magnetresonanztomografie ist, erfuhr ich mal wieder als Letzte. Weder mein Arzt noch das Informationsblatt bereiteten mich ausreichend darauf vor. Dabei könnte man das Ganze in zwei Minuten erklären: Man darf sagen, dass eine Magnetresonanztomografie eine super Sache für alle Ärzte ist, die was davon verstehen. Mithilfe der Magnetresonanztomografie können nämlich genaue Schnittbilder des Körperinneren angefertigt werden. Weichteile wie Gehirn und innere Organe werden auf einem Magnetresonanztomografie-Bild besonders kontrastreich und differenziert wiedergegeben, sodass selbst Details von weniger als einem Millimeter Größe noch erkennbar sind. Ist das nicht unglaublich? Neben dieser hohen Auflösung besteht ein Vorteil der Methode darin, dass sich die Aufnahmen in jeder gewünschten Ebene anfertigen lassen – also nicht nur quer durch den Körper, sondern auch längs oder schräg. Aus den Schnittbildern kann der Computer dann sogar ein dreidimensionales Bild des Körperinneren errechnen. Ein Hoch auf die Technik!

Allerdings sollte an der Anwendung meiner Meinung nach noch ein bisschen gefeilt werden, weil die meisten Magnetresonanztomografie-Scanner nach wie vor Röhren sind, in die der Patient auf einer Liege hineingefahren wird. Die Untersuchung dauert zwischen zehn und dreißig Minuten. Da schon kleinste Bewegungen die Qualität der Bilder stark beeinträchtigen, ist es ganz wichtig, möglichst ruhig zu liegen. Manchmal – wie bei mir – kann es auch nötig sein, dass der Patient vor der Untersuchung ein Kontrastmittel in die Vene verabreicht bekommt. Und wenn man dann mal in der Röhre ist und sich fragt, woher die entsetzliche Lautstärke kommt, dann kann ich das mittlerweile auch erklären. Während der Untersuchung werden Magnetfelder schnell hintereinander ein- und wieder ausgeschaltet. Dies führt zu Schwingungen, und die verursachen die ziemlich lauten Klopfgeräusche.

Alles zusammen genommen weiß ich nicht, ob ich, wenn ich das alles vorher gewusst hätte, lockerer an die Sache rangegangen wäre.

Nun gut, ich hatte alles mit einem leichten seelischen Knacks überstanden und saß mit feuchten Händen im Sprechzimmer der Ärztin, um meine Diagnose zu hören. Mit großer Wahrscheinlichkeit hatte sich durch die Angst mein komplettes Adrenalin in der Röhre bis zur Erschöpfung ausgeschüttet und war mittlerweile vom Blut auch schon abgebaut worden. Nachschub, um schnell an Energiereserven ranzukommen, um kämpfen oder fliehen zu können, wird es deshalb in nächster Zeit mit Sicherheit nicht geben, denn meine Nebenniere ist definitiv leer. Wie sonst hätte ich so teilnahmslos vor der Ärztin sitzen können, die aufmerksam die Aufnahmen meines Gehirns auf einem Monitor studierte? Mausklick. Nächstes Bild. Mausklick. Schweigen. Mausklick. Nächstes Bild …

Endlich die Erlösung, sie begann zu sprechen.

„Alles bestens!", sagte sie freundlich und lächelte mir zu.

„Wie bitte? Ich verstehe nicht."

„Alles bestens!", wiederholte die Ärztin. „Der Kollege hat sich umsonst Sorgen gemacht. Gut, es gibt einen Verdacht auf ein winzig kleines Prolaktinom, mit gerade mal zwei Millimetern im Hypophysenvorderlappen. Aber das ist wirklich nicht weiter beachtenswert. Glauben Sie mir, alles in Ordnung!"

„Ich ... aber ... Das ist ja ... oh, wie wunderbar ... ich danke Ihnen!", stotterte ich. „Ja, aber woher kommen denn dann die komischen Blutwerte?", fragte ich sie, während mich gleichzeitig ein plötzlich auftretendes Glücksgefühl überwältigte.

„Wenn Sie mich fragen, dann haben Sie den hohen Prolaktinwert im Blut Ihren Wechseljahren zu verdanken. Da spielen nämlich die Hormone komplett verrückt und treiben die seltsamsten Blüten."

„Jesses, Sie wollen mich doch nicht etwa glauben lassen, dass das alles nur mit den Wechseljahren zu tun hat?"

„Nun, meiner Meinung nach schon. Sie sind im entsprechenden Alter und Ihre Blutwerte deuten auf der einen Seite auf einen Hormonmangel und auf der anderen Seite auf einen Hormonüberschuss hin. Das ist in den Wechseljahren so üblich."

„Die Wechseljahre machen mich so krank, bringen mich durcheinander und lassen mich nicht mehr schlafen? Ist das wahr? Und ich dachte, ich hätte eine tödliche Krankheit. So schlecht wie in den letzten Monaten habe ich mich mein ganzen Leben noch nicht gefühlt! Die Wechseljahre sind so ... so gemein? So niederträchtig? So ..? Mir fehlen die Worte."

„An Ihrer Stelle würde ich mich hierzu ausführlich beraten lassen."

„Zu den Wechseljahren? Beraten lassen? Wer macht denn so was? Wo muss ich denn da hingehen?", fragte ich verblüfft.

„Das wird schwierig. Ich weiß auch nicht so recht. Haben Sie einen guten Frauenarzt?"

„Nein!"

„Oh, ja dann ... Vielleicht suchen Sie sich einen guten Frauenarzt?"

„Können Sie mir einen empfehlen, der sich damit richtig gut auskennt?"

„Nein."

„Oh, ja dann ..."

„Ein schwieriges Thema, das sage ich Ihnen. In diesem Bereich praktizieren nach wie vor mehr Männer als Frauen. Nichts gegen Männer in diesem Fachgebiet, aber den meisten Frauenärzten fehlt es verglichen mit den Frauenärztinnen leider oft an Einfühlungsvermögen. Wie soll ein Mann auch wissen können, wie sich Kinderkriegen oder PMS anfühlt? Ganz zu schweigen von den komplizierten Wechseljahren einer Frau. Da ändert sich so viel und wenn man nicht auf sich aufpasst, landet man ruckzuck bei Psychopharmaka oder in der Klapsmühle – wenn ich das so salopp sagen darf. Sie müssen sich mal vorstellen, dass sich alleine die depressiven Symptome von Frauen nach der Menopause verdoppeln."

„Um ehrlich zu sein, ich stehe auch kurz davor durchzudrehen. Ich weiß gar nicht mehr, was mit mir passiert. Neuerdings halluziniere ich! Mein andauerndes Schlafdefizit ließ mich vor ein paar Tagen Käfer auf meinen Armen krabbeln sehen. Verstehen Sie, was ich meine? So ein kaputter Zustand ist doch nicht normal. Deswegen dachte ich auch an eine schreckliche Krankheit. Und jetzt sollen dafür nur die Wechseljahre verantwortlich sein? Keine einzige Frau, die ich kenne, hat mir jemals auch nur annähernd gesagt, wie furchtbar diese Phase des Lebens sein kann."

„Man spricht eben nicht gerne darüber. Ich kenne sogar Frauen, die sich deswegen schämen."

„Ach du jemine, weswegen denn schämen?"

„Die meisten Frauen schämen sich schlichtweg für ihr Alter. Sie haben Angst, nicht mehr zur Gesellschaft zu gehören, wenn man erfährt, dass sie in den Wechseljahren sind. Sie denken, dass das Verfallsdatum der Jugendlichkeit mit Beginn der Wechseljahre abgelaufen ist."

„Nein!", sagte ich verblüfft. „Was ist das denn für ein merkwürdiges Denken. Das ist ja ... beunruhigend!"

„Ja, das ist es wirklich! Daran sind die Medien mit ihrem Jugendwahn nicht ganz unschuldig. Wie gesagt, wenn wir Frauen in dieser Lebensphase nicht auf uns aufpassen, dann öffnen wir nicht nur Depressionen Tür und Tor. Durch den Hormonverlust treten Krankheiten auf, von denen wir zuvor nicht mal gehört haben. Frauen laufen dann mit den unterschiedlichsten Symptomen von Arzt zu Arzt und begeben sich in die abenteuerlichsten Behandlungen. Ärzte, ganz besonders Frauenärzte, sollten Frauen bei gesundheitlichen Beschwerden ab einem gewissen Alter mit besonderer Aufmerksamkeit untersuchen und niemals die Überprüfung des Hormonhaushaltes außer Acht lassen. Leider ist es immer noch üblich, auf einzelne Diagnosen hin zu behandeln, anstatt die Zusammenhänge, die doch auf der Hand liegen, zu erkennen."

„Wenn das so ist, dann mache ich mich mal auf die Suche nach einem Arzt, der sich mit Wechseljahren auskennt", sagte ich und stand zögernd auf. „Ich kann doch gehen?"

„Ja klar, Sie können gehen. Schönen Abend noch und viel Glück bei Ihrer Suche, das können Sie gebrauchen." Die Ärztin stand ebenfalls auf und drückte zum Abschied mitfühlend meine Hand. Am liebsten hätte ich sie noch gefragt, ob sie nicht auf die Schnelle noch Gynäkologie studieren könne, so sympathisch war sie mir. Sie wäre bestimmt eine wunderbare Frauenärztin geworden! Nachdem sie mir so eine frohe Gesundheitsbotschaft mitgeteilt hatte, traute ich ihr nämlich alles zu. Und am liebsten hätte ich sie zum Abschied umarmt, das allerdings traute ich mir nicht zu.

Als ich strahlend und glücklich auf meinen Sohn zuging, fiel sofort sein sorgenvoller Gesichtsausdruck von ihm ab und er kam, einen unterdrückten Freudenschrei ausstoßend, auf mich zu. Erleichtert nahm er mich in den Arm und drückte mich so sehr, dass mir für einen kurzen Moment die Luft wegblieb. Wie schön das Leben doch sein kann!

Nach dieser Aufregung schrieb mir Bernd eine Überweisung für eine Klinik, Abteilung Endokrinologie. Meine Blutwerte sollten seiner Meinung nach nochmals genauer unter die Lupe genommen werden. Neun Wochen musste ich auf einen Termin warten, da half auch alles Jammern am Telefon nicht. Und diesen Termin habe ich auch nur so *schnell* bekommen, weil mein Arzt mehrere Male höchstpersönlich in der Klinik angerufen und auf die Dringlichkeit hingewiesen hatte.

Ist das nicht verrückt mit unserem Gesundheitssystem? *Monatelange* Wartezeiten!

Es gibt wirklich viele Menschen, denen es hundsmiserabel geht und die dringend ärztliche Hilfe bräuchten. Im schlimmsten Fall wird man als Patient einfach abgewiesen. Tja, außer man ist, wie Michael, privat versichert. Ein kurzer Anruf und schon hat er einen Termin. Oft noch am Tag des Anrufs. Das darf eigentlich nicht sein. Wo ist das hoch gepriesene, faire Gesundheitssystem Deutschlands? Vielleicht verpulvern die Krankenkassen doch zu viel Geld für Unsinn, anstatt die Ärzteschaft zu stärken? Meine Krankenkasse zum Beispiel hat erst kürzlich ein mehrstöckiges Parkhaus gebaut. Das Ding steht da jetzt rum und keiner fährt rein, weil auf der Straße nach wie vor ausreichend Platz zum knöllchenfreien Parken ist.

Noch so ein Schwachsinn: Jahrelang werden aus einer mir unbekannten Notwendigkeit heraus Praxisgebühren verlangt und plötzlich, von heute auf morgen, wieder abgeschafft (aus Geldüberfluss?). Ich bin kein Betriebswirtschaftler, aber die Gebühren hätte man sicher dazu benutzen können, unsere maroden Krankenhäuser zu unterstützen und um den Ärzten und dem Pflegepersonal mehr wohlverdientes Gehalt zu bezahlen. So dumme Entscheidungen machen mich wütend! Und waren vielleicht schuld an meiner langen Wartezeit?

Die neun Wochen bis zum Termin in der Klinik vergingen furchtbar langsam. Langsam, weil ich es kaum erwarten konnte und furchtbar, weil ich zwischen Schlaflosigkeit und Hitzewallungen taumelte. Von meiner Aggression gegenüber allem und jeden rede ich erst gar nicht. Und meine unbegründeten Heulattacken gingen mir so sehr auf den Senkel, dass ich noch mehr heulte, weil ich heulte!

Endlich war es so weit. Ich saß im Wartezimmer der Endokrinologie. Ein Raum ohne Fenster im Kellergeschoss, mit gefühlten hundertachtzig Stühlen, die alle besetzt waren. Da hätte ich mir wohl mein Strickzeug mitnehmen sollen. Ich kann zwar nicht stricken, aber die Wartezeit hier würde garantiert ausreichen, um es zu lernen! Drei Stunden und vierzig Minuten saß ich mit fremden Frauen in jeder Altersklasse und jeder Nationalität auf engstem Raum im Keller-Wartezimmer bei zitternden Neonröhren. Eigentlich ging ich davon aus, dass hier nur Frauen in den Wechseljahren hinkämen, aber die Endokrinologie ist, wie ich hier erfuhr, prinzipiell für Hormone jedes Alters und jedes Geschlechts zuständig.

Bei der Endokrinologie handelt es sich um die Lehre von den Hormonen. Endokrinologen setzen sich überwiegend mit den endokrinen Drüsen des menschlichen Körpers auseinander. Diese Drüsen geben die von ihnen produzierten Hormone direkt ins Blut ab; sie werden daher auch als „Drüsen innerer Sekretion" bezeichnet. Endokrine Drüsen scheiden ihr Sekret also nicht wie exokrine Drüsen, wie zum Beispiel die Schweißdrüse, aus dem Körper aus. Störungen in den Hormonkreisläufen haben oft starke Auswirkungen auf das Wohlbefinden des Patienten, was ich unbedingt bestätigen kann. Ziel der Endokrinologie ist es, hormonell bedingte Krankheiten ausfindig zu machen und zu heilen. Deswegen bin ich hier.

Zu den endokrinen Hormondrüsen zählen die Schilddrüse, Nebenschilddrüse, Nebenniere, Bauchspeicheldrüse und Hirnanhangdrüse sowie die beiden geschlechtshormonbildenden Drüsen Ovar und Hoden. Als Drüsen des endokrinen Systems sind sie verantwortlich für die hormonelle Regulation und damit auch für die Steuerung wichtiger Körperfunktionen wie Verdauung, Wachstum und Fortpflanzung. Erkrankungen der

Schilddrüse, wie eine Über- oder Unterfunktion, aber auch Hypophysen- und Nebennierenfunktionsstörungen nehmen Einfluss auf den Hormonhaushalt und sind damit wesentliche Untersuchungsgebiete der Endokrinologie. Auch Folgeerkrankungen wie Minderwuchs, Osteoporose oder Haarausfall sind darin eingeschlossen. Einen besonderen Schwerpunkt setzt die Endokrinologie außerdem auf Erkrankungen der Bauchspeicheldrüse und somit auch auf Diabetes.

Hormonelle Veränderungen im Alter, wie sie beispielsweise während der Menopause auftreten, fallen ebenso in das Untersuchungsgebiet der Endokrinologie. Zugleich trägt sie zur Identifizierung eines Ungleichgewichts im Sexualhormonhaushalt bei und übernimmt damit wesentliche Aufgaben der Reproduktionsmedizin. Kinderlosigkeit lässt sich häufig auf eine Störung im Hormonhaushalt zurückführen. Mit einer entsprechenden Hormontherapie kann die Endokrinologie behilflich sein, einen Kinderwunsch zu unterstützen.

Das Fachgebiet der Endokrinologie ist also ein sehr weites Feld und ein guter Endokrinologe muss schon ein Spezialist auf vielen Gebieten der Medizin sein. Meine Endokrinologin war eine Frau Professor und nach einer knapp vierstündigen Wartezeit versprach ich mir sehr viel von ihr.

Als ich endlich in ihrem Sprechzimmer saß und sie mich fragte, wie es mir gehe, brach ich erst mal in Tränen aus. Ohne zu zögern und mit einem Griff schob sie behutsam eine Packung Papiertücher über ihren Schreibtisch. Hinter ihr standen noch sechs weitere, aufeinandergestapelte Packungen mit Papiertaschentüchern. Die Frau Professor scheint recht feuchte Erfahrungen mit ihren Patientinnen zu haben!

Zunächst untersuchte sie mich. Abtasten, Ultraschall, Abstrich ... eben alles, was sich bei Frauen unterrum zur Untersuchung anbietet. Danach saßen wir uns in ihrem Sprechzimmer wieder gegenüber. Zunächst sagte sie nichts, da sie aufmerksam mit dem Studium von Unterlagen beschäftigt war. Sie blätterte durch meine mitgebrachten laborärztlichen Befundberichte und die Auswertung der MRT-Untersuchung. Zwischendurch holte sie tief Luft, sah mich kurz über ihren Brillenrand an und las seufzend weiter.

Mit dem achten tiefen Luftholer erklärte sie mir kopfschüttelnd, dass mir mein Arzt besser keine Hormone hätte spritzen sollen. Das sei total unnötig gewesen und auch der Grund dafür, dass sie mir heute für einen Hormonstatus kein Blut abnehmen könne. Deshalb müsse ich in drei Wochen wiederkommen.

WAS? Ich habe fast vier Stunden gewartet, damit man mir sagt, dass ich in drei Wochen wiederkommen soll? Bernd, ich bring dich um!

„Ich hab meinem Arzt doch gleich gesagt, dass das Zeug nichts für mich ist! Wie konnte er nur ..." Und wieder brach ich, laut schluchzend und wehklagend, unkontrolliert vor einem fremden Menschen in Tränen aus (der Preis für das beste Drama geht an ... Trommelwirbel: Moooniiiikaaa Maaarrrssscch ...).

„Jetzt beruhigen Sie sich doch, Frau Marsch. Ihr Arzt hat es bestimmt nur gut mit Ihnen gemeint."

„Gut gemeint, gut gemeint ...", wimmerte ich. „Heißt das etwa im Klartext, ich muss weitere drei Wochen vor mich hin leiden? Sie haben ja gar keine Ahnung, wie es mir geht! Das ist kein Leben mehr, ich kann nicht mehr! Sagen Sie mir wenigstens, was mit mir los ist. Bitte!", flehte ich.

„Nun, dem Laborblatt, das entstand, bevor Ihr Arzt Ihnen die Hormonspritze verabreichte, entnehme ich, dass Sie sich mitten in den Wechseljahren befinden. Der erhöhte Prolaktinwert ist nicht weiter schlimm, sollte aber in Abständen überprüft werden. Ihr Progesteron-Wert ist allerdings im Keller und das bereitet Ihnen die ganzen Beschwerden. Aber das ist auch nicht weiter schlimm. Das ist alles ein ganz normaler Prozess. Die Veränderung Ihres Körpers wird jetzt Ihren Alltag trüben, aber Sie kommen da nun mal nicht drumherum. Setzen Sie sich einfach mit dem Älterwerden auseinander, dann wird's schon irgendwie gehen."

Also, das ist doch ... Ich war empört!

„Um zu hören, dass ich älter werde, bin ich allerdings nicht hergekommen!" Wütend trocknete ich meine Tränen und meine zuvor hilflose Heul-Stimmung schlug augenblicklich in Aggressivität um. Darin hatte ich mittlerweile meisterhafte Übung, und das alles, ohne mich damit auseinandergesetzt zu haben! Herausfordernd zischte ich sie an.

„Und wie lange soll das jetzt so gehen? Wann bin ich denn Ihrer Meinung nach alt genug, um wieder normal leben zu dürfen? Wann hören meine Weltuntergangsstimmung, die fiesen Hitzewallungen und die zermürbende Schlaflosigkeit wieder auf?"

„So zehn bis fünfzehn Jahre kann das im schlimmsten Fall schon andauern. Eben so lange, bis sich Ihr Körper an den neuen Hormonstatus gewöhnt hat", antwortete Frau Professor mit mangelndem Mitgefühl in der Stimme.

„Zehn bis fünfzehn Jahre?", ungläubig wiederholte ich die Zahl. „Das ist jetzt aber nicht Ihr Ernst?"

„Nun, das Zeitfenster ist von Frau zu Frau verschieden. Sehen Sie die Zeit doch einfach als neue Chance, Ihr Leben verändert sich jetzt."

„Als neue Chance? Ich wollte gar keine neue Chance! Ich war eigentlich sehr zufrieden mit meinem bisherigen Leben und habe auch nicht vor, das zu ändern."

„Ihr bisheriges Leben wird sich allerdings gravierend ändern. Das merken Sie ja jetzt schon, nicht wahr?"

„Deswegen bin ich doch hier, bei Ihnen! Sie sollen mir doch helfen!"

„Sie könnten sich ein neues Hobby zulegen oder mit Sport anfangen. Viele Frauen machen das in Ihrem Alter."

„Gehen davon dann die Wechseljahre weg?"

„Äh ... nein", antwortete Frau Professor verblüfft.

„Und wozu brauche ich dann ein Hobby oder Sport?"

„Sie könnten sich damit ablenken."

„Aha. Sie meinen also, ich brauche jetzt etwas, das mich für die nächsten zehn bis fünfzehn Jahre ablenken soll? Sie glauben im Ernst, dass ich mich besser fühle, wenn ich einen Malen-nach-Zahlen- oder einen Beweglich-ab-fünfzig-Kurs belege?"

„Das führt so zu nichts. Sie sind ja beratungsresistent", sagte Frau Professor ungeduldig.

„Das Empfehlen einer sportlichen Betätigung nennen Sie Beratung und diese Beratung soll meine massiven Beschwerden lindern? Bekommen Sie Provision vom Fitnessclub?" Kann mir jemand meine Wut verdenken?

Frau Professor antwortete darauf nichts. Sie blätterte in aller Ruhe aufmerksam durch meine Unterlagen (wahrscheinlich suchte sie den Einweisungsschein in die Klapsmühle). Dann kippte sie ihren Kopf nach links, sodass er fast auf ihrer Schulter lag, zog eine Augenbraue hoch und legte mit einer Geste die Hände so auf den Tisch, um mir nonverbal Folgendes mitzuteilen: Ihnen ist nicht zu helfen. Stille.

Diesen Termin hatte ich gewaltig versemmelt.

Zu meinem Erstaunen sah sie mich kurz darauf wieder normal an und sprach – trotz dieser eindeutigen Botschaft – wieder mit mir: „Ich werde Ihnen zunächst Progesteron verschreiben. Das ist ein Hormon und das nehmen Sie ab dem vierzehnten bis zum sechsundzwanzigsten Tag Ihres Zyklus ein. Jeden Abend zwei davon. Alles Weitere können wir erst besprechen, wenn ich die neuen Laborwerte von Ihnen habe, also in drei Wochen."

„Und was macht dieses Progesteron in meinem Körper? Wozu brauche ich das?"

„Dadurch wird Ihr fehlendes Progesteron im Körper ersetzt."

„Aha! Und schon geht es mir wieder gut?", fragte ich verunsichert.

„Eigentlich schon. Aber wie gesagt, in drei Wochen weiß ich mehr." Frau Professor stand auf und reichte mir ihre Hand über den Schreibtisch.

„Können Sie mir nicht noch etwas über dieses Progesteron erzählen? Ich weiß doch gar nicht, was das ist! Ich kann doch nicht einfach irgendwas einnehmen, von dem ich keine Ahnung habe", sagte ich und ignorierte dabei ihre mir zum Abschied entgegengestreckte Hand.

Ich fahre doch keine hundert Kilometer und warte über vier Stunden in einem Wartezimmer mit monatealten, angegrabbelten Zeitschriften, um mit einem Rezept nach Hause zu gehen, mit dem ich inhaltlich gar nichts anfangen kann.

„Das Progesteron ist das Hormon, das Ihnen fehlt", sagte sie und lächelte mich dabei mit schmalen Lippen an. Gleichzeitig strafte sie mich mit einem ungeduldigen Blick heftig ab.

Das war mir allerdings völlig egal, sollte sie mich doch hassen! Ich würde hier nicht eher weggehen, bevor ich nicht wusste, wozu ich die Hormone einnehmen soll! Abwartend sah ich Frau Professor an und dachte, na los, erzähl schon.

Es kam aber nichts mehr. Sie stand nur da und lächelte verkniffen. Spürte sie meine Verzweiflung ganz und gar nicht?

Ich hätte schon wieder in Tränen ausbrechen können. Meine Augen fühlten sich schon wieder wie Murmeln im Wasserbad an. Ich wollte enorm viel wissen und fragen, aber mein ganzer Körper war angestrengt damit beschäftigt, den sich anbahnenden Tränenausbruch zu unterdrücken. Frau Professor schob mir wortlos ihre Vorratspackung Papiertaschentücher über den Tisch. Wie stehe ich denn jetzt da? Zuerst das heulende Elend, dann die Furie und dann wieder die Heulsuse. Wie demütigend. Ich hasste mich dafür.

„Alles wird gut. Glauben Sie mir. Wir sehen uns in drei Wochen wieder. Auf Wiedersehen!" Zum zweiten Mal streckte mir Frau Professor ihre Hand über den Schreibtisch entgegen. Widerwillig gab ich ihr meine und verabschiedete mich mit einem Kopfnicken. Eine leise Träne pitschte auf meine Unterlagen, die auf ihrem Schreibtisch verteilt waren.

Und wieder einmal verließ ich enttäuscht ein weiteres Sprechzimmer. Am liebsten hätte ich mich jetzt hier sofort auf den Boden gelegt und aufs Sterben gewartet. Mein unmögliches Benehmen der Ärztin gegenüber gab mir das Gefühl, von allen guten Geistern verlassen zu sein. Diese Erkenntnis stürzte mich für den Rest des Tages in eine mittelschwere Depression. Und aus alldem soll mir ein Hormon namens Progesteron heraushelfen?

Viel zu wenig wusste ich in Bezug auf den Hormonhaushalt meines Körpers. So viel musste ich noch lernen um zu verstehen. Schließlich geht es um meinen Körper, der bis zum Beginn der Wechseljahre einfach nur funktionierte und deshalb keine sonderliche Aufmerksamkeit auf sich zog. Eben weil er bis dato ja funktioniert hatte. Sicher musste man manchmal vergleichbar harmlose Krankheiten überstehen. Aber das, was mir mein Körper seit Beginn der Wechseljahre antut, kann ich nicht verstehen! Meine Devise war bislang, dass man seinen Körper eigentlich nicht spüren sollte, außer beim Orgasmus. Aber mein Körper ist so viel mehr, als ich denken, fühlen und bewusst wahrnehmen kann. Eigentlich macht er ja, was er will. Er lässt mein Herz schlagen, das Blut pulsieren, er atmet, verdaut, schläft und das alles, ohne irgendwelche Befehle von mir zu empfangen. Im Gegenteil, mein Körper befiehlt mir, und zwar meist dann am heftigsten, wenn er Kohldampf schiebt.

Zuerst ist mein Körper gewachsen und hat sich geformt und jetzt schrumpft er und verformt sich. Was in mir geschieht, sehe ich nicht, aber ich spüre es. Ich spüre, dass etwas nicht stimmt, dass sich mein Körper verändert, dass er nicht mehr zuverlässig ist, dass er mir Schlaflosigkeit, Hitzewallungen und vieles mehr antut. Ich spüre die Macht meines Körpers und dass das noch lange nicht alles ist, was er mit mir bis ans Ende meiner Tage noch alles anstellen wird. Und das alles ohne mein Dazutun. Was für ein elendes Gefühl von Ohnmacht! Ist es jetzt soweit? Startet jetzt schon die zweite Lebenshälfte, die letztendlich mit dem Tod endet?

Ich stelle fest, meine körpereigene Hormonproduktion funktioniert nicht mehr. Meine Haut wird faltig, meine Haare werden dünn und mein Körper verliert an Kontur. Ich werde spürbar unattraktiver. Früher oder später (so wie es im Moment aussieht, eher früher) sieht jeder Mann sofort: Die Frau kann keine Kinder mehr kriegen, die ist raus aus dem großen Spiel des Lebens! Eigentlich könnte ich guten Gewissens und in aller Ruhe meiner Bestimmung entgegensehen und mich langsam, aber sicher auf den Tod vorbereiten. Himmel, was hab ich denn jetzt schon wieder für destruktive Gedanken? Wenn ich so weitermache, kann ich mich ja gleich zur Depressivenrunde anmelden.

Also wirklich, bislang habe ich mir in meinem Leben noch nie gewünscht, ein Mann zu sein. Aber jetzt ... Seit ich in den Wechseljahren bin ... Wäre ich ein Mann, wäre bestimmt alles viel einfacher. Dann würde ich ab Mitte vierzig von Jahr zu Jahr attraktiver und interessanter werden. Ich würde älter und meine Freundinnen jünger werden. Aber nein, ich bin eine Frau und werde von Jahr zu Jahr, ach, was sag ich, von Tag zu Tag einfach nur runzliger, fetter und kränker! Ist dieser plötzliche rasante körperliche Zerfall etwa dazu gedacht, mir den Abschied von meinem Leben zu erleichtern?

Nur gut, dass eine gewisse Gleichgültigkeit zunehmend ihren Raum einnimmt. Wenn ich mich morgens im Spiegel nach einer schlaflosen Nacht begutachte, dann reicht's mir schon wieder. Dann ist der Tag schon gelaufen. Meine Kopfkissenfalten halten sich mittlerweile den ganzen Vormittag. Ich sehe aus, als ob ich überfahren worden wäre. Mit Winterreifen. Und meine angeschwollenen, grüngelben Tränensäcke gehören nun mal nicht zum gängigen Schönheitsideal.

Da bleiben nur zwei Möglichkeiten: Auf Teufel komm raus rumschreien und sich ärgern oder einfach nur ein verzweifeltes Abwenden. Um mich zu schützen, wendete ich mich immer häufiger ab. Ich wurde zunehmend gleichgültiger. In meinem Alter scheint mein Körper nichts mehr von der Notwendigkeit, funktionieren zu müssen, zu halten. Er verändert sich ganz einfach, wie er will. Wo wird das enden?

Oh Gott, schon wieder zog eine Version von mir selbst im Alter an meinem geistigen Auge vorüber. (Komisch – das passiert mir in letzter Zeit immer öfter!) Ich saß im Musikantenstadel. Die Haare mangels Masse auftoupiert und in Farbe Nummer zweiundsiebzig (friedhofsblond) eingefärbt. Auf meiner großen Knubbelnase lag ein Kassenbrillengestell mit leicht angegilbten Gläsern. Mein nicht mehr vorhandener Hals verlor sich in einem T-Shirt mit viel zu buntem Blumenaufdruck. Ein Riesenschlüpper zeichnete sich unter meiner beigefarbenen Polyesterhose ab. Der superkomfortable Rundum-Dehnbund und die aufgenähten Bundfalten gaben ihr den richtigen Sitz. Mit meinen gekrümmten Gichtfingern klatschte ich gemeinsam mit anderen Frauen, komplett aus dem Takt geraten, zu Heimatmusik-Melodien und freute mich des Lebens. Männer gab es in meiner Vorstellung keine, weil die in dem Alter eh schon längst alle tot sind.

Ob ich aus dieser Nummer mit dem Progesteron irgendwie wieder herauskomme?

Ich besorgte mir Fachliteratur und staunte nicht schlecht. Bei manchen unverständlichen medizinischen Erklärungen blätterte ich geschickt weiter. Nach einigen Seiten wurde ich aber von meiner eigenen Schläue wieder eingeholt, weil ich die Passage ohne die vorangegangene, die ich überblättert hatte, nicht verstand. Um die Zusammenhänge zu begreifen, blieb mir letztendlich nichts anderes übrig, als alle Seiten und manche mehrmals zu lesen. Na ja, Wiederholungen schaden meinem unzuverlässig gewordenen Gehirn sicher nicht und einiges blieb ja auch hängen.

Progesteron wird vom Gelbkörper (Corpus luteum) im Eierstock nach dem Eisprung aus den Resten des Ei-Follikels gebildet und deswegen auch „Gelbkörperhormon" genannt. Das Progesteron wird nicht nur im Eierstock, sondern auch von der Nebennierenrinde und anderen Geweben produziert. In der Schwangerschaft stellt die Plazenta große Mengen Progesteron her. Der Ausgangsstoff für die Progesteron-Herstellung ist Cholesterin, woran man erkennen kann, dass Cholesterin nicht nur ein Bösewicht ist. Es ist für den Körper sogar ein lebenswichtiger Stoff. Außer bei der Hormonherstellung wird Cholesterin auch für die Zellwände benötigt. Nur wenn das Blut zu viel Cholesterin enthält, ist es schädlich. Das wiederum geschieht meist bei Frauen um die fünfzig. Forscher gehen davon aus, dass das an den fehlenden Hormonen liegt, da mit Eintritt der Wechseljahre die Eierstöcke ihre Produktion einstellen. Die gefäßschützende Wirkung erlischt und das Erkrankungsrisiko verdreifacht sich. Auch das ist keine gute Nachricht!

Der Progesteronspiegel schwankt stark je nach Lebensphase und auch innerhalb des Monats. Die Hauptaufgabe des Progesterons besteht darin, die Gebärmutterschleimhaut auf eine mögliche Schwangerschaft vorzubereiten. Kommt es dann zu einer Schwangerschaft, ist der Progesteronspiegel deutlich erhöht. Zu diesem Zweck wird die Gebärmutterschleimhaut verdickt und besonders gut durchblutet. Diese Aufgabe hat dem Progesteron auch seinen Namen gegeben. „Pro" heißt nämlich „für" oder „fördern" und „Gestation" bedeutet „Schwangerschaft". Wenn keine Befruchtung des Eis stattgefunden hat, lässt die Produktion des Progesterons nach einigen Tagen wieder nach und etwa zwei Wochen nach dem Eisprung wird die verdickte Gebärmutterschleimhaut in Form der Menstruationsblutung abgestoßen. Der hohe Progesteronspiegel, der nach dem Eisprung besteht, verhindert unter anderem auch einen weiteren Eisprung. Nur selten kommt es zu mehreren Eisprüngen, was dann zweieiige Zwillinge zur Folge haben kann.

„Meine" Endokrinologin sagte mir, dass mein Hormonspiegel überhaupt kein Progesteron aufweise. Wobei ein Progesteronmangel in mehreren Lebensphasen und Situationen auftreten kann. In der Pubertät ist ein zeitweiliger Progesteronmangel sehr verbreitet, was viele der Pubertätsprobleme mit sich bringt. Diese Probleme lassen spätestens dann wieder nach, wenn sich die Hormonproduktion eingespielt hat. Vielleicht sollte man einfach bis dahin alle Teenager auf eine einsame Insel bringen? Das würde zumindest viele häusliche Probleme lösen ...

Viele Frauen haben auch im Erwachsenenalter einen mehr oder weniger ausgeprägten Progesteronmangel. Er verursacht das gefürchtete prämenstruelle Syndrom und kann auch Unfruchtbarkeit zur Folge haben. Wenn ich das jetzt richtig verstehe, dann hätte ich während meiner Reproduktionsphase (also zu der Zeit, als auch ich noch Eisprünge hatte) vielleicht nur ein bisschen Progesteron einnehmen müssen und mein PMS wäre erträglich oder sogar ganz weg gewesen? Mit Beginn der Wechseljahre sinkt der Progesteronspiegel allmählich und die meisten der typischen Beschwerden dieser Lebensphase hängen mit dem Progesteronmangel zusammen und fühlen sich anfänglich wie PMS an. Das kann ich bestätigen und das hätte mir meine Frau Professor doch mit einfachen Worten auch erklären können?

Progesteronmangel hat meistens auch eine Östrogendominanz zur Folge. Das heißt jetzt nicht, dass es zu einer Dominanz kommt, weil in den Wechseljahren mehr Östrogen produziert wird, nein, es kommt einfach daher, dass weniger Progesteron zur Verfügung steht und somit zunächst ein Übergewicht beim Östrogen vorliegt. Wobei sich die Östrogenproduktion im Laufe der Wechseljahre auch immer mehr einstellt. Durch folgende typische Symptome kann frau einen Progesteronmangel wahrnehmen: Reizbarkeit, Ungeduld, Zornausbrüche, Stimmungsschwankungen, Schwitzneigung, Hitzewallungen, Müdigkeit, Kopfschmerzen, geschwollene Brüste, dicker Bauch, Gewichtszunahme, Bartwuchs, Haarausfall, Schmerzen bei der Periode, kürzere Menstruationszyklen, stärkere oder schwächere Menstruation, Zwischenblutungen, Schmierblutungen. Theoretisch gleichen sich die Symptome eines Progesteronmangels und einer Östrogendominanz, da das eine das andere bedingt.

Ein amerikanischer Arzt namens Doktor John R. Lee vertritt die Meinung, dass viele Frauen unter zu viel Östrogen leiden, dem kein Progesteron entgegenwirkt. Dieses Zuviel an Östrogen kann von chemischen Schadstoffen, der Antibabypille, einer Hormontherapie oder anderen Hormonbehandlung oder dem Fehlen von Progesteron in den Wechseljahren herrühren.

Progesteron scheint jedoch in jedem Fall die Symptome auszugleichen. Östrogen ist zwar ein wertvolles und unentbehrliches Hormon, zu viel davon erhöht jedoch das Risiko, an Brust- und Gebärmutterkrebs zu erkranken. Zudem bringt es folgende Symptome mit sich: Wasserretention, Ödeme, Anschwellen der Brüste, Brustgewebsgeschwülste, prämenstruelle Stimmungsschwankungen, Depressionen, verminderte Libido (Geschlechtstrieb), schwere oder unregelmäßige Regelblutungen, Gebärmuttergeschwülste, Verlangen nach Süßigkeiten, Gewichtszunahme, Fettablagerung an den Hüften und Oberschenkeln.

Willkommen in meiner Welt! Nichts, aber auch gar nichts von den genannten Symptomen hat mein Körper ausgelassen. Warum nur ein Problem annehmen, wenn man alle haben kann? Alleine bezüglich meiner Fettablagerungen an Hüften und Oberschenkel gehe ich davon aus, dass in meinem Körper ein Nuller von Progesteron kursiert und vor einiger Zeit dafür eine Östrogenbombe explodiert ist.

Nach dem Sammeln der Erkenntnisse fing dieser amerikanische Arzt an, mehr als fünfzehn Jahre lang Frauen mit natürlichem Progesteron anstatt mit Östrogen zu behandeln. Die Vorstellung, dass Frauen zusätzliches Östrogen benötigen, teilte er ganz und gar nicht; viel eher glaubte er, dass viele Frauen bereits unter zu viel Östrogen leiden. Doktor Lee begann damit, einigen seiner Patientinnen eine Creme mit natürlichem Progesteron zu empfehlen. Die Creme wurde auf die Haut aufgebracht und konnte so vom Körper weitaus besser aufgenommen werden, als dies bei oraler Einnahme von Progesteron der Fall ist. Doktor Lee war unter anderem auf der Suche nach einem Weg, Frauen, bei denen Östrogen, beispielsweise wegen Brustkrebs, kontraindiziert war, vor Osteoporose zu schützen. Da er neuen Ideen gegenüber aufgeschlossen war und diesen Frauen keine andere Alternative anbieten konnte, begann er damit, ihnen diese Progesteroncreme zu empfehlen, in der Hoffnung, dass sie irgendwie dazu beitragen würde, die Verschlechterung des Zustands der Knochen zu verlangsamen.

Zu seiner Überraschung zeigte sich bei Knochenmineraldichtetests schon nach einigen Monaten, dass die Knochendichte der Frauen, welche ausschließlich die Progesteroncreme verwendeten, zugenommen hatte. Als die Creme anderen menopausalen Patientinnen empfohlen wurde, kam es zu denselben Resultaten. Diese Entdeckung war von großer Bedeutung! Östrogen kann den Knochenschwund zwar verlangsamen, den Vorgang jedoch niemals umkehren. Durch die Einnahme von Kalzium, Bor und anderen Nährstoffen kann die Krankheit zwar ebenfalls verlangsamt, jedoch nicht rückgängig gemacht werden. Bisher war kein anderer Stoff bekannt gewesen, der das Knochenwachstum wieder herstellen würde. Zudem war der Grad, in dem die verminderte Knochendichte durch Progesteron rückgängig gemacht wurde, nicht unerheblich. Frauen, deren Knochendichte erheblich abgenommen hatte und die bereits Knochenbrüche erlitten hatten, erhielten schließlich nach einigen Jahren die Knochendichte von Fünfunddreißigjährigen zurück. In diesem Alter besitzen Frauen gewöhnlich ihre höchste Knochendichte. In der Regel konnte eine Zunahme der Knochendichte von zehn Prozent im ersten Jahr und drei bis fünf Prozent in den darauffolgenden Jahren festgestellt werden. Weitaus wichtiger jedoch ist die Tatsache, dass die Zahl der nicht traumatischen Brüche auf null fiel. Im Laufe der Jahre wurden bereits Tausende von Frauen auf diese Art gegen Osteoporose behandelt.

Doch nicht nur eine Zunahme der Knochendichte hatte die Anwendung der Progesteroncreme zur Folge. Nachdem Frauen das natürliche Progesteron über einen gewissen Zeitraum benutzt hatten, kamen noch andere Neuigkeiten dazu. Diejenigen, die noch ihre Periode hatten, sagten, dass ihre prämenstruellen Spannungen verschwunden waren. Brustgewebsgeschwülste gingen zurück, und Frauen, die über Jahre unter Wasserretention gelitten hatten, benötigten keine Diuretika mehr. Frauen, die mit Depressionen gekämpft hatten, fühlten sich allmählich besser. Und einige Frauen mit verminderter Schilddrüsenfunktion stellten fest, dass diese wieder zugenommen hatte.

Bei weiteren Versuchen wurde durch Hormontests festgestellt, dass viele Frauen unter Progesteronmangel litten. Dies war sogar bei jüngeren Frauen der Fall, die das Hormon eigentlich hätten produzieren sollen. Frauen bilden Progesteron nur während des Eisprungs. Kommt es zu keinem Eisprung, so wird folglich auch kein Progesteron gebildet und das kann von großer Bedeutung sein. Einmal abgesehen von den Gefahren, die Östrogen darstellt, ist es natürlich ein absolut unentbehrliches weibliches Hormon, solange es sich im Gleichgewicht mit Progesteron befindet. Wenn also während des Menstruationszyklus einer Frau kein Ei gebildet wird, kommt es zum Östrogenüberschuss, also zur Östrogendominanz, die die bereits beschriebenen Symptome mit sich bringt. Und genau diese Symptome verschwanden, wenn natürliches Progesteron eingesetzt wurde.

Bei den Ausgangsmaterialien von natürlichem Progesteron handelt es sich normalerweise um Pflanzen. Die wichtigste Pflanze zur Progesteronherstellung ist die Wurzel der wilden Yams. Die Herstellung geschieht in chemischen Laboren, was eher nicht der Vorstellung von etwas „Natürlichem" entspricht. Diese Art der Herstellung hat jedoch den Vorteil, dass dabei reines körperidentisches Progesteron entsteht. Außerdem ist das Progesteron durch diesen Herstellungsprozess standardisiert, sodass man es genau dosieren kann und die Qualität gleichbleibend und zuverlässig ist.

Wenn man mit einer Progesteronbehandlung beginnt, sollte man möglichst einen regelmäßigen Rhythmus einhalten. Zudem muss man wissen, dass bei der äußerlichen Anwendung durch eine Creme das Progesteron durch die Haut transportiert und zunächst vom Unterhautfettgewebe aufgenommen wird. Wenn ein deutlicher Progesteronmangel besteht, sammelt sich das Progesteron zunächst im Fettgewebe an. Nur ein Teil des Progesterons wird direkt ans Blut weitergeleitet. Von dort aus kann es dann zu den Zielorganen gelangen. Es dauert etwa zwei bis drei Monate, bis die Speicher im Fettgewebe so weit aufgefüllt sind, dass vermehrt Progesteron ans Blut abgegeben wird. Wenn es dann so weit ist, wirkt das Progesteron erheblich stärker als zuvor. Man darf also nicht sofort die volle Wirkung der Progesteronbehandlung erwarten, sondern erst nach einer Anlaufzeit von mehreren Monaten.

Ich wünschte, ich hätte auch einen Doktor Lee gehabt, dann wäre mir sicherlich vieles in meinen Eisprungzeiten mit PMS und jetzt, während der Wechseljahre, erspart geblieben!

Mit dem Erreichen der Wechseljahre kommt die Progesteronbildung allmählich zum Erliegen. Da Progesteron bei der Ovulation produziert wird, entsteht es folglich nicht mehr, wenn der monatliche Eisprung aufhört. Die Östrogenproduktion wird in der Menopause allerdings nicht eingestellt. Es wird immer noch in den Fettzellen hergestellt. Ironischerweise produziert eine dicke Frau nach der Menopause mehr Östrogen als ihre dünne Schwester vor der Menopause.

Zum körpereigenen Dilemma gibt es jedoch noch schlimmere Aspekte. Abgesehen davon, dass die meisten Frauen in der westlichen Welt synthetischen Hormonen nicht nur durch die Antibabypille oder andere Hormonbehandlungen ausgesetzt sind, leben sie auch in einer mit Schadstoffen stark belasteten Umwelt. Viele der Chemikalien in unseren Lebensmitteln und unserer Umwelt, wie Pestizide und Substanzen in Kunststoffen, Spülmitteln, Haarfärbemitteln, Kosmetika, Spermiziden, Trinkwasser und sogar Muttermilch, können dieselben oder ähnliche Auswirkungen auf den Körper haben wie Östrogen. Man nennt sie Xeno-Östrogene, was übersetzt Fremd-Östrogene heißt.

Xeno-Östrogene sind sehr potent, dies könnte zur Folge haben, dass Frauen, die diesen Chemikalien ausgesetzt sind, die Eizellen in ihren Eierstöcken zu schnell aufbrauchen und so bis Mitte dreißig oft regelrecht „ausgebrannt" sind – was jedoch viel früher ist, als es naturgemäß eigentlich der Fall sein sollte. Sie haben danach zwar noch Regelblutungen, es kommt jedoch nicht mehr zum Eisprung, oder zumindest nicht mehr oft. Das würde folglich bedeuten, dass sie ungefähr für die nächsten fünfzehn Jahre bis zu den Wechseljahren kein Progesteron produzieren und so unter den Symptomen von Östrogendominanz leiden: Sie sind unfruchtbar, fühlen sich unausgeglichen und sind einem erhöhten Brust- und Gebärmutterkrebsrisiko ausgesetzt. Interessanterweise beginnt auch die Osteoporose oft still und heimlich Mitte dreißig.

Eine gesunde Ernährung und Sport tragen zwar erheblich zur Erhaltung gesunder Knochen bei, doch ist man zu dem Schluss gekommen, dass der Hauptauslöser für Osteoporose ein Mangel an Progesteron ist. Während Östrogen das Abnehmen der Knochendichte nur in sehr begrenztem Umfang verlangsamen kann, so steht es so gut wie fest, dass Progesteron die Zellen stimuliert, die für den Aufbau von neuer Knochensubstanz, den Osteoblasten, verantwortlich sind.

Je mehr Nachforschungen ich zu Progesteron betreibe, umso mehr frage ich mich, warum wir Frauen darüber eigentlich nicht Bescheid wissen. Zumindest habe ich nun einen kleinen Einblick bekommen, den mir meine Frau Professor Endokrinologin schuldig blieb. Warum nehmen sich Ärzte eigentlich keine Zeit für Erklärungen? Als Patient will man doch verstehen, was mit einem geschieht. Überhaupt in der Ausnahmesituation der Wechseljahre, die einen total überfordert. Das Ganze ärgert mich gerade so sehr, dass meine Wangen zu glühen beginnen. Oh, mir wird ganz heiß! Hitzewallungsalarm!

Die Progesteron-Erklärungen erschienen mir sehr einleuchtend, dennoch war ich von einer Hormon-Ersatz-Therapie noch Lichtjahre entfernt. Um mich darauf jetzt schon einzulassen, standen noch zu viele Fragen im Raum. Aber ich hab ja Zeit, schließlich dauern die Wechseljahre zwischen zehn und fünfzehn Jahren – also, wozu die Eile?

Vorerst beschloss ich nochmals den Einsatz von Schlaftabletten, wozu ich mich zu meinem Hausarzt bemühen musste, um mir ein Rezept zu besorgen. Träge schlurfte ich nach dem Praxisbesuch nach Hause. Ich war müde, müde, müde und jetzt klingelte auch noch mein Telefon.

„Ja bitte?", lallte meine schwere, viel zu dicke Zunge lahm ins Telefon. Ein Wunder, dass meine Zunge bei der gefühlten Größe überhaupt noch Platz in meinem Mund fand.

„Hallo, Frau Marsch, ich bin's, Frau Zwenger von der Praxis Bernd Kanter."

„Oh. Hallo, Frau Zwenger. Was gibt es denn? Habe ich etwa meinen Kopf in der Praxis vergessen?", scherzte ich müde.

„Ihren Kopf nicht", lachte Frau Zwenger, „aber Ihren Korb mit Lebensmitteln. Zwei Briefe liegen obenauf. Am Absender der Briefe habe ich erkannt, dass es sich um Ihre Sachen handelt."

„Nein! Ach Mist. Auch das noch!" Ich schlug mir mit der flachen Hand an die Stirn. Was bin ich auch vergesslich in letzter Zeit.

„Frau Zwenger, darf ich Sie um einen Gefallen bitten?"

„Ja, natürlich, Frau Marsch."

„Wären Sie so freundlich und würden Sie für mich die beiden Briefe in den Kasten schmeißen? Die müssten nämlich heute unbedingt noch raus!"

„Kein Problem, Frau Marsch. Das mach ich doch gerne für Sie. Und den Korb? Wollen Sie den nicht abholen?"

„Nein, nein, Frau Zwenger. Jetzt reicht es mir nicht mehr bis zum Praxisschluss. Sie wollen doch auch Feierabend machen. Und morgen habe ich überhaupt keine Zeit vorbeizukommen. Nehmen Sie doch alles mit und machen Sie sich ein leckeres Abendessen. Zwei Putenschnitzel vom Biohof sind unter dem Gemüse. Guten Appetit! Und vielen Dank noch mal für die Post!"

Ich beendete das Gespräch und schlug mir nochmals, über meine Vergesslichkeit fluchend, mit der flachen Hand dreimal auf die Stirn. Vielleicht nützte es ja was. Ich glaub es nicht. Versuppt jetzt auch noch mein Gehirn komplett?

Inmitten meines Ärgers kam mein Mann zur Tür herein. Ganz falscher Zeitpunkt!

„Hallo, mein Schatz. Na, wie geht's dir?" Er zog sich die Schuhe aus. „Was gibt's zum Essen? Ich hab einen Bärenhunger, ich hab seit ..."

„NICHTS! gibt's zum Essen!", brüllte ich und lief heulend in mein Bürozimmer. Mit einem donnernden Krawumm schlug ich die Tür hinter mir zu und rief drohend: „Und wag es bloß nicht reinzukommen! Sonst fahr ich noch aus meiner Haut!"

7. KAPITEL

Jetzt fahr ich gleich aus meiner Haut!

„Ich glaube, ich muss zum Hautarzt", seufzte ich kapitulierend, während mein Mann und ich im Bad beim morgendlichen Zähneputzen standen.

„Was ist denn nun schon wieder los?", nuschelte er mit Zahnpastabläschen vorm Mund.

„Keine Ahnung. Schau dir das mal an." Ich zeigte Michael eine raue, gerötete Stelle unter meinem Schlüsselbein.

„Vielleicht von deiner Halskette?"

„Mmmh, kann nicht sein, so lang ist die doch gar nicht", sagte ich desinteressiert und schrubbte mechanisch meine Zähne. Ich wusste schon gar nicht mehr, wie ich auf die täglichen Überraschungen, die mir mein Körper bereitete, reagieren sollte.

Bis vor fünf Tagen hatte ich noch nie dagewesene Höllenschmerzen im Genick, der rechten Schulter und ganz besonders am rechten Handgelenk. Zuerst habe ich die Stellen eingecremt, dann bepflastert und letztendlich halfen nur noch starke Schmerztabletten. Ich konnte mich vor Schmerzen kaum bewegen, geschweige denn am Computer arbeiten. Nachts hätte ich vor lauter Verzweiflung am liebsten ganz gemächlich zur Entspannung vor mich hingeheult. Dann hätte ich wenigstens eine Beschäftigung gehabt, wenn ich schon schlaflos wachliege. Nachdem meine Gelenke ein paar Tage danach, ohne ein Dazutun meinerseits, anfingen auffällig an- und abzuschwellen, war mir klar, dass es dabei in diesem Leben nicht bleiben wird.

Jetzt stand ich also vor dem Spiegel und entdeckte eine handtellergroße, gerötete Stelle auf meinem Körper. Als ich den Fleck neugierig abtastete, stand ich diesem Ereignis relativ gleichgültig gegenüber. Ich spürte beim Betrachten keine besondere Regung in mir. Nichts. Keinen Ärger. Keine Wut. Irgendwie war mir diese hässliche Hautrötung egal. Kapitulierte ich vor meinen Wechseljahren?

Tja, was sollte ich machen? Mit den Wechseljahren hat mich mein bis dato zuverlässiger Körper einfach im Stich gelassen. Wegen meiner Intervall-Krankheiten hatte ich in letzter Zeit mehr Beipackzettel als Bücher gelesen. Die Apotheker in meinem näheren Umkreis begrüßen mich schon mit Namen und halten mir beim Verlassen der Apotheke die Tür auf! Mein Körper ist offenbar einfach zu fragil, um diese miese Laune der Natur zu ertragen. Das Älterwerden gefällt mir nicht, ich kann das nicht.

Älterwerden? Wie geht das? In Würde altern – was bedeutet das? Die Wechseljahre durchmachen zu müssen – das ist würdelos! Wie soll ich noch Achtung vor meinem Körper haben, wenn er nicht mehr funktionieren will. Selbst die einfachsten, existenziellen Grundbedürfnisse verweigert er mir. Die Notwendigkeit zu atmen kriegt mein Körper gerade noch hin. Trinken geht auch noch, aber vom Essen wird er nur noch fett. Wie schlafen geht, hat er längst verlernt. Das Bedürfnis nach Sex ist flöten gegangen. Sex? Was ist Sex? Und eine relativ konstante Körpertemperatur hat mein Körper schon lange nicht mehr drauf. Entweder lässt er mich in der Hitze versengen oder danach vor Kälte die Zähne klappern. Wenn diese simplen physiologischen Bedürfnisse nicht abgedeckt werden können, fühlen wir uns krank, gereizt, unwohl. Klar, will man sich als Mensch mit diesem verkorksten Körpergefühl so rasch wie möglich Linderung verschaffen.

Wer, so frage ich, verschafft mir Linderung? Mein Körper kriegt's nicht mehr auf die Reihe, der wird jetzt wohl nur noch alt. Wie gesagt, das Älterwerden gefällt mir nicht. Außerdem bin ich doch noch viel zu jung, um jetzt schon alt zu sein. Nun ja, wenigstens fällt mein Älterwerden keinem auf. Seit Neuestem werde ich nämlich von meiner Umwelt als Frau gar nicht mehr wahrgenommen. Als junge Frau habe ich mich geärgert, wenn mich Männer aufdringlich angeglotzt haben, und jetzt ärgere ich mich, weil sie mich nicht mehr anglotzen. Absolut irrational!

Wer beachtet übrigens schon alte Menschen, sofern sie nicht busweise auftauchen und ob der schieren Masse ins Auge fallen? Irgendwie nimmt man alte Menschen im täglichen Leben gar nicht wahr. Vielleicht liegt es daran, dass sie mit ihren graubeigen Haar- und Kleiderfarben so gut mit dem fahlen Straßenbeton in unseren Städten verschmelzen?

Schon wieder gaukelte mir mein Geist entsetzliche Altersfantasie-Bilder vor. Ich sah mich kleingeschrumpelt und fade gekleidet mit kleinen Schrittchen übers Kopfsteinpflaster der Fußgängerzone dackeln. Die Hormonkatastrophe ist dafür verantwortlich, dass sich meine aufgequollenen Füße gefährlich durch die breiten Gesundheitslatschen drücken, und meine kleinen, dicken Nilpferdärmchen rudern bei jedem Schritt bedrohlich, um mein Gleichgewicht zu halten. Junge, dynamische und gut aussehende Menschen strömen strotzend vor Lebenslust an mir vorbei.

Wer interessiert sich eigentlich noch für Frauen ab fünfzig? (Nicht mal mein Opa!) Und wer setzt so dumme Sprüche in die Welt wie: „Fünfzig ist das neue Dreißig"? Oder: „Sechzig ist das neue Vierzig"? „Best Ager"? „Silver Ager"? Um Dinge nicht nur schönzureden, sondern auch daran zu glauben, muss man ja schon sagenhafte Fähigkeiten besitzen. Da kann man sich als Frau noch so stylish anziehen und die Figur auch noch so proper sein, wenn das Gesicht nicht mehr prall ist, dann bist du einfach raus. Punkt. Dazu fällt mir der ausgelutschte Spruch eines früheren Freundes ein, mit dem er sich über aufgemoppelte Mittfünfzigerinnen immer lustig machte: „Von hinten Lyzeum, von vorne Museum."

Tja, früher, da konnte ich über diesen Spruch auch noch lachen. Jetzt gehöre allerdings ich zu den versuchsweise aufgemoppelten Mittfünfzigerinnen. Wahrscheinlich wird hinter meinem Rücken herzhaft gelacht, wenn ich meine Skinny-Jeans zum saloppen T-Shirt trage. Aber das hat sich ja vorerst auch erledigt, ich passe in meine Jeans nämlich nicht mehr rein, seit ich in den Wechseljahren bin! Und das saloppe T-Shirt sieht einfach nur blöd aus, wenn der Bauch mehr vorsteht als der Busen.

Muss ich mich jetzt damit abfinden, dass mich junge Menschen als störend oder unnötig empfinden? Erst neulich wurde ich im Hallenbad von einem Pubertierenden mit schlaksigen Gliedmaßen angemacht. Ich schwamm gemächlich meine Runden und plötzlich rief der: „Mensch, gib Asche und schwimm ab, du Rentnerin. Ich will hier reinspringen. Du nimmst mir den Platz, eh!"

Rentnerin? Meinte der etwa mich? Fassungslos hielt ich in meinen Schwimmbewegungen inne und drehte mich, mit den Händen kraulend in die Richtung, aus der der Spruch kam.

„Ja, du! Du Rentnerin, dich meine ich. Mach mal ran, eh!"

Er zeigte tatsächlich auf mich. Ich war sprachlos. Ich? Rentnerin?

Michael, der neben mir schwamm, griff natürlich sofort ein.

„Junge, etwas mehr Respekt. Sonst ...!" Er ließ die Drohung offen.

„Sonst was, eh, du Opfer? Wenn du das Echo vertragen kannst ...", hip-hopte der Rotzlöffel mit merkwürdigen Verrenkungen.

Nun waren wir beide für einen Moment sprachlos.

„Lass mal", sagte ich zu Michael. „Reg dich nicht auf." Dann wandte ich mich an den Idioten und sagte: „Selber Opfer! Kannst ja nicht mal richtig reden!"

Was bildete der sich eigentlich ein? Die Rentnerinnen-Bemerkung beleidigte mich letztendlich mehr als die Frechheit des Bengels. Ganz schön durcheinander schwamm ich auf dem

Rücken unkonzentriert vor mich hin. Plötzlich machte es „Klong". Ich rieb mir den Kopf. Was war jetzt los? Ich war doch tatsächlich mit einer älteren Dame mit Gemüsebadmütze auf dem Kopf zusammengestoßen. (Das war jetzt aber echt eine Rentnerin, die war mindestens tausend Jahre alt!)

„Was machen Sie auf meiner Bahn?", bläffte mich die Alte grantig und lautstark an.

„Wie bitte? Ihre Bahn?", fragte ich überrascht, während ich mich mit paddelnden Schwimmbewegungen über Wasser hielt.

„Ja! Meine Bahn! Ich komme hier schon her, seit es das Hallenbad gibt, und ich schwimme immer auf dieser Bahn!"

Was soll man dazu sagen. Für heute reichte es mir mit dem Schwimmen!

Vielleicht hatte ich meinen neuen roten Fleck auf der Haut aus dem Schwimmbad? Zu viel Chlor oder zu wenig Chlor und deshalb Killerkeime im Wasser? Den Termin beim Hautarzt hätte ich mir eigentlich sparen können. Auf meinen Ausschlag unterhalb des Schlüsselbeins warf er nur einen flüchtigen Blick, redete etwas von Irritation und hielt einen kurzen Das-kann-immer-mal-vorkommen-Vortrag. Dann drückte er mir ein Rezept für eine Kortisonsalbe in die Hand. Das war's! Wieder vier Stunden meines Lebens für einen Gang zum Arzt, eine Wartezeit und ein kurzes, uninformatives Gespräch geopfert.

„Wenn ich an meine Zukunft denke, dann frage ich mich wirklich, wie das weitergehen soll. Mittlerweile verbringe ich mehr Zeit in Wartezimmern als in meinem Büro", stellte ich fest.

„Dann denk doch einfach nicht an die Zukunft", schlug mein Mann vor. „Schmier dir die Salbe drauf und morgen ist alles wieder gut. Und wenn der Ausschlag wiederkommt, dann schmiere sie einfach wieder drauf. Nimm nicht alles so ernst und zerbrich dir erst gar nicht deinen Kopf über einen Fleck auf der Haut. Ich glaube, bei dir läuft das alles über die Psyche ab. Wenn du auf einem Straßenfest siehst, wie die Gläser nur in einer Plastikwanne mit kaltem Wasser gewaschen werden, bekommst du alleine vom Hingucken schon Herpes. Und dein Hand-Desinfektionsgel, das du ständig mit dir rumschleppst, ist auch Pillepalle. Seit der Benutzung bist du auch nicht mehr oder weniger krank geworden. Du bist schon ganz besessen vom vielen Nachdenken, Grübeln, Analysieren. Entspann dich doch einfach mal. Komm mal runter und reg dich ab."

„Vielleicht hast du recht", stöhnte ich. „Irgendwie ist man immer mit Denken beschäftigt. Die jungen Leute denken an die Zukunft, die alten an die Vergangenheit. Ich glaube, die beste Zeit ist die Kindheit. Als Kind denkt man an nichts und lebt einfach in den Tag hinein. Was meinst du dazu?"

„Oder als Huhn!", antwortete Michael schmunzelnd.

„Ich sehe schon – heute kann man mit dir keine philosophischen Gespräche führen."

„Denk jetzt bloß nicht darüber nach, woran das liegen könnte!"

Das tat ich auch nicht. Heute war wohl nicht mein Tag (wie die letzten fünfhundertundzwölf Tage meines Lebens!). Ich war mehr als sonst auffällig schlapp und müde. Am nächsten Tag wusste ich dann auch, warum.

Ich saß am Computer und schrieb an einem Text. Während ich mich angestrengt konzentrierte, glotzte ich abwechselnd Löcher in die Luft (fördert bei mir das Nachdenken) oder kratzte unbewusst an meiner Haut rum (was mich vom Nachdenken wiederum abhielt). Irgendwann wurde ich dann doch neugierig und schaute nach, was es an mir eigentlich zu kratzen gab. Ich zog meinen Pullover nach oben. Mir stockte der Atem. Was zum Geier war das denn? Die Haut an meiner rechten Taille war feuerrot und mit kleinen Pusteln übersät, so als ob ich mit Brennnesseln ausgepeitscht worden wäre. Angewidert hielt ich meinen Pullover von dieser Stelle fern und brüllte aus Leibeskräften: „Miiichaeeel!"

„Was zum Teufel ist das denn?", fragte Michael mit ängstlichem Unterton, als er mich aus gebührendem Abstand begutachtete.

„Oh Gott, das weiß ich doch auch nicht! Was ist das?" Mir wurde schlagartig heiß und irgendetwas in meinem Blick veranlasste Michael, panikartig zu handeln. Er schnappte mich, ungeschminkt wie ich war, nahm mich an die Hand, zerrte mich ins Auto und fuhr mit mir zur Notaufnahme ins Krankenhaus. Zu meinem überaus großen Unmut teilte mir die mitfühlende Ärztin folgende Diagnose mit: Gürtelrose! Jetzt reicht's mir aber! Ich will einen neuen Körper! Sofort! Am liebsten den von Megan Fox – jung und knackig und eine Unendlichkeit von den Wechseljahren entfernt! Mit grippeähnlichen Symptomen und unglaublichen Schmerzen lag ich heulend im Bett. Ich war fertig mit der Welt und schwor mir, dieses Mal meinem Körper nicht zu verzeihen.

Eine Gürtelrose tritt meist erst ab dem fünfzigsten Lebensjahr auf. Woher weiß die Gürtelrose, dass ich bald Fünfzig werde? Als ob ich mal wieder als Erste mit dem Finger geschnippt und „Hallo, hier" gerufen habe. Oh, was hatte ich genug von diesem Leben! Mir ging's richtig schlecht. Im Fieberwahn dachte ich daran, dass ich mein Leben komplett ändern werde, wenn ich das überlebe. Ich wollte ein guter Mensch werden, hilfsbereit, edel, freundlich und gut, um mein negatives Karma zu löschen. Ich machte mir Gedanken und Pläne. Als Erstes wollte ich mich bei all meinen Ex-Freunden entschuldigen ... Egal, wofür. Hauptsache, entschuldigen ... Das hilft doch immer, dachte ich im Fieberwahn.

Man muss sich mal vorstellen, dass bis zu vierhunderttausend Menschen in Deutschland jährlich an Gürtelrose erkranken. Rund zwei Drittel der Betroffenen sind älter als fünfzig Jahre. Die Gürtelrose, fachsprachlich Herpes Zoster genannt, wird durch das sogenannte Varizella-Zoster-Virus ausgelöst und durch Tröpfcheninfektion übertragen verursacht es in der Kindheit Windpocken. Nach Abklingen der Krankheit macht das gemeine Virus es sich im Körper bequem, um viele Jahre später, in einer Situation geschwächter Immunabwehr durch Stress oder psychische Belastung, wieder loszulegen. In dieser reaktivierten Form drückt sich der Befall dann als Gürtelrose aus. Die Erkrankung beginnt meist mit unklaren Vorzeichen wie Abgeschlagenheit, Gliederschmerzen oder einem allgemeinem Krankheitsgefühl. Bald darauf setzen die typischen Hautsymptome ein, beginnend mit leicht erhabenen, geröteten Flecken, auf denen sich schließlich schmerzhafte und juckende Bläschen bilden. Die in ihnen enthaltene Flüssigkeit enthält das Zoster-Virus und ist ansteckend für all jene Personen, die bereits Windpocken durchgemacht haben. Die Bläschen breiten sich in der Regel halbseitig aus und ziehen sich wie ein Gürtel über den Brustkorb – daher der Name. Bedingt durch die Beschwerden fallen Patienten oft in eine gereizte oder depressive Stimmung. Als ob ich nicht schon ausreichend depressiv bin!

Nach ein bis vier Wochen trocknen die Bläschen ein. Gott sei Dank meist ohne Narben zu hinterlassen. In manchen Fällen können die Nervenschmerzen allerdings noch über Wochen und Monate, sogar Jahre anhalten. Und das gemischt mit meinen Wechseljahrbeschwerden! Jackpot! Exit?

Nach zwei Wochen ging es mir, Dank weitläufiger Angebote der Pharmaindustrie, wieder besser. Nach weiteren zwei Wochen hatte ich mich von diesem Schock, eine Gürtelrose begrüßen zu dürfen, einigermaßen erholt. Meine Mutter hatte ihre Gürtelrose mit fünfundsiebzig Jahren bekommen und meine Oma mit achtundachtzig. Als sich meine Oma bitterlich über diese Krankheit und die zurückgebliebenen Narben beklagte, sagte meine Mutter zu ihr, dass sie sich nicht so anstellen solle. Schließlich sei meine Oma jetzt auch schon in die Jahre gekommen und mit achtundachtzig wolle sie ja keinen Schönheitswettbewerb mehr gewinnen. Meine Oma war beleidigt. Meine Mutter störte der Umstand, dass meine Oma vorübergehend nicht mit ihr sprach, allerdings nicht sonderlich. Augenzwinkernd sagte sie mir dazu: „Deine Oma ist jetzt achtundachtzig, so lange wird sie auch nicht mehr beleidigt sein können ...!"

Aufgrund des Alters meiner Mutter und Oma ist es also traurige Gewissheit, was hinter vorgehaltener Hand gemunkelt wird, nämlich dass Gürtelrose eher eine Krankheit für ältere Menschen ist. Schuld daran ist ein zunehmend geschwächtes Immunsystem. Und meins ist durch die hormonelle Umstellung sicherlich bis aufs Äußerste geschwächt – falls überhaupt noch vorhanden.

Na klasse! Somit hätte ich meine erste Alterskrankheit auch schon hinter mir. Jetzt fehlen nur noch Alzheimer, Parkinson und Inkontinenz ... Da kann's vorerst eigentlich nur bergauf gehen! Ich war frustriert, enttäuscht und was weiß ich nicht alles. Jetzt bloß nicht aufregen, dachte ich mir. Sonst bricht die Gürtelrose gleich wieder stressbedingt aus. Ich atmete tief durch und überlegte, ob ich es mal mit Acethylpromazin versuchen sollte. Das ist ein äußerst starkes Beruhigungsmittel für Pferde. Das weiß ich von einer Bekannten, die seit ihrer Kindheit Pferdenärrin ist. Was anderes hilft bei mir sicherlich nicht mehr.

Die Gürtelrose hat mich, gemeinsam mit meinen Problemen, die die Wechseljahre täglich aufs Neue mit sich bringen, auf einen Platz verwiesen, auf dem ich nicht sein wollte, noch nicht. Ich kann doch jetzt nicht schon mit Alterskrankheiten anfangen, geschweige denn damit, rapide älter zu werden. Mir ist klar, dass der Körper zu altern anfängt, kaum dass wir erwachsen sind. Aber seit den Wechseljahren ist meine Fantasie zum Altern mit Krankheiten, Arztbesuchen, grauen Haaren und Senilität ausgefüllt. Mein Bild vom Alter zeichnete sich immer bedrohlicher ab. Das machte mir Angst. Ich will nicht älter werden, also körperlich. Falten, Besenreiser, Krampfadern und Altersflecken sind einfach unschöne Dinge am Körper. Alt werden will ich schon, aber um Gottes willen doch nicht alt aussehen!

Prinzipiell hab ich ja nichts gegen alte Menschen. Meine Eltern sind alt und meine Großmutter ist furchtbar alt und ich liebe sie alle! Streng genommen mag ich alte Menschen, nur nicht vor mir an der Kasse im Supermarkt, wenn sie sagen: „Warten Sie, ich hab's klein." (Wo, zum Geier, haben die andauernd das viele Kleingeld her? Wenn sie doch immer klein bezahlen!) Und ganz ehrlich, manchmal stören mich alte Menschen, wenn sie exakt an Wochenenden die Schwimmbäder verstopfen müssen. Rentner haben doch die ganze Woche über Zeit, schwimmen zu gehen, da muss es doch nicht unser arbeitsfreies Wochenende sein. Manchmal frage ich mich, wieso Senioren überhaupt ins Schwimmbecken gehen, wenn sie sich nach drei Schwimmzügen für den Rest des halbstündigen Aufenthaltes im Wasser nur noch am Beckenrand festhalten. Eigentlich könnten sie sich bequem in ihre Badewanne zu Hause legen und den Ellenbogen über den Badewannenrand hängen.

Jetzt kriege ich schon ein schlechtes Gewissen, wenn ich so über ältere Menschen denke. Bald gehöre ich doch auch dazu, die ersten Zeichen sind gesetzt. Und wenn's dann so weit ist, würde ich mich bestimmt freuen, wenn meine jüngeren Mitmenschen (am liebsten Männer zwischen dreißig und vierzig!) etwas netter zu mir wären, wenn sie mich bemerken und trotz meines Alters als Teil der Gesellschaft wahrnehmen würden.

Damit mich mal keiner übersieht, nehme ich mir jetzt schon vor, wie die über neunzigjährige New Yorkerin Iris Apfel durch die Gegend zu stolzieren, die sich selbst ein „geriatrisches Starlet" nennt und mit ihren schrillen Outfits allen Seniorinnen zeigt, wo der Hammer hängt. Allerdings würde ich ihre riesige Eulenbrille, die sicherlich fünf Kilo wiegt, durch ein dezenteres Modell ersetzen. Sollte ich dann immer noch nicht beachtet werden, werde ich mir jedes Jahr einen putzigen Welpen zulegen. Die drollige Tapsigkeit eines Hundebabys zieht jegliche Aufmerksamkeit auf sich und zwangsläufig dann auch auf mich als Hundehalterin. Und schon bemerkt man mich wieder! Wenn dieser Trick ohne Weiteres funktioniert, müsste nur noch geklärt werden, was ich mit all den vielen ausgewachsenen Hunden mache, die aus den Hundebabys werden.

Vor Kurzem habe ich immerhin erfahren, dass man vom voranschreitenden Alter auch profitieren kann! Einige Wochen vor meiner Gürtelrose, gingen mein Mann und ich ins *Bade-*

paradies. Wir erwischten einen gar wunderlichen Tag, nämlich einen Seniorentag. Darf ich da überhaupt rein, fragte ich mich. Ab fünfzig kostet der ganze Tag im Schwimmbad mit Sauna und Wellness nur die Hälfte. Zweifellos hat es mich gestört, dass der Seniorentag schon ab fünfzig gilt. Das kann doch nicht ernst gemeint sein, dass man ab fünfzig schon als Seniorin bezeichnet werden darf! Die Kassiererin hat mich jedoch für meinen anfänglichen Ärger voll entschädigt. Sie wollte nämlich meinen Personalausweis sehen – yippie! Mit großem Stolz und tiefer Dankbarkeit zückte ich meinen Ausweis und reichte ihn der scharfsinnigen Kassiererin, die mir keine Senioren-Eintrittskarte verkaufen wollte. Vor lauter Freude hätte ich platzen können. Fühlt sich so Glück im Alter an? Wie sich alles verändert. Früher hatte ich Panik, meinen Ausweis in Diskotheken oder Kinos zeigen zu müssen, und heute, heute habe ich es so sehr gehofft!

Meine Freude wurde allerdings gleich wieder etwas gedämpft, nämlich als ich das Seniorenpublikum im Schwimmbad sah. Ich ließ meine Blicke schweifen. Vor Jahrzehnten straffe und gut durchblutete Arschgeweih-Tattoos machten einen schlaffen und abgekämpften Eindruck. Einige der vormaligen Sechsender spannten sich jetzt zum Bersten als Vierzehnender auf dem unteren Rücken. Mir persönlich wäre so ein aus dem Leim gegangenes Tattoo megapeinlich. Nun ja, vielleicht haben die „Seniorinnen" um die fünfzig mit Mitte zwanzig, als sie sich die Tinte unter die Haut rammen ließen, gar nicht damit gerechnet, einmal aus der Form zu geraten. Pfff – genau genommen dachte auch ich, bis ans Ende meiner Tage Größe achtunddreißig zu tragen ...

Der größte Teil der Männerriege machte übrigens auch keine gute Figur mehr. Bei manchen Männern, die mir entgegenkamen, konnte ich nur rätseln, welche Farbe die Badehose unter den aufgeblähten Hängebäuchen hat oder ob überhaupt eine vorhanden war. Am schlimmsten erschienen mir die grau behaarten Männerrücken, gepaart mit aus den Ohren wachsenden

Haarbüscheln. Deshalb überließ ich den Whirlpool Menschen, die sich offensichtlich gut genug kannten, um sich gemeinsam darin zu tummeln.

Der erschreckende körperliche Verfall mit zunehmendem Alter fiel mir natürlich verstärkt auf, da sich aufgrund der günstigen Senioren-Eintrittspreise eine geballte Masse an Menschen mit einem gefühlten Durchschnittsalter von fünfundsiebzig Jahren im Schwimmbad befand. Am meisten frustrierte mich der Saunagang. Mein Mann hat seine Schwächen. Ich habe meine Schwächen. Die knackigsten Zeiten sind auch bei uns definitiv vorbei. Allerdings sahen wir zu viele nackte uralte Körper, die wir lieber nicht hätten sehen wollen.

„Schau mal, die alte Frau da", flüsterte mein Mann in der Sauna empört, „die hat ganz dreckige Beine."

„Welche denn?", flüsterte ich suchend, da ich keine Frau mit dreckigen Beinen entdecken konnte.

„Na, die da!" Mein Mann zeigte auffällig unauffällig mit seinem Kopf in eine bestimmte Richtung.

„Aber die sind doch gar nicht dreckig", flüsterte ich wieder, als ich die Frau musterte, die er laut Kopfandeutung meinte.

„Und wie! Bist du blind?", zischte er.

„Aber Schatz", sagte ich und musste dabei mein Lachen unterdrücken. „Das ist doch kein Dreck, das sind nur jede Menge dunkelblaue Krampfadern!"

Nicht nur deswegen beschlossen wir, künftig auf Seniorentage zu verzichten. Lieber wieder den vollen Eintrittspreis bezahlen! Ein altersgemischtes Publikum lässt definitiv die eine oder andere Illusion noch offen, auch was Gerüche anbelangt.

Das Thema der Gerüche macht mir seit den Wechseljahren ohnehin zu schaffen. Ich habe mal gelesen, dass der Geruchssinn ab etwa einem Alter von fünfundfünfzig Jahren schlechter wird. Was denn noch alles?

Irgendwie scheint meine Nase nicht mehr so gut riechen zu können und auch ich selbst, also mein Körper, scheint anders zu riechen. Mein eigener Schweiß nahm immer mehr die Duftnote von Brühwürfeln an. Manchmal meinte ich auch, nach rohem Kohl zu riechen. Unglaublich, aber wahr, zunehmend roch ich nach Brühe mit Kohlgemüse. Anfangs dachte ich, der Geruch hing noch vom Kochen an mir. Und wenn ich in der Stadt unterwegs war, dachte ich, dass der Geruch aus den Dönerbuden kam, die an jeder Ecke standen. Aber nein. Mit der Zeit begriff auch ich, dass der Geruch sich hartnäckig in meiner Nähe hielt. Nahezu gleichzeitig begann mein Urin anders zu riechen. Irgendwie schärfer. Klarer Fall von heimlicher Mutation! Hilfe, was passiert mit mir?

Der Körpergeruch einer Frau ist doch so wichtig! Schließlich ist es der Geruch, der während der verschiedenen Phasen des Zyklus unterschiedlich anziehend auf Männer wirkt. In der fruchtbaren Zeit um den Eisprung herum ist der Duft am angenehmsten und am verlockendsten für das starke Geschlecht. Dafür sind Hormone und Pheromone verantwortlich, sie bestimmen die Anziehung für den Liebespartner. Wenn mein neuer Kohlsuppen-Körpergeruch bleiben sollte, dann ziehe ich als Liebespartner garantiert nur noch Köche und Übergewichtige an. Schließlich ist für die sexuelle Attraktivität nicht nur das Aussehen von Bedeutung, Paare müssen sich ganz einfach auch riechen können.

Fakt ist, dass der Hormonhaushalt und der Pheromonhaushalt in der Menopause zahlreichen Veränderungen unterworfen sind. Das verändert nicht nur den Geruch von Haut und Haaren, sondern auch den pH-Wert in der Vagina, der vom Östrogen mitbestimmt wird und zur Erhaltung des normalen Ökosystems beiträgt. Muss ich jetzt für den Rest meines Lebens als wandelnde Maggi-Tischflaschen-Würze rumlaufen? Rieche ich eigentlich jetzt schon wie meine Oma? Oder noch schlimmer, werde ich zur Geruchsbelästigung für meine Mitmenschen? Ihr lieben Moleküle und Zellen und Atome, bitte, bitte erneuert euch weiterhin ganz tapfer und lasst mich nicht so schnell im Stich.

Das Leben einer Frau ist ab einem gewissen Alter wirklich eine einzige Zumutung! Da kann man schon Panik vor dem Alter bekommen. In welchem Alter als Frau man sich befindet, scheint unerheblich zu sein. Zumindest beweist das ein Eintrag, den ich auf einem Forum entdeckt habe, als ich zum Thema „Altern mit Würde – wie geht das" googelte:

Ich bin zwar erst fast 20 aber ich habe jetzt schon dass Gefühl nicht mehr so „sexy" und „anziehend" auf Männer zu wirken wie mit 15 oder 16. Als ich so zwischen 12 und 16 Jahre alt war fanden mich immer alle total heiß und mir wurde auf der Straße hinterher geschaut und sowas alles. Ich war halt richtig hübsch. Und inzwischen hat das stark abgenommen. Ist man mit 20 wirklich nicht mehr so attraktiv wie mit 16 ?? 😳 *Ich sehe ja auch selbst dass ich nicht mehr so „süß" bin wie mit 16.....mein Gesicht ist nicht mehr so voll, sondern schmaler geworden und ich habe auch das Gefühl, dass meine Lippen an Fülle abgenommen haben. Mit 16 waren die richtig schön voll. Ich sehe nicht mehr aus wie ein junges Mädchen sondern wie eine junge Frau. Stehen Männer nur auf junge Mädchen und nicht auf Frauen!?!? Langsam kommt mir das so vor...* 😿

Dieser *kritische* Beitrag einer „erst fast 20-Jährigen" zum Alter hat der Welt und mir gerade noch gefehlt. Kann mir mal jemand einen Holzhammer reichen? Bevor ich mich vergesse!

8. KAPITEL

Glücklich ist, wer vergisst

„Wo ist mein Autoschlüssel?", rief ich schrill durch die Wohnung.

„Dort, wo du ihn hingetan hast!", tönte es aus der Küche.

„Haha, das hilft mir enorm weiter, Michael!"

So eine bescheuerte Antwort. Mann, ich muss doch gehen. Hektisch sah ich auf die Uhr. Die Zeit drängte. Meine Präsentation, die ich unter Einsatz meiner letzten Hormonreserven endlich fertiggestellt habe, musste ich in einer dreiviertel Stunde vorstellen! Wütend leerte ich den Inhalt meiner Handtasche rücksichtslos auf den Boden.

Ah ... hier ist also die Pinzette, die ich seit einer Woche vermisse. Was macht die denn in meiner Handtasche? Auf dem Boden kniend stob ich wie eine Furie den Inhalt meiner Tasche auseinander, um mir einen besseren Überblick zu verschaffen. Nichts – kein Autoschlüssel, aber jede Menge andere Sachen, die ich nie in meiner Handtasche vermutet hätte. Wo ist der Schlüssel? Verdammt!

„Michaeeeheel", rief ich, einem Nervenzusammenbruch nahe, gegen die geschlossene Küchentür. „So hilf mir doch beim Suchen, ich muss gehen!"

„Komme schon." Mit einem angebissenen Marmeladebrot in der Hand kam mein Mann, alle Zeit der Welt besitzend, angeschlendert.

„Du bist aber auch tüttelig in letzter Zeit. Ständig suchst du oder vergisst du irgendwas. Konzentrier dich doch mal ein bisschen und leg deine Sachen dorthin, wo sie hingehören. Hättest du das mit deinem Autoschlüssel gemacht, dann könntest du ihn jetzt hier vom Schlüsselbrett nehmen." Mit dem Zeigefinger tippte er dreimal auf den leeren Haken vom Schlüsselbrettchen.

Ja! Genau diese Belehrung hat mir noch gefehlt!

„Deine Predigt nützt mir jetzt auch nichts. Hilf mir lieber suchen. Wo kann denn der blöde Schlüssel nur sein?" Ich riss alle Schubladen auf, die mir zwischen die Hände kamen, und kramte geräuschvoll und schonungslos darin herum. Nach zehn Minuten setzte ich mich erschöpft auf den Küchenstuhl und vergrub, mit auf dem Tisch aufgestützten Ellenbogen, meine Hände in den Haaren.

Altersdemenz oder Alzheimer? Bin ich zu oft bei meiner altersdementen Oma zu Besuch gewesen? Ich bin nämlich ein überaus empathischer Typ, vielleicht reflektieren meine Spiegelneuronen den Gedächtnisverlust meiner Oma und der manifestiert sich langsam, aber sicher bei mir?

Schon wieder war ich den Tränen nahe. Mist!

„Schau doch mal im Auto nach, Moni. Vielleicht hast du ihn einfach gestern Abend stecken lassen ... Kann ja vorkommen."

„Im Auto? Stecken lassen? Gestern Abend? Ich?" Schon flog ich die Treppen nach unten und rannte auf den Parkplatz, und zwar so schnell, dass meine Lunge zu brennen anfing – die mangelnde Kondition lässt grüßen! Als mein Auto in Sichtweite war, sah ich den Glitzeranhänger an meinem Autoschlüssel in der Sonne blinken.

Vielleicht versuche ich es jetzt doch mal mit Tofu. Eiweißreiche Nahrungsmittel sollen angeblich das Denkvermögen fördern. Ich scheine doch tatsächlich zu verblöden. Man kann ja mal was versemmeln, aber die sich mehrende Vergesslichkeit bereitet mir langsam große Sorgen. Bei dem, was ich seit meinen Wechseljahren alles mitmachen muss, bin ich mir sicher, dass ich irgendwann in den Himmel komme, sofern es nach meinem Tod gerecht und nach dem Belohnungsprinzip zugeht ...

Erst neulich hatte ich wieder so eine blöde Situation, als ich mit Michael im Freibad war. Tja, Schwimmbäder, die werden mit meinen zunehmenden Jahren auch ein immer kritischeres Terrain. Meine Empfehlung: Bloß keinen Liegeplatz zu nah an den Freibad-Sportwiesen auswählen. Dort wimmelt es von östrogenstrotzenden Erstsemester-Studentinnen, die in knappen Bikinis Volleyball spielen. Wer will das schon sehen? Nach dem Schwimmen ging ich zum Duschen. Weil wir zum Abendessen mit Freunden im Biergarten verabredet waren, legte ich ein leichtes Make-up auf. Danach ging ich gut gelaunt zu unserem Liegeplatz zurück, der weit entfernt von sämtlichen Spielwiesen – seien sie für Kleinkinder oder Studentinnen – lag. Als ich meine Sachen in die Sporttasche packen wollte, stieß ich ungewollt einen spitzen Schrei im Hochfrequenzbereich aus. Auf meiner Sporttasche krabbelte genau auf dem Reißverschluss eine dicke, fette Spinne. Beinahe hätte ich sie auch noch angefasst.

„Uuuäääeeeh ...", kam es über meine Lippen. „Spinne! Spinne! Spinne! Michael, komm schnell. Hilf mir bitte!"

Alles, was recht ist, aber auf Dauer können Menschen und Insekten nicht zusammenleben. Mit Spinnen kann ich gar nicht! Ob mir, ausgerechnet mir, deshalb ständig diese dummen naturverirrten Arachniden immer in die Quere, auf und in meine Sachen kommen müssen?

Erst vor einigen Nächten, als ich mich in einer meiner Halbdämmer-Ausruh-Schlafphasen befand, war es mal wieder so weit. Ich dämmerte also so vor mich hin und plötzlich meinte ich, ein Kitzeln auf meiner Wange zu spüren. Stechmücke? Fliege? Im Halbschlaf registrierte ich, dass meine Hand in meinem Gesicht rumpatschte – wie man das eben reflexartig macht.

Als ich am nächsten Morgen aufwachte, zog mich mein Mann in seinem Halbschlaf liebevoll in seine Arme, um mir einen guten Morgen zu wünschen.

„Na, mein Schatz", fragte er gähnend. „Wie hast du geschlafen?"

Als ich antworten wollte, stutzte Michael und sah mich mit Augen so groß wie Kaffeetassen an. „Was ist das denn?"

„Was? Wo?", fragte ich und wollte mir übers Gesicht streichen.

„Lass mal." Michael hielt meine Hand fest und nahm mit der anderen Hand etwas von meiner Wange.

„Was ist das? Sieht aus wie eine Sauborste, was?" Neugierig nahm ich ihm die Borste aus der Hand, roch daran und rollte sie zwischen meinen Fingern, wobei ein Stück abbrach und auf das Kopfkissen fiel.

„Da ist ja noch eine", rief ich und zog an einer weiteren Borste, die unter meinem Kopfkissen vorlugte.

„Da hängt ja was dran!" Ich zog langsam weiter. Plötzlich hielt ich einen komplett zermantschten Spinnenkörper, der an der vermeintlichen Sauborste hing, in meinen Händen.

„UUUÄÄÄHHH ...", schrie ich und stürzte mit einer affenartigen Geschwindigkeit aus dem Bett.

„Gott, wie eklig!" Mich schüttelte es von oben bis unten. „Das darf doch nicht wahr sein! Dann habe ich heute Nacht doch nicht geträumt und mir ist tatsächlich etwas, besser gesagt eine Spinne, übers Gesicht gelaufen. Nein, wie eklig! Warum muss gerade mir so etwas passieren? Warum läuft dieses Mistviech denn nicht über dein Gesicht? Du hast schließlich keine Angst vor diesen widerlichen Dingern! Wie abscheulich!" Angeekelt sprang ich von einem Bein auf das andere und wischelte dabei ständig mit meinen Händen im Gesicht und an meinem ganzen Körper herum.

Mein Mann lachte lauthals los. Bestimmt lieferte ich eine alberne Vorstellung ab, aber Michaels Lachen ging mir wirklich auf die Nerven. Bei Spinnen verstehe ich keinen Spaß! Mistviecher, widerwärtige! Nur eine tote Spinne ist eine gute Spinne! Angewidert ging ich unter die Dusche und schrubbte wie blöd an mir herum, ganz besonders im Gesicht. Seit dieser Zeit weiß ich nun, wie sich Spinnenbeine anfühlen – nämlich wie Sauborsten.

Diese Spinnenattacke hatte ich nun noch nicht mal ganz verdaut und schon wieder krabbelt so ein hässliches Ungeheuer auf *meiner* Sporttasche herum. Kann es vielleicht sein, dass sich die Viecher im Zuge der globalen Erderwärmung explosionsartig vermehren, und sich zudem vergrößern, verfetten und verhässlichen?

Während Michael mich wie ein tapferer Ritter vor dem achtbeinigen Monster rettete, rettete ich mein Buch und meine Sonnenbrille. Beim Rundblick, was es noch alles zu retten galt, bemerkte ich, dass mein Kosmetiktäschchen fehlte. Mist! Schon wieder was vergessen. Ich rannte los – es musste noch im Duschraum liegen.

„Hey, wo rennst du denn hin? Komm zurück. Ich hab sie erledigt! Tot! Bewegt sich nie wieder!", rief mir Michael stolz hinterher.

„Komme gleich!" Ich rannte weiter. Es musste noch da sein. Bitte!

Weg. Mein Kosmetiktäschchen war weg! Kein Wunder. War ja klar, mein tolles Burberry-Kosmetiktäschchen mit meinem schönen Chanel-Lippenstift hat Beine bekommen. Der Bademeister muss her! Sofort! Das Aufsichtspersonal! Suchtrupps! Spürhunde! Polizei! Ich will meinen Chanel-Lippenstift wiederhaben! Alle Leute, die ich mit meinem Verlust konfrontierte, machte ich in kürzester Zeit meschugge, den Bademeister, die Putzfrau, die drei Jungs vom Kiosk und die Frau an der Kasse.

Leider mit keinem positiven Ergebnis. Im Magazin des Schwimmbads war nichts, im Erste-Hilfe-Raum war nichts, die Duschräume wurden nochmals komplett auf den Kopf gestellt ... nichts!

„Schade", sagte die Kassenfrau. „Vielleicht taucht Ihr Kosmetikbeutel ja nach Badeschluss beim Aufräumen irgendwo auf. Wir machen nämlich am Schluss immer unseren Kontrollgang", versuchte sie mich zu trösten.

„Ja, vielleicht ... Vielen Dank auch!" Beträppelt ging ich zu unserem Liegeplatz zurück.

„Wo warst du denn?", fragte Michael ungeduldig. „Wir wollten doch gehen!"

„Ich hab mein ...", ach herrje, da liegt ja mein Kosmetiktäschchen. Auf meinem Badetuch. Stimmt! Da habe ich es doch hingelegt, bevor die Spinne mein Gehirn lahmlegte.

„... dein was?", fragte Michael.

„... mein Kosmetiktäschchen gesucht."

„Das liegt doch da, auf deinem Badetuch. Bist du etwa deswegen wie von der Tarantel gestochen losgerannt?"

„Sieht wohl ganz danach aus. Die doofe Spinne hat mich mächtig durcheinandergebracht. Ach Gott, ich dachte, ich hätte es in den Duschräumen vergessen. Jetzt hab ich das ganze Personal scheu gemacht, damit sie mir helfen, mein Täschchen wiederzufinden. Himmel, wie peinlich."

„Das ist ja mal wieder typisch." Mein Mann rümpfte die Nase. „Erst mal lospoltern und rumschreien. Vielleicht solltest du demnächst richtig gucken, bevor du loslegst?"

Später, zu Hause angekommen, stellte ich fest, dass mein Bikini fehlte. Oh nein, den hatte ich zum Trocknen an die Holzwand der Umkleidekabine gehängt, fiel mir ein. Neunzig Euro hat der Bikini gekostet und heute hatte ich ihn zum ersten Mal getragen. Meinem Mann gegenüber verlor ich kein Wort darüber. Am nächsten Morgen stand ich sehr früh auf. Das machte mir nichts, ich lag ja sowieso die meiste Zeit schlaflos und genervt im Bett rum. Um zehn vor neun wartete ich schon an der Kasse des Freibades auf die Öffnung.

„Guten Morgen ... Ach, Sie sind's. Sie kommen bestimmt wegen ihrem Kosmetiktäschchen. Leider haben wir beim Aufräumen nichts gefunden", sagte die Kassenfrau freundlich lächelnd.

Auch das noch – sie erinnerte sich an mich.

„Guten Morgen. Ja, ähm, schade, dass Sie nichts gefunden haben." Verlegen sah ich auf meine rot lackierten Fußnägel, die samt Füßen in Flip-Flops steckten. Ich hatte einfach nicht den Mut, ihr die Wahrheit zu sagen. Wenn sie wüsste, dass ich mein

Kosmetiktäschchen gar nicht verloren hatte, und ich ihr gleichzeitig erzählte, dass jetzt neuerdings mein Bikini fehlte, dann hielte sie mich doch für komplett meschugge.

„Meinen Sie, ich könnte mich nochmals kurz umschauen, vielleicht finde ich mein Kosmetiktäschchen ... ?", fragte ich peinlich berührt, aber diese Notlügen-Version erschien mir als die am wenigsten komplizierte.

„Aber natürlich – gehen Sie nur rein. Ich mach Ihnen auf."

Ich drückte das summende Eingangstörchen auf und steuerte schnurstracks auf die Umkleidekabinen zu. Yeah! Der Bikini hing noch genauso da, wie ich ihn gestern zum Trocken aufgehängt hatte – puh, Glück gehabt. Von wegen, „wir haben gestern beim Aufräumen nichts gefunden", und von wegen, „wir machen immer einen Kontrollgang"!

Als Alibi brachte ich um neun Uhr dreißig frische Brötchen mit nach Hause. Michael freute sich über die Brötchen und ich freute mich über meinen wiedergefundenen Bikini. Somit schienen wir beide happy. Wenn da nicht diese beunruhigenden Gedanken wären: Bin ich auf dem besten Weg, mein Gedächtnis zu verlieren? Bin ich ein Demenztyp? Ich höre schon meine ungeborenen Enkel hinter vorgehaltener Hand fragend flüstern, wie alt ihre Oma denn war, als sich ihre Gehirnzellen in Luft aufgelöst haben.

Wenn man etwas in meinem Alter verliert, dann den Geldbeutel, Regenschirme oder schlimmstenfalls seine Hoffnung, aber doch nicht seinen Verstand! Wenn ich allerdings ernsthaft darüber nachdenke, muss ich feststellen, dass sich neuerdings einige schwarze Löcher in meinem Gehirn auftaten. Bei einer Arbeitsbesprechung fiel mir unlängst plötzlich der Name meines Gegenübers nicht mehr ein. Diese erschreckende Tatsache hat mich so abgelenkt, dass ich mich gar nicht mehr auf das Gespräch konzentrieren konnte. Schon länger bemerke ich, dass mir zum Beispiel Namen von bekannten Persönlichkeiten aus Kunst, Politik und Wirtschaft plötzlich nicht mehr einfallen.

Gesprächsverläufe, die früher Routine waren, verlaufen durch meine Gedächtnisaussetzer mitunter höchst unerfreulich und beschämen mich. Das bringt mir zu all dem Chaos auch noch einen Mangel an Selbstwertgefühl ein. Vor Jahren studierte ich in Frankreich und während einer Unterhaltung fiel mir neulich nicht mehr das Wort, für *das lange, weiße Brot, das wie eine Stange aussieht,* ein! Noch Fragen? Theoretisch hätte mein Mann jetzt die besten Chancen, mich loszuwerden. Er bräuchte mich nur zu betäuben und dann im Wald auszusetzen. Da der Mangel an Östrogenen meine Gehirnzellen kaltgestellt hat, würde ich nie wieder nach Hause finden.

Ja, die Östrogene! Bei Frauen treten besonders häufig im ersten Jahr nach der Menopause intensiv Gedächtnisstörungen auf. Östrogene spielen bei den Vorgängen im Gehirn eine wichtige Rolle. Sie wirken positiv auf Gedächtnis, Denken und Sprachvermögen, da sie als Schutzfaktoren auf vielfältige Weise zum Erhalt und Funktionieren von Nervenzellen beitragen. Wenn dann allerdings der Östrogenspiegel im Körper während der Wechseljahre sinkt, können die günstigen Effekte des Hormons nachlassen. Da die Östrogene auch das Wärmezentrum im Gehirn regulieren, kann es im Klimakterium zu Funktionsstörungen kommen und Hitzewallungen sind eine mögliche Folge davon. Diese Wechseljahrbeschwerden wiederum können das Wortgedächtnis in Mitleidenschaft ziehen. Forscher haben bei neunundzwanzig Frauen von durchschnittlich dreiundfünfzig Jahren die Änderungen der Temperatur auf der Haut gemessen und festgestellt, dass diese im Laufe eines Tages rund zwanzig Hitzewallungen erlebten. Anschließende Tests zeigten, dass Frauen mit vielen Hitzewallungen ein schlechteres Wortgedächtnis hatten. Na bravo! Somit wäre mein aufkeimendes Wortfindungsproblem auch erklärt. In Spitzenzeiten kritzelte ich auf meine Strichliste bis zu fünfundzwanzig Hitzewalle-Striche – kein Wunder, dass mir nichts mehr einfällt.

Ebenso haben Frauen vor allem ein schlechtes Gedächtnis, kurz bevor sie die letzte Regelblutung ihres Lebens bekommen, wie US-amerikanische Wissenschaftler feststellten. Sie untersuchten über 2.300 Frauen zwischen zweiundvierzig und zweiundfünfzig Jahren. Es zeigte sich, dass in Lern- und Gedächtnistests die Studienteilnehmerinnen in der frühen oder späten Menopause tatsächlich schlechter abschnitten als diejenigen vor und nach der Menopause. Allerdings besserte sich das Gedächtnis später wieder und wurde genauso gut wie vorher.

Wenn eine Frau vorzeitig in die Wechseljahre kommt, beeinflusst dies die Vorgänge im Körper eventuell auf andere Art und Weise. So weist die Deutsche Gesellschaft für Endokrinologie darauf hin, dass der Östrogenmangel durch vorzeitige Wechseljahre negative Folgen für das Gehirn haben kann. Es wird auf neue Studien verwiesen, nach denen sich das Risiko für Demenz (Gedächtnisschwund) oder Parkinson (Schüttellähmung) zu erhöhen scheint, wenn die Eierstöcke vor der Menopause entfernt werden. Studien mit Frauen, die sich aus medizinischen Gründen einen oder beide Eierstöcke hatten entfernen lassen, bestätigen dies. Im Vergleich zu anderen gleichaltrigen Frauen litten die Studienteilnehmerinnen später deutlich häufiger an Folgen der Wechseljahrbeschwerden wie Gedächtnisschwund oder Schüttellähmung. Das Risiko steigt mit der Zahl der Jahre, die zwischen der Operation und dem natürlichen Eintrittsalter in die Menopause liegen.

Nun frage ich mich, wie viele Krankheiten man im Leben einer Frau verhindern könnte, wenn man Frauen in Bezug auf ihre lebenswichtigen und gesund haltenden Hormone besser aufklären und behandeln würde? Mit jedem Schritt, den ich tiefer in die Welt der Hormone abtauche, wird mir bewusster, dass viele Krankheiten sowie auch deren Folgekrankheiten durch regelmäßiges Messen des Hormonstatus verhindert werden könnten.

Ein einziger Lichtblick zeigt sich ja immerhin. Die Studien zur Vergesslichkeit in Bezug auf die Wechseljahre meinen, dass sich die Gedächtnisstörungen später wieder bessern würden. Wobei die Wörter „später" und „würden" mich allerdings schon etwas verunsichern. Wann ist denn „später"? Was liegt dazwischen? Wie viele vergessene Termine, Namen, Telefonnummern, Einkäufe, Schlüssel ...? Und „würde" ist auch so ein Larifari-Wort, das auf den ersten Blick eher nichts verspricht. Letztendlich handelt es sich bei dem Wort „würde" um einen Konjunktiv, das heißt, um eine Möglichkeitsform. Also könnte es unter Umständen und ohne irgendeine begründete Notwendigkeit vielleicht dennoch irgendwann der Fall sein, zu gegebener Zeit, möglicherweise doch wieder alle Tassen im Schrank zu haben?

Mein Gehirn jedenfalls hat seit den Wechseljahren eindeutig eine Funktionsstörung abbekommen. Neues zu lernen bereitet mir nämlich zunehmend Schwierigkeiten. Neu Gelerntes und alt Abgespeichertes zu vergessen hingegen nicht. Gebrauchsanleitungen zu lesen ist für mich mit voranschreitendem Alter zum Horror geworden, und jedes neue Gerät, das auf den Markt kommt, weist mich knallhart darauf hin, dass mein Gehirn die Fähigkeit der Technik-Kompatibilität bereits verloren hat.

Mit einfachen Tricks wie dem Schreiben von Erinnerungszetteln wollte ich meiner schwindenden Merkfähigkeit entgegenwirken. Dummerweise vergaß ich regelmäßig, wo ich die Zettel hinlegte. Solche an sich harmlosen Zwischenfälle wurden für mich aufgrund ihrer Häufigkeit langsam, aber sicher zur bedrohlichen Alterserscheinung.

Sofern der Östrogenmangel, der die Unfähigkeit, Flüssigkeit zu speichern, mit sich bringt, mein Hirn in nächster Zeit nicht komplett austrocknen lässt, scheinen meine Chancen „später" wieder normal denken zu können, immerhin fifty-fifty zu stehen. Das ist doch was! Tja, meine Liebe, dann fang mal zu beten an, dass in den durchzustehenden Wechseljahren nicht nur dein Gehirn einigermaßen gut durchfeuchtet bleibt.

9. KAPITEL

Hilfe, meine Feuchtgebiete trocknen aus

Zum zweiten Mal in einer Woche hatte ich am Morgen auf meinem Kopfkissen rostfarbene Flecken – Blut! Wie kann ich mir das Rumknibbeln in meinen Ohren bloß abgewöhnen? Jetzt habe ich extra schon meine Fingernägel heruntergefeilt und dennoch schaffe ich es, mich jede Nacht im Ohr blutig zu kratzen. Wie und wann mache ich das nur?

Mein Ohrendilemma fing in etwa zur selben Zeit an wie weitere merkwürdige Veränderungen mit meinem Körper und meiner Gefühlswelt. Seit geraumer Zeit nahmen endlose Arztbesuche nun unverhofft Platz eins auf der Liste meiner Freizeitbeschäftigungen ein.

„Dein Gehörgang ist ja ganz rot! Was hast Du denn jetzt wieder angestellt?", fragte mich mein Hausarzt Bernd.

„Lieber Bernd, wenn ich das wüsste, würd ich's ändern!", antwortete ich deprimiert. „Bist du nicht auch der Meinung, dass bei mir täglich neue Wehwehchen dazukommen? Heute das, morgen dies ... Wie kommt das denn? Seit ich denken kann, war ich kerngesund und munter – aber vor einiger Zeit scheint mein Immunsystem zusammengebrochen zu sein. Ich mache mir ernsthafte Sorgen um meine derzeitige und zukünftige Gesundheit."

„Na, das ist aber nicht nötig. Wegen so einer Bagatelle musst du dir keine Gedanken machen. Mach mal halblang! Du bist auf dem besten Weg, dich zu einem Hypochonder zu entwickeln.

Hinter jedem Zwicken vermutest du den Beginn einer ernsthaften oder tödlichen Krankheit", maßregelte mich Bernd.

„Ja, aber es ist doch auch so. Jeden Tag kommt bei mir was Neues. Ich habe jetzt bald seit einem Jahr einen Mist nach dem anderen. Dafür muss es doch eine Erklärung geben. Dass dich das nicht stört, ist mir schon klar. Ich muss ja nur damit leben", erwiderte ich trotzig.

„Nimm die Tropfen und in ein paar Tagen denkst du nicht mal mehr an deine juckenden Ohren!"

Mein Hausarzt verschrieb mir nach einer kurzen Untersuchung Ohrentropfen. Die sollten auf meine Gehörgänge schmerzlindernd und entzündungshemmend wirken, was nach einer dreiwöchigen Therapie auch zutraf.

Lange hatte ich jedoch keine Ruhe. Genau drei Wochen nachdem ich die Tropfen abgesetzt hatte, ging das Gejucke in meinen Ohren erneut los. Tagsüber hatte ich meine Finger unter Kontrolle, aber nachts kratzte ich dummerweise wieder meine Gehörgänge blutig die sich dann wieder entzündeten. Also nahm ich einfach die restlichen Ohrentropfen, die ich noch hatte (was man eigentlich nicht tun sollte, denn: „Nach Anbruch nur soundso lange haltbar ..."). Die Tropfen wirkten aber noch und das Jucken war nach zwei Tagen wieder weg. Dann kam es wieder. Dann ging es wieder. Dann kam es wieder und so weiter und so fort, bis die Ohrentropfen endgültig leer waren.

Mal war der Juckreiz stärker, mal schwächer. Vielleicht habe ich jetzt schon so eine Art Altersjuckreiz? Altersjuckreiz gibt es wirklich und nennt sich medizinisch Pruritus senilis. Man nimmt an, dass über die Hälfte der über Sechzigjährigen unter Altersjuckreiz leiden. Der Juckreiz kann als störend, unangenehm bis hin zu einer unerträglichen Beeinträchtigung des täglichen Lebens wahrgenommen werden. Bei einigen Menschen tritt der Juckreiz nur gelegentlich auf, andere leiden unter anhaltenden Beschwerden. Juckreiz ist ein Zeichen des Körpers, dass etwas nicht stimmt, und sollte somit als Warnsignal erkannt werden. Es sollte daher immer ein Arzt aufgesucht werden. Dieser kann feststellen, ob das Jucken altersbedingt ist oder ob es weitere Erkrankungen oder Probleme gibt, die die Beschwerden verursachen.

Sag ich doch, ein Spezialist muss her, um mein Warnsignal abzuklären! Also suchte ich im Ärzteverzeichnis nach einem Hals-Nasen-Ohren-Arzt und klemmte mich ans Telefon. Nach meiner fünften Abfuhr nach dem Motto „Wir sind total überlaufen und nehmen keine Neupatienten mehr an, außer Sie sind privat versichert" stand ich kurz vor einem hysterischen Aggressionsschub. Nur weil ich nicht reich bin und mir keine Privatversicherung leisten kann, muss mir jetzt das Ohr abfaulen?

Ich telefonierte weiter. Nach weiteren zwei Absagen schrie ich die Sprechstundenhilfe dermaßen zusammen und fluchte zudem ausgedehnt auf unser Scheiß-Gesundheitssystem. Die Sprechstundenhilfe nahm das ganz gelassen und meinte, ich solle es doch bei einem anderen Arzt probieren. Und wenn meine Schmerzen so groß seien (was ich lügenderweise behauptet hatte), dann solle ich doch ins Krankenhaus gehen. Ich brauch kein Krankenhaus, ich brauch einen Spezialisten, verdammt!

Wütend zog ich die Schublade auf und tastete nach meinen Kopfschmerz-Tabletten. Zwei Stunden später hatte ich endlich einen Termin bei einem Hals-Nasen-Ohren-Arzt namens Doktor Isidor Ohrloch. Der Anfahrtsweg, ausschließlich Landstraßen, wurde vom Routenplaner mit einer Stunde und achtzehn Minuten angegeben. Richtig! Ich musste irgendwo nach Hintertupfingen zu einem Landdoktor, weil es ja hier in der Stadt nur für Privatpatienten in absehbarer Zeit Termine gibt.

Doktor Ohrloch war eher der technische Typ. Sein gestärkter und desinfizierter Arztkittel verlieh ihm ein beinahe furchteinflößendes, steriles Aussehen. Der weiße Kittel stand im krassen Gegensatz zu seinem bunten Gesicht: dunkle Pigmentflecken hier, rote und blaue Äderchen dort, und hier und da ein Pickelchen mit gelbem Köpfchen. Er grüßte knapp und kam gleich zur Sache. Kaum, dass ich meine Haare zur Seite gestrichen hatte, war er schon mit einem Gerät in meinem Ohr. Auch auf dem Land gilt wohl: Zeit ist Geld!

„Ihr Gehörgang ist entzündet", stellte er fest. (Jep! Nichts Neues, das weiß ich jetzt schon seit Monaten.) „Ich denke", setzte er an, „dass das vom trockenen Cerumen herrührt."

„Vom was?", fragte ich verstört. (Hoffentlich ist das Cerumen nichts Schlimmes?)

„Vom Ohrenschmalz", antwortete er, während er sich noch tiefer in meinem Ohr verlor. (Ah! Ohrenschmalz! Warum nicht gleich in Patientensprache? Gott sei Dank, nichts Schlimmes!)

„Und was macht das?", fragte ich.

„Es ist zu trocken", antwortete er knapp.

„Aha! Und was bedeutet das?" (Witzig, dachte ich, ein Hals-Nasen-Ohren-Arzt, dem man alles aus der Nase ziehen muss.)

„Nun", sagte er, nachdem er aus meinem Ohr raus war und hinter seinem Schreibtisch Platz genommen hatte. „Das Ohrenschmalz, auch Cerumen genannt, ist eine, nun, sagen wir mal cremefarbene, leicht bräunliche und zugleich bittere Absonderung der Ohrenschmalzdrüsen, die sich im äußeren Gehörgang befinden. Diese Drüsen arbeiten so ähnlich wie Schweißdrüsen. Das Schmalz hat die Aufgabe, die Haut im Gehörgang zu befeuchten und dient dadurch der Entfernung von Schmutz, abgestorbenen Hautzellen und Fremdmaterialien (Fremdmaterial? In meinem Ohr?). Außerdem enthält das Schmalz Lysozym und viele andere Stoffe, die Bakterien bekämpfen und Insekten davon abhalten, in die Gehörgänge einzudringen (Insekten? In meinem Ohr? Jetzt reicht's aber!). Neben der Galle gehört das Ohrenschmalz zu den beiden stark bitter schmeckenden Sekreten eines Menschen. Genetisch bedingt gibt es beim Menschen zwei Formen vom Ohrenschmalz, die trockene Form, die einen hohen Anteil gesättigter Fettsäuren enthält, und die feuchte Form, die folglich einen hohen Anteil ungesättigter Fettsäuren aufweist. Der eher feuchte Ohrentyp ist gelblich, leicht braun oder eher von dunklem Braun und klebrig wie Öl. Und dann gibt es noch den weißlichen Typ, der sind dann eher Sie."

Nickend beendete er mit dieser Feststellung seinen Vortrag, tippte in regelmäßigen Abständen seine Fingerkuppen aufeinander und sah in die Ferne.

Ich wartete. Er sah ins Leere und schwieg. Merkwürdig. Eben sprach er noch ohne Punkt und Komma, als ob er mit der Gabe versehen war, nicht atmen zu müssen, und jetzt – absolute Funkstille. Hallo, Herr Ohrendoktor? Jemand zu Hause?

„Und ...? Was meinen Sie ...", begann ich langsam flüsternd. Ich wollte ihn ja nicht erschrecken. „Was sollten wir denn nun mit mir als eher *weißlichem* Typ so machen?"

„Oh, ja", begann er. (Er war wieder da!) „Ähäm ... Ich schreibe Ihnen eine von mir selbst zusammengestellte Salbe auf. Eigentlich ist das eine Nasensalbe, aber die können Sie jederzeit in den Gehörgang schmieren, aber bitte nicht mit einem Wattestäbchen. Einfach ein kleines bisschen auf den kleinen Finger auftragen und rein damit." Doktor Ohrloch tat so, als ob er eine imaginäre Salbe aus einer imaginären Tube drückte und diese auf seinen kleinen, nichtimaginären Finger schmierte. Diesen steckte er sich daraufhin in sein rechtes Ohr und drehte ihn hin und her. Gleichzeitig verdrehte er dabei die Augen und schien das Ganze bis aufs Äußerste zu genießen. Das sah vielleicht lustig aus.

„Verstehe!", sagte ich etwas verdutzt über diese clowneske Vorführung. „Und wie lange?"

„Circa fünf Sekunden, das reicht", antwortete er.

„Nein, ich meine, wie lange ich die Salbe anwenden soll. Eine Woche, zwei Wochen ...?"

„Bis sich der Gehörgang wieder beruhigt hat und dann je nach Bedarf."

„Wie meinen Sie das, je nach Bedarf? Wie lange soll denn das Kommen und Gehen der Entzündungen in meinen Ohren noch anhalten? Wird das irgendwann wieder normal werden? Ich meine, ich habe früher doch auch keine Probleme damit gehabt, ein eher weißlicher Typ zu sein ... und jetzt ganz plötzlich ... immer wiederkehrend? Woran liegt das denn?"

„Das kann viele Ursachen haben", antwortete er und betrachtete dabei neugierig seinen kleinen Finger, als ob er etwas suchen würde.

„Das bringt mich jetzt aber auch nicht weiter. Sie sind doch der Ohrenarzt und sollten wissen, woher das kommt." Langsam wurde ich ungeduldig.

„Das habe ich Ihnen doch schon gesagt. Ihr Ohrenschmalz ist zu trocken."

„Ja, sicher haben Sie mir das schon gesagt. Aber auch ich habe Ihnen schon gesagt, dass mein Ohrenschmalz früher nie zu trocken war. Und jetzt ist es das wohl und ich muss für den Rest meines Lebens Salbe reinschmieren. Das muss doch einen Grund haben?"

„Jetzt ist es halt zu trocken", sagte Doktor Ohrloch und schnaubte wie ein Walross durch die bunte Nase.

„Und warum?", bohrte ich weiter. Ich hasse inhaltsleere Aussagen!

„Wie alt sind Sie?", fragte er, offensichtlich meiner überdrüssig.

„Warum?", gab ich widerwillig von mir. So widerwillig, wie Frauen das eben sagen, wenn sie nach ihrem Alter gefragt werden.

Er überhörte meine Gegenfrage und sagte DAS Wort!

„Nun ja, Sie kommen ... oder, ähäm, Sie sind in den Wechseljahren." (Das Wort Wechseljahre sprach er so leise aus, dass ich es kaum hören konnte). „Tja, und während dieser Zeit schalten die einen oder anderen Drüsen schon mal einen Gang runter. Vielleicht liegt es daran", erklärte er.

Gang runterschalten? Also von meinen Schweißdrüsen während meiner Hitzewallungen kann man das nicht gerade behaupten!

„Verstehe, Herr Doktor Ohrloch", sagte ich. „Sie glauben also, dass ich in den Wechseljahren bin und dass das die Ursache sein könnte? Können Sie mir das auch erklären?"

„Also, ich ... ähm ... ich wollte Ihnen wirklich nicht zu nahe treten, aber ich glaube, das könnte mit den Hormonen zusammenhängen. Es ist nun einmal so, dass in Ihrem Alter ..."

„Wie meinen Sie das, mit den Hormonen zusammenhängen?", unterbrach ich ihn.

„Das kann ich Ihnen jetzt auch nicht so genau erklären. Zudem ist das nur eine Vermutung von vielen. Jetzt nehmen Sie eben die Salbe und dann wird es schon werden." Er stand auf und seine Haltung drückte deutlich aus, dass das Gespräch für ihn hier zu Ende war.

„Wie wäre es denn mit einer Klärung der Ursache? Sie verschreiben mir einfach eine Salbe, die ich bei Bedarf zu nehmen habe und zwar für den Rest meines Lebens, weil angeblich irgendwelche Drüsen in mir runterfahren? Das ist mir aber ein bisschen zu wenig." Ich wetzte schon mal die Klingen.

„Manchmal gibt es halt Sachen im Körper, die man nicht erklären kann, die einfach so da sind ..."

„Stopp", ich streckte ihm feindselig meine Handfläche entgegen. „Es ist gut. Danke! Wie konnte ich als Patientin auch nur annehmen, dass Sie als Arzt der Ursache einer Krankheit auf den Grund gehen wollen. Genügt es doch, die Symptome zu behandeln! Nun gut, entschuldigen Sie mich bitte, ich muss jetzt gehen. Danke, dass Sie mich auf mein Alter und auf Wechseljahre hingewiesen haben und natürlich auch danke für das Rezept. Ich werde die Salbe gerne benutzen. Nicht mit einem Wattestäbchen! Sondern natürlich exakt so, wie Sie es mir gezeigt haben." Daraufhin steckte ich mir den kleinen Finger in das rechte Ohr und verließ mit einem übertriebenen Kopfnicken das Sprechzimmer. Am liebsten hätte ich ihm noch die Zunge rausgestreckt, aber diese ausdrucksstarke Geste ist in meinem Alter leider nicht mehr angebracht. Dieser doofe, blöde Doktor Ohrloch. Ohrloch, überhaupt, was war das für ein blöder Name?

Als ich im Auto saß, wurde mir meine Feinseligkeit dem Arzt gegenüber erst so richtig bewusst. Was war das denn für eine Nummer? Nur weil er gesagt hat, dass ich in den Wechseljahren bin, muss ich doch diesen Mann nicht gleich hassen. In mich gekehrt, ermahnte ich mich während meiner knapp eineinhalbstündigen Rückfahrt zu Geduld, Rücksicht und weniger emotionalem Auftreten in der Öffentlichkeit. Mal sehen, wie lange der Vorsatz anhält ...

Die Ohrensalbe, die eigentlich eine Nasenalbe war, zeigte sich glücklicherweise als äußerst wirkungsvoll. Jedes Mal, wenn ich ein leichtes Jucken spürte, schmierte ich sofort die Salbe – mit dem kleinen Finger! – in den Gehörgang und es kam erst gar nicht zu einer Entzündung. Nachdem also meine Drüsen einen Gang runtergeschaltet haben und deshalb meine Ohren nicht mehr befeuchten konnten, mussten die Tröpfchen, Pillchen, Globuli, Tuben, Pasten und Sälbchen in meinem Arzneischränkchen zusammenrücken. Die Salbe von Doktor Ohrloch kam hinzu und wurde fester Bestandteil meines sich täglich vergrößernden Wechseljahr-Arznei-Sortiments. Das Arzneischränkchen musste unbedingt durch einen größeren Schrank ausgetauscht werden!

Seit ich denken kann, war ich fit wie Turnschuh – abgesehen von den Kinderkrankheiten, einer Blinddarmoperation und einigen grippalen Infekten. Und jetzt das. Das andauernde Gejammer meiner Mutter, als sie in meinem Alter war, habe ich noch heute im Ohr. Ich dachte nur, wie wehleidig ist sie denn heute wieder unterwegs. Und jetzt? Jetzt schäme ich mich dafür ... Entschuldigung, Mama!

Seit meinem siebenundvierzigsten Lebensjahr renne ich nun vom Arzt zum Spezialisten und wieder zurück. Entwickelt man sich so zum Hypochonder? Schädige ich meine Gesundheit, indem ich mir ständig Sorgen um sie mache? Aber ich möchte Ärzte haben, die mich ausführlich aufklären, die mir sagen, was Sache ist, damit ich die Therapien auch verstehe.

Ich gehöre zu den Menschen, die von der Medizin ein Leben ohne Krankheiten erwarten. Ich leiste schließlich meinen Beitrag und passe auf mich auf. Eine gesunde Lebensweise wird heutzutage vom aufgeklärten Menschen grundsätzlich erwartet. Nach dem Krieg war man dick um zu zeigen, wie gut man finanziell dasteht. Heute sind die Menschen schlank und durchtrainiert um zu zeigen, wie gut sie in der Gesellschaft aufgestellt sind. Man trägt Verantwortung! Gesund essen, ausreichend trinken, korrekt sitzen, Blutdruck, Herzfrequenz, Körperfett ... alles muss stimmen. Und zur Kontrolle gibt es unzählige Gesundheits-Apps, die sogar den Nachtschlaf analysieren. Nie zuvor waren Patienten so gut informiert wie jetzt, Dank des Internets. Jeder postet und bloggt und schreibt und teilt sich mit. Foren-Beiträge hier und Erfahrungsberichte da. Aber Vorsicht, denke ich mir: Jeder Krankheitsverlauf ist individuell und die angesiedelten Werbungen auf den Gesundheitsseiten im Internet, die Wunder versprechen, ersetzen keinen Arzt. Stichwort Arzt, ich war schon wieder auf dem besten Wege dorthin ...

„Kannst du eigentlich die bescheuerte Lüftung nicht nach unten stellen?", raunzte ich Michael an.

Wir saßen im Auto und waren auf dem Weg nach Salzburg. Michael hatte zum vierten Mal die Lüftung der Klimaanlage nach oben gestellt. Obwohl ich ihn ausdrücklich darum gebeten hatte, dies nicht zu tun.

„Kannst du auch mal wieder etwas freundlicher mit mir reden?", maulte Michael zurück und stellte die Lüftung wieder nach unten.

Unsere Dialoge näherten sich immer häufiger einem unangenehmen Schlagabtausch. Ohne zu übertreiben kann ich sagen, dass diese miese Beziehungsstimmung zu neunundneunzig Komma neun Prozent meinem abnehmenden Gesundheitszustand und der daraus resultierenden schlechten Laune zuzuordnen war. Seit mehreren Wochen liefen mir Tränen in ungeahnten Mengen aus meinen Augen und ich wusste nicht, warum. Ein noch so kleines Lüftchen war ausreichend, um einen unaufhörlichen Tränenstrom in Gang zu setzen. Es gab nichts, was diesen Tränenfluss nicht anregte. Ein Spaziergang, Klimaanlagen, offene Fenster. Sogar wenn jemand zu dicht vor mir stand und mit mir sprach, genügte es, den besonders tränenfördernden

Buchstaben F mehrmals auszusprechen, und meine Augäpfel begannen zu schwimmen.

Mein Augenarzt, Doktor Ernst Fasler, diagnostizierte mir bei meinem ersten Besuch eine Konjunktivitis, im Volksmund Bindehautentzündung genannt. Bei meinem zweiten Besuch diagnostizierte er eine sehr starke Konjunktivitis und bei meinem dritten Besuch wusste er auch nicht mehr weiter.

„Vielleicht sind es bei Ihnen mechanische Dauerreize ...", erklärte er mir, „... Staubteilchen, Rauch oder ein Fremdkörper im Auge ... "

Staubteilchen? Woher denn? Ich arbeite doch nicht auf dem Bau. Rauch? Ich treibe mich weder in verruchten Bars rum noch bin ich bei der freiwilligen Feuerwehr. Und ein Fremdkörper im Auge müsste nach einer dreimaligen Untersuchung vom Augenarzt wohl selbstredend entdeckt worden sein! Also, was jetzt? Langsam wurde ich ungeduldig.

„Es kann auch ein bakterieller Infekt sein, hervorgerufen durch Staphylokokken, Pneumokokken, Streptokokken ... Oder es ist ein viraler Infekt, verursacht durch Herpesviren. Haben Sie zwischendurch einen schleimigen Ausfluss aus den Augen gehabt?"

„Oh Gott, nein. Wie grauenhaft. Natürlich nicht, das hätte ich Ihnen doch sofort gesagt", protestierte ich.

Dank dieser Augenarztbesuche, die zu nichts führten, außer zu einer jeweils kurzzeitigen, vorübergehenden Besserung aufgrund wechselnder Medikamente, wuchs der Inhalt meines mittlerweile neu aufgestellten Arzneischrankes im Bad aufs Unendliche an. Andere Frauen haben einen begehbaren Kleiderschrank. Wenn das so weitergeht, bin ich die erste Frau mit begehbarem Arzneischrank.

Mein Heilungsprozess schleppte sich so hin – sofern man überhaupt von irgendeinem Prozess reden kann. Meine Augen tränten chronisch. Etwas fiel mir dabei auf. Die Ekzeme in meinen Ohren und die Tränerei meiner Augen standen irgendwie in geheimer Verbindung. Wenn die Augen stärker tränten, nahm der Juckreiz in den Ohren zu, andersrum verlief es genauso. Wenn die Tränerei abnahm, wurde auch die Juckerei im Ohr weniger. Irgendwie schien sich mein Körper ein periodisches Konfliktsystem ausgedacht zu haben. Und gerade jetzt, auf dem Weg nach Salzburg, war mein Körper offenbar auf Krawall aus.

Obwohl mein verständnisvoller (zurzeit eher genervter) Ehemann die Lüftung im Auto also wieder nach unten stellte, sah ich bei unserer Ankunft wie eine Albino-Rennmaus aus. Das Weiße in den Augen war von feinen, roten Äderchen durchzogen, die fast schon etwas Fluoreszierendes an sich hatten. Na klasse! Zu den Salzburger Festspielen konnte ich ja kaum mit Sonnenbrille gehen.

„Schatz, ich muss zum Arzt!", stellte ich mit einem einzigen Blick in den Spiegel fest.

„Wie? Jetzt? Wir müssen zu Hans, er wartet schon seit einer Stunde auf uns, und du willst jetzt zum Arzt? Du kennst doch hier gar keinen, und wie willst du denn im Ausland so schnell einen Termin bekommen?"

„Halt!", unterbrach ich meinen Mann, indem ich meine Handinnenfläche am ausgestreckten Arm kurz vor seinem Gesicht zum Stillstand brachte. „Lass mich mal machen. Hans ist hier als Salzburger bestens aufgestellt, und ich versichere dir, dass er für mich in kürzester Zeit einen Termin bei einem Augenarzt vereinbaren kann. Mit größter Wahrscheinlichkeit ist Hans mit der ganzen Ärzteschaft im Salzburger Land verbandelt. Ruf ihn an! Jetzt gleich!", befahl ich in einem Ton, der eine potenzielle Widerrede im Keim erstickte.

Brav klemmte sich mein Mann ans Telefon und erklärte Hans die Situation, der wiederum versprach, sich so rasch wie möglich zurückzumelden. Binnen weniger Minuten rief Hans zurück.

„Um drei kannst in d' Praxis gehn, d' Maximilian Gruber wort scho auf di", berichtete Hans.

Mit meinem Na-was-hab-ich-dir-gesagt-Blick sah ich meinen Mann triumphierend an, während ich mir beiläufig, vor meinem

Augenarztbesuch, den Lippenstift neu auflegte. Die kurze Aufhübschung erwies sich als äußerst vorausschauend und sinnvoll. Maximilian Gruber war ein interessanter, gut aussehender Mittvierziger, dessen Frau, auch in der Praxis arbeitend, eine sympathische und noch besser aussehende Enddreißigerin war. Hübsches Paar!

Nun war ich echt gespannt, was ein österreichischer Arzt zu meinem deutschen Augenproblem, das ich seit bald einem Jahr mit mir rumschleppe, sagen würde. Nach einer gründlichen Untersuchung sagte er mir, dass ich eine extrem trockene Bindehaut habe.

„Wie kann das sein?" Ich war überrascht. „Meine Augen sind doch ständig am Tränen, sobald nur der Hauch einer Luftbewegung zu spüren ist." Jetzt war ich platt. Keine Bindehautentzündung?

„Das mag vielleicht seltsam klingen, aber Ihre überaus trockenen Augen sind für das Tränen verantwortlich. Ihre trockenen Augen müssen diesen Umstand irgendwie ausgleichen, also wird die Tränenbildung automatisch besonders angeregt. Ihre Augen können diesen Überschuss dann allerdings nicht mehr kompensieren und die Tränen nehmen ihren Lauf. Ein weiteres Beispiel für ein tränendes Auge wäre eine gestörte Lipidschicht, dann kann das Auge die Tränen auch nicht mehr halten. Aber das ist bei Ihnen nicht der Fall."

„Und warum diagnostiziert und behandelt mich mein Augenarzt ständig auf Bindehautentzündung?"

„Wenn Ihre trockenen Augen ununterbrochen mit einer verstärkten Tränenbildung beschäftigt sind, kann es schon mal an den einen oder anderen Tagen zu geröteten Augen kommen. Wahrscheinlich waren das die Tage, an denen Sie dann Ihren Augenarzt aufgesucht haben. Und bei – nun, sagen wir mal, oberflächlicher Betrachtung – fällt die Diagnose ganz klar auf eine Bindehautentzündung."

„Verstehe. Und was machen wir jetzt?"

„Das Problem ist eigentlich ganz leicht zu lösen. Ich gebe Ihnen gleich mal Augentropfen mit." Er stand auf und kam mit einem Fläschchen in der Hand zurück. „So, jetzt schaun wir mal. Hier sehen Sie, da ist eine klarsichtige Abdeckkappe drauf. Die ziehen Sie ganz einfach runter, dann drehen Sie den Tropfenspender um und drücken mit dem Daumen diese Lasche nach oben. Alles klar?"

„Ja", sagte ich lächelnd. „Das war genau genommen eine idiotensichere Erklärung."

Er stimmte in mein Lachen ein und meinte, dass er aus Gewohnheit die Benutzung so deutlich erkläre. Er habe sehr oft ältere Patienten, die er mit dem typischen Altersproblem der trockenen Augen behandle. Und die haben wiederum altersbedingt mitunter eine geschmälerte Auffassungsgabe.

Oh! Da hat er bei mir ganz empfindlich und ohne es zu wissen zwei meiner Lieblingsfliegen mit einer Klappe geschlagen. „Typisches Problem älterer Patienten" und „geschmälerte Auffassungsgabe". Topp! Wie stehe ich denn jetzt da? Ich kniff etwas unleidig meine Lippen aufeinander. Dennoch verabschiedeten wir uns freundlich. Bevor ich allerdings gehen konnte, gab er mir noch den dezenten Hinweis, dass ich bei seiner Frau die Behandlung bezahlen könne.

Ich setzte mich also auf einen Stuhl und wartete auf seine Frau, die dann auch sogleich fröhlich trällernd mit ihren schlanken, langen Beinen und ihren wunderschönen vollen, sehr fein kolorierten, blonden Haaren, leicht wie eine Elfe um die Ecke schwebte. Während sie die Rechnung schrieb, wollte ich gleich mal meine neuen Wundertropfen ausprobieren. Ich nahm das Fläschchen in die Hand, schüttelte den Inhalt, legte meinen Kopf nach hinten, zog den Bindehautsack nach unten und drückte auf den blauen Spender ... track ... track ... nichts geschah. Ich versuche es noch mal ... track ... track ... nichts. Hilfesuchend sah ich die schöne blonde Doktorehefrau an.

„Ob Sie mir vielleicht helfen könnten?", bat ich sie etwas verschämt.

„Aber natürlich gerne", sagte die Gazelle und kam um den Schreibtisch herum. „Geben Sie mir die Tropfen. Ich versuche es mal."

Track ... track ... track – nichts!

„Komisch", sagte sie und schüttelte das Fläschchen. Dann drehte sie es wieder um und versuchte es erneut. Track ... track ... track – wieder nichts.

„Ich glaube, der Spender ist kaputt. Ich hole Ihnen ein neues Fläschchen", sagte sie verwundert und schüttelte dabei ihr hübsches Köpfchen und das Fläschchen. In diesem Moment kam ihr flotter Doktorehemann aus dem Behandlungszimmer.

„Habt ihr ein Problem?", fragte er charmant lächelnd.

„Der Spender scheint kaputt zu sein", sagte die Doktorehefrau. „Da kommt kein Tropfen raus, schau mal." Sie drückte den Spender erneut und wieder passierte nichts.

„Gib mal her."

Ihr Mann sah sich das Fläschchen an, dann uns beide, dann wieder das Fläschchen. Dann nahm er die durchsichtige Abdeckkappe ab, drehte das Fläschchen um und pumpte zweimal. Zweimal fielen Tropfen aus dem Spender. Mit einem Augenzwinkern gab er mir das Fläschchen zurück und zog süffisant lächelnd von dannen. Ich sagte dann mal nichts und auch die Doktorehefrau schwieg dazu. Manchmal ist das besser so.

Auch diese Diagnose schien nicht zu halten, was sie versprach. Obwohl ich genau nach Anweisung des Arztes und Apothekers handelte, blieb alles beim Alten. Meine Augen tränten trotz Augentropfen wie gehabt mal mehr und mal minderer. Das hatte zur Folge, dass ich medizinisch stets neu experimentieren musste. Mit verschiedensten Produkten versuchte ich gegen mein Trockenes-Auge-Syndrom anzutropfen. Unzählbare frei verkäufliche Augentropfen gab es auf dem Markt. Verschiedene Tropfen halfen mir, für einige Tage die Symptome zu lindern oder einige Wochen. Unabhängig von Preis, Marke und Konsistenz des jeweiligen Medikaments. Meine Augen schienen nach einer nie vorhersehbaren Zeit nach dem Gewöhnungsprinzip zu reagieren und wollten Abwechslung. Frei nach dem Motto: Variety is the spice of life.

Es ist schon verrückt, was man alles ausprobiert, wenn man ein gesundheitliches Problem hat. Zuweilen halfen mir auch homöopathische und anthroposophische Arzneimittel weiter. Oft half auch gar nichts mehr und das Brennen, Jucken und Tränen brachte mich an den Rand des Wahnsinns. Im Winter war es besonders schlimm. Die Kälte und der eisige Wind sorgten für ein schmerzhaftes Dauertränen. Ich wollte gar nicht mehr vor die Tür. Am liebsten verkroch ich mich zu Hause und lief ganz langsam durch die Wohnung, um so wenig wie möglich Zugluft an meine Augen zu bringen. Dieser Rückzug in die eigenen vier Wände war für meine Augen am wenigsten stressig. Dass durch diese Einigelei allerdings meine Sozialkontakte litten, ließ mich zusätzlich leiden.

Ein Stimmungsbild von meinem Leben: rote Augen und Einsamkeit. Wie soll das nur weitergehen? Natürlich mit einem fetten Drama!

„Wwwwwaaaahhhhhhh! Schau dir das an, das gibt's doch gar nicht. Michael, komm schnell! Oh Gott, was ist denn jetzt mit mir los?"

Michael kam ins Bad gehetzt.

„Was schreist du am frühen Morgen so rum, ich wäre beinahe ... Ach du Scheiße, wie siehst du denn aus, was ist denn mit deinen ..."

„Das weiß ICH doch nicht! Mann! Schau dir das an. Tiefrote Karnickelaugen. So schlimm war das ja noch nie. Himmel, ich sehe aus wie ein Alkoholiker auf Entzug. So kann ich doch nicht unter die Leute gehen!"

Es war nicht mal mehr ein Fitzelchen Weißes in meinen Augen zu erkennen – alles rot!

„Mann, Mann, Mann! Du bist auch jeden Tag für eine neue Überraschung gut", stellte mein Mann fest und zog mit seinen

Zeigefingern meine Augenlider nach oben. „Knallrot, bis in die tiefsten Tiefen", bestätigte er.

„Ja, das sehe ich auch!" Und schon kullerten die ersten Tränen.

„Jetzt bloß nicht weinen, das reizt bestimmt noch zusätzlich", riet mein Mann.

„Was soll ich denn jetzt machen? Ich glaub's nicht! So schlimm war es ja noch nie. Jetzt reicht's mir aber echt! Und um elf hab ich auch noch meinen Termin auf dem Kulturamt. So kann ich da keinesfalls hingehen", jammerte ich rum.

„Bevor du auf irgendeinen Termin gehst, gehst du jetzt erst mal zum Augenarzt. Hier!" Michael drückte mir das Telefon in die Hand.

„Aha ... ja ... ja, richtig ... ja, blutrot ... ja ... nein ... ich weiß auch nicht ... nein, habe ich nicht ... gut, mache ich ... ja, danke ... nein, vergesse ich nicht ... ja, ok!"

„Und", fragte Michael, „hast du den Termin?"

„Ja, ich kann gleich kommen, muss zwar etwas warten, aber das kenne ich ja schon zur Genüge."

Um von meinen blutunterlaufenen Vampiraugen abzulenken, blieb mir nur eine Möglichkeit. Ich musste in die Offensive gehen. Nach einigem Suchen fand ich genau die Farbe, die ich jetzt brauchte. Geschmeidig trug ich den knallroten Lippenstift auf, passend zum Farbton meiner Augen, und setzte mir zum Finish meine neue Prada-Sonnenbrille auf. Etwas unsicher, ob meines getönten Blickes in die Welt, tappte ich durch die Wohnung und kramte meine Sachen zusammen. Rums! „Mist, aua!" Stand die Ecke des Schränkchens schon immer so weit in den Raum hinein?

„Vielleicht solltest du aus Sicherheitsgründen die Sonnenbrille erst später aufsetzen?", schmunzelte mein Mann.

„Ha, ha, witzig", schnaubend zog ich meiner Wege.

Gerade heute war natürlich ein trüber und absolut sonnenloser Tag. Folglich stapfte ich als Einzige mit einer Sonnenbrille durch die Fußgängerzone.

„Guck mal, die muss wohl unbedingt ihre neue Prada-Brille ausführen", sagte eine entgegenkommende Fußgängerin spöttisch zu ihrem Freund. Blöde Ziege, dachte ich. Pass bloß auf, dass du nicht wegen eines blauen Auges auch gleich eine Sonnenbrille ausführen musst!

Als ich in der Arztpraxis meine Sonnenbrille an der Anmeldung leicht nach oben schob, um meinen Notfall ohne Worte zu erklären, erntete ich von den beiden Sprechstundenhelferinnen unisono ein erschrecktes „Ach Gott!" Wenigstens etwas habe ich an diesem Morgen gut hinbekommen.
„Der Herr Doktor ist heute nicht da, das sagten wir ja schon am Telefon. Aber die Vertretung ist sehr nett und sehr kompetent."
Vielleicht sieht ja die Vertretung interessanter aus als der Herr Doktor?
„Dobre djin, guten Tak, mänja sowut, irch cheißen Frau Doktor Kusnezow", sagte die Vertretung, die entgegen meinen Erwartungen eine weibliche war und mit einer von Wodka und Zigaretten geprägten Stimme in fremden Worten zu mir sprach.
Jelisaweta Kusnezow war wenigstens um die fünfzig, oder auch nicht (ihr Alter war nicht wirklich einzuschätzen), hatte wasserstoffblond gefärbte, filzige Haare, eine gewaltig ausladende Oberweite und trug den Lippenstift bis auf die Zähne. Als Erstes entschuldigte sie sich für ihre schlechte Aussprache. Dann versicherte sie mir, dass ihr Nachname nichts mit der deutschen Übersetzung, welcher „von Beruf Schmied" bedeute, gemein habe. Ein grollendes, sonores Lachen drang während dieser Erklärung aus ihrer fülligen Brust, die mir Anlass dazu gab, über die Schwerkraft nachzudenken. Wie sagte schon Mark Twain: Lachen bricht alle Widerstände!
Wahrscheinlich sah ich etwas verunsichert aus, da sie mir verständnisvoll auf meiner Schulter herumtätschelte und sagte, dass ich mir wegen ihrer Sprachkenntnisse keine Sorgen machen

müsse. Natürlich verstehe sie mich einwandfrei. Prima! Endlich versteht mich mal jemand.

„Und?", sagte sie nach dieser kurzen Einführung zu ihrer Person, während sie ein weiteres Lachen auskeuchte. „Woas chan irch für Sie tun?"

Um eine lange Erklärung zu vermeiden und weil ich mir, trotz Jelisaweta Kusnezows Beteuerung, mich einwandfrei zu verstehen, dessen nicht sicher war, setzte ich meine Sonnenbrille ab.

„Schiack", sagte sie mit weit nach vorne gestülpten Lippen und deutete dabei auf meine Prada-Brille.

Na, Geschmack hat sie jedenfalls.

„Eigentlich geht es mehr um meine roten Augen", sagte ich in unsicherem Ton, der eigentlich scherzend hätte klingen sollen.

„Hoch ... hoch ... hoch", lachte sie in ihrem russischen Timbre. „Na sähen wir doach chleich mal in das Aug. Sie seatzen da."

Etwas mulmig setzte ich mich auf den Behandlungsstuhl, auf den sie zeigte. Wenn meine Augen nicht so rot gewesen wären und das Ganze kein Notfall, und wenn ich noch hätte warten können, dann wäre ich spätestens jetzt aufgesprungen, als sie mit ihrem Stuhl und ihrem Untersuchungsgerät meinen Augen immer näher kam, wobei ich gleichzeitig das Gefühl hatte, dass mich ihr mütterlich wogender Busen immer weiter vom Ort des Geschehens rhythmisch atmend weg trug.

„Döss ist chaber scheen rot. Wie lange döss schon so chaben, junges Frauu?"

„Als ich gestern ins Bett ging, war noch alles in Ordnung. Und heute Morgen habe ich erst mal einen riesigen Schreck bekommen." Während ich antwortete, war ich sehr darauf bedacht, mich nicht zu bewegen. Damit hier ja nichts schiefgeht!

„Chabe gewechselt die Tusch von die Wimper?" (Wer soll die Wimperntusche gewechselt haben? Sie oder ich?) „Oder chabe neie Chosmetik benutzen?"

„Öh, nein. Gar nichts habe ich geändert", sagte ich und dann erzählte ich ihr, wie lange ich schon unter diesem außergewöhnlichen Phänomen des Kommens und Gehens trockener, geröteter, tränender und morgens verklebter Augen litt.

Sie nickte verständnisvoll. „Wiassen Sie! Iach chaben geguckt auf die Karte. Sie chaben jetzt die siebenundvierzig Jahre chemacht und sind im Wechsel der Jahre. Da chomen viel, viel Problem auf Sie zu, chlauben Sie mir!"

Das hört sich ja super an! Gerne wechsle ich die Jahre, und zwar wieder in meine Zwanziger.

„Ihr Chörper chan jetzt nicht mehr machen alles feucht. Fehlen Chormone. Wiar Frauen in Chrussland wissen das gutt. Aber die Frauen in Deitschland sind niacht vorbereitet auf das Wechsel. Warum?"

Ja, warum eigentlich? Gute Frage!

Das Gespräch mit meiner russischen Augenärztin ging noch eine ganze Weile. In ihrer eigentümlichen und zwischendurch auch etwas schwer verständlichen Art versuchte sie, mir zunächst das „Trockene Auge" zu erklären.

Das Trockene Auge ist eine der häufigsten Augenerkrankungen. Medizinisch spricht man vom sogenannten Sicca-Syndrom. Beim „Trockenen Auge" sind der Aufbau und die Zusammensetzung des Tränenfilms gestört. Dadurch brennen die Augen und sind gerötet, zudem können die Lider morgens verklebt sein. Meist kommt ein Fremdkörper- und Trockenheitsgefühl dazu. Verschiedene Erkrankungen oder Veränderungen können dafür verantwortlich sein. Eine Zuckererkrankung, eine Erkrankung aus dem rheumatischen Formenkreis, bestimmte Hauterkrankungen, manche Medikamente wie zum Beispiel die Antibabypille, Schlafmittel, Beruhigungsmittel und Betablocker.

Frauen sind besonders häufig davon betroffen, wobei der Hormonhaushalt dafür verantwortlich gemacht wird. Besonders in den Wechseljahren, wenn Östrogen- und Gestagenspiegel aus der Balance geraten, kann das Krankheitsbild vermehrt auftreten. Denn selbst für die Befeuchtung des Auges sind, gemeinsam mit anderen Faktoren, Hormone verantwortlich, sie können sowohl auf die reduzierte Bildung als auch die gesteigerte Verdunstung der Tränenflüssigkeit Einfluss haben. Laut dem Berufsverband der Augenärzte Deutschlands ist es bekannt, dass auch eine Hormonersatztherapie in der Menopause das Risiko eines Trockenen Auges verstärken kann und die daraus resultierenden entzündlichen Prozesse an der Augenoberfläche dauer- und ernsthaft die Hornhaut schädigen können. Für die medikamentöse Behandlung stehen Augengele und Augentropfen in verschiedenen Zusammensetzungen zur Verfügung. Der Augenarzt wird festlegen, welche davon im einzelnen Fall am sinnvollsten zur Behandlung eingesetzt werden sollen.

Zudem erklärte mir Jelisaweta Kusnezow, dass es in den Wechseljahren aufgrund einer Hormondisbalance zum Austrocknen sämtlicher Schleimhäute kommt. Sie werden schlechter durchblutet, sind empfindlicher und werden trockener. Man könne jede Schleimhaut natürlich einzeln behandeln, aber letztendlich handele es sich bei diesen Problemen ursächlich um die Hormone, die in den Wechseljahren „spiele verruckt".

Nach dieser Erklärung dachte ich, dass es hilfreich wäre, zusätzlich zum Augenarzt und Ohrenarzt und Hausarzt, einen Frauenarzt aufzusuchen, um den Hormonstatus überprüfen zu lassen. Wenn andere Augenkrankheiten ausgeschlossen sind und deswegen nur noch die Hormone in Betracht kommen, dann sollte man doch auch bei den Hormonen ansetzen. Persönliches Fazit: Verfluchte Wechseljahre! Egal, welche Medikamente ich nehme und wie sehr ich mich bemühe – wenn mein Körper unfähig geworden ist, ausreichend Hormone zu produzieren, führt das alles zu nichts. Also geht es letztendlich lediglich um eine Schadensminimierung. In absehbarer Zeit wird wohl in Bezug auf mein Trockenes Auge keine vollständige Genesung möglich sein, wenn ich das Übel nicht an der Wurzel packe. Und wie soll ich diese Wurzelbehandlung durchziehen? Ich hab doch keine Ahnung wie das ganze Hormon-Desaster vonstattengeht, das mir mein Leben zur Hölle macht.

Als ich in den Bus einstieg, um nach Hause zu fahren, musste ich die Sonnenbrille absetzen, weil ich das Kleingeld sonst nicht auseinanderhalten konnte. Verzweifelt über meine Hilflosigkeit setzte ich mich hin, schaute aus dem Fenster und spürte, wie eine Träne meine Wange hinabrollte.

„Mama, warum weint die Frau da?", wisperte eine Kinderstimme mir gegenüber.

Betreten setzte ich meine Sonnenbrille auf.

Die Mutter sah mich kurz aus dem Augenwinkel an. „Bestimmt ist sie traurig", antwortete sie und blätterte wieder in ihrer Frauenzeitschrift.

„Warum?"

„Mmmhh ..." Sie blätterte um.

„Vielleicht ist ja ihr Hamster gestorben."

„Mmmhh ..." Sie wollte umblättern, blieb aber bei den Diät-Tipps hängen.

„Oder ihre Miezekatze."

„Mmmhh ..." Sie las immer noch die Diät-Tipps.

„Oder ihr Hundi."

Bevor die Mutter wieder „Mmmmhhh" sagen konnte, antwortete ich dem kleinen Kind. „Alles halb so wild", sagte ich, das kleine Mädchen anlächelnd. „Nur meine Eierstöcke sind gestorben."

„Ohh, deine Eierstöcke ... Du-hu, Mama, sind Eierstöcke schöne Tiere?"

„Mmmmhh ..."

Nur gut, dass ich an der nächsten Haltestelle raus musste. Ansonsten hätte ich wahrscheinlich die Zeitschrift mit den Diät-Tipps zusammengerollt und sie der Mutter ein paar Mal auf den Hinterkopf gekloppt.

Von den Wechseljahren abgesehen, tritt das Phänomen der Trockenen Augen ebenso mit den Hormonschwankungen während der fruchtbaren Phase der Frau auf. Letztendlich kommt es in einem Frauenleben häufig vor, dass Hormone aus dem Gleichgewicht geraten oder auch, dass manche Hormone zu viel oder zu wenig vom Körper produziert werden. Vielleicht sollten sich Augenärzte und Gynäkologen mal zusammen an einen Tisch setzen?

Dass meine Hormone offensichtlich „spiele verruckt" (um es mit Jelisaweta Kusnezows Worten zu sagen) und dass sich dies auf sämtliche Schleimhäute auswirkt, brachte mich zum Nachdenken. Und siehe da – eins und eins macht zwei!

Mein andauernder Scheidenpilz war seit circa drei Monaten nicht in den Griff zu bekommen. Jucken, Brennen und kein Sex. Letzteres war aufgrund meiner schwindenden Libido jetzt nicht so schlimm, dennoch war ich verzweifelt. Über viele Wochen hinweg musste ich mich behandeln lassen. Die Medikamente gegen Scheidenpilze schlugen einfach nicht richtig an. Mal war er weg, dann kam er wieder, dann war er ein bisschen weg, dann wieder ganz da.

Nach unendlich langen vier Monaten, vielen Medikamenten und Frauenarztbesuchen war ich endlich pilzfrei. So lange und so hartnäckig hatte sich bei mir ein Scheidenpilz noch nie festgefressen. Mein Frauenarzt schlug mir natürlich gleich eine Impfung vor, die mich angeblich vor zukünftigem Scheidenpilz bis zu drei Jahre lang schützen *kann*. Kosten: circa hundert Euro, die von der Krankenkasse aber nicht übernommen werden.

Um meine explosionsartig gestiegenen Gesundheitskosten der letzten Monate auch zukünftig begleichen zu können, wird es dringend Zeit, dass ich Millionärin werde. Sämtliche Medikamente (Cremes, Zäpfchen, Kapseln, Tabletten ...), die ich zur monatelangen Bekämpfung meines Scheidenpilzes anwenden musste, kosteten schon ein kleines Vermögen. Die Krankenkasse übernahm hierfür nicht einen Cent, weil es sich angeblich nicht um ein bakterielles Problem handelt. Dass wir Frauen bei einer Pilzerkrankung höllisch leiden und manchmal auch wochenlang Medikamente anwenden müssen, überzeugte meine Krankenkasse auch nicht zur Kostenbeteiligung. Ist ja nur ein Frauen-

problem. Das juckt die Herren Vorstandvorsitzenden der Krankenkassen im wahrsten Sinne des Wortes nicht!
Und jetzt soll ich mich mal auf die Schnelle für hundert Euro impfen lassen?

„Eine Freundin von mir hat sich letztes Jahr im Februar gegen Scheidenpilz impfen lassen. Bis Ende des Jahres hatte sie trotzdem zwei Infektionen. Eigentlich fühlt sie sich von ihrem Frauenarzt veralbert. Was sagen Sie denn dazu?"

Ich sah meinen Frauenarzt herausfordernd an. Seit der letzten Diskussion konnte ich ihn sowieso nicht mehr leiden und ich beschäftigte mich intensiv mit der Suche eines verständnisvollen Wechseljahr-Gynäkologen. Leider gibt es auch bei Frauenärzten einen Wir-sind-total-überlaufen-Satz! Nach sechs vergeblichen Versuchen, einen Termin zu bekommen, ließ ich es enttäuscht bleiben. Dass ich keinen Termin bei anderen Frauenärzten bekam, machte mir richtig zu schaffen. Ich brach in hormonmangelbedingte Tränen aus, weil ich diese Zurückweisung als ganz persönlichen Tiefschlag nahm. Keiner wollte mich haben. Und meinen jetzigen Frauenarzt, der mir gerade eine Impfung aufschwatzte, wollte ich nicht mehr haben.

„Meine liebe Frau Marsch", begann er wieder in diesem Ton, den ich so liebe. „Ich sagte Ihnen ja, dass die Impfung helfen *kann*. Jede Frau reagiert aber anders darauf."

„Und jede Frau muss trotzdem hundert Euro dafür hinlegen, egal wie sie darauf reagieren *kann*?"

„Ja, natürlich. Hierbei handelt es sich doch um eine ärztliche Leistung, deren Erfolg nicht vorhersehbar ist." Nun war mein Frauenarzt etwas genervt.

„Gut. Wenn der Erfolg nicht vorhersehbar ist, verzichte ich vorerst gerne auf die ärztliche Leistung. Vielen Dank für die Beratung. Auf Wiedersehen."

„Und ihr zukünftiger Scheidenpilz … ?", rief mir mein Arzt noch fragend hinterher, während ich schon zur Tür raus war. Der kann mich mal, dachte ich mir, während ich die Praxis verließ.

Dennoch stellte ich mir ernsthaft die Frage, wie es zu diesem hartnäckigen Scheidenpilz überhaupt erst kommen konnte. Was denkt sich meine Vagina dabei? Vielleicht: *Ich will keinen Sex mehr und damit da unten auch Ruhe ist, bekomme ich einen Scheidenpilz und lass ihn nicht mehr gehen?*
Die Erklärung hat freilich nichts mit einer selbstbestimmten Vagina zu tun. Frauen in den Wechseljahren sind aufgrund der hormonellen Umstellung anfälliger für Scheideninfektionen. Infolge der fehlenden Östrogene vermindern sich die Milchsäurebakterien und der pH-Wert in der Scheide steigt an. Das ganze stört den natürlichen sauren Schutzwall der Vagina und Pilze und Bakterien können leichter eindringen und sich vermehren. Eine schlechtere Durchblutung der Schleimhäute im Genitalbereich, ebenfalls durch mangelnde Östrogene verursacht, erleichtert Krankheitserregern ihr fieses Werk zusätzlich. Fazit: Frauen ab vierzig sind aufgrund der hormonellen Umstellung prinzipiell anfälliger für Pilzinfektionen.

Und da ich zu den Frauen „ab vierzig" gehöre, spürte ich nur wenige Wochen nach meiner Pilzgenesung erneut Beschwerden im Vaginalbereich. Ein Brennen und Jucken machte sich in der unteren Hälfte meiner Scheidenwand bemerkbar. Beim Sex spürte ich sogar einen leichten Schmerz. Oh nein! Nicht schon wieder einen Scheidenpilz. Vielleicht hätte ich diese Impfung nicht ablehnen sollen ...

Meine neue Frauenärztin ... ja, richtig! ... neue Frauenärztin (Anfahrtsweg eine Stunde und acht Minuten), Doktor Ruth Frauenmann, war zweifelsohne anderer Meinung. Sie war gar keine Freundin dieser Impfungen und unterstützte meine damalige Entscheidung. Dass ich, entgegen meinen Befürchtungen, derzeit keinen Scheidenpilz hatte, stellte sie sofort durch die übliche Prozedur eines Abstriches und das Anlegen einer Kultur fest. Zur Vorsorge ließ sie mich auch noch auf Chlamydien (zwanzig Euro extra, wird von der Krankenkasse auch nicht übernommen) untersuchen. Chlamydien-Infektionen sind in

Deutschland weit verbreitet und zählen zu den häufigsten Geschlechtskrankheiten. Oft werden die Schleimhäute der Augen, Atemwege, Geschlechtsorgane und Harnwege befallen. Bei einer Infektion sind die Symptome ähnlich wie beim Scheidenpilz: Brennen und Jucken beim Wasserlassen.

Jedenfalls handelte es sich bei meinem Brennen und Jucken um eine weitere Unpässlichkeit, deren Ursprung ich meinen Wechseljahren zu verdanken habe. Doktor Frauenmann erklärte mir nach der Untersuchung, dass sich aufgrund meines Östrogenmangels, bedingt durch den Sinkflug meiner Hormone, nun vermehrt bestimmte urogenitale Beschwerden auftreten werden. Wunderbar. Allein das Wort *urogenital* sorgt schon für Stimmung.

Frau Frauenmann merkte, dass ich eine „Wechseljahr-Debütantin" bin, das heißt, sie hatte sofort kapiert, dass ich keinen Plan hatte, was im Zuge der Wechseljahre alles auf mich zukommen wird. Um diesen eklatanten Mangel an Wechseljahr-Wissen zu beheben, gab sie mir einige ihrer unzähligen Wechseljahr-Broschüren mit.

Als ich mit meinen Heftchen wedelnd nach Hause kam, saß Michael im Wohnzimmer in seinem Lieblingslesesessel und zog die Brille auf die Nasenspitze, als ich eintrat. „Hast du wieder Hochglanz-Altpapier mit nach Hause gebracht?"

Diesen Satz konnte ich ihm nicht mal verübeln. Langsam, aber sicher sammelten sich in meinem Bürozimmer Broschüren in den tollsten Farben, Formen, Stärken und Ausmaßen.

„Du weißt doch", sagte er in ernstem Ton, „dass die dir alle nur was verkaufen wollen! Zuerst kommt eine nette Einleitung, dann ein Ach-wir-verstehen-Sie-so-gut-Absatz und auf den letzten Seiten folgen dann die Bestelladressen für absolut unnötige und überteuerte Präparate, die dir deine Jugend zurückgeben. Das macht mich so langsam wütend, was die euch Frauen für einen Bären aufbinden!"

„Du hast ja recht, mein Schatz, und ich bin dir auch dankbar für deine Anteilnahme und dass du auch alle Broschüren liest, die ich dir hinlege, aber irgendwie muss ich mich doch informieren. Je mehr ich lese, desto besser weiß ich doch Bescheid. Meinst du nicht auch?"

„Du siehst doch schon vor lauter Bäumen den Wald nicht mehr. Die ganze Informationsflut verunsichert dich nur noch mehr. Die einen sagen das, die anderen wollen dir dies schönreden und die Nächsten jenes verkaufen. So ist es doch!"

Schau an, schau an, mein Mann ärgert sich über die Pharmaindustrie.

„Du bringst es wie immer auf den Punkt", lobte ich ihn. „Aber jetzt lass mich das mal lesen. Hör zu, damit du auch Bescheid weißt. Wie du weißt, ändert sich mein Gesundheitszustand derzeit täglich."

„Täglich? Untertreibung! Stündlich! Na dann leg mal los, ich höre ...", stöhnte mein Mann und heuchelte Aufmerksamkeit.

Ich las, dass die Haut der Scheide und das Bindegewebe im Beckenbodenbereich in besonderem Maße vom weiblichen Hormon Östrogen reguliert werden. Dort befindet sich eine Vielzahl von Rezeptoren für Östrogen. Durch das Hormon werden im Vaginalbereich Zellerneuerung, Durchblutung und Feuchtigkeitssekretion beeinflusst. Unter Östrogenmangel, wie er beispielsweise in den Wechseljahren auftritt, werden diese Rezeptoren nicht mehr ausreichend aktiviert. Folglich verlangsamt sich die Zellerneuerung. Dies führt wiederum dazu, dass die Vaginalhaut dünner und empfindlicher wird. Die Durchblutung verschlechtert sich und das Gewebe verliert seine Feuchtigkeit und Elastizität. Aufgrund der strukturellen Veränderungen wird auch der pH-Wert in der Scheide beeinflusst. Normalerweise liegt dieser im sauren Bereich zwischen drei Komma fünf und vier Komma fünf. Dadurch bietet das Scheidenmilieu einen natürlichen Schutz vor Krankheitserregern. Kommt die Scheidenflora aus dem Gleichgewicht, können Infektionen die Folge sein.

„Na bestens", stöhnte ich. „Das hört sich ja richtig mies an. Da freue ich mich jetzt aber wirklich auf meine restlichen Lebensjahre als Frau!"

„Nun sei doch nicht wieder so negativ, Schatz", sagte Michael. „Das gehört doch zum ganz natürlichen Alterungsprozess einer jeden Frau dazu."

Verständnislos sah ich Michael an. Wie bitte?

„Ja, sicher ist das Altern ein natürlicher Prozess, mein Schatzzzz", wiederholte ich spitz. „Aber doch nicht mit Mitte vierzig! Und mit so vielen nie dagewesenen, plötzlich auftretenden Gesundheitsstörungen. Schau mich doch an." Ich stand auf und zeigte mit meinen Händen an meinem Körper entlang. „Das alles fängt jetzt an auszutrocknen! Ja, schau's dir nur noch mal gut an. Wer weiß, vielleicht liegt ja morgen schon ein Hutzelpfläumchen neben dir im Bett, so rasant, wie mein Östrogen abstürzt. Meine Feuchtgebiete trocknen jeden Tag unaufhaltsam aus ... und das nennst du-hu einen natürlichen Alterungsprozess? ... den i-hich so anerkennen soll? ... weil die Natur Mist gebaut hat? Solche Sprüche bringen mich auf hundertachtzig."

„Na, schau doch mal", sagte mein Mann sanft. „Eine Schildkröte war, wenn sie hundertfünfzig ist, davor auch mal jünger."

„Was? Wie kommst du jetzt auf eine Schildkröte? Vergleichst du mich etwa mit einer? Willst du mir etwa durch die Blume sagen, dass ich einen faltigen Reptilienhals bekommen habe?" Eine Hitzewallung kündigte sich an, und ich fächelte mir mit dem Scheiden-Feuchtigkeitsverlust-Prospekt Luft zu.

„Aber Baby, jetzt sei doch nicht so humorlos, war doch nur Spaß!"

„Du kannst manchmal echt ein richtiger Idiot sein", sagte ich und las unaufgefordert laut weiter, und zwar, dass die Feuchtigkeit der Scheide durch die Sekret-Bildung aus Drüsen am Scheidengang, aktiviert durch sexuelle Erregung, entsteht. Ebenso entsteht die Feuchtigkeit durch Flüssigkeit, die aus dem Blutgefäßsystem der Vaginalhaut austritt.

„Die Drüsengeschichte hat ja schon mein Ohrenarzt Doktor Ohrloch erwähnt", warf ich ein und las weiter.

Durch die Rückbildung der Scheidenhaut und die schlechtere Durchblutung nimmt die Feuchtigkeit und damit die Gleit-

fähigkeit in der Scheide ab. Dies kann dazu führen, dass es beim Verkehr brennt oder sogar stärkere Schmerzen auftreten. Gegenüber mechanischen Reizen ist die dünner gewordene Haut sehr viel empfindlicher. Je dünner das Epithel (die Scheidenhaut) ist, desto größer sind die Schmerzen. Nicht selten können beim Geschlechtsverkehr kleine Risse entstehen, die zu Blutungen führen.
WAS? Meine Muschi kriegt Risse! Ich war schockiert.

Letztendlich blieb mir nichts anderes übrig, als meine innere Trockenheit, die sich durch Brennen in den Scheidenwänden bemerkbar machte, medikamentös zu behandeln. Um mein mir wichtigstes und hoch geschätztes Feuchtgebiet weiterhin feucht zu halten, verschrieb mir meine Frauenärztin eine hormonfreie Feuchtcreme.

Auch dieses Medikament wird nicht von der Krankenkasse übernommen. Schließlich sind eine trockene Vagina und ein dadurch gestörtes Sexualleben kein Grund für eine medizinisch notwendige Behandlung. Dass Sex allerdings viele gesunde Aspekte mit sich bringt und deshalb unterstützenswert ist, hat sich bei den Krankenkassen noch nicht herumgesprochen. Wenn die wüssten, welche Kosten für Antidepressiva mithilfe eines regen und gesunden Sexuallebens eingespart werden könnten, würden sie vielleicht anders darüber denken. Meine Vagina-Feuchthalte-Packung kostet immerhin knapp zwölf Euro, und bei der empfohlenen Dosierung bräuchte ich zwei Packungen im Monat. Weil sich ja mein Körper nicht mehr von alleine befeuchten kann! Diese Summe werde ich jetzt nicht auf die nächsten fünf bis zehn Jahre hochrechnen. Allein beim darüber Nachdenken bekomme ich zusätzlich einen trockenen Hals.

Apropos trockener Hals. Wie unten so auch oben ... Bei einer Präsentation versagte mir unlängst urplötzlich die Stimme, weg war sie! Ohne Vorankündigung. Nur noch ein müdes Krächzen kam aus meinem Hals. Und das vor all den Leuten, wie unangenehm! Zwangsläufig musste ich mich mehrmals geräuschvoll räuspern. Besorgt reichte mir der viel zu attraktive Geschäftsführer ein Glas Wasser und fragte, ob wir eine Pause einlegen sollten. Ich verneinte höflich, trank, räusperte mich und begann wieder zu sprechen, wenn man mein kehliges Schnarren so nennen kann. Nach wenigen Sätzen setzte der nächste Stimmverlust ein ... krächz ... krächz ... Meine Stimmbänder fühlten sich an, als ob man eine Holzraspel drübergezogen hätte. Was war da los? Krächz. Virus? Entzündung des Kehlkopfes? Krankhafte, behandlungsbedürftige Altersstimme?

An Lampenfieber konnte es jedenfalls nicht liegen. Nach Jahren in meinem Job waren mir Präsentationen zur Routine geworden. Ich hielt meine Vorträge professionell, flüssig und so kurz wie möglich, wofür mir meine Auftraggeber dankbar waren.

Nachdem diesmal allerdings meine Stimmbänder streikten, gab es zwei Optionen: Dieser Vortrag würde der kürzeste in meiner beruflichen Laufbahn werden, oder aber er könnte sich etwas in die Länge ziehen. Ich räusperte mich erneut einige Male, trank wieder einen Schluck Wasser und versuchte tapfer, mein Projekt zu erklären. Drei lächerliche Sätze kamen einigermaßen verständlich aus meinem Kehlkopf, und schon begann das Krächzen aufs Neue.

Jetzt verlieren auch noch die Schleimhäute meiner Atemwege ihre Feuchtigkeit und mir bleibt die Stimme weg. Mist – gerade jetzt kann ich keine Husten- und Räusper-Attacken gebrauchen.

Hat ein trockener Hals etwa auch mit den Wechseljahren zu tun? Man kann es nicht verneinen. Auch hieran ist der Mangel an Östrogen schuld, welches normalerweise Wasser im Körper bindet und die Schleimhäute damit versorgt. Der Nasen- und Rachenraum gehört zu den Schleimhäuten und wenn die kaum mit Feuchtigkeit versorgt werden, führt das zu einem trockenen Hals.

Und mein trockener Hals führte mich zur Verunsicherung, was mich wiederum ärgert, und zwar so sehr, dass sich dummerweise gerade jetzt eine Hitzewallung ankündigte ... auch das noch! Mit aller Kraft versuchte ich mich darauf zu konzentrieren, nicht zu schwitzen – es gelang mir leider nicht. Ich spürte, wie es unter meiner Haut zu prickeln begann, und wusste, dass in spätestens zwanzig Sekunden mein Gesicht wie ein roter Pavianhintern aussehen wird. Die ersten Schweißperlen sammelten sich zwischen Nase und Oberlippe und am Kinn. Schon begann meine geheime Quelle im Nacken zu sprudeln und durchfeuchtete meine Haare mit Schweiß. Wie ich das hasste! So unauffällig wie möglich tupfte ich die Feuchtigkeit mit meinem Handrücken ab und lächelte dümmlich in die Runde.

„Könnten wir vielleicht ein Fenster öffnen?", hörte ich meine Sandstimme raunen. Ich war, glaube ich, kurz vor einem Nervenzusammenbruch.

„Lieber nicht", antwortete die kaum achtzehnjährige Praktikantin, die mit ihrer Jugend, mit ihrer prallen Haut, mit ihrem glänzenden Haar und den strahlenden Augen, die wie goldene Karamellbonbons aussahen, noch ihr ganzes, wunderschönes, aufregendes Leben als Frau vor sich hatte ... (bis zu den Wechseljahren! Ha!).

„Es ist doch so kalt heute", schmollte sie mit ihrem spitzen Mündchen in einem viel zu hohen Püppchen-Ton. Ihre Stimmlage erinnerte mich an meine Schulzeit und zwar an die Szene, wenn die Kreide abbrach und der Lehrer deswegen aus Versehen mit seinem Fingernagel für einen kurzen Moment auf der Tafel entlangquietschte.

Ich glaube Frauen, die sich in hochtoniger Alarmfrequenz unterhalten, stressen schon immer und nicht nur mich. Aber das ist eine ganz natürliche Reaktion, die aus der Zeit vor der verbalen Kommunikation des Menschen stammt. Hohe Töne stellten nämlich ein Warnsignal dar und regen eine besondere Zentrale im Gehirn an, die Amygdala. Wegen ihrer Form auch Mandelkern genannt.

Die Mandelkerne sind im Gehirn für die Entstehung von Angst, die Analyse von Gefahrensituationen und Emotionen, wie unter anderem Wut, Trauer und Aggressionen, zuständig.

Wir besitzen zwei der bedeutenden Mandelkerne. Ihre Zerstörung würde zum Verlust von Furcht- und Aggressionsempfinden führen. Ein Leben ohne Furcht wäre sicherlich nicht ungefährlich, wenn ich an all die beängstigenden Sportarten denke, die dann jeder, einfach mal so, ausprobieren würde. Ein Leben ohne Aggressionen hingegen stelle ich mir himmlisch vor. Alleine die Vorstellung eines aggressionsfreien Straßenverkehrs ist ja schon paradiesisch!

Wahrscheinlich habe ich drei Mandelkerne im Gehirn. Bei hohen Tönen muss ich mir intuitiv die Ohren zuhalten. Anderenfalls leide ich unter schwer definierbaren Schmerzen, die mich augenblicklich aggressiv machen. Und wenn ich dann mal so weit bin, dann geht auch mein Furchtempfinden flöten. Da es unhöflich ist, sich während eines Gespräches die Ohren zuzuhalten, konnte ich mich vor der Praktikantin nicht schützen. Meine Mandelkerne reagierten sofort. Bis aufs Äußerste bemüht, versuchte ich weiterhin, freundlich in die Runde zu lächeln, und vermied die Blickrichtung, in der die doofe Ziege saß.

Meinem Gehirn war meine ambitionierte Aggressionsbeherrschung allerdings vollkommen egal. Es stellte sich vor, wie ich der Praktikantin furchtlos mit meinem zugeklappten Laptop einige saftige Schläge gegen ihren Kopf verpasste. Ihre Haare wirbelten dabei wild nach links und nach rechts, dann wieder nach links und nach rechts ... Die Vorstellung tat gut, ließ mich aber noch mehr schwitzen. Heimlich (vor allen Leuten) versuchte ich mir den Schweiß von meiner Stirn zu tupfen. Hoffentlich hält das meine Bluse durch. Wenn nicht, auch nicht tragisch. Dieses Mal bin ich gerüstet.

Als ich das erste Mal eine Hitzewallung auf einem Termin außer Haus bekam, war ich nicht vorbereitet. Ich hatte dummerweise keine Kleider zum Wechseln dabei. Mit ausladenden Schweißrändern unter den Achseln musste ich zu meinem nächsten Termin hetzen. Wie bloßstellend: Guck mal, da kommt eine hitzewallende Wechseljährige! Das war beschämend.

Seither habe ich dazugelernt und meinen halben Kleiderschrank auf dem Rücksitz meines Autos deponiert. Eine weiße und eine beige Bluse (schwarz ist nicht empfehlenswert – ich sage nur: gelbe Schweißflecken!), Hose, Rock, Strumpfhosen, Strümpfe, nicht zu vergessen Unterwäsche und – für Hitzewallungen in der Freizeit – zwei T-Shirts und eine Jeanshose sowie jeweils passende Schuhe dazu. Als mein Sohn die vielen Klamotten in meinem Auto entdeckte, fragte er, ob ich meinen Beruf gewechselt habe und ins Textilbusiness eingestiegen sei.

„Nein, nein", antwortete ich ihm. „Die Kleider habe ich dabei, weil mich meine Hormone mobben."

„Häh? Wer mobbt dich?"

Auf diese Frage wollte ich dann doch nicht näher eingehen und lächelte nur still in mich hinein. Sogar mein Humor scheint immer trockener zu werden ...

Unter erschwerten Bedingungen, mit Hitzewallungen, furchteinflößenden Tagträumen und rauer Stimme, brachte ich, hoch konzentriert, meinen Vortrag irgendwie zu Ende. Ich fühlte mich dabei erbärmlich und sah wahrscheinlich auch so aus. Das zumindest teilten mir die irritierten Blicke meiner männlichen Geschäftspartner der Runde mit.

Früher gehörte ich zu den Frauen, deren ungewöhnlich erscheinendes Verhalten von Männern mit der dummen Bemerkung „die hat wohl ihre Tage" belächelt wurde. Heute gehöre ich zu den Frauen, deren wenig animierendes Aussehen nach einer Schwitzattacke hinter vorgehaltener Hand mit den raunenden Worten „typisch Wechseljahre" quittiert wird. Das Leben kann so ungerecht sein!

Nach der Präsentation bedankte sich der Geschäftsführer, zu meinem großen Erstaunen, überschwänglich bei mir. Damit hatte ich nach meiner Schwitz-Räusper-Hust-Performance am wenigsten gerechnet. Sah ich da auch ein klein wenig Bewunderung für mich in seinem Blick? Im Blick der Praktikantin sah ich jedenfalls den Blitz der Eifersucht, der mich, wenn es nach ihr gegangen wäre, auf der Stelle hätte erschlagen sollen.

Bevor wir in die Planungsphase übergingen, legten wir eine kleine Pause ein. Ich entschuldigte mich und flüchtete auf die Toilette, um, so gut es ging, meinen Ganz-Körper-Schweiß abzuwischen. Natürlich musste genau in dem Moment, in dem ich eine halbe Rolle Klopapier zwischen meinen Brüsten entlangzog, die Praktikantin zur Tür hereinstolzieren.

„Na? Ist Ihre komische Schweißausdünstung vorbei? Geht es Ihnen wieder besser? Na ja, Sie dürften es ja bald geschafft haben, Sie wissen schon: Rente und so", sagte sie grinsend und in dieser für mich unerträglich hohen Stimmfrequenz.

Was für ein freches Ding! Ich und bald in Rente? Die hat sie doch nicht mehr alle! Ich sah sie mit einem Blick an, der sie einen halben Meter zurückweichen ließ und blaffte: „Also, hören Sie mal! Was fällt Ihnen eigentlich ein, wie reden Sie denn mit mir?"

„Ach, sorry. War doch nur gut gemeint. Ich meine, wenn die ... hhmmm ... älteren Leute nicht so lange arbeiten würden, dann hätten wir jüngeren doch eine bessere Chance. Nicht, dass Sie jetzt zu den ganz viel älteren Leuten ... also ich meine ... Sie sind ja noch nicht ganz soooo alt... also eigentlich sehen Sie ja nur etwas ... nun ja ... müde aus. Haben Sie es schon mal mit Botox probiert? Meine Mama schwört darauf! Die schwitzt übrigens genau so stark wie Sie. Hoffentlich ist das nicht vererbbar. Irgendwie voll eklig, was?"

Mit ihrem vor Jugend strotzenden Gesicht sah sie mich irgendwie unverschämt an. Oder kam mir das nur so vor? Dann klappte sie ihre scheußliche Lederimitat-Handtasche auf und entließ dabei einen Schwall Plastikklebergeruch, zückte einen Lipgloss, der nach dem Öffnen den Raum zusätzlich mit Gummibärchenaroma verpestete, und schmierte sich provokativ langsam ihre vollen Lippen an. Eine winzige Genugtuung blieb mir bei dieser Demütigung wenigstens. Sie war zwar geschätzte dreißig Jahre jünger als ich und meine Haut ist nicht mehr so glatt wie ihre, aber ich hatte wenigstens eine hart ersparte Designer-Handtasche am Handgelenk.

Die regt mich echt auf! Schon vom ersten Augenblick an. Was bildet die sich eigentlich ein, mir Botox zu empfehlen? Die in mir brodelnde Wut ließ mich tagträumen. Ich stellte mir vor, wie ich ihr die billige PVC-Handtasche über den Kopf stülpe, die Henkel zusammenschnüre und ... stopp! Also, manchmal muss ich mich schon sehr über meine Fantasien wundern! Vielleicht habe ich, gemessen an meinem momentanen Aggressionspotenzial, sogar vier Mandelkerne im Gehirn?

Jugend! Nichts zählt mehr in unserer Gesellschaft. Wenn die Jugend vergeht, verblüht mit ihr die Schönheit. In der Natur blüht alles immer wieder neu, nur wir Menschen nicht. Einmal, und dann ist Schluss! Ab einem gewissen Alter sind Schönheit und Jugend für eine Frau eine einzige Frechheit, eine Provokation!

Wenn ich damals, als ich in ihrem Alter war, schon gewusst hätte, was in den Wechseljahren auf uns Frauen zukommt, wäre ich zu Mittvierzigerinnen bestimmt netter gewesen. Niemand hat mich auf diese verflixten Wechseljahre vorbereitet. Eigentlich sollte es dahingehend eine Aufklärungskampagne für alle Teenager und jungen Frauen geben. Tatsächlich wird die Frau in unserer Gesellschaft nämlich nicht auf diesen wichtigen Lebensabschnitt vorbereitet, jedenfalls nicht grundsätzlich, ausreichend und hilfreich. Alles zielt auf die Ausbildung in Beruf, Haushalt und vor allem Mutterschaft ab. Für diesen wichtigsten Abschnitt im Leben der reifen Frau gibt es keine Aufklärung. Obwohl in dieser Zeit Veränderungen von einschneidender Bedeutung zusammenkommen, sowohl in biologischer als auch psychologischer, vor allem aber partnerschaftlicher, familiärer und beruflicher Hinsicht.

Es wäre daher auch sinnvoll, dass sich Frauen in den Wechseljahren outen! Sie müssten alle Betroffenen, wie Kinder, Ehemänner, Chefs und alle Freunde und Bekannte aus dem nahen und fernen Umfeld, informieren, damit diese wahlweise rechtzeitig in Deckung gehen oder nachsichtiger auf unvermeidliche

Ausbrüche reagieren können. Jedoch ist man immer noch der Meinung, dass eine Frau damit selber fertig werden müsse – schließlich sei sie ja nun „erwachsen genug". Wir wissen doch alle, dass man durch gute Vorbereitung Krisen besser meistert. Wenn man sich allerdings schon unvorbereitet in der kritischen Phase befindet, so kostet das zusätzlich viel Zeit, Kraft und Reserven. Logischerweise wäre es deshalb sinnvoll, möglichst früh auf die Wechseljahre bewusst hinzuleben. Vor allen Dingen sollten die Wechseljahre nicht als Verlust von Jugend, die ja anscheinend der Höhepunkt des Lebens sein soll, von Attraktivität, geistiger, körperlicher, vor allem aber sexueller Leistungsfähigkeit gesehen werden. Mit einer unsensiblen Aufklärung könnte gerade in dieser Zeit ein Zusammenbruch des Selbstwertgefühls drohen und frau darf sich gleich in der Klapse anmelden.

Nach den Wechseljahren beginnt immerhin noch ein volles Drittel des Lebens. Und sicher nicht das schlechteste, wenn man seine Vorteile zu nutzen versteht. Darauf aber sollte man zuvor hingewiesen und dabei begleitet werden.

Damit richtig umzugehen, darf als sogenannte Bringschuld der Generation in der Mitte des Lebens an die Jugend gesehen werden, die dieser Aufgabe nur gerecht werden kann, wenn sie zuvor selber darauf eingestimmt wurde. Und dass eine Aufklärung notwendig ist, habe ich erst neulich im Internet gelesen. Irgendwie sehe ich den nachfolgenden Text als einen Beweis der Unmöglichkeit, über die Wechseljahre selbst innerfamiliär offen zu reden! (Anmerkung: Die Rechtschreibfehler wurden nicht korrigiert.)

Wechseljahre echt so schlimm? und was kommt danach?
meine mutter ist in den Wechseljahren. sie ist so hysterisch und manchmal so gemein. ich weiß gar nicht wie ich damit umgehen soll. eine weitere ältere frau mit der ich zusammen arbeiten muss vermute ich auch, dass sie in den Wechseljahren,

weil sie so unfassbar gestresst wirkt, so dass ich überhaupt keinen spass mehr am job habe. sie fährt bei jedem kleinen fehler den ich mache aus der haut. bei einem job macht doch jeder mal einen fehler, oder? es ist immer eine katastrophe wenn ich mal etwas vergesse. ich mein es ja nicht böse. ich weiß echt nicht wie ich leuten in den wechseljahren begegnen soll. meine Mutter wirkt so gestresst und ich bin an allem dran schuld oder mein vater. mein vater bekommt es auch ganz schön ab. manchmal aber auch verdient ;). sie zickt nur rum. sie weiß es selber, dass sie so gemein ist und weint dann. wie soll ich mich nur verhalten? ich kann ja mich nicht immer nur anpflaumen lassen.

So wie es aussieht, ist die Praktikantin neben mir nicht die Einzige, die auch mich als „ältere Frau" sieht! Tz, ältere Frau! Ich bin doch erst zwanzig, gefangen im Körper einer knapp Fünfzigjährigen! Wie soll man da gelassen bleiben?

Schluck's runter, dachte ich und nahm übertrieben gelassen mein Chanel-Poudre-Universelle-Compacte-Etui aus der Tasche und puderte mir meinen fettigen Schweißglanz aus dem Gesicht. Für den Bruchteil einer Sekunde blitzte in ihren Puppenaugen Neid auf – hach, das tat mir gut! Dann verließ sie mit einem süffisanten Lächeln die Toilette, nicht ohne vorher meinen Hintern abschätzig betrachtet zu haben (das sah ich im Spiegel).

Was war das denn eben für eine emotionale Stichelei? Warum müssen Frauen eigentlich immer miteinander konkurrieren? Und dann auch noch so fies! Rivalität und Mobbing unter Frauen gehören zum Tagesgeschäft wie Essen und Trinken – unglaublich!

Nach diesem Angriff unter der Gürtellinie kann ich aber davon ausgehen, dass meine Performance trotz der Pannen gar nicht so schlecht war. Hinzu kommt, dass ihr gutaussehender Chef, den sie unübersehbar anhimmelt, von mir nicht ganz abgeneigt zu sein scheint. Der Punkt geht dann sicherlich an mich, wenn auch nicht gerade für altersgerechtes Verhalten, Selbstbeherrschung und jugendliches Auftreten.

Frustriert blickte ich prüfend in den Spiegel. Sehe ich denn schon so alt aus? „Müde" sagte sie. „Meine Mama schwört auf Botox", äffte ich sie mit einer viel zu hohen Stimme vor dem Spiegel nach. Sofort meldete sich mein Krächzen zurück. Blöde Schnepfe! Fräulein Es-ist-ja-so-aufregend-jung-und-schön-zu-sein! Ich hasse junge Mädchen, weil sie so jung sind! Erschöpfte Augen sahen mich an. Ich hatte definitiv meine Jugend verloren, wie andere einen Regenschirm oder einen Koffer. Einfach weg. Unwiederbringlich. War ich nachlässig? Habe ich auf meine Jugend nicht aufgepasst und sie deshalb verloren? Mir wurde bewusst, dass damals die beste Zeit meines Lebens gewesen war. Ich wollte, ich hätte das damals auch schon gewusst.

Zur Aufheiterung versuchte ich mir zuzulächeln, was allerdings nur meine sternförmigen Falten um die Augen verstärkte. Dabei kam mir in den Sinn, dass man eigentlich zu den Augenfalten auch Sterntaler sagen könnte. Das würde sich doch viel netter anhören. Frei nach dem Motto: „Guck mal, da kommt die Frau mit den Sterntalern", anstatt: „Guck mal, da kommt die Frau mit den Krähenfüßen."

Ach was soll's, interessiert doch sowieso keinen. Meine fahle und schlaffe Haut wird wegen *Sterntalern* um die Augen auch nicht schöner. Mit beiden Händen zog ich meine Wangen bis zu den Ohren hoch und sah gleich zehn Jahre jünger aus. Ich ließ los und sah gleich wieder zehn Jahre älter aus. Ich seufzte. Ich glaube, es wird mal wieder Zeit, dass ich meine Kosmetikerin, Steffi, besuche. Ich holte mein Smartphone heraus und wählte ihre Nummer.

„Hast du deine Kosmetik gewechselt?", fragte mich Steffi, während der kosmetischen Behandlung.

„Nö. Warum fragst du?"

„Na, du hast lauter kleine Ekzeme im Gesicht", stellte sie fest, während sie mit ihrer Vergrößerungslupe noch näher an mein

Gesicht herankam. „Da sind *schöne* Hautirritationen mit Rötungen, möchte ich mal sagen." Prüfend zog und zupfte sie in meinem Gesicht herum. „Eigentlich müssten diese Partien doch jucken, oder?" Sie tippte mit dem Zeigefinger auf meine Stirn und meine Nase.

„Die Stirn juckt seit ein paar Tagen schon ein bisschen, und vorgestern sind mir die Hautschüppchen auf der Nase aufgefallen. Auch ein gewisses Spannen nach dem Waschen habe ich neuerdings. Wie kommt das?"

„Oje", sagte sie. „Da gibt es viele Möglichkeiten: Allergien, Wechsel der Kosmetikprodukte, trockene Heizungsluft, Hormonumstellung ..."

Und da war es wieder, dieses Wort HORMONE, an dem offenbar kein Weg vorbeiführt. Denn die Östrogene sind an der Bildung von Kollagen beteiligt, einem Eiweiß im Bindegewebe der Haut. Kollagen hat nicht nur eine stützende Funktion, sondern es besitzt auch die Fähigkeit, Feuchtigkeit zu speichern. Und genau das lässt die Haut glatt, prall und strahlend aussehen. Ab Mitte dreißig geht allerdings das Dilemma schon los. Der Körper produziert weniger Kollagen und genau dadurch wird die Haut dünner und weniger elastisch. Wenn mit den Wechseljahren zudem der Östrogenspiegel sinkt, kann sich der Alterungsprozess auch noch beschleunigen. Wechseljahresbeschwerden zeigen sich gern an einer trockeneren Haut, die empfindlicher wird und schneller juckt. Außerdem bildet der Körper mit zunehmendem Alter nur langsam das licht- und hautschützende Pigment Melanin. Daher reagiert die Haut auf Sonnenbäder viel schneller gereizt als in jungen Jahren. Merke: Ohne Lichtschutzfaktor fünfundzwanzig sollte man als Wechseljährige nicht mehr aus dem Haus gehen, sonst trocknet unsere Haut sichtbar schneller aus.

„Nei-hein!", sagte ich wütend. „Ich will nicht noch mehr austrocknen! Ich will meine schöne, fettige, glänzende Mischhaut, die mich seit Jahrzehnten ärgert, wiederhaben und behalten. Verdammt noch mal, was kommt denn noch alles?"

„Na, lass mal", sagte Steffi beruhigend. „Das kriegen wir schon wieder hin. Jetzt machen wir erst mal eine schöne Mikrodermabrasion mit dem SkinPeeler, dann ein Enzympeeling, dann eine Calming Hydro Mask, pflegen das Ganze mit einem Repair Fluid und dann stelle ich dir eine komplett neue Pflegeserie zusammen. Nach ein paar Tagen schält sich dann deine Haut und nach weiteren paar Tagen hat sie sich dann wieder beruhigt und sieht wunderbar entspannt aus."

„Was? Das alles willst du mit mir machen?" Ich sah Steffi mit schreckgeweiteten Augen an, was sie dazu veranlasste, mir über die Wange zu tätscheln.

„Hab keine Angst, mein Rehlein, alles wird gut!", säuselte sie.

„Na gut, ich vertraue dir. Aber nur, wenn du mir versprichst, dass ich danach meine schöne, pralle, faltenfreie und jugendliche Haut wiederhabe!"

„Aber selbstverständlich!", sagte Steffi in übertrieben hohem Tonfall. Worauf wir gleichzeitig in lautes, gackerndes Lachen einfielen.

„Wie kommt es eigentlich, dass du so gut und entspannt aussiehst?", fragte ich Steffi. „Warst du im Urlaub?"

„Nein, im Urlaub war ich nicht, aber Doktor Huber war bei mir!"

„Aha ... und das heißt?"

„Doktor Huber kommt neuerdings alle zwei Monate in mein Kosmetikstudio und behandelt meine Kundinnen mit Hyaluron-Unterspritzungen oder Botox."

„Ja ... aber ... davon weiß ich ja noch gar nichts. DU wolltest doch NIE Botox spritzen!" Ich war verblüfft.

„Ja, weißt du, ich konnte einfach meine Krähenfüße nicht mehr ertragen. Ich bin doch erst fünfundvierzig. Da muss ich ja nicht aussehen wie fünfundfünfzig, oder? Bis hier runter gingen meine Falten schon", sagte Steffi und zeigte dabei mit

ihren Fingern auf ihre Wangen. „Furchtbar, sage ich dir. Tja, und dann kam Doktor Huber ..."
„Verstehe!"
„Eins kann ich dir sagen, die Nachfrage ist unglaublich. Eigentlich könnte Huber alle zwei Wochen kommen."
„Das kann ich mir vorstellen. Und wie läuft das dann ab?", fragte ich neugierig.
„Ich sage den Frauen, und mittlerweile auch Männern, Bescheid, wann Doktor Huber wieder kommt. Dann vergebe ich alle zwanzig Minuten einen Termin und wenn mal eine warten muss, dann sitzen wir in meinem zweiten Behandlungszimmer nett zusammen und trinken ganz unverkrampft Kaffee oder Sekt. Und währenddessen kann Doktor Huber entspannt und ohne Zeitdruck die Damen beraten und behandeln."
„Oh, das hört sich ja richtig kuschelig an, kein bisschen steril, so wie man sich das eigentlich vorstellt. Toll, das will ich auch. Guck mal, diese Zornesfalte regt mich dermaßen auf." Ich zog meine Zornesfalte über der Nase mit meinen Zeigefingern auseinander. „Zehn Jahre jünger, was?", dann ließ ich die Finger los und sagte, „zehn Jahre älter, was?", dann zog ich die Falte mit meinen Fingern wieder auseinander und sagte, „zehn Jahre jünger, was?" ...
„Ja-ha, ich hab's verstanden", lachte Steffi. „Du brauchst da aber bestimmt eine Hyaluron-Unterspritzung. Die Falte ist schon so tief, da muss sicher aufgepolstert werden. Ich glaube kaum, dass da Botox allein helfen wird. Aber das kann dir Doktor Huber genau sagen."
„Aber Hyaluron macht doch so fiese Knoten ins Gesicht. Das habe ich erst in einer Fernsehsendung gesehen. Die Frau im Fernseher hatte eine richtige Kraterlandschaft auf beiden Wangen – FURCHTBAR sah das aus, wirklich! So was will ich nicht haben."
„Das kommt nur davon, dass man früher das Hyaluron aus Hahnenkämmen gewonnen hat, und das artfremde Eiweiß ver-

trägt halt nicht jede. Heutzutage ist das ein hautidentisches Hyaluron, da kann so was nicht mehr passieren."
„Aha, und wann kommt Doktor Huber?"
„Jetzt habe ich dich aber schnell überzeugt, was?"
„Nun ja ... Warum sollte ich das nicht mal testen? Mein Mann ist zwar absolut dagegen, aber der braucht das ja nicht zu wissen, oder?"
„Richtig! Und überhaupt, was hat der denn zu melden? In der Regel glotzen alle Männer – auch deiner! – nach jungen Frauen. Warum sollst du dich dann nicht ein bisschen jünger und attraktiver machen dürfen? "
„Stimmt! Gut, dann ruf mich also einfach an, wenn dein Doktor kommt."
„Mach ich", sagte Steffi, „und jetzt entspann dich."
Dann legte sie berieselnde Wellness-Musik in ihren CD-Player, ohne die sie angeblich nicht arbeiten kann. Diese sphärischen Wohlfühlklänge bringen mich allerdings an den Rand des Wahnsinns. Um mich davon abzulenken, schloss ich die Augen und stellte mir vor, wie schön es sein wird, wenn ich diese hässliche, tiefe Zornesfalte nicht mehr haben werde – zehn Jahre jünger, was?

Vier Wochen später rief mich Steffi an, um mir zu sagen, dass Doktor Huber kommt. Ich schluckte. Jetzt wird es ernst. Was soll ich tun? Die Vorstellung, zehn Jahre jünger auszusehen, hatte mir die letzten vier Wochen lang ganz gut gefallen. Aber die Vorstellung, jetzt in meinem Gesicht rumspritzen zu lassen ... Was sollte ich denn nur tun? Was, wenn was schiefgeht ... zum Beispiel mein Augenlid? Risiko eingehen oder nicht? Zehn Jahre jünger aussehen oder mit Sicherheit mein alterndes Gesicht behalten? Ich zögerte, zweifelte, dachte nach und wog ab ... Sollte ich's machen oder nicht? Ich dachte, ich sage ab, oder doch nicht? Zehn Jahre jünger aussehen! Oder im schlimmsten Fall ein schiefes Gesicht haben und drei Monate lang – so lange dauert es anscheinend, bis die Wirkung nachlässt – rumlaufen wie Quasimodo?

Allzu großer Respekt vor einer mir unbekannten Bakterienspezies ließen mich letztendlich den Termin bei Steffis Doktor Huber absagen. Ich traute mich einfach nicht. Ich wollte noch ein paar Jährchen warten. Wenn ich dann ganz furchtbar alt aussah und mich deswegen ganz furchtbar alt fühlte, siegte vielleicht mein Mut und ich wagte es. So oder so ähnlich stellte ich mir das Ganze bis auf Weiteres vor und betete inständig, dass meine Feuchtgebiete nicht allzu schnell verdunsten.

Letztendlich war Jelisaweta Kusnezow die erste Ärztin, die die Zusammenhänge meiner zunehmend austrocknenden Schleimhäute und meiner Wechseljahre erkannte und auf den Punkt brachte. Ich steuerte schnurstracks auf das Unausweichliche zu: Ohren, Augen, Haut, Vagina und die Schleimhäute der Atemwege trocknen aus. Punkt!

Wirklich höchst beunruhigende Aussichten. Aber nur nicht aufregen, dachte ich mir, sonst kommt wieder eine Hitzewallung. Ich atmete tief durch ... alles wird gut! ... ausatmen ... bleib ganz ruhig! ... einatmen ... entspann dich! ... ausatmen ... Vielleicht sollte ich mir irgendwann doch mal ein bisschen Haschisch kaufen? Soll ja beruhigend wirken. Und Beruhigung brauchte ich dringend, denn nach der Augenuntersuchung hatte mir Jelisaweta Kusnezow freundlicherweise noch eine Hiobsbotschaft mit auf den Weg gegeben.

„Chund chier", sagte sie und griff sich dabei herzhaft in die Seiten, um ihre Speckrollen, die sie nun in beiden Händen hielt, in die Breite zu ziehen. „Chier wird auch chimmer mehr, ohne müssen was essen, gett von alleine. Werden Sie sähen bald."

10. KAPITEL

Essen oder nicht essen ist hier die Frage

Jelisaweta Kusnezows Prophezeiung trat früher ein als erhofft. Mein Bauchspeck kam nicht schleichend, wie eigentlich angenommen, sondern war eines Morgens nach dem Aufwachen einfach da. Diesen überraschenden Umstand nahm ich physisch ein paar Wochen, nachdem ich das Gespräch mit meiner russischen Augenärztin geführt hatte, wahr, als eine Einladung nach Wiesbaden eintrudelte.

„Hast du auch meine süßen, kleinen Sandälchen eingepackt?", fragte ich Michael, während wir uns im Zug auf den Weg nach Wiesbaden zur Olympischen Ballnacht im Kurhaus machten.

„Aber sicher doch, mein Schatz. Ich mach doch alles für meine Ballkönigin!" Mein Mann küsste mich zärtlich auf die Wange.

„Hach, ich freue mich so", sagte ich voller Enthusiasmus. „Das Kurhaus muss ja prächtig sein."

„Ja, das habe ich auch schon gehört", bestätigte Michael. „Und? Wie stellst du dir nachher den Ablauf vor?", fragte er gleich ganz pragmatisch.

„Ich dachte, dass wir nach der Ankunft am Bahnhof zuerst das Hotel aufsuchen. Dann schlendern wir ein bisschen durch Wiesbaden. Zwei Stunden Zeit können wir uns dafür schon nehmen. Um drei sollte ich allerdings mit meiner Verschönerung anfangen, da sich für achtzehn Uhr der Shuttleservice angemeldet hat."

„Einverstanden", sagte mein Mann. „Ich muss ja nur kurz unter die Dusche und meinen Smoking anziehen. Also hast du natürlich den Vortritt. Aber sag mal, was machst du eigentlich drei Stunden lang?"

„Frauenzeugs!", antwortete ich knapp und diskussionslos.

„Ich hab die Haare schön, ich hab die Haare schön ...", trällerte ich ausgelassen, nachdem ich ein Haarteil aufs Feinste an meinem Hinterkopf festgesteckt hatte. Die Frisur sah einfach bombig aus! Auch das Make-up war mir super gelungen. In einem überwiegend mit Kerzenlicht ausgestatteten Festsaal konnte ich locker als Mitte Dreißigjährige durchgehen ... zumindest sah ich mich so im Spiegel.

Diese Illusion hielt leider nicht lange an. Als ich mein hautenges, langes Ballkleid von unten nach oben anziehen wollte, bemerkte ich unerwarteten Widerstand am Hintern. Schlagartig war meine gute Laune weg. Ich zog das Kleid nochmals vorsichtig mit spitzen Fingern nach oben. Wie von Geisterhand wurde es zurückgehalten. Ich kam nicht rein! Mit einem Blick nach hinten stellte ich fest, dass doch tatsächlich mein Arsch im Weg war. Wie kann das sein? Erst vor sieben Wochen hatte ich das Kleid auf dem Grand-Prix-Ball in Baden-Baden getragen. Es hatte perfekt gesessen!

Ich ließ das Kleid vorsichtig auf den Boden gleiten und sah nach, ob der Reißverschluss auch ganz geöffnet war. Daran lag es nicht – der Reißverschluss war bis zum Anschlag auf. Was jetzt? Ich nahm das Kleid und fädelte meine Arme ein, um es über den Kopf zu ziehen. Das war eigentlich nach stundenlangem Frisieren und Schminken nicht so gedacht. Vorsichtig zog ich das Kleid über meinen Kopf, schlüpfte weiter durch die Träger und ... pling ... pling ... zwei Perlen lösten sich vom Träger und kullerten über den Fußboden. Was zur Hölle ist das denn jetzt? Löst sich das Kleid etwa in seine Einzelteile auf? Oh nein! Bitte nicht!

Genau in diesem Moment, in dem ich ziemlich idiotisch und hilflos dastand, ging die Tür auf und Michael spazierte frohgelaunt herein. Auch das noch.

„Kann ich dir helfen?", waren seine ersten Worte.

Sicherlich sah ich hilfsbedürftig aus: Der linke Arm war im Kleid, die rechte Schulter hatte sich allerdings irgendwie verhakt, und die kleine, perlenbestickte Schleppe hing an meiner bis vor Kurzem perfekten Frisur fest, sodass ich nichts sehen und das Kleid auch nicht nach unten rutschen konnte. Beide Arme wurden dadurch in eine steil nach oben gerichtete Position gezwängt. Der Stoff des restlichen Kleides stauchte sich unbeweglich über meinem Multiway-Wonderbra.

„Soll ich deine Lage ausnutzen?", scherzte Michael und streichelte über meinen nackten Bauch.

„Umterfteh dich", antwortete ich mit Kleid im Mund. „Hilpf mir fieber! Ipf komm nicht weifer … uuuaaargghhh!"

Dass mein Mann nun einen Lachanfall bekam, konnte ich ihm erst im Nachhinein, als wir die Situation nochmals Revue passieren ließen, nicht übelnehmen. Allerdings jetzt, in diesem Augenblick … Ich war stinksauer.

„Pfehr luftig, hah, hah, hah!", würgte ich durch das Kleid.

„Was soll ich denn machen?" Ich hörte, wie Michael auf Teufel komm raus sein Lachen zu unterdrücken versuchte. Es gelang ihm aber nicht im Geringsten.

„Pfieh!", rief ich wütend.

„Was?"

„Pfieh, du follst nach oben PFIEHEN!"

„Ach ziehen! Alles klar. Ich zieh jetzt."

Ich hörte Michael glucksen. Lass du mich bloß da mal rausoder besten Falls reinkommen, dachte ich mir. Pling … pling … pling … und wieder verabschiedeten sich hörbar einige Perlen vom Kleid.

„Oh Gott, was jetzt?", fragte ich, als ich aus dem Kleid war und nur noch in Unterwäsche dastand.

„Jetzt", sagte mein Mann, „solltest du dich beeilen. In zwanzig Minuten kommt der Shuttleservice."
PANIK!
„Versuch es doch von unten nach oben", schlug Michael vor.
„Oh wie klug! Als ob ich das noch nicht versucht hätte", latzte ich ihm wütend um die Ohren.
„Ja, und nun?", fragte er und lachte gar nicht mehr.
„Ich weiß nicht. Ich denke, ich versuche es trotzdem noch mal von unten nach oben. Andersrum kam ich ja gar nicht weiter. Ein weiterer Versuch führt zu nichts, außer dass meine Frisur komplett ruiniert ist. Vom Make-up ganz zu schweigen. Los komm, hilf mir noch mal."
Wir zogen und drückten und schoben. Ich hielt die Luft an und zog meinen Bauch ein wie noch nie zuvor in meinem Leben. Einen dicken Hintern kann man leider nicht einziehen! Michael versuchte deshalb, mein Hinterteil einmal nach rechts, dann nach links, dann etwas nach unten und dann nach oben zu schieben. Und alles super vorsichtig und langsam, damit das dünne Stöffchen keinen Riss bekam. Nach gut zehn Minuten war ich endlich drin. Der Reißverschluss war nach oben geschlossen und mein Schweiß nach unten geflossen. Das Häkchen über dem Reißverschluss haben wir allerdings trotz größter Mühen nicht zubekommen. Wenn das mal gut geht.
Du musst flach atmen ... du musst flach atmen ... du musst flach atmen, war mein abendliches Mantra.
„Sag mal, täusche ich mich oder ist das das Kleid, das du gerade erst beim Grand-Prix-Ball anhattest? Da musste ich dir doch gar nicht reinhelfen. Wie hast du das denn alleine angezogen?", stutzte Michael.
„Nein, nein, du täuschst dich. Das ist ein gaaaanz anderes Kleid", log ich. Mein Mann braucht ja nicht immer alles genau zu wissen.
„Mach du mal lieber weiter und rasier dich!" Ich tippte dabei mit dem rechten Zeigefinger auf mein linkes Handgelenk. Gute Ablenkung! Nachdem ich mich – kaum atmend – in Minuten-

schnelle nochmals nachgeschminkt und das Haarteil zurechtgeschoben hatte, hielt ich mich wider Erwarten beschwingt für die heutige Ballkönigin (bei Sauerstoffmangel scheint das Gehirn tatsächlich zu halluzinieren!).

Als wir die zwei Stufen im Foyer nach unten stiegen, hörte ich zu meinem Entsetzen ein bekanntes Geräusch, pling ... pling ... pling ... , und sah, wie eine weitere Perle von meinem Kleid in den schillerndsten Farben freudig vor mir herhüpfte. Du musst flach atmen ... du musst flach atmen ...

Aus Wiesbaden wieder zu Hause angekommen, stellte ich mich auf die Waage. Uh! Ich pfiff durch die Zähne. Aus meinen einundsechzig Kilo auf einen Meter siebzig sind binnen sieben Wochen vierundsechzig Kilo geworden. Kann das sein? Das Ballkleid zumindest platzte aus allen Nähten und sprengte durch die enorme Spannung, die mein neuer Speck verursachte, die zarten Perlchen vom Stoff weg. DREI Kilo Fleisch mehr an meinem Körper. In sieben Wochen! Das ist zu viel. So eine Gemeinheit!

Prüfend stellte ich mich nackt vor den Spiegel. Alles war irgendwie anders. Irgendwie ... teigig. Die Taille schien sich im Bauch, der sich neuerdings unbedingt nach vorne wölben wollte, zu verlieren. Voller Verachtung entdeckte ich, als mein Blick vom Bauch nach unten wanderte, ein erstes graues Schamhaar. Vom damaligen Stolz auf meine ersten Schamhaare als Pubertierende war ich ein halbes Leben weit entfernt. Hatten meine Schenkel etwa Hautkontakt miteinander? Ich ging einen Schritt zurück, um mir besser zwischen die Beine sehen zu können. Tatsächlich! Ich sah, wie sich meine Schenkel berührten. Das ist neu. Neu war auch, dass meine Hände mehr Hintern als zuvor festhielten, als ich mit beiden Händen – nur so zum Test – nach hinten griff. Gar nicht gut!

Ich dachte nach. Ich kann mich nicht erinnern, in letzter Zeit mehr oder anders gegessen zu haben. Seit Jahrzehnten hielt ich mühelos mein Gewicht. Ich stellte fest: Hier läuft was gründlich schief! Jetzt war also zum ersten Mal in meinem Leben abnehmen angesagt. Gewicht reduzieren. Kilo verlieren. Speck abbauen. Konturen wieder herstellen. Die Fettzellen, die neuerdings in meinen Schenkeln wohnten, mussten definitiv eliminiert werden. Wie geht eigentlich eine sinnvolle Gewichtsabnahme?

Noch am selben Tag, an dem die Waage dieses inakzeptable Ergebnis angezeigt hatte, flog sie aus dem Fenster ... Nein: Noch am selben Tag, an dem die Waage dieses inakzeptable Ergebnis angezeigt hatte, aß ich weniger. Eine Woche lang.

Freudig stellte ich mich nach meiner Diätwoche morgens mit Nachthemd auf die Waage, aber die Digitalanzeige zeigte exakt dasselbe Gewicht wie vor einer Woche an, vierundsechzig Kilo. Kein Gramm weniger! Waage kaputt? Ich zog mein Nachthemd aus, ging noch mal pinkeln und stellte mich komplett nackt auf die Waage. Nichts. Ich stieg wieder runter und rückte die Waage ein paar Zentimeter nach links ... kein Unterschied ... also rückte ich sie ein wenig nach vorne – nichts! Vielleicht war der Untergrund im Bad uneben? Ich schnappte die Waage, ging ins Wohnzimmer und stellte sie auf den Parkettboden. Wieder nichts! Kein Gramm Gewichtsunterschied. Hallo?

Eine weitere Woche verging, in der ich noch weniger aß. Dreihundertfünfzig Gramm weniger zeigte die Waage nach einer Woche Askese an. Ich dachte, ich spinne! Wenn ich früher so wenig gegessen hätte, dann wäre ich in kürzester Zeit eine Size Zero geworden!

Was sollte ich machen? Ich musste etwas tun! Schließlich hatten böse Mächte über Nacht alle meine Kleider um eine Konfektionsgröße schrumpfen lassen. Nichts passte mehr so richtig. Überall zwickte und zwackte es. Alle Hosen und Röcke waren auf einmal viel zu eng und hinterließen nach dem Ausziehen eine Relieflandkarte mit Flussläufen, Autobahnen und Landsträßchen auf der Haut rund um meine Taille. Der Hautknitterlook sah ätzend aus und hielt sich verdächtig lange und hartnäckig. Das machte mir Angst. Wer weiß, vielleicht würde sich meine Haut eines Abends nach dem Ausziehen gar nicht mehr entknittern ...

Seit mein Körper beschlossen hat, sich selbstständig weiterzuentwickeln hatte ich die Wahl: entweder Seniorenteller beziehungsweise noch weniger essen, was allerdings der Tagesration einer Magersüchtigen entsprechen würde, oder der unerbittliche Vollzug eines ausgeklügelten Sportprogramms. Ich entschied mich für Letzteres und entstaubte meinen verwaisten Hometrainer. Jeden zweiten oder dritten Tag strampelte ich mich mindestens vierzig Minuten lang darauf ab. Dennoch nahm ich nicht besonders auffällig an Gewicht ab.

Meine Recherchen ergaben, dass, wer gerade mit Sport beginnt, erst mal Muskulatur aufbaut. Dadurch verändert sich am Gewicht zwar nichts, aber der Fettanteil wird geringer. Angeblich hat man also schon abgenommen, nur die Waage hat noch nichts davon gemerkt – wie meine! Das ändert sich natürlich, wenn man dabei bleibt. Denn sobald der Körper genügend Muskulatur aufgebaut hat, um die neuen Anforderungen gut zu erfüllen, wird der Fettabbau auch auf der Waage sichtbar – ich konnte es kaum erwarten!

Das hörte sich eigentlich logisch an, aber der nicht schwinden wollende Schenkelkontakt, der jetzt angeblich zur Muskelmasse geworden sein soll, machte mir weiterhin große Sorgen. Wenn ich folglich mehr Muskelmasse aufbaue und mein Gewicht stagniert oder sogar etwas zunimmt, dann sehe ich bald aus wie die Schwester von Arnold Schwarzenegger. Ich beschloss, das mit dem Sport erst einmal zu lassen und mir, bis das Problem behoben ist, eine *Kaschierhose* mit lockerem Gummibund zuzulegen.

Ich schnappte meine Autoschlüssel und rief Michael zu, dass ich in die Stadt gehe, um mir eine Jeans zu kaufen.

„Was, noch eine?", rief er verwundert zurück. „Du hast doch erst vor ein paar Wochen eine neue angeschleppt."

„Richtig, mein Schatz, und die ist mindestens um zwei Nummern eingegangen ... beim Waschen ... zu heiß ... war wahrscheinlich Stoff aus China oder so", fiel mir spontan ein. „Eigentlich gehe ich auch so gesehen keine neue Jeans kaufen. Ich tausche die eingegangene nur um. Also dann Tschü-hüss", flötete ich noch und war froh darüber, dass mir diese Ausrede so schnell eingefallen war.

Als ich die Schaufenster entlangbummelte, erkannte ich schon von Weitem meine Freundin Sabine und traute meinen Augen nicht.

„Das gibt's ja gar nicht! Was hast du denn gemacht? Wo ist dein Bauchspeck hin?", sprach der Neid aus mir.

„Danke für das Kompliment – geht's auch netter? Und hallo erst mal!", sagte Sabine affektiert, um mich daraufhin gleich herzlich in die Arme zu nehmen.

„Wie, netter? Meinst du, mir macht das Spaß, dich so schlank zu sehen?"

„Ging ganz easy. Hast du Zeit für einen Kaffee? Dann erzähle ich dir alles." Sabine zeigte mit dem Kinn auf das Café, vor dem wir gerade standen.

„Also, für einen Kaffee fehlt mir die Zeit, aber für einen Prosecco ..."

Lachend hakten wir uns unter und bestellten schon im Reingehen zwei Gläser.

„Leg los", sagte ich ungeduldig. „Oder nein, lass mich raten: Fett-weg-Pillen? Eis-Therapie? Magenverkleinerung? Fettabsaugen? Frisch verliebt? Weight Watchers?" Mehr fiel mir auf die Schnelle nicht ein.

„Weder noch", sagte Sabine lachend. „Ich hab von einer Freundin, die ziemlich viel abgenommen hat, einen Buchtipp bekommen. In dem Buch geht es am Anfang um eine Aufklärung über Hormone und hinten sind Rezepte drin."

„Hab ich schon erwähnt, dass ich neuerdings überall das Wort *Hormone* höre? Als ob es in letzter Zeit kein anderes Wort auf der Welt gäbe. Hormone ... Hormone ... Hormone ... Alles dreht sich um Hormone. Ich kann's nicht mehr hören!"

„Was ist denn mit dir los?" Sabine sah mich verwundert an.

„Ach nichts. Erzähl mal weiter", sagte ich.
So langsam kann ich das Wort aber echt nicht mehr hören. Als ob unser gesamtes Leben von Hormonen bestimmt wird.

„Hallo? Hörst du mir zu?", unterbrach mich Sabine in meinen Gedanken. „Also, wenn du abnehmen möchtest, dann solltest du das Buch unbedingt lesen. Ich kann dir jetzt nämlich nicht das ganze Buch erklären. Die Kernbotschaft ist jedenfalls, dass du abends keine Kohlehydrate, sondern nur Eiweiß zu dir nehmen darfst. Kapiert? Du wirst staunen, wie schnell du dann an Gewicht verlierst."

„Wie schnell?", fragte ich und nahm einen Schluck Prosecco.

„Bei mir waren es drei Kilo in sechs Wochen, obwohl ich insgesamt nicht weniger gegessen haben."

„DREI! Kilo? In sechs Wochen? Abnehmen mit Essen? Das gibt's doch gar nicht! Ein Traum!", prustete ich mit noch fast vollem Mund total überrascht. Beinahe wäre mir der ganze Schluck Prosecco zur Nase wieder rausgelaufen. Einige Tropfen fing ich noch rechtzeitig mit der Hand auf.

„Schnabeltasse?", feixte Sabine.

„Hahaha ... Keine Sorge, seit meiner Altersinkontinenz habe ich immer doppelsaugfähige Windeln im Handtäschchen. Die können auch zweckentfremdet werden!", antwortete ich souverän.

Nun brauchten wir erst mal eine Lachpause, bevor wir uns wieder auf das Wesentliche im Leben, nämlich auf die Gewichtsabnahme, konzentrieren konnten. Sabine war jetzt nicht mehr zu bremsen. Sie erzählte im Galopp aus dem Buch, ohne Punkt und Komma. Danach sprachen wir vertraulich über weibliche Formen und Unformen. Und wenn wir schon so vertraulich bei Frauenthemen in jeglicher Form waren, wollte ich bei Sabine gleich mal eine Frage platzieren.

„Sag mal", begann ich, nicht recht wissend, wie ich die Frage, die mir schon länger auf den Nägeln brannte, am besten formulieren sollte. „Hast du eigentlich ... mh ... ich meine, bist du

... oder sagen wir mal ... merkst du eigentlich schon was von den Wechseljahren?"

Treffer! Stimmung hinüber! Diese eine Frage scheint jede Frau aus der Bahn zu werfen.

„Ich? Nein! Wieso? Du?" Sabines Gesichtszüge waren sichtlich entgleist.

„Ähh ...", setzte ich zur Antwort an, wurde aber sofort unterbrochen.

„Nichts habe ich! Ich bin doch noch nicht in den Wechseljahren! Wie kommst du denn da drauf? Nein, nein, nein", betonte sie nochmals kopfschüttelnd. „Nach meiner Periode kann ich immer noch die Uhr stellen. Alles bestens. Warst du eigentlich schon in dem neuen Käseladen an der Ecke? "

Käseladen? Was sollte das jetzt? Was haben denn Wechseljahre mit einem Käseladen zu tun? Also gut, dachte ich mir. Auch wenn sie noch nicht in den Wechseljahren sein sollte, was ich jedoch nach meinem jetzigen Wissensstand bezweifelte, reagierte sie doch höchst seltsam auf meine Frage.

„Oh, böse Uhr", sagte Sabine urplötzlich. „Ich hab noch einen Termin. Kauf dir das Buch! Wir hören uns. Ruf doch mal an, wenn du Zeit hast. War echt schön, dich zu sehen."

Bussi rechts und links, schwupps, weg war sie, die Sabine.

Und ich? Schwupps, auf dem Weg zur Buchhandlung.

Kaum zu Hause angekommen stellte ich fest, dass ich mein eigentliches Ziel, eine Hose, um meine Problemzonen zu kaschieren, aus den Augen verloren hatte. Mal wieder was vergessen, was? Also machte ich mich umgehend an mein neu erworbenes Buch, bevor ich das auch wieder vergaß.

Gleich auf Seite vierzig fand ich einen Orientierungstest: **Welcher Hormontyp sind Sie?** Ein Psychotest mit Fragen zum Ankreuzen, die herausfinden sollen, welche Hormone durch meinen Körper schwirren? Ich war skeptisch. Und überhaupt, was sollen denn solche Tests, von denen es ja jede Menge gibt, wie zum Beispiel: **Fahren Sie auf böse Männer ab? Lieben Sie**

Ihre Familie? Lieben Sie noch Ihren Ex? Wenn Sie ein Mann wären, würden Sie sich lieben? Sind Sie krank?

Ich mache ja solche Tests nie (fast nie), aber, um ehrlich zu sein, als ich mich anfänglich mit meiner Wechseljahrproblematik beschäftigte, machte ich natürlich auch gleich einen Test, bei dem ich davon ausging, nur gewinnen zu können ...

Hat sich Ihr monatlicher Zyklus verändert (extrem leichte oder starke Blutungen, ist die Blutung ausgeblieben)?

⊙ Ja   ◯ Nein

Leiden Sie unter plötzlichen depressiven Verstimmungen (Stimmungsschwankungen, Lustlosigkeit, Niedergeschlagenheit)?

⊙ Ja   ◯ Nein

Leiden Sie unter plötzlich auftretenden Schweißausbrüchen oder Hitzewallungen?

⊙ Ja   ◯ Nein

Nehmen Sie zu, obwohl Sie Ihre Essgewohnheiten nicht verändert haben?

⊙ Ja   ◯ Nein

Fühlen Sie sich neuerdings schnell überlastet und müde?

⊙ Ja   ◯ Nein

Können Sie sich in letzter Zeit schlechter konzentrieren oder vergessen Sie leicht Dinge?

⊙ Ja   ◯ Nein

Hat sich Ihre Haut verändert? Ist sie trockener geworden?

⊙ Ja   ◯ Nein

Leiden Sie plötzlich unter Scheidentrockenheit? Haben Sie Schmerzen beim Geschlechtsverkehr?

⊙ Ja   ◯ Nein

Haben Sie Muskel- und Gelenkbeschwerden (rheumaähnliche Schmerzen)?

⦿ Ja   ○ Nein

Sind Sie derzeit launisch oder leicht reizbar, angespannt und nervös? Sind Sie in dem einen Moment fröhlich und im nächsten plagt Sie Kummer?

⦿ Ja   ○ Nein

Sind Sie unruhig und fühlen Sie sich in Panik? Haben Sie gewisse Ängste?

⦿ Ja   ○ Nein

Wie geht es Ihrem Herzen? Tritt in manchen Situationen Herzrasen bei Ihnen auf?

⦿ Ja   ○ Nein

Haben Sie Einschlafschwierigkeiten oder wachen Sie nachts oft auf und wälzen sich nur im Bett?

⦿ Ja   ○ Nein

Verlieren Sie besonders viele oder vermehrt Haare?

⦿ Ja   ○ Nein

Haben Sie manchmal Kreislaufprobleme? Ist Ihnen schwindelig?

⦿ Ja   ○ Nein

Ergebnis: **15 Punkte**

Glückwunsch! Sie befinden sich genau in den Wechseljahren. Doch das braucht Ihnen nicht unangenehm zu sein. Immerhin müssen alle Frauen einmal da durch. Lassen Sie sich auf jeden Fall von Ihrer Frauenärztin oder Ihrem Frauenarzt beraten, und gegebenenfalls sollten Sie eine medikamentöse Behandlung in Betracht ziehen, um die Beschwerden zu lindern und mit vollkommenem Wohlbefinden diese Phase entspannt durchzustehen.

Noch nie in meinem ganzen Leben hatte ich auch nur einen einzigen Test ausschließlich mit „Ja" beantwortet. Noch nie in meinem ganzen Leben hat mich ein Testergebnis so verärgert. Und noch nie in meinem ganzen Leben habe ich so ein schwachsinniges Testergebnis gelesen: „Glückwunsch! Sie befinden sich genau in den Wechseljahren."

Ja, geht's denn eigentlich noch? Glückwunsch? Wozu?

Ich hatte mir geschworen, nie wieder einen bescheuerten Test zu machen, der zu nichts anderem dient, als miese Laune zu verbreiten! Der Hormontest im Buch war allerdings notwendig, damit ich eine grobe Orientierung über meine Hormone bekam.

Mein Testergebnis fiel dieses Mal nicht so eindeutig aus, eher etwas diffus. Ich scheine ein Mischtyp zu sein – gestagenlastig. Jedoch ist mein Testosteronanteil auch nicht wegzureden. Fazit: Test zur Sicherheit nochmals machen.

Bevor es in dem Buch ans Eingemachte, an die Gewichtsreduzierung, ging, wurden erst einmal die Hormone und ihre Bedeutung erklärt. Dann stach mir ein Absatz besonders ins Auge: Übergangszeit Wechseljahre. Schreckliche Dinge, die mir bereits mehrfach erklärt beziehungsweise angedeutet worden waren, standen hier schwarz auf weiß:

... Meist zwischen dem fünfundvierzigsten und fünfundfünfzigsten Lebensjahr beginnt der Lebensabschnitt der Wechseljahre (Klimakterium). Die Funktion der Eierstöcke lässt langsam nach ... unspezifische Beschwerden treten auf, wie Schlafstörungen, Stimmungsschwankungen und Nervosität. In der Perimenopause können dann die typischen Wechseljahrs-Symptome auftauchen, wie heftige Hitzewallungen und Schweißausbrüche. Andere Symptome sind Depressionen, Herzrasen, Herzrhythmusstörungen sowie trockene Schleimhäute und Schmerzen beim Geschlechtsverkehr.

Ich machte mich gleich an eine Selbstanalyse: Schlafstörungen und Hitzewallungen sind angekommen, ebenso Stimmungsschwankungen – behauptet zumindest Michael, der muss es ja wissen ...

Fazit: Befinde mich in der Perimenopause.
Ursache: Eierstöcke out of order.
Umgang: Ärgern!
Therapie: Auf Organspenderliste für neue Eierstöcke setzen lassen!

Weiter ging es im Text mit begleitenden Wechseljahrs-Beschwerden: *Ungefähr 20 Prozent der Frauen haben während des Klimakteriums überhaupt keine oder kaum Beschwerden; ihr Körper kann auf Hilfe von außen verzichten (Die Glücklichen! Die Gepriesenen!) Bei einem Großteil der Frauen allerdings sinkt der Hormonspiegel so schnell, dass sie diesen Prozess durchaus als körperliche und seelische Belastung empfinden. Schließlich hat sich der Körper über Jahrzehnte an die positive Kraft der Hormone gewöhnt. Die Wechseljahre stellen sich ein, ohne dass eine Frau diesen Prozess willentlich beeinflussen kann. Denn ihr Körper beschließt selbst, wann der geeignete Zeitpunkt gekommen ist.*

Meine Selbstanalyse: Ich bin leider ein Großteil der Frauen.
Fazit: Hab mal wieder die goldene Arschkarte gezogen.
Ursache: Mein Körper hat einen falschen Beschluss gefasst!
Umgang: Keine Ahnung!
Therapie: Körper austauschen?

Jetzt wurde es spannend – im Buch ging es an die
Gewichtsphase 1: Der Progesteronspiegel sinkt.
Sinkt in der Prämenopause der Progesteronspiegel, stellen sich bei den meisten Frauen zunächst Schlafstörungen ein; auch die Merkfähigkeit lässt nach. Weil zugleich in der zweiten Zyklushälfte phasenweise der Östrogenspiegel überwiegt, legen Frauen aber noch nicht zwangsläufig an Gewicht zu. Dennoch:

Bleibt das Essverhalten gleich, verändert sich der Körper. Sinkt danach auch das muskelstimulierende Östrogen, wird die Frau insgesamt fülliger. Bei Gestagen-geprägten Frauen beginnt diese Phase bereits mit Mitte vierzig, bei Testosteron-geprägten Frauen um das fünfzigste Lebensjahr, bei Östrogen-geprägten Frauen sogar erst ab Mitte fünfzig. Auch wenn die Wechseljahre psychische Probleme wie Depressionen und Ängste mit sich bringen, sollten Sie professionelle Hilfe annehmen, um sich das Leben zu erleichtern ...

Meine Selbstanalyse: Das muskelstimulierende Östrogen sinkt bei mir nicht, sondern ist schlichtweg abgestürzt!
Fazit: Ich werde immer fetter.
Ursache: Ich bin annähernd an die Fünfzig.
Umgang: Depressionen und Ängste möglichst vermeiden.
Therapie: Professionelle Hilfe suchen – ab auf die Couch!

Nach eins kommt zwei:
Gewichtsphase 2: Der Östrogenspiegel fällt ab.
In der zweiten und eigentlichen Phase der Wechseljahre (Perimenopause) bilden die Eierstöcke keine Follikel und schließlich auch keine Östrogene mehr. Den einsetzenden Östrogenmangel beantwortet der Körper, indem zunächst Luteinisierendes Hormon (LH), dann auch Follikel-stimulierendes Hormon (FHS) ansteigen.
Der klassische Menopausen-Hormonstatus, der sich anhand eines Blutbildes nachweisen lässt, sieht immer folgendermaßen aus: hohes LH und FSH sowie niedriges Progesteron und Östrogen. FSH ist jetzt zwei- bis viermal so hoch wie im „normalen" Zyklus und heizt das Temperaturzentrum im Gehirn richtig an: Es kommt zu den berühmt-berüchtigten Hitzewellen ohne Fieber. Jetzt können auch die typischen Menopausensymptome auftreten: Die Haut wird schlaffer, der Haarwuchs lässt nach, zuweilen kommt es gar zu Haarausfall. Die Schleimhäute in der Scheide bilden sich zurück,

die Scheide wird trocken, die Beckenbodenmuskulatur lässt nach. Die Knochenarchitektur vermindert sich. Herz-Kreislaufbeschwerden nehmen zu und das Risiko, an porösen Knochen (Osteoporose) oder Arteriosklerose (Arterienverkalkung) zu erkranken, steigt.

Meine Selbstanalyse: Bin laut meiner Beschwerden-Liste wohl doch schon in der zweiten Phase der Wechseljahre.
Fazit: Alles geht ab jetzt den Bach runter.
Ursache: Meine Hormone sind ausgegangen.
Umgang: PANIK!
Therapie: Erst mal den Schock über diese Nachricht verdauen, auf die Knochenarchitektur aufpassen und Haare beisammenhalten.

Was meine Haare anbelangt, meinte Michael erst neulich, mich darauf aufmerksam machen zu müssen, dass überall in der Wohnung lange braune Haare herumfliegen.
„Ja, und?", sagte ich möglichst teilnahmslos. „Die sind jedenfalls nicht von mir!" Die Antwort meines kurz- und schwarzhaarigen Mannes lass ich hier jetzt mal weg ...
Vom Haarausfall aber ganz abgesehen: Wenn ich weiterhin in der gleichen Geschwindigkeit wie bisher zunehme, weil mein Östrogenspiegel abfällt, kann es sein, dass man mich bald mit einem Kran aus dem Haus hieven muss. Gestern habe ich in einer Frauenzeitschrift, die mehr Fotos als Text enthält und die mein Mann deswegen süffisant als Frauencomic belästert, einen interessanten Satz gelesen: „Food is for fat people".
Kombiniere: Keine Hormone mehr, ist gleich keine Nahrungsaufnahme und keine Haare mehr. Und die sich vermindernde Knochenarchitektur? Völlig überbewertet – wer braucht schon Knochen?
Die letzten Zeilen des Buches, die ich für den Moment las, gaben mir noch mal kurz den Rest.

... Meist schon ab dem vierzigsten Lebensjahr und mit jedem weiteren Jahr verringert sich die aktive Muskelmasse jährlich um ein Prozent. Das macht sich in der Kraftleistung, der Verletzungsanfälligkeit und auch im Energieverbrauch bemerkbar. Somit sind die Wechseljahre der dritte Hormonabschnitt im Leben einer Frau, der geprägt wird von einer Insulinresistenz und Hyperinsulinämie – einfach weil die Muskulatur stetig abnimmt, wenn sie nicht genug gefördert wird. Ab nun nehmen Folgekrankheiten wie Diabetes milllitus, Bluthochdruck, Durchblutungsstörung der Beine, Herzinfarkt und Schlaganfall zu ...

Meine Selbstanalyse: Meine Muskelmasse muss sich seit meinem vierzigsten Lebensjahr prozentual gesehen mehr als nur um ein Prozent pro Jahr verringert haben – nach dem Einkauf bringe ich kaum die Zwei-Kilo-Sonderangebots-Kartoffeln die Treppen hoch.
Fazit: Ganz schön „schwach"!
Ursache: Körperliche Faulheit?
Umgang: Muss noch ausführlich darüber nachdenken.
Therapie: Bei den Aussichten – Diskussion über Sterbehilfe wieder aufnehmen und unterstützen.

Nun, da ich aufgrund dieser desaströsen Beschreibung meines zukünftigen körperlichen Verfalls Bescheid wusste, konnte ich nicht behaupten, dass ich einer strahlenden Zukunft entgegenging. Konnte das sein? Und alles nur, weil meine Eierstöcke schrumpeln? Das kommt ja einem kompletten Organversagen gleich! Bei jedem anderen Organversagen würden Ärzte medizinische Maßnahmen ergreifen, warum nicht bei Eierstockversagen? Die Folgen sind doch hinlänglich bekannt: erhöhtes Risiko für Herz- und Kreislauferkrankungen, Brustkrebs, Osteoporose, und, und, und. Wie überaus ärgerlich und unverständlich. Ich fühlte mich doch noch so jung. Warum hatte die Natur das so eingerichtet? Gab es irgendeinen vernünftigen

Grund dafür? Das war doch alles total absurd! Hoffentlich war das nur ein böser Traum und ich würde demnächst aufwachen.

Aber der böse Traum schien kein Ende zu nehmen. Als ich mit meiner neuen Frauenärztin, Ruth Frauenmann, über meine grausligen Erkenntnisse sprach, erklärte sie mir als Erstes, dass die Natur uns Frauen die Aufgabe zugeteilt hat, Kinder zu bekommen (aha!). Durch diesen Dauer-Nachwuchs-Ausbrüte-Stress altert der Körper relativ schnell. Will heißen, als es noch keine Verhütungsmittel gab und die Frauen bis zu zwölf oder mehr Kinder auf die Welt brachten, waren die meisten ob dieser Tortur schon mit fünfzig kurz davor, den Löffel abzugeben.

„Hm, verstehe, was die Natur für uns Frauen vorgesehen hat – vermehre dich ordentlich und dann Tschüss. Hat die Natur vielleicht einmal daran gedacht, dass wir heutzutage eine Lebenserwartung von mindestens achtzig Jahren haben? Was soll das denn für ein Leben sein, wenn mir fünfunddreißig Jahre zuvor schon die Hormone ausgehen und deswegen mein Körper auf Selbstzerstörung programmiert ist?"

„Na ja, Selbstzerstörung ... Das ist vielleicht ein bisschen derb formuliert, Frau Marsch."

„Was ist das dann, wenn meine Eierstöcke verkümmern, sich meine Organe verkleinern und gesundheitsanfälliger werden. Wenn meine Knochen schneller brechen, weil sie meinen, sich abbauen zu müssen, wenn meine Muskulatur erschlafft und mein Krebsrisiko im selben Maße wie mein Schlaganfall- und Herzinfarktrisiko steigt, wenn ich bald Windeln tragen muss, weil meine Beckenbodenmuskulatur meine Blase bedrängt ... ?"
Ich redete mich in Rage.

„Das nennt sich Älterwerden, Frau Marsch", sagte Frau Doktor Frauenmann sanft, als ob sie mit einem kleinen Kind sprach.

„Aha, Älterwerden nennt sich das. So heißt das also, wenn ich innerhalb von lächerlichen zwei Jahren mit meterlangen Arztberichten und einer Vielzahl von mir bis dato unbekannten Krankheitsbildern aufwarten kann. Diese enorme Anzahl von

Beschwerden und Krankheiten habe ich in meinem ganzen Leben zuvor nicht annähernd gehabt. Ganz zu schweigen von meinen Stimmungsschwankungen, die mir die kommenden Jahre bestimmt nicht erträglicher machen werden. Ich war so glücklich, fröhlich und gut gelaunt vor diesem ganzen ... vor dem ... ach, was weiß ich, Blödsinnsdreckswechseljahrescheiß!", fluchte ich wütend. „Älterwerden ist das eine, aber körperlich dabei in kürzester Zeit so kaputtzugehen und zudem noch jeglicher Lebensfreude beraubt zu werden, weil die Hormone nicht mehr mitmachen, das ist doch wohl ein Witz! Muss ich das als Frau bedingungslos hinnehmen und so tun, als ob nichts mit mir geschieht? Egal, ob ich mal wieder nicht geschlafen habe oder von Hitzewallungen in den unmöglichsten Situationen gequält werde? Dass ich so älter werden soll, das hat mir keiner gesagt! Einfach nur irgendwann Falten zu kriegen, hätte doch auch schon genügt, meinen Sie nicht auch?"

„Ich kann Ihnen da leider nicht helfen", sagte meine Frauenärztin, die über meine Wucht und meinen Ärger nachdenklich wurde. „Sie haben ja recht, aber es ändert nichts daran. Je eher Sie diesen unvermeidlichen Zustand annehmen, desto besser kommen Sie damit zurecht. Dieses Schicksal erwartet früher oder später jede Frau, da können wir gar nichts dagegen tun. Vielleicht versuchen Sie es mal mit Salbeitee, Yoga oder Meditation, vielleicht beruhigt Sie das ja etwas."

„Nicht zu fassen! Ich habe offensichtlich ein Organversagen und Sie empfehlen mir Salbeitee und Meditation? Was würden Sie bei Nierenversagen empfehlen? Schwimmen? Reiten? Hagebuttentee? Ich glaub es einfach nicht. Was sind denn das für Empfehlungen? Tee und Gymnastik bei Organversagen? Was lernt Ihr Ärzte eigentlich über die Wechseljahre? Ach lassen Sie's, ich will gar keine Antwort. Ich versuch's einfach mal mit Alkohol oder anderen Drogen."

Als Frau Doktor Frauenmann daraufhin erschrocken dreinblickte, sagte ich mit einem gequälten Lächeln, dass ich nur

Spaß gemacht habe. Erleichtert atmete sie auf und wir verabschiedeten uns.

Für heute reichte es mir mal wieder! Außerdem musste ich noch vor dem Wochenende meine längst fällige Gummibund-Kaschierhose besorgen, was jetzt keine Ausrede für Shopping sein sollte. Okay, ich gebe es zu, ich war noch nie eine Textil-Nonne, die sich in Kleider-Kasteiung übte. Ich gehöre zu den ganz normalen Frauen, die einen vollen Kleiderschrank und nichts anzuziehen haben. Allerdings war es dieses Mal wirklich ein klitzekleines bisschen anders. Meine ungeplante Gewichtszunahme (präziser gesagt meine Hormone!) zwang mich doch geradezu, mich um eine neue Garderobe zu kümmern.

Das heikle Thema wollte ich allerdings erst mal ganz langsam angehen lassen, deshalb entschied ich mich für ein großes, anonymes Kaufhaus anstatt für meine Lieblingsboutique, in der mir routinemäßig jedes Kleidungsstück in meiner Größe – die ich jetzt aber nicht mehr hatte – gereicht wurde. Meine gesamten Kleider der Größe sechsunddreißig, Schrägstrich achtunddreißig, die sich in meinem Kleiderschrank befinden, musste ich zunächst mal auf Eis legen, denn es zwickte hinten und vorne, und Ring-Fleisch-Wurst-Bauch macht sich in einem Bleistiftrock nicht so gut.

Davon abgesehen überlegte ich, ob ich in nächster Zeit überhaupt Rock oder Kleid tragen sollte, da ich dieses sanfte Schubbern der Seidenstrümpfe, verursacht durch meine aneinandergeratenden Schenkel, nicht mehr hören konnte. Pfschüt ... pfschüt ... pfschüt ... machte es beim Gehen neuerdings. Da lobte ich mir doch dieses kernige Pfat ... pfat ... pfat ..., wenn meine Jeanshosen beim Gehen an den Schenkeln schubberten! Beschlossene Sache, eine neue Jeans musste als Erstes her.

„Gibt es die Kinderhosen auch in meiner Größe?", fragte ich die blutjunge Verkäuferin in der Jeansetage.

Langsam, während sie näherkam, strich sie ihr kastanienfarbenes, glänzendes Haar aus dem Gesicht, sodass ihre pralle, faltenlose Haut noch mehr in meinen Fokus geriet. Na, das fing ja schon mal gut an.

Das junge Ding sah mich abschätzend von oben bis unten und wieder zurück an und sagte freundlich lächelnd: „Vielleicht versuchen Sie es mal in der dritten Etage."

„Wieso in der dritten? Was gibt's denn da?"

„Also, hier sind Sie in der Abteilung *Junge Mode*. Die Kinderabteilung befindet sich im Untergeschoss und in der Dritten unsere Damenabteilung und ich denke ... ähem ... in Ihrer Größe ... müsste sich dort was finden."

Platze ich gleich oder erst später?

Natürlich bedankte ich mich nicht für die Auskunft und ging schnurstracks in die dritte Etage. Nun, die schienen in dem Laden hier in der Dritten nicht nur Damenbekleidung, sondern auch Zweimannzelte zu verkaufen. Ich war hier definitiv falsch! So fett war ich doch gar nicht, oder wirkte ich etwa auf andere so?

Im nächsten anonymen, großen Kaufhaus durfte ich auf der Jugendetage bleiben und mir wurden zwei Jeanshosen von wiederum einer blutjungen Verkäuferin mit praller Haut und glänzenden, vollen, langen Haaren gereicht – hinreißend geschminkt war sie zudem und sah in ihrem Minirock total hipp aus. Och, Menno. Ich will auch wieder junge, sexy Mode tragen.

Schock in der Umkleidekabine. Hier stand ein dreiteiliger Spiegel, der nach Bedarf so gedreht werden konnte, dass er schonungslos alle Körperansichten zeigte. Das fehlte mir gerade noch. Die Dinger gehören verboten! Als ich mich vor geraumer Zeit zu Hause im Spiegel genau untersucht hatte um herauszufinden, wo sich die zugenommenen Kilos manifestiert hatten, vermied ich es peinlichst, einen Spiegel in die Hand zu nehmen, um meine Rückansicht im großen Wandspiegel zu betrachten. Alles muss man ja auch nicht gesehen haben. Hier blieb mir nun nichts anderes übrig, als tapfer zu sein. Langsam zog ich meine eigene, viel zu enge Jeans nach unten.

Zack – der unausweichliche Blick in den Spiegel für die Rückansicht tat sich auf. Mir blieb heute nichts erspart. In fernen Jahren – nein, das stimmt so nicht, eigentlich war es erst gestern –, hatte ich einen richtig prallen Hintern. Einen Hintern, der sich elegant und keck in jedem Kleidungsstück abzeichnete und bewundernde Blicke, seitens der Männer, auf sich zog. Ja, genau so war das mal.

Nun stand ich in der Umkleidekabine und sah das ganze hintere Desaster auch noch in Großformat – wollte ich das? Meine Backen glichen einer Mondlandschaft en miniature (nur ohne Flecken, aber mit mächtigen Kratern darauf). Erstaunlich, dass mich mein Mann noch liebt, schoss es mir durch den Kopf. Was kann man denn da machen? Sollte ich vielleicht doch mehr Sport treiben? Auf jeden Fall keine String-Tangas mehr anziehen, befand ich. Memo: Nachher gleich in die Wäscheabteilung (wahrscheinlich dritte Etage). Ich nahm meine Hinterbacken in die Hand und zog sie nach oben – sah gut aus. Dann ließ ich sie wieder los, und beide Backen legten sich gemütlich auf den Schenkeln ab – sah nicht gut aus. Vielleicht ein Pobackenlifting? Gibt es so was? Bestimmt! Memo: Nachher gleich Polifting googeln!

Die erste Jeans war an den Schenkeln zu knapp. Na ja, streng genommen kam ich mit der Jeans nicht mal bis zum Mittelteil meiner Oberschenkel. Die zweite wehrte sich an der Hüfte, die dritte schon an den Waden, die vierte am Bauch, die fünfte war zu groß – ach wie schön, aber die Verkäuferin hatte sich auch um vier Nummern nach oben verhauen –, die sechste zwang mich zur Flachatmung, bei der siebten fehlte ein Knopf (hat wohl eine Frau in den Wechseljahren anprobiert?) und die achte Jeans machte aus meinem Hintern rein optisch vier davon! Außerdem war auch die zu eng und ich fragte mich, ob man die Jeanshosen neuerdings genauso wie Schuhe erst mal einlaufen muss, damit sie nicht mehr drücken.

Vielleicht würde ich ja morgen mehr Glück haben ... wer weiß? Und vielleicht schlägt ja meine Ernährungsumstellung aus dem Buch schnell an, was ja auch versprochen wird. Im Wesentlichen geht es im Buch um eine sogenannte Insulintrennkost. Bestimmte Nährstoffe sollten nur zu bestimmten Tageszeiten gegessen werden. Für mich als Gestagen-geprägte Frau kamen abends keine Kohlehydrate infrage. Schwierig, schwierig! Das gemeinsame Abendessen stellte für Michael und mich die Hauptmahlzeit des Tages dar. Wir essen, erzählen vom Tag, trinken Rotwein, lachen, genießen Fleisch- und Fischgerichte mit Pasta, Kartoffeln, Reis oder Brot, und das soll jetzt alles nicht mehr sein? Wie geht das denn?

Am Anfang der neuen Insulintrennkost war ich Feuer und Flamme und probierte enthusiastisch Rezepte aus, die auch ausnahmslos lecker waren. Aber schon nach zehn Tagen vermisste ich meine abendliche Pasta und mein Mann seine Kartoffeln. Zudem gestaltete sich das Abendessen in den Restaurants als äußerst schwierig. Es war unglaublich mühsam, bei der Bestellung zu sagen, was ich dazu haben möchte oder lieber nicht oder anstatt dessen ... So fing ich nach einigen Versuchen wieder an, so zu bestellen, wie es auf der Karte stand. Allerdings gelang es mir nicht ein Mal, die Pommes, die mit meinem Steak kamen, nicht anzurühren. Beim Italiener konnte ich die Finger nicht vom leckeren Knoblauch-Pizzabrot lassen und beim Thailänder stieß ich neulich an meine Grenzen, als ich der reizenden Thailänderin, die uns bediente, meinen Essenswunsch erklären wollte. Ich zeigte mit dem Finger auf die Nummer achtundsechzig der Speisekarte und sprach langsam und deutlich, dass ich das zwar gerne hätte, jedoch ohne Reis (Kohlehydrate), ohne Erbsen (stärkehaltig), ohne Karotten (stärkehaltig), ohne Erdnüsse (Erdnussallergie), ohne Kokosmilch (Kohlehydrate) und ohne Glutamat (Glutamat-Unverträglichkeit).

Verunsichert sah sie mich an. „Nix wolle haben von die Kalotten? Nix kleine Ebselen? Nix Leis?"

„Richtig! Nix Leis ... äh Reis." Wie schnell man so eine merkwürdige Art zu sprechen doch annehmen kann. Ich bin da ja sehr anpassungsfähig. Nur gut, dass ich wenigstens nicht zu den Leuten gehöre, die mit Ausländern unverständlicher Weise lauter reden als gewöhnlich. Schließlich haben Ausländer keinen Hörschaden, sondern sprechen nur eine andere Sprache.

Nachdem die nette Thailänderin meine Bestellung nach dem vierten Erklärungsversuch verstanden hatte und mein Mann vor lauter Scham ob meines Verhaltens im Linoleumboden des Restaurants versinken wollte, fragte sie uns mit einem Lächeln, so süß wie nur die Thailänderinnen lächeln können, ob wir vielleicht auch gerne eine „Vorspei" hätten. Ich konnte mir kaum das Lachen verkneifen und sah auch Michael glucksend aus seiner Versenkung wieder auftauchen. Kaum dass sie weg war, brach es trotz Zurückhaltung aus uns heraus, ansonsten wären wir an unserem Lachen garantiert erstickt! Mit der einen Hand hielt ich meinen Bauch, der vor Lachen zuckte, und mit der anderen gab ich Michael Zeichen aufzuhören, da er ständig zwischen dem Lachen das Wort „Vorspei" wiederholte.

Als die von mir bestellte Essenskreation kam, war mir allerdings beinahe zum Vorspei. Aufgrund der fehlenden Kohlehydrate und Stärkezutaten sah es total unappetitlich aus und roch zudem merkwürdig. Folglich aß ich die meiste Zeit von Michaels Teller, der meine abendliche Insulintrennkost immer weniger überzeugend fand.

Trotz einer anfänglich spürbaren Gewichtsabnahme beschloss ich nun, die Menüs so zu belassen, wie sie auf der Karte standen, und nur jeden zweiten oder dritten Abend auf Kohlehydrate zu verzichten. Irgendwie war Essen, bestehend aus Kohlehydraten und Eiweiß, viel zu lecker, um für den Rest meines Lebens darauf zu verzichten, nur weil ich mich gerade in den Wechseljahren befand. Ich wollte jetzt nicht unbedingt fett werden, aber mir reichte es erst mal mit dem Kohlehydraten-Horror und dem Sport und dem Tu-dies-nicht-mehr-und-tu-das-nicht-mehr. Und ganz davon abgesehen, Italiener stopfen sich nachts mit Pasta und Brot die Kohlehydrate bis zum Anschlag rein und dabei sind die laut Statistik viel weniger übergewichtig als wir Deutschen. Ha!

Also: No stress please! Weder beim Essen noch beim Jeanshosenkauf. Deshalb ging ich gleich in die dritte Etage: Damenunterwäsche.

„Hätten Sie gerne Wäsche zum Wohlfühlen oder für spannende Stunden zu zweit?", fragte mich die blutjunge Verkäuferin mit glänzendem, langem Haar und praller Haut. (Gibt es eigentlich auch noch normale, mittelalte Frauen, die mir was verkaufen wollen, und nicht so komische Fragen stellen?)

„Äh ... Ich hätte gerne was für ganz drüber", sagte ich und bedeckte mit meinen Händen eine imaginäre, breite Fläche in Hüfthöhe.

„VERSTEHE ...", sagte das Mädel ganz langsam.

Natürlich verstand sie nicht, sie war Anfang zwanzig!

Der Büstenhalter, den mir die viel zu junge Verkäuferin brachte, war viel zu groß oder vielmehr füllte ich die Körbchen nicht aus. Der Umfang hätte allerdings schon sein müssen. Gut bestückt war ich noch nie gewesen, aber der Gipfel war ja jetzt, dass aus einer fünfundsiebzig A nun eine achtzig A geworden war. Um das Ganze richtig zu benennen: Brustumfang weiter und größer. Kleiner Busen nicht größer, dafür länger. Wo soll das alles noch hinführen? Und die passenden Pantys dazu waren so unerotisch wie unsere Vermieterin und die Farben katastrophal jugendlich. Ich sah in diesem Unterwäsche-Set furchtbar aus. Die Zeiten als Teilnehmerin einer Dessousparade bei den Victoria's-Secret-Engeln waren bei mir definitiv vorbei.

Vielleicht versuche ich es mit Schuhen? Die passen immer!

Fünfte Etage: Schuhe, Handtaschen und Lederwaren.

„Suchen Sie ein bestimmtes Modell?", fragte mich die blutjunge Verkäuferin mit den ...

„Nein, einfach Schuhe eben. Egal was." Langsam, aber sicher kam meine schlechte Laune deutlich zum Vorschein.

„Können Sie mir die bitte in Größe vierzig bringen?"

„Die sind aber süß!", kommentierte die blutjunge Verkäuferin blöde.

Natürlich sind die süß, sonst hätte ich sie ja kaum ausgewählt!, dachte ich genervt.

„Ich glaube", sagte sie freundlich, jung und dynamisch lächelnd, als ich die grünen Pumps anhatte, „die sind ein bisschen zu eng. Soll ich vielleicht mal nachschauen, ob ich die in Größe einundvierzig dahabe?"

„Wieso EINUNDVIERZIG ...?", sagte ich laut und plötzlich noch extrem viel schlechter gelaunt. „Ich habe Schuhgröße vierzig! Was will ich denn mit einundvierzig?"

„Nun", setzte die junge Verkäuferin leise an. „Ich finde, Ihr Fuß ... ähm ... quillt ein bisschen über ... ähm ... den Schuh ..."

„Was quillt hier wo? Ich glaube, Sie spinnen! Schluss! Aus! Danke, das war's", sagte ich und zog wütend meine eigenen Schuhe in Größe vierzig wieder an. Mein Toleranzlevel sackte auf null ab.

Hilflos und verwirrt stand die junge Verkäuferin mit den Schuhen in den Händen da, als ich im Begriff war, wie eine hysterische, alte Vettel von dannen zu brausen.

Es war kein guter Tag, um Schuhe zu kaufen. Heute war für gar nichts ein guter Tag! Ich hasste mich und meine Figur und meine Füße und mein Leben. Mir wurde heiß. Hitzewallungsalarm. Ich musste da raus. Mit zusammengekniffenen Lippen und hochgezogenen Augenbrauen verabschiedete ich mich lediglich mit einem huldvollen Kopfnicken. Und überhaupt, was sollte das denn? Überall diese jungen, gut aussehenden, lebensbejahenden Menschen. Gibt es denn gar keine Mittelalten mehr? Wo sind die denn alle hin? Von wegen Überalterung.

Zu Hause angekommen, fragte mich mein Mann, wo ich denn so lange gewesen sei.

„Shoppen!", antwortete ich kurz angebunden und äußerst unhöflich.

„Ja, aber wo sind denn dann die vielen bunten, glänzenden Taschen und Täschchen?", stutzte Michael.

„Tja", sagte ich achselzuckend. „Ja, wo sind sie denn, die vielen bunten, glänzenden Taschen und Täschchen ...?"

Mit einem großen Krawumm schlug ich die Tür von meinem Bürozimmer hinter mir zu. „... und wag es bloß nicht reinzukommen", rief ich noch, bevor ich mich vor lauter Wut in Tränen auflöste und in Selbstmitleid badete. Vielleicht sollte ich mir einen Button mit der Aufschrift „Vorsicht Dynamit" anfertigen lassen und tragen?

Am Abend saßen mein Mann und ich bei einem Gläschen Rotwein vor dem Fernseher, um die Tagesschau anzusehen. Die unvermeidliche Werbung lief voraus und natürlich musste genau jetzt eine Werbung für ein Schlankheitsmittel gezeigt werden. Ja, hat sich denn heute jeder und alles gegen mich verschworen? Leichtfüßig joggte eine junge Frau mit wallender Mähne, einem klitzekleinen, zitronengelben Bikini und einem Mopps am Strand entlang. Dem nicht genug! Das ganze wurde auch noch in ZEITLUPE gezeigt! Unverschämt! Ihre knackigen Brüste schwangen verführerisch, in Zeitlupe! von links nach rechts und wieder zurück. Fasziniert und mit offenen Mündern wurde sie von zwei Jungs am Strand beobachtet. Nach diesem hocherotischem Strandlauf, welches als Standbild am flachen Bauch der attraktiven Joggerin endete, gab es einen Schnitt und eine brav angezogene Frau mit einem Kleinmädchenpferdeschwanz stand in der Küche und mixte sich einen Schlankheitsdrink.

Genau in diesem Moment fragte mich mein Mann unglaublich engagiert, ob das denn jetzt die gleiche Frau wie am Strand war.

Dermaßen verärgert zischte ich knapp, dass er sich diese Frage hätte sparen können, wenn er der Strandfrau wenigstens einmal ins Gesicht und nicht ausschließlich auf die Titten gestarrt hätte. Zum zweiten Mal rannte ich heute schluchzend in mein Bürozimmer, um die Tür mit den Worten „... und wag es bloß nicht reinzukommen ..." hinter mir zuzuschlagen. Ruummss – was so eine Tür alles aushält.

Ich will auch wieder schlank, jung und begehrenswert sein ... Huhuhu ... flennte ich wieder los ... die Welt ist ja so ungerecht, und am allermeisten zu mir!

Verbraucht Heulen eigentlich Kalorien? Wenn dem so ist, bin ich sicherlich bald schlank.

Auf jeden Fall hatte mein Eisprung mehr Kalorien verbrannt, als alles andere es jetzt tut, zumindest sprechen meine Schenkel und mein Bauch deutlich dafür. Wenn nämlich ein Ei im Eierstock heranreifen soll, verbraucht der Körper bis zu dreihundert Kalorien am Tag! Das sind zum Beispiel: ein Sandwich mit Roastbeef, ein Schinkenbrötchen oder ein Rührei mit Mangold oder ein Vollkornbrot mit Kresse und Frischkäse oder drei Müsliriegel oder ein Latte macchiato oder ein Erdbeermilchshake oder, oder, oder ... Wenn also nur noch hin und wieder ein Eisprung stattfindet oder die Produktion irgendwann ganz zum Erliegen kommt, fallen die täglichen dreihundert Kalorien ersatzlos weg und die Digitalanzeige der Waage kommt folglich immer später zum Stillstand. Das schreit ja geradezu nach einem kompletten Überdenken der Nahrungszufuhr.

Das Ende meiner Reproduktionsfähigkeit an sich finde ich jetzt nicht so tragisch, aber die Gewichtszunahme ... Dreihundert Kalorien pro Tag werden von meinem Körper weniger verbraucht, da muss ich mich über meine körperliche Veränderung in kürzester Zeit wirklich nicht mehr wundern. Sieht ganz so aus, als ob ich eine Wechseljahrdiät brauche. Ansonsten geht es nur noch bergab! Ein guter Anfang ist sicherlich eine gesunde Ernährung mit viel frischem, vornehmlich aus biologischem Anbau stammenden Gemüse und wenig Milchprodukten und Fleisch. Angeblich sollen Frauen, die sich über Jahre hinweg gesund ernährt haben und vor allem Vegetarierinnen sind, die Wechseljahre manchmal ohne jegliche Beschwerden durchlaufen. Hört sich gut an. Die Sache hat nur einen Haken, bei mir ist der Zug bereits abgefahren. Vielleicht kann ich ja in letzter Minute noch aufspringen? Da müsste doch, dachte ich mir, mein Heilpraktiker am besten Bescheid wissen. Und das tat er auch, zumindest konnte er mir einiges erzählen.

Mein Heilpraktiker erklärte mir als Erstes, dass wir mit *zunehmendem Alter* (meinte er etwa mich damit?) weitaus weniger

Proteine benötigen, als wir meinen. Und wenn wir dann mal Fleisch essen, sollten wir auf biodynamische Quellen zurückgreifen, da sich sogenannte Xeno-Östrogene im Fett von Milchprodukten und Fleisch ansammeln. Zudem werden an das Vieh zur Wachstumsförderung synthetische Östrogene verfüttert, was für uns Menschen auch nicht das Gesündeste ist – egal ob Männlein oder Weiblein. Als hilfreich stufte er für die menopausalen Jahre auch Ernährungszusätze ein. Es gibt Studien, die besagen, dass Frauen mit Vitamin E ihre Hitzewallungen reduzieren konnten, und es ist erwiesen, dass Vitamin C mit dem Bioflavonoid Hesperetin dieselbe Wirkung hat. Nachtkerzenöl und Borretschöl geben dem Körper das Rohmaterial zur Bildung des schützenden und entspannend wirkenden Prostaglandins.

Zwei Mineralien, Zink und Magnesium, und drei Vitamine, Vitamin C, Vitamin B 3 und Vitamin B 6, legte mir mein Heilpraktiker besonders ans Herz und meinte auch, dass ich nützliche Kräuter nicht außer Acht lassen solle.

Zudem werden die chinesischen Kräuter Dong Quai, eine Engelwurzart, Schisandra und Hopfen schon seit Jahrtausenden bei weiblichen Hormonstörungen verwendet. In China wird jüngeren Frauen von Ginseng zwar abgeraten, für Frauen in den Wechseljahren wird es jedoch als sehr gut erachtet – vor allem um die Scheidenfeuchtigkeit zu erhöhen und die Libido wiederzuerlangen.

Dann erklärte er mir auch eindringlich, dass Knochen von Wechseljährigen ein gutes Kalziumpräparat benötigen. Täglich 800 bis 1000 Milligramm, einschließlich des in der Nahrung enthaltenen Kalziums. Vom Magnesium empfahl er mir 300 Milligramm und außerdem 400 I.E. Vitamin D pro Tag (I.E. bedeutet übrigens *Internationale Einheit* und gilt als Maßeinheit für viele in der Medizin verwendete Präparate).

Na klasse! Jetzt soll ich auch noch Wurzeln und Sachen essen, deren Namen ich nicht mal aussprechen kann. Wenn ich die Präparate alle im Geiste auf einen Tisch lege, dann bin ich mir sicher, dass ich ganz schnell abnehmen werde. Warum? Na, bis die ganzen Mineralien, Vitamine, Wurzeln, Kräuter und Öle im Magen sind, ist der garantiert voll und ich bin satt!

Zunächst wollte ich allerdings meiner Skepsis gegenüber Nahrungsergänzungsmitteln erst mal auf den Grund gehen, indem ich meinen Heilpraktiker schon eine Woche später mit meinen unendlichen Fragen weiterlöcherte. Denn wie geht der Song der Sesamstraße: „Wer, wie, was, wieso, weshalb, warum – wer nicht fragt, bleibt dumm."

Also fragte ich ungeniert darauf los und zwar, wie er überhaupt darauf komme, dass ich jetzt ganz gezielt Mineralien und Vitamine zu mir nehmen müsse. Reicht denn eine normale Ernährung mit Obst und Gemüse nicht mehr aus?

Ja, bestätigte mein Heilpraktiker, aus orthomolekularer Sicht reiche die Ernährung nicht aus. Da war schon gleich der erste Stolperstein, und ich fragte nach, was eine *orthomolekulare Sicht* sei.

„Aus Sicht der orthomolekularen Medizin", erklärte mein Heilpraktiker, „führt ein biochemisches Ungleichgewicht im Körper zu Krankheiten. Dieses Ungleichgewicht kann durch Nahrungsergänzungsmittel ausgeglichen werden."

Da stellte sich mir gleich die nächste Frage: Ob denn die Mikronährstoffe aus Multivitaminpräparaten vom Körper überhaupt aufgenommen werden. Wenn ich zum Beispiel einen Apfel esse, kann ich den doch als Vitamin-Gesamtpaket ansehen, mein Körper sagt sich dann „Ahhhh, Apfel" und kann mit den Nährstoffen etwas anfangen. Nehme ich aber ein Nahrungsergänzungsmittel zu mir, dann führ ich doch nur einen einzigen Stoff zu. Sagt dann mein Körper nicht: „Was ist das denn? Tablette?"

Das sei eine ziemlich gute Frage, meinte mein Heilpraktiker und erklärte mir, dass der wesentliche Unterschied zwischen Mikronährstoffen in Supplementen und Lebensmitteln darin besteht, dass die Mikronährstoffe im Falle der Lebensmittel an eine Matrix gebunden sind, die die Aufnahme eher behindern, als dies die Mikronährstoffe in Supplementen je tun könnten. (Matrix? Hä? Science Fiction? Keanu Reeves?)

Muss ich jetzt ein Medizinstudium machen, um meine Wechseljahre zu überleben? Ich unterbrach meinen redseligen Heilpraktiker dieses Mal nicht, hätte ja peinlich werden können, und hörte lässig nickend weiter gespannt zu, wodurch ich erfuhr, dass in den meisten Fällen die Aufnahme aus Supplementen sogar wesentlich besser sei. In einer gemischten Kost kommen eine Vielzahl von Mikronährstoffen mit anderen bioaktiven Stoffen wie Fett, Eiweiß und Kohlenhydraten gemeinsam vor. Inwieweit hier Behinderungen vorkommen, ist völlig unklar, wohingegen zu Supplementen Untersuchungen stattfanden.

Ich war etwas verwirrt. Kann es sein, dass die Natur zulässt, dass wir Dinge essen, die sich gegenseitig blockieren oder nicht ausreichend aufeinander abgestimmt sind, um vom Körper optimal verwertet zu werden? Ein einziges Beispiel fällt mir dazu ein. Meine Mama sagte immer, wenn man Karotten isst, muss man auch ordentlich Fett dazutun, weil dann das Betakarotin besser aufgenommen wird. Für alles gibt es Untersuchungen, auch für die Mama-Karotten-Fett-Aussage: Zwar stimmt es, dass Fett die Aufnahme von Betakarotin verbessert, aber viel wichtiger ist es, die Möhren gut zu zerkleinern. Aus grob gestückelten rohen Karotten gingen nur drei Prozent des enthaltenen Betakarotins bei Tests in den künstlichen Magensaft über. Durch Kochen ließ sich die Menge auf sechs Prozent steigern, durch die Zugabe von Öl auf acht.

Es gibt also noch jede Menge zu lernen. Im Geiste sah ich mich als Medizinstudentin, Schwerpunkt Gynäkologie, Endokrinologie und Reproduktionsmedizin. Danach werde ich mich gleich in die Molekularbiologie stürzen und danach geht es weiter mit einem Studiengang Ernährungswissenschaft und vielleicht noch ein bisschen Kardiologie, wer weiß? Aber dann, ich schwör's, dann geht es den Wechseljahren an den Kragen!

Pf ... die Wechseljahre ... Geht das Leben auf der anderen Seite der Wechseljahre überhaupt noch weiter, und wenn ja, wie? Und wer ist schuld an dem ganzen Dilemma? Meine Eierstöcke? Wenn ich weiterhin einen Eisprung hätte, dann würde ich folglich nicht in die Wechseljahre kommen. Also sind streng genommen meine nicht mehr vorhandenen Eizellen an allem schuld! Und warum sind keine mehr da?

11. KAPITEL

Das Wunder der Ovarien

Streng genommen geht das Gerangel um die Eizellen schon im zarten Fötusalter los. Bislang ging man davon aus, dass die individuelle Anzahl der Eizellen im Eierstock des weiblichen Fötus schon vor der Geburt, bis zur achtzehnten bis zweiundzwanzigsten Woche der Entwicklung, festgelegt wird. Die Anzahl der Eizellen variiert dabei stark und liegt zwischen dreißigtausend und zwei Komma fünf Millionen je Eierstock. Fingerschnippen bei der Verteilung hilft hier leider gar nichts. Denn der Umfang des Eizellvorrats ist offensichtlich auch genetisch mitbedingt. Letztendlich ist auch die Anzahl der bei Geburt angelegten Ovarialfollikel ausschlaggebend für den Zeitpunkt des Eintritts der Menopause.

Aber Schritt für Schritt. Schon nach der Geburt setzt bei dem weiblichen Neugeborenen eine langsame, aber zunehmende Abnahme der Follikelzahl im Eierstock ein. Ist das nicht der Gipfel der Frechheit? Noch nicht mal recht das Licht der Welt erblickt und schon den Wechseljahren näher gerückt. Die Abnahmegeschwindigkeit scheint um den Zeitpunkt der Pubertät und nochmals um das siebenunddreißigste Lebensjahr zuzunehmen. Ihren Höhepunkt erreicht die Eierstockaktivität mit ungefähr vierzehn Jahren, was wiederum bedeutet, dass dies physiologisch das optimale Alter ist, um schwanger zu werden. Frauen um das dreißigste Lebensjahr haben nur noch zwölf Prozent ihres ursprünglichen Follikel-Reservoirs übrig. Frauen um das vierzigste Lebensjahr nur noch drei Prozent. Das erklärt somit, warum es mit zunehmendem Alter schwieriger wird, schwanger zu werden. Bei Eintritt der Menopause befinden sich im Durchschnitt ungefähr nur noch lächerliche tausend Follikel in jedem Eierstock. Wie schon erwähnt, schwankt die festgelegte Anzahl der Eizellen und somit folglich der Zeitpunkt des Eintritts in die Wechseljahre. Um eine Vorstellung davon zu haben, helfen ja meist Zahlen. Frauen, die um das einundfünfzigste Lebensjahr in die Menopause eintreten, haben bei ihrer Geburt ein durchschnittliches Reservoir von zweihundertfünfundneunzigtausend Eizellen je Eierstock. Die früher Menopausigen haben ein durchschnittliches Reservoir von nur fünfunddreißigtausend Follikeln je Eierstock, während diejenigen, die erst spät in die Menopause gehen, ein durchschnittliches Reservoir von sage und schreibe über zwei Komma fünf Millionen Eizellen je Ovar haben.

Das finde ich jetzt aber wirklich ungerecht! Schließlich geht es immerhin um eine unterschiedliche Zeitspanne von bis zu fünfzehn Jahren. Das heißt, die follikelarmen Frauen leiden schon mal knapp fünfzehn Jahre vor sich hin, bevor die follikelreichen mal eine Ahnung von dem abbekommen, was die anderen schon seit Jahren mitmachen müssen. Hinzu kommt bei den vorzeitigen Wechseljahren, dass schlichtweg der körperliche Verfall früher einsetzt.

Dass man mittlerweile die Anzahl der verbleibenden Eier wenigstens errechnen kann, ist für Wechseljährige zwar kein Trost, aber immerhin für Frauen mit Kinderwunsch. Mithilfe von Ultraschall kann man die Größe der Eierstöcke messen und somit die Anzahl der Eier herausfinden. Untersuchungen zeigten, dass die Anzahl der Eier bei Frauen im Alter zwischen fünfundzwanzig und einundfünfzig Jahren direkt mit der Größe der Eierstöcke in Verbindung stehen. Bei Frauen, die die Antibabypille nehmen, funktioniert die Methode allerdings nicht, weil sich dadurch die Eierstöcke verkleinern.

Wissenschaftler können durch diese Methode also mittlerweile herausfinden, wann die biologische Uhr abgelaufen sein wird.

Somit wäre es sicherlich hilfreich, wenn sich jede junge Frau so um die zwanzig Jahre einmal um ihre Eierstöcke, hinsichtlich der vorhandenen Eizellvorräte, im Rahmen einer Ultraschalluntersuchung kümmern würde. Wenn dabei zum Beispiel festgestellt wird, dass die Eierstöcke sehr klein sind und nur wenige Eizellen zur Verfügung stehen, sollte der Kinderwunsch nicht allzu lange aufgeschoben werden. Steht die geplante Karriere jedoch vor dem Kinderwunsch, so ist es ja mittlerweile hinlänglich bekannt, dass man sich Eizellen entnehmen lassen und einfrieren kann. Somit wäre eine Schwangerschaft auch noch jenseits der natürlichen Reproduktionsfähigkeit möglich.

Mittlerweile gibt es neue Forschungsergebnisse, die zwar noch in den Kinderschuhen stecken, aber ihre ersten Schritte schon getan haben. Hierbei wird die bislang erreichte Erkenntnis, dass Frauen mit einer bestimmten Anzahl an Eizellen geboren werden, infrage gestellt. Bislang ging man nämlich davon aus, dass Frauen keine neuen Eizellen produzieren können, während Männer ihren Spermienvorrat ständig erneuern. Allerdings fanden Forscher nun heraus, dass Frauen Stammzellen in ihren Eierstöcken haben, aus denen offenbar bis ins Erwachsenenalter neue Eizellen hervorgehen können.

Ein gewisser Jonathan Tilly vom Massachusetts General Hospital in Boston hat in den Eierstöcken von Mäusen Stammzellen entdeckt. Stammzellen, aus denen immer wieder neue Eizellen hervorgehen. Das war zwar eine Mäusestudie, aber Tilly und sein Team sagten sich, wenn das bei Mäusen so ist, dann wird es bei Frauen auch möglich sein. Damals haben viele von Tillys Kollegen über die Mäusestudie ganz schön gegackert, aber wer zuletzt lacht, lacht am besten.

Die Reproduktionsbiologen fingen an mit Eierstöcken zu arbeiten, die von jungen, gesunden Frauen, die sich einer Geschlechtsumwandlung unterzogen hatten, stammten. Was dann kam, war schlichtweg der Hammer. Die Forscher spürten die Stammzellen in der Rinde der Eierstöcke auf, die sie dann entnahmen und in Petrischalen legten. Die Stammzellen haben sich sofort vermehrt und sich ganz spontan immer mal wieder in unreife Eizellen verwandelt. Somit konnte bewiesen werden, was zuerst belacht wurde, nämlich, dass die ovarialen Stammzellen auch im Eierstock von Frauen und nicht nur bei Mäusen existieren. Und dass sie neue Eizellen bilden. Führt diese Erkenntnis eines Tages dazu, dass sich eine unbegrenzte Zahl menschlicher Eizellen produzieren lässt? Samenbanken gibt es schon länger, aber die Einrichtung einer Stammzellenbank, in der die Zellen eingefroren, gelagert und jederzeit entnommen werden können, wäre neu.

Man kann es niemandem verdenken, wenn man jetzt an „Frankensteins Braut" denkt. Künstliche Befruchtungen sind nicht unbedingt positiv behaftet und werden auch nicht von allen kritiklos befürwortet. Auch fand man durch Studien heraus, dass einzelne Kinder nach künstlicher Befruchtung häufiger zu früh, untergewichtig, unreif und mit mehr Missbildungen behaftet zur Welt kommen. Gleiches gilt auch für die Wahrscheinlichkeit einer Fehlgeburt. Wenn man allerdings an Frauen denkt, deren Eizellen zum Beispiel durch eine Chemotherapie zerstört wurden, relativiert sich das Ganze wieder.

Für diese und weitere Frauen, die aus unterschiedlichen Gründen keine Kinder bekommen können, wären das durchaus positive Entwicklungen. Bei Erfolg könnten durch die Stammzellen völlig neue Perspektiven in der Reproduktionsmedizin eröffnet werden, zum Beispiel in der künstlichen Befruchtung, für die man Eizellen braucht. Vielleicht könnten Ärzte irgendwann ein kleines Stückchen vom Eierstock entnehmen, die Stammzellen daraus isolieren und eines Tages im Labor zu gesunden, vollwertigen Eizellen heranreifen lassen? Mithilfe der Stammzellen könnte man die biologische Uhr anhalten und die Frauen blieben fruchtbar.

Möglicherweise könnte man irgendwann Frauen behandeln, die keine Eizellen mehr produzieren können, sei es aufgrund ihres Alters oder weil sie eine Erkrankung hinter sich haben. Und jetzt kommt das Beste! Tilly möchte durch die Erhaltung der Fruchtbarkeit keiner Siebzigjährigen zum Baby verhelfen, sondern es geht ihm darum, dass ältere Frauen gesund bleiben. Wenn die Eierstöcke einfach weiterarbeiten, sagt der Forscher, dann könnte man dadurch vielleicht die Menopause abschaffen. Die Menopause abschaffen? Ist das der gepriesene Jungbrunnen? Ich war entzückt! Das gefiel mir unglaublich gut. Dummerweise wurde mir schnell klar, dass ich niemals in den Genuss dieser Forschungen, die noch Jahre oder Jahrzehnte andauern können, kommen werde. Dennoch, was für eine herrliche Vorstellung! Für die kommende Frauengeneration würde sich durch die Stammzellenforschung die Möglichkeit eröffnen, nie mehr unter den Wechseljahren zu leiden. Man muss nur die Eierstöcke aus Gesunderhaltungsgründen weiterarbeiten lassen ... Schöne neue Welt! Warum sind die Wissenschaftler nicht schon früher darauf gekommen? Vielleicht sollte ich mich als Testperson zur Verfügung stellen? Natürlich rein im Dienste der Wissenschaft und nicht aus persönlichem Interesse, versteht sich!

Mit dieser wunderbaren Vorstellung ging ich auf Youtube und hörte verträumt einen Song an:

> *Somewhere over the rainbow*
> *way up high*
> *and the dreams that you dreamed of*
> *once in a lullaby*
> *somewhere over the rainbow*
> *blue birds fly*
> *and the dreams that you dreamed of*
> *dreams really do come true ...*

Die Wechseljahre verhindern – das musste ich gleich meinen Freundinnen erzählen. Nur dumm, dass die bei dem Wort Wechseljahre schon die Krätze kriegen. Warum wollen die eigentlich nicht darüber reden? Weil sie darunter so leiden, dass sie nicht auch noch darüber sprechen wollen? Weil sie überhaupt keine Beschwerden haben? Weil ich die einzige Frau mit Wechseljahrbeschwerden bin?

12. KAPITEL

Ja, bin ich denn die Einzige?

Keine meiner Freundinnen, egal ob ein paar Jährchen älter oder jünger als ich, schienen jemals etwas von Wechseljahrbeschwerden gehört zu haben. So kam es mir zumindest vor. Wenn ich das Wort Wechseljahre aussprach, dann war die Reaktion die gleiche, wie wenn ich gesagt hätte: „Du hast da einen Pickel" oder „Die Schuhe gibt's in deiner Größe nicht mehr"! Worte, die keine hören will. Irgendwie wird dieses Thema so stur umschifft, als ob es darum ginge, mit einer gecharterten Luxusjacht nicht auf ein Riff zu laufen.

Oft bekam ich auch Antworten, mit denen ich nichts anfangen konnte. Ich hörte zum Beispiel: „Nein, nein, Probleme mit den Wechseljahren kenn ich nicht – vielleicht hab ich so was später mal ... hihihi." Oder: „So was hab i-hich doch noch nicht." Oder: „Wie kommst du denn darauf? Ich bin doch noch viel zu jung für Wechseljahre, keine achtundvierzig!" Vielleicht muss ich ja nur diesen Frauen-Code richtig dechiffrieren um zu verstehen?

Psychische Probleme, so wie ich, hatte auch keine. Klar, wie denn auch, die waren ja noch nicht in den Wechseljahren. Komisch. War ich die Einzige, die wegen der Wechseljahre durchgeknallt ist und rücksichtslos ihr Umfeld mit unkontrollierten Gefühlsausbrüchen attackierte? Über Sexunlust, Aggressivität, Zickigkeit und Selbstmordgedanken in den Wechseljahren spricht man offenbar nicht so gerne.

Dass ich nicht die einzige Frau in den Wechseljahren bin, beweist zumindest die Statistik. Laut Statistik gibt es in Deutschland circa siebenunddreißig Millionen Frauen im Alter zwischen achtunddreißig und fünfundsechzig Jahren, die sich kurz vor, inmitten oder nach den Wechseljahren befinden. Ungefähr zwanzig Prozent dieser Frauen haben in den Wechseljahren angeblich überhaupt keine oder kaum Beschwerden. Das heißt also, dass achtzig Prozent, das entspricht neunundzwanzig Komma sechs Millionen Frauen, unter den Symptomen der Wechseljahre leiden.

Da draußen laufen also tagtäglich Millionen Frauen herum, die sich Nacht für Nacht schlaflos in den Betten wälzen oder von Hitzewallungen, Depressionen, Herz-Kreislauf-Beschwerden, Stoffwechselstörungen, Konzentrationsschwäche und noch vielen anderen Symptomen mehr gepeinigt werden. Millionen Frauen, die aussehen wie andere Menschen auch, jedoch gequält von den Wechseljahren eine erdrückende, unsichtbare Last mit sich herumschleppen.

Millionen Frauen, die trotz dieser widrigen Umstände im Berufs-, Familien- und Privatleben tagtäglich ihren „Mann" stehen müssen, und keiner fragt danach, ob sie wollen oder ob sie überhaupt können. Ein Wunder, dass da draußen überhaupt noch was funktioniert!

Fazit: Mädels, seid netter zueinander! Jungs, Mitgefühl, Geduld und Verständnis sind zwingend angebracht!

Unter den circa siebenunddreißig Millionen Frauen in den Wechseljahren befand sich allem Anschein nach keine meiner Freundinnen. Auch gut. Dann würde ich eben meine Mutter fragen, die ich am Wochenende besuchen wollte.

„Du, Mama, sag mal, wie war das denn bei dir mit den Wechseljahren?"

„Och. Gar nicht wild. Ist 'ne Phase und geht auch wieder vorbei", antwortete meine Mutter etwas unkommunikativ, um daraufhin sofort das Thema zu wechseln. „Hast du eine neue Handtasche, Kind? Die ist aber schön."

„Oh, Mama, du jetzt nicht auch noch! Jetzt hör schon auf! Keiner will mit mir über Wechseljahre reden, nicht mal meine Freundinnen. Die haben alle gar keine oder nur ganz wenige Veränderungen wahrgenommen, die nach ihrer Aussage mit hundertprozentiger Sicherheit nichts mit Wechseljahren zu tun haben. Alle topfit. Bravo! Ich glaube so langsam, ich bin die einzige Frau auf der Welt, die in den Wechseljahren ist. Das gibt es doch gar nicht. Wie kommt es zu dieser kollektiven Schweigemauer unter Frauen?"

„Ja, aber wenn ich es dir doch sage. Die Zeit war gar nicht so wild. Und reg dich doch nicht gleich immer so auf. Wirklich, die Wechseljahre sind nicht schlimm und gehen auch schnell wieder vorbei ..."

„MAMA!" Ich sah meine Mutter eindringlich an. „Was soll das denn? Ich kann mich doch noch genau erinnern, wie es war, als du so um die fünfzig warst. Einmal, als ich euch besuchen kam, hast du dich sogar im Schlafzimmer eingeschlossen. Du hast stundenlang geheult und die Tür nicht aufgemacht, obwohl ich dich mehrmals darum bat. Als ich Papa fragte, ob ihr euch gestritten habt, antwortete er nur brummelig, dass das schon ewig so gehe mit dir und er es gar nicht mehr bemerke. Du würdest oft ohne Anlass entweder rumheulen oder rumschreien, er wisse auch nicht, was das soll. Und einmal hab ich euch besucht und einen Kuchen mitgebracht. Weißt du noch, was du zu mir gesagt hast? Ich soll es ja nie wieder wagen, mit so einem Dickmacherzeug zu dir zu kommen. Schon beim Anblick von Essen würdest du zunehmen, und dann hast du wütend die Küchentür hinter dir zugeknallt. Weißt du das denn alles nicht mehr? Ja, und zu Ostern hast du mal wegen einer Lappalie einen Streit vom Zaun gebrochen und mich wütend beschimpft. Kannst du dich an all das nicht mehr erinnern? Das war doch nicht normal, das waren doch sicherlich typische Symptome der Wechseljahre, oder etwa nicht?"

„Das ist doch Jahre her. Nun hör schon auf", sagte meine Mutter. „Was du mir hier erzählst, hört sich ja alles schrecklich an."

„Das warst du auch um die fünfzig – schrecklich!", sagte ich kopfnickend.

„Wirklich? War ich so unausstehlich?"

„Ja, Mama, das warst du. Papa hat mir oft ganz schön leid getan."

„Tja, so wie sich das anhört ..." Meine Mutter starrte gedankenversunken Löcher in die Luft.

Ich schnipste mit den Fingern. „Mama, hallo, bitte kommen!"

„Ach Kind, hör doch auf mit dem Quatsch. Also gut ...", gab sie endlich nach. „Was willst du wissen?"

„Alles!", sagte ich.

„Wie, alles?"

„Ich will wissen, wie du dich gefühlt hast, was mit deinem Körper passiert ist, wie du das überlebt hast und wie es dir jetzt geht ... wie gesagt – alles!"

Und dann legte meine Mutter los. Sie erzählte mir alles. Am allerschlimmsten waren für sie die Hitzewallungen. Bis zu drei- oder viermal musste sie manchmal die Kleidung während der Arbeitszeit wechseln. Bis auf die Unterwäsche war sie nach einer Hitzewallung klatschnass geschwitzt. Furchtbar sei das gewesen. Ohne Kleidung zum Wechseln konnte sie gar nicht mehr aus dem Haus gehen. Deswegen blieb sie auch meistens nach der Arbeit zu Hause und ging nicht mehr mit ihren Freundinnen zum Schlampern (heute nennt man das Shoppen) in die Stadt oder ins Café. Tagsüber litt sie wegen der Hitzewallungen und der Angst, als Schwitzende entlarvt zu werden, und nachts konnte sie wegen der Wallungen, die nahezu stündlich kamen, nicht mehr schlafen. Manchmal gab es auch Tage, da waren die Attacken weniger massiv, und sie dachte schon, sie hätte es endlich überstanden. Und dann gab es wieder Tage, da waren die Hitzewallungen noch intensiver und häufiger als je zuvor. Eine Steigerung schien selbst nach den schlimmsten Tagen immer noch drin zu sein. In manchen Nächten lag sie wach im Bett, erzählte sie, und hätte ihren Mann am liebsten erwürgen können, weil er in aller Seelenruhe vor sich hin schnarchte, während sie vor sich hin glühte. (Ob mein Papa weiß, was er für ein Glück hatte?)

Viele Jahre lang hat sie sich mit Hitzewallungen, Schlafstörungen, mieser Laune und einer unglaublichen Gewichtszunahme von fünfzehn Kilo in nur zwei Jahren durchs Leben gequält. Am liebsten hätte sie den Rest ihres Lebens im Schlafzimmer, hinter heruntergelassenen Rollläden verbracht. Irgendwann ließen die Hitzewallungen ein wenig nach. Ganz weg waren sie allerdings erst kurz vor ihrem sechzigsten Geburtstag.

Erst kurz vor ihrem sechzigsten Geburtstag? Bei diesem Gedanken zeichnete sich vor meinen Augen ein rabenschwarzes Horrorszenario ab. Das halte ich definitiv nicht aus, dazu ist mein Gemüt viel zu zart. Meine ganze Welt steht doch jetzt schon auf dem Kopf. Das fängt bei Kleinigkeiten an. Früher zum Beispiel mochten mich Hunde noch. Der Dackel eines Freundes versuchte vor lauter Zuneigung ständig an meinem Bein zu kopulieren. Und jetzt? Neuerdings bellen mich Hunde nur noch an. Da nützt es auch gar nichts, wenn sich die Hundebesitzerin von neulich mit den Worten „normalerweise bellt er gar nicht, aber er hat heute einen schlechten Tag und ist ein bisschen schräg drauf" für das Gekläffe entschuldigte. Tja, und ich bin in den Wechseljahren und mehr als ein bisschen schräg drauf – vielleicht werde ich ja deswegen angebellt, hätte ich am liebsten geantwortet. Aber das hätte weder die Hundebesitzerin noch der Hund verstanden.

„Ja, und heute", unterbrach meine Mutter meine Gedanken, „könnte ich wieder schlafen wie ein Murmeltier."

„Wieso könnte?", fragte ich verdutzt.

„Nun ja, dein Vater hat seit einiger Zeit die typischen Wechseljahresbeschwerden für Männer, wenn man das so nennen kann. Er hat heftige Probleme mit seiner Prostata und muss nachts bis zu fünfmal aufs Klo. Das stört mich schon gewaltig, weil ich deswegen immer aufwache."

„Ist das nicht eine Ironie des Schicksals? Da halten dich jahrelang die Wechseljahre vom Schlafen ab und kaum hast du diese Scheißzeit hinter dir, hält dich dein Mann vom Schlafen ab. Nicht zu fassen. Wieso ziehst du nicht ins Gästezimmer? Also ich würde durchdrehen."

„Das würde dein Vater niemals erlauben. Wo denkst du hin?"

„Ich bin am Überlegen, ob wir uns getrennte Schlafzimmer einrichten. Also nicht direkt getrennte Schlafzimmer, eher so ein Ausweichbettzimmer. Weißt du, wenn Michael mal zu schnarchen anfängt, dann höre ich ihn trotz Ohrenstöpseln noch und das ganze Bett vibriert. Bei meinen derzeitigen Schlafproblemen könnte ich ihn manchmal nachts auch erwürgen. Echt!" Ich machte mit beiden Händen eine Würgebewegung in der Luft.

„Und was sagt dein Mann zu getrennten Schlafzimmern?", fragte meine Mutter neugierig.

„Da ist er wie Papa, er will das auch nicht. Aber ich rede immer öfter davon und irgendwann, wenn er sich an den Gedanken gewöhnt hat, kauf ich mir mein Ausweichbett – basta!"

„Die modernen Ehen von heute. Alles ganz anders als früher."

„Jetzt sind wir aber vom Thema abgekommen, Mama. Erzähl mal weiter."

Dann berichtete sie mir als Nächstes, dass sie immer mehr an Gewicht zunahm, ohne mehr zu essen. Gleichzeitig fiel ihr das Abnehmen immer schwerer. So schlichen sich die Kilos auf die Waage, die sich dann stoisch, bis heute, hielten. Letztendlich schafft sie ihr jetziges, medizinisch bestätigtes Übergewicht nur dadurch nicht weiter zu erhöhen, indem sie abends gar nichts mehr isst. Das Abnehmen selbst ist nur noch möglich, wenn sie sich beim Frühstück aufs Äußerste zurückhält und wenn sie zusätzlich das Mittagessen auf gedünstetes Gemüse reduziert. Das ist ja schrecklich! Was für ein Leben?

Im Laufe von mittlerweile zehn Jahren hatte sie sich an ihre abendliche Askese gewöhnt und es machte ihr nichts mehr aus, meinem Vater beim Abendessen zuzuschauen. Der allerdings erfreute sich eines gesunden Appetits und hatte im Laufe der letzten dreißig Jahre kaum zugenommen. Bei ihm war lediglich eine Umverteilung erfolgt. Die Beine wurden zu Beinchen und die Arme zu Ärmchen. Zudem wurde der Bauch etwas runder und einen Hintern gab es bei ihm gar nicht mehr. Nach wie vor aß mein Vater mit Lust und Freude und konnte ganz schön was verdrücken. Noch nie in seinem Leben hatte er auch nur eine einzige Diät gemacht. Ich freute mich ja für ihn – aber wie ungerecht und gemein war das alles?

Auch die Wissenschaft bestätigt, dass Frauen schneller als Männer altern. Das sieht man auch an den Falten. Bei Männern verlaufen die Abbauprozesse in der Haut entschieden langsamer. Die Haut kann besser Wasser binden, ist dicker und produziert mehr Talg. Wenn dann die Männer endlich auch mal Falten kriegen, während wir schon längstens als Wrinkel-Model durch die Gegend laufen, werden diese aufgrund der dickeren Haut und dem kräftigeren Hautmuskel allerdings tiefer. Aber auch das kann – ausschließlich bei einem Mann – durchaus attraktiv erscheinen. Mist!

Auch meine Mutter erzählte, dass sie am meisten unter ihren Falten gelitten habe und immer noch leidet. (Hört das denn nie auf?) Sicherlich sei sie selber schuld daran gewesen, sagte sie. Sie habe geraucht und sich für ihr Leben gerne in die Sonne gelegt. Damals wusste man noch nicht, dass man davon Falten bekommt. Rauchen war schick und modern und braun sein war gesund und ein Beweis dafür, dass man sich Urlaub leisten konnte.

„Da hast du recht, damals wusste man noch nicht, wie sehr die Sonne die Hautalterung beschleunigt, von Hautkrebs ganz zu schweigen. Heute weiß man besser Bescheid, dennoch muss ich mich wundern, wenn sich die jungen Mädels in der Sonne brutzeln bis zum Gehtnichtmehr. Ohne Lichtschutzfaktor fünfzig gehe ich nicht mal mehr zum Briefkasten."

„Das machst du auch gut so. Meine Gesichtshaut sah nämlich mit fünfzig Jahren einem schrumpeligen Apfel immer ähnlicher", jammerte meine Mutter und erzählte, dass sie mit fünfundfünfzig Jahren so sehr unter ihren Falten litt, dass sie den Blick in den Spiegel manchmal kaum mehr ertragen konnte.

Das ganze Leben hatte sie gearbeitet, die Kinder großgezogen, das Haus mit abbezahlt, ihren Vater bis zum Tod mitversorgt, verzichtet ... und dann ..., als endlich alles geregelt war und ein ruhigeres Leben beginnen konnte, war sie plötzlich alt. Die Knochen taten ihr weh, die Figur war schon lange aus dem Leim gegangen und die Seele war verletzt. Alles in ihr weigerte sich, alt zu sein.

Wir schwiegen eine lange Zeit.

Als Kind war ich immer sehr stolz auf meine Mutter gewesen. Sie war eine schöne, große, blonde Frau, die überall Aufmerksamkeit erregte. Ihre fröhliche und zupackende Art machte sie zudem überaus sympathisch, sodass ihrem Charme nicht nur Männer, sondern auch die meisten Frauen nicht widerstehen konnten, was sie allseits beliebt machte. Und dann zu altern und die Aufmerksamkeit und Vorzüge, die man über Jahrzehnte hinweg genossen hatte, zu verlieren, stellte ich mir schwer vor.

„Mama, ich wusste nicht ...", ich war sprachlos. Behutsam streichelte ich ihre Hand. „Also, Mama, hör mal, du bist doch immer noch eine attraktive Frau. Früher warst du jung und schön, und jetzt bist du eben eine gereifte Frau, aber immer noch schön. Wenn man dir in die Augen schaut, dann sieht man deine Jugend blitzen – wirklich! Wenn man in deine Augen schaut, dann sieht man deine Falten im Gesicht gar nicht mehr, und wenn man dich dazu noch lachen sieht, dann hat man eine junge Frau vor Augen."

„Ach, hör auf mit dem Quatsch. Sieh mich doch an. Da – alles voll mit Falten." Sie zwickte sich nahezu brutal in ihre Wange. „Warum kriegt man die Falten nicht am Hintern, wo sie keiner sieht? Und warum werden Männer attraktiver im Alter und Frauen nur alt und faltig? Das ist so ungerecht!"

„Ja, das ist es", hörte ich mich leise zustimmen.

„Jahrelang wollte ich keine Fotos aus jungen Jahren von mir sehen, weil es mich unglaublich schmerzte. Hier drinnen tat es furchtbar weh", sagte sie und klopfte mit dem Zeigefinger auf ihr Herz. „Das ging alles so rasend schnell. Ich bin noch gar nicht richtig erwachsen gewesen und schon war ich eine alte Vettel."

„Mama, sag doch so was nicht! Du bist keine alte Vettel. Was du erzählst, hört sich ja grausig an. Meines Erachtens hattest du eine ausgewachsene Depression. Um dich und dein Leben zu schützen, hättest du eine Gesprächstherapie gebraucht. Oder du hättest vorübergehend Hormone nehmen sollen. Die hätten dir bestimmt über die schlimmste Phase, über das Ärgste hinweghelfen können."

„Hormone? Hast du eine Ahnung, Kind. Ich wollte ja, aber eine Freundin ... du kennst doch die Irmgard?" Ich nickte. „Die riet mir dringend davon ab, welche zu nehmen. Im Wartezimmer beim Arzt hatte sie nämlich einen Artikel in einer Zeitung gelesen, in dem die Hormone in den siebziger Jahren zunächst als Jungbrunnen beschrieben wurden. Und in den Achtzigern sickerte so langsam durch, dass eine Hormontherapie der Verursacher von Krebs sein soll. Ganz besonders von Brustkrebs. Damals wurde eine Therapie mit Hormonen noch mit dem Gießkannenprinzip vorgenommen. Jede Frau war für die Ärzte gleich, also wurde jede Frau auch mit der gleichen Menge an Hormonen behandelt. Für ein Rezept musste man nicht mal zum Frauenarzt gehen, ganz davon abgesehen, gab es damals kaum welche. Der Hausarzt konnte dir auch Hormone verschreiben. Nun ja, eben so lange, bis die Krebsfälle, ganz besonders die Brustkrebsfälle, anstiegen. Bewiesen war zwar noch nichts, aber wir Frauen sind ja auch nicht blöd. Also habe ich diese entsetzliche Zeit ohne Hormone durchgestanden. Gott, das war so schlimm, die Jahre, in denen ich qualvoll litt, wollten einfach kein Ende nehmen. Das will ich nie wieder erleben müssen." Wieder und wieder schüttelte meine Mutter ihren Kopf.

„Das verstehe ich. Ich habe auch schon viel über Hormonersatztherapien gelesen. In den siebziger Jahren ging man damit aus Mangel an Wissen ziemlich sorglos um, wie mit den ersten Röntgenstrahlen, dem unglaublichem Zigarettenkonsum und den todbringenden Atomkraftwerken."

Was Brustkrebs anbelangt, so war es für mich wirklich erschreckend zu erfahren, dass in Deutschland jährlich etwa 45.000 bis 50.000 Frauen im Alter von fünfzig bis siebzig Jahren an Brustkrebs erkranken. Das ist genau die Zeit der Meno- beziehungsweise Postmenopause. Mit rund 70.000 Neuerkrankungen jährlich ist Brustkrebs die mit Abstand häufigste Krebserkrankung bei Frauen in Deutschland. Das Mamakarzinom tritt wesentlich früher auf als die meisten anderen Krebsarten. Etwa jede vierte betroffene Frau ist bei Diagnosestellung jünger als fünfundfünfzig Jahre, jede zehnte unter fünfundvierzig Jahre alt – ein Alter, in dem die meisten übrigen Krebserkrankungen zahlenmäßig noch kaum eine Rolle spielen.

„So langsam glaube ich, dass man sich als Frau spätestens ab fünfzig einmotten kann. Mit den Wechseljahren ist man einem richtigen Psychoterror ausgesetzt. Man weiß nicht, wo einem der Kopf steht, geschweige denn wo's langgeht. Und dann kommen noch all die Ängste vor Krankheiten dazu. Alle Achtung, Mama! Dass du jahrelang diesen Stress mit dir ganz alleine ausgemacht hast! Das hatte doch mit Lebensqualität überhaupt nichts mehr zu tun. Ich gehe ja nach meinen zwei Jahren Hormonzirkus schon am Stock."

„Na ja", sagte meine Mutter langsam. „Das Leben ist halt kein Zuckerschlecken und die Wechseljahre erst recht nicht.

Um die Wahrheit zu sagen, habe ich mir im dritten Jahr der Wechseljahre doch ernsthaft überlegt, Hormone zu nehmen. Mein Hausarzt bedrängte mich auch ständig damit. Bei jedem Gespräch sagte er mir eindringlich, dass ich sie jetzt endlich nehmen soll und dass die total ungefährlich seien, im Gegenteil, sogar vor Herzinfarkt und anderen Krankheiten würden sie mich schützen. Das war ein verlockendes Angebot. Letztendlich hatte ich dann doch zu viel Angst davor und hab die Pillenschachtel zu Hause in den Müll geschmissen."

„Respekt! Da kannst du aber im Nachhinein froh sein, dass du keine synthetische Hormontherapie gemacht hast. Hättest du mitgemacht, dann hättest du im schlechtesten Fall schon vor Jahren Krebs bekommen können. Was hat denn eigentlich Papa zu deinen Wechseljahren gesagt?"

„Euer Vater? Ts ... Was denkst du? Der hat doch gar nichts davon mitbekommen."

„Na, das glaube ich weniger. Wenn überhaupt, dann hat er nicht gewusst, was mit dir los ist. Mein Michael merkt es gleich, wenn ich wieder eine Hitzewallung bekomme. So was kann man doch nicht verbergen. Michael kommentiert meine Hitzewallungen dann immer mit: ‚Jetzt geht's lo-hos! Hitzefrei – mach dich nackisch, Baby!'"

Meine Mutter grinste. „Zu meiner Zeit hat man doch mit seinem Mann nicht darüber gesprochen! Ich weiß gar nicht, ob er davon überhaupt was gemerkt hat. Das Einzige, was ihm auf die Nerven ging, war, dass wir nicht mehr miteinander ... na, du weißt schon, was, gemacht haben. Wir haben uns deswegen oft gestritten!"

„Warum das denn?"

„Na ja, dein Vater wollte und ich nicht. Ich hatte einfach keine Lust mehr. Außerdem war mir alles zu viel. Die unappetitlichen Hitzewallungen, kein Schlaf in der Nacht, der Haushalt, euer Opa ... Ihr habt dann auch noch das Haus verlassen und mir kam es vor, als ob wir ab diesem Zeitpunkt keine richtige Familie mehr waren. Irgendwie hatte ich mir die Zeit, als ihr dann eurer Wege gingt, viel, na ja, sagen wir mal entspannter, schöner vorgestellt. Du weißt schon, weniger Arbeit, weniger Lärm ... Aber dann ging schon dieser verdammte Zirkus mit den Wechseljahren los, und nichts war mehr, wie es war."

„Verstehe!" Ich nickte. „Drei Kinder großzuziehen bedeutet schon jede Menge Arbeit. Mir reicht ja schon mein Paul. Ich war ja auch nicht so unglücklich, als er vor ein paar Jahren ausgezogen ist. Natürlich hat er mir am Anfang sehr gefehlt und tut es immer noch, trotzdem fühlte es sich für mich schon nach kurzer Zeit richtig an."

„Das war bei mir ein bisschen anders. Ich habe euch schmerzlich vermisst und die ganze Zeit mit eurem Vater alleine war auch nicht so toll."

„Und wie ging es dann weiter bei dir, besser gesagt, mit euch?"

„Nicht so dolle, das kannst du dir ja vorstellen. Dein Vater und ich haben uns sehr viel gestritten und ehrlich gesagt stand jeder zweite Satz bei mir mit dem Wort Scheidung in Verbindung. Ich hatte die Nase gestrichen voll, von ihm und von den Wechseljahren! Jeder zerrte und zupfte an mir. Ich, ich, ich, hörte ich ständig. Und was war mit mir? Wer hat sich um mich gekümmert, wer hat nach mir geschaut? Keiner!"

„Ja, hast du denn überhaupt mit irgendjemandem über deine Probleme gesprochen?"

„Nein. Das waren doch ganz normale Frauenprobleme, da muss doch jede durch, und Männer geht das erst recht gar nichts an."

„Aber es geht doch Frauen was an. Da kann man sich doch zusammentun und miteinander reden, sich unterstützen, helfen ... "

„Und was hätte das gebracht? Wären dann meine Hitzewallungen weggeflogen?", fragte meine Mutter etwas genervt.

„Ich weiß nicht. Vielleicht hättet ihr Tipps untereinander austauschen können? Oder euch zumindest gegenseitig trösten können? Oder was weiß ich."

„Das war aber damals nicht so. Man redete einfach nicht darüber. Du sagst doch selber, dass deine Freundinnen mit dir auch nicht darüber reden, oder?"

„Hast ja recht. Irgendwie will niemand so richtig darüber reden. Stell dir vor, neulich erst war ich in einer Buchhandlung und wollte einmal schauen, ob es etwas Neues zum Thema Wechseljahre gibt. Ich fragte eine gerade mal zwanzigjährige Verkäuferin nach Literatur zum Thema. Da hat sie mich erst mal ganz bedröppelt angeschaut. „Wie bitte?", fragte sie. Und ich: „Na, ein Buch über Wechseljahre." Und sie wieder: „Äh ... Wechseljahre? ... Äh ... kleinen Moment, bitte." Dann ging sie mit einem Fragezeichen auf der Stirn weg und kam kurz darauf mit einer Verkäuferin, die so um die fünfzig war, wieder zurück. Die Verkäuferin kam dann plötzlich ganz nah und raunte mir ins Ohr: „Sie suchen ein Buch über Wechseljahre?"

„WAS?", fragte meine Mutter laut.

„Ja. Genau das Gleiche und in derselben Lautstärke habe ich auch zu ihr gesagt."

„Und was hatte sie zu dir gesagt?", fragte meine Mutter neugierig.

„Sie fragte mich mit kaum hörbarer Stimme, ob ich ein Buch über Wechseljahre suche."

„Und warum hat sie das so leise gefragt?"

„Das wiederum fragte ich mich auch. Sie flüsterte mir den Satz heimlich und leise ins Ohr, als ob ich nach Hehlerware oder Drogen gefragt hätte. Hätte nur noch gefehlt, dass sie mich in ein Separee zieht, um mir die unanständigen Bücher über die Wechseljahre unterm Tisch anzubieten. Genau so kam es mir vor."

„Siehst du. Man spricht nicht darüber!", triumphierte meine Mutter.

„Ja, doof, ne? Ich fand ihr Verhalten auch ganz schön bescheuert und habe deshalb extra laut und deutlich wiederholt, dass ich ein Buch über Wechseljahre suche. Die Verkäuferin verfärbte sich zunächst etwas dunkelrot im Gesicht, lief dann aber tapfer mit mir im Schlepptau in die ‚Lebenshilfe und Psychologie'-Ecke."

Meine Mutter lachte herzlich. „Und? Hast du was gefunden? Zu meiner Zeit gab es kaum Bücher über das Thema. Und die wenigen waren so kryptisch verfasst, dass man nur als Frau Professor ein Wort verstand", klagte sie.

„Das stimmt. Alle Bücher zu diesem Thema sind entweder wahnsinnig medizinisch oder esoterisch oder weltfremd. Am schlimmsten finde ich die Bücher so nach dem Motto ‚Ich fang jetzt ein neues Leben an – und das ist gut so'. Ätzend! Ich hätte gerne ein bisschen Unterstützung, einen Erfahrungsaustausch, eine Erklärung, die ich verstehen kann, eine Hilfe oder einen Rat oder so was in der Art. Natürlich gibt es im Internet viele Blogs zu diesem Thema ..."

„Was für Dinger?", fragte meine Mutter.

„Wo bist du hängen geblieben? Bei Internet oder Blog oder bei beidem?", hänselte ich meine Mutter.

„Also, was ein Internet ist, weiß ich wohl", protestierte sie. „Da kann man in die ganze Welt schauen."

„Ja, so ähnlich Mama." Ich schmunzelte. „Also einen Blog musst du dir wie ein Tagebuch vorstellen. Allerdings befindet sich das Tagebuch im Internet und jeder, der will, kann darin lesen. Die Leute, die da reinschreiben, nennt man Blogger. Täglich oder monatlich oder wie häufig auch immer schreiben dann die Blogger Ergänzungen zu ihren Texten, geben neue Informationen, stellen Fotos rein oder beschreiben ihre Erfahrungen und vieles mehr. Verstanden?"

„Oh je, oh je, da wird ja dann Zeugs in dem Internet drinnen stehen ..."

„Da hast du vollkommen recht. Manchmal findet man aber auch Hilfreiches in den Blogs. Auch über die Wechseljahre habe ich schon interessante Seiten entdeckt. Auf manchen Seiten kann man auch Fragen stellen und andere Frauen antworten. Quasi eine schriftliche Unterhaltung in Echtzeit."

„Das ist ja toll!" Meine Mutter war begeistert.

„Ja. Da schreibst du dein Problem oder Anliegen und dann antwortet irgendeine Frau zu diesem Thema mit ihren eigenen Erfahrungen."

„Dann rede doch mit diesen Internet-Frauen über die Wechseljahre."

„Ach, weißt du, ich gehöre nicht zu den Leuten, die das toll finden, wenn sie ihre Gedanken und Probleme öffentlich machen. Ich finde es schon komisch, dass manche Leute im Internet via Facebook oder Twitter ihr Leben zur Schau stellen. Und auf der anderen Seite regen sich dieselben Leute darüber auf, dass uns die USA ausspionieren ... Ergibt das einen Sinn?"

„Da hast du recht", sagte meine Mutter und fragte daraufhin gleich, was eigentlich Facebook und Twitter nun schon wieder bedeuten.

Da mir ein bisschen nach frischer Luft war, fragte ich sie, ob wir mit Pinkie, dem Rauhaardackel meiner Eltern, um den Block gehen wollen.

„Wenn *sie* will", sagte meine Mutter.

„Wie, wenn *sie* will? Pinkie war doch schon immer lieber draußen als im Haus", wunderte ich mich.

„Ja, früher! Aber seit einiger Zeit ist sie ruhig und komisch geworden. Sie lässt sich nicht mehr so gerne streicheln und will lieber ihre Ruhe haben. Am liebsten liegt sie nur noch den ganzen Tag in ihrer Ecke rum. Wird halt auch nicht jünger." Meine Mutter sah in Pinkies Ecke, die uns allerdings nicht mal auf Zuruf eines Blickes würdigte.

„Vielleicht ist sie in den Wechseljahren", sagte ich augenzwinkernd. „Allerdings bleiben Tiere grundsätzlich so lange fruchtbar wie sie leben, mit wenigen Ausnahmen, wie Forscher jetzt entdeckt haben. Bislang galt, dass der Mensch das einzige Lebewesen ist, das – gnädigerweise – nach Beendigung der Fortpflanzungsphase noch Jahrzehnte leben kann."

„Stimmt das?", fragte meine Mutter verblüfft.

„Ja. Warum das so ist, weiß man allerdings nicht so genau. Streng genommen müssten wir Frauen nämlich ab fünfundvierzig beziehungsweise in dem Moment, ab dem wir nicht mehr reproduktionsfähig sind, einfach sterben."

„Das ist aber gemein!", sagte meine Mutter entrüstet.

„Das finde ich auch. Die Evolution ist knallhart nur auf Fortpflanzung aus, dennoch haben wir Frauen das Privileg, nach den Wechseljahren weiterleben zu dürfen. Glück gehabt, was?", sagte ich ironisch. „Wahrscheinlich, weil wir indirekt der Fortpflanzung noch dienen können. Wir können zwar keine Kinder mehr bekommen, aber haben noch ausreichend Reserven, die nächste Generation bei der Aufzucht ihrer Kinder zu unterstützen. Wie du siehst, ist alles darauf angelegt, dass unsere tolle Art nicht ausstirbt. Das scheint das einzige Interesse der Natur an uns Frauen zu sein."

„Also, Moni, ich muss schon sagen, das enttäuscht mich jetzt aber sehr und zugleich wird mir einiges klarer! Wenn ich recht darüber nachdenke, dann fühlte sich das Ende meiner Fortpflanzung eigentlich wie der Beginn eines langsamen Sterbens an. Alles geriet aus den Fugen. Das Leben wurde von diesem Tag an zur unerträglichen Last ..."

Bevor ich darauf antworten konnte, läutete es an der Haustür und meine Nichte, die sechzehnjährige Tochter meiner älteren Schwester, Barbara, genannt Babs, kam zur Tür hereinspaziert. Das Gespräch mit meiner Mutter hielt mich noch gefangen, dennoch freute ich mich sehr, meine Nichte zu sehen. Ihre jugendliche Unbeschwertheit, die mit voller Wucht aus ihr heraussprudelte, füllte den Raum unwillkürlich mit Leben und Optimismus aus.

„Hey, Tantchen, was machst du denn hier? Schön, dich zu sehen!", begrüßte mich Melanie auf überschwängliche Art und Weise, so wie es nur jungen Mädchen zu eigen ist.

„Sag bitte nicht immer Tantchen zu mir, das hört sich so furchtbar alt an", sagte ich mit gespielter Verärgerung.

„Alles klar, Tantchen", sagte Melanie und küsste mich fest auf die Wangen.

Meine Mutter freute das sichtlich. „Ja, ja, so schnell wird man alt ...", grinste sie.

„Mensch, Melanie", sagte dann plötzlich meine Mutter aufgeregt, während sie auf die Uhr sah. „Ich hab doch gesagt, dass du vor drei oder nach vier Uhr kommen sollst. Ich will doch die Sendung über Schönheitsoperationen ansehen."

„Du?", fragten Melanie und ich unisono. „Wieso das denn?"

„Und wieso nicht?", sagte sie und verschwand im Wohnzimmer, um den Fernseher einzuschalten.

In der Sendung wurde über Schönheitsoperationen von oben bis unten und von hinten nach vorne berichtet. Über den Mut mancher Frauen und die unglaubliche Leichtigkeit, mit der eine Operation eingeschätzt wurde, konnte ich nur staunen. Fassungslos sah ich zu, wie gespritzt, rumgestochert, aufgeschnitten, abgesaugt, aufgefüllt, implantiert und aufgepolstert wurde. Ein wahres Gemetzel auf den Körperlandschaften der Frau tat sich auf. Die Ergebnisse allerdings waren sehr überzeugend. Aus alt wurde jung, aus hässlich wurde schön und aus fett wurde schlank – es lebe die schöne neue Welt!

„Sag mal, was soll das eigentlich?", entrüstete sich Melanie plötzlich. „Die alten Tucken sollen aufhören mit der Rumschnippselei und der Botoxspritzerei. Jetzt sind wir dran! Die jungen Frauen! Was soll das denn, wenn Männer nicht mal mehr erkennen können, ob die alte Schachtel schon fünfzig oder erst fünfundzwanzig ist?"

„He, he, he ... Ich bin auch bald fünfzig, aber wie eine alte Schachtel fühle ich mich deswegen noch lange nicht", unterbrach ich ihre Empörung mit meiner Empörung.

„Ja, du lässt ja auch nicht an dir rumschneiden wie an einem Stück Brot. Und wie eine alte Schachtel siehst du auch nicht aus, aber wie fünfundvierzig, das ist ja dann okay und ehrlich."

„Oh, dankeschön, sehr gnädig", sagte ich, fühlte mich aber nicht unbedingt geschmeichelt. Sehe ich aus wie fünfundvierzig?

„Weißt du, die alten Schabracken setzen uns echte junge Frauen langsam, aber sicher mächtig unter Druck. Wir müssen jetzt schon mehr Sport machen, damit wir wenigstens annähernd an die Figur und das Aussehen einer abgesaugten und aufgepolsterten Fünfundfünfzigjährigen rankommen. Das ist doch voll ungerecht. Und dann haben die auch noch mehr Geld als wir und können sich die tollsten Klamotten kaufen, die eigentlich uns zustehen. Wenn man alt ist, ist man alt – fertig!"

Ich stellte fest, Melanie kann richtig aufbrausend sein – das scheint bei uns in der Familie zu liegen.

„So siehst du das also. Das ist aber nicht sehr nett. Was wirst du denn machen, wenn du Mitte dreißig oder Anfang vierzig bist? Nur noch in schwarzen, knielangen Kostümen rumlaufen?"

Ich war über ihre Ansicht wirklich überrascht.

„Ja, genau so hat man das zu machen, wenn man alt ist! Denk mal drüber nach! *Wir* sind jetzt dran – und nicht *die*!" Wütend zeigte Melanie auf den Fernseher. „Die Weiber ab dreißig sind doch heutzutage alle voll peinlich! Man kann doch in dem Alter nicht mehr in bunten Sneakers rumlaufen oder sein Hängetittendekolleté zeigen. Manche ziehen sogar noch einen Minirock an. Geht's eigentlich noch? Und dann noch diese gekünstelte Jugendsprache. Julias Vater sagte letztens, dass ich ihn ruhig duzen könne. Ts ... Ich duze doch keine Opas, der ist doch mindestens schon fünfzig!"

„Mama, mach die Glotze aus. Wir haben ein Problem!", bat ich.

„Ja, genau! Und nicht nur eins!", sagte Melanie und ging in die Küche, um eine Cola zu holen.

Na super, dachte ich. Drei Frauen: Die eine pubertiert, die andere ist in den Wechseljahren und die dritte ist stinksauer auf das Alter. Schönen Nachmittag noch!

„Und? Was treibt deine Mama denn so?", versuchte ich das Thema zu wechseln, als Melanie wieder ins Wohnzimmer kam.

„Die? Die trägt jetzt Nikes in neongelb – voll peinlich, wenn du mich fragst! Die kommt nachher auch noch, dann kannst du sie ja selber fragen, was sie so treibt, wenn sie mal nicht am Rummeckern ist."

„Oh, wie schön", sagte ich, „dann kann sie mich ja nachher mit in die Stadt nehmen, ich bin nämlich zu Fuß da."

„Und du kannst sie gleich über die Wechseljahre ausfragen", sagte meine Mutter. „Vielleicht erfährst du ja von ihr noch was Neues."

„Wechseljahre? Was ist das denn Abgefahrenes?", fragte meine Nichte.

„Erklär du das mal deiner Enkelin", sagte ich zu meiner Mutter, während ich den Türöffner bediente, weil es geklingelt hatte.

„Hallo, Schwesterlein, wusste gar nicht, dass du da bist", begrüßte mich meine Schwester herzlich.

„Und ich wusste bis vor einer Minute nicht, dass du kommst, Schwesterherz – hey, coole Sneakers, sind die neu?"

„Ja, geil, was? Sind Nikes!"

„Hab schon davon gehört", grinste ich in Melanies Richtung, was die wiederum zu einem lang gezogenen Stöhnen veranlasste.

Eine Stunde lang sprachen drei Generationen über dies und das. Meine Mutter erfuhr von ihrer Enkelin mehr über Facebook und meine Nichte erfuhr von ihrem Tantchen in groben Zügen, was die Wechseljahre für eine Frau bedeuten. Diese kommentierte sie dann allerdings nur als gerechte Strafe für die alten Schachteln, die sich auf jung takeln. Außerdem werde sie nie solche Wechseljahrbeschwerden bekommen, weil sie a) für immer jung bleiben werde (weil sie sich nämlich jetzt schon mit innovativer Kosmetik pflegt!) und b) deswegen keine Schönheitsoperationen nötig haben würde und somit c) auch gar keine Depressionen bekommen werde.

Dein Wort in Gottes Ohr, dachte ich schmunzelnd.

Als meine Schwester zum Aufbruch drängelte, hängte ich mich ran. Melanie wollte noch bei ihrer Oma bleiben, und meiner Schwester war das mehr als recht. Ihre Tochter bezeichnete sie derzeit etwas uncharmant als unmöglichen Stinkstiefel, der an allem etwas auszusetzen hatte – mit einem Wort: unerträglich!

„Ich muss aber noch in die Apotheke", kündigte meine Schwester an.

„Passt! Ich auch, dann lass uns mal gehen."

Wir verabschiedeten uns und gingen zum Auto.

„Sag mal, wieso sprichst du mit meiner Tochter über Wechseljahre? Die kommt ja nicht mal mit ihrer Pubertät klar. Vielleicht hätte ich doch nicht so spät schwanger werden sollen. Sie ist von ihrer Pubertät gereizt und ich von den Wechseljahren. Wir verstehen uns überhaupt nicht mehr. Das ist derzeit echt zum Kotzen." Meine Schwester klang ziemlich gereizt.

„Reg dich nicht auf, Babs. Hatte nichts mit dir zu tun. Ich hatte den ganzen Nachmittag mit Mama darüber gesprochen und als Melanie da war, fiel zufälligerweise das Wort und sie wollte wissen, was da abgeht."

„Ach so. Ich dachte schon, sie hätte sich wieder über mich lustig gemacht."

„Wieso denn?"

„Irgendwie vertrage ich das neue Hormonpflaster nicht. Meine Hitzewallungen machen sich zurzeit wieder stärker bemerkbar und dann geht es los – anziehen, ausziehen, Fenster zu, Fenster auf ... und deswegen verarscht sie mich eben."

„Verstehe. Aber gut, dass du das Thema ansprichst. Ich wollte sowieso mit dir darüber reden", sagte ich erleichtert.

„Worüber?"

„Über die Wechseljahre und Hormontherapien. Sag mal, wie war das denn bei dir? Wann fingen die bei dir an?", fragte ich meine Schwester.

„Mh, warte mal ... Ich bin jetzt vierundfünfzig und vor ... ja, genau, richtigen Stress bekam ich, glaube ich, mit vierzig, einundvierzig ..."

„Was?", unterbrach ich meine Schwester erstaunt. „Mit vierzig? Das ist aber ungewöhnlich früh, oder?"

„Ja, das dachte ich mir auch, wo ich zwei Jahre vorher doch erst Melanie bekommen habe. Anfangs wusste ich auch gar nicht so genau, was bei mir abging. Auf einmal wurden meine Blutungen von einem Zyklus auf den anderen völlig unzuverlässig und eine kurze Zeit später kamen Schlafstörungen und

Hitzewallungen dazu. Furchtbar, sage ich dir! Tja, und meine Laune wurde plötzlich auch immer mieser. An manchen Tagen konnte ich mich selber nicht ausstehen."

„Das kenne ich auch. Und wenn man mies drauf ist und auch noch dumm von der Seite angelabert wird, dann ist aber was los!"

„Und ob", bestätigte meine Schwester.

Miese Laune konnte ich mir bei meiner Schwester richtig gut vorstellen. Wenn die mal in Rage war, oh, oh. Wie gesagt, das scheint bei uns in der Familie zu liegen.

„Woher wusstest du eigentlich, dass du in den Wechseljahren bist?", hakte ich noch mal nach.

„Anfangs wusste ich es gar nicht, weil ich ja erst um die vierzig war. Als ich meinen Frauenarzt fragte, ob ich vielleicht wegen meiner Sterilisation in den Wechseljahren sei, wollte er nichts davon wissen. Er meinte, dass das überhaupt nicht sein könne. Dann fragte er mich auch noch, ob ich rauche, das würde nämlich zu frühzeitigen Wechseljahren führen, nicht die Sterilisation. Rauchen führt – abgesehen von Krebs –, wenn überhaupt, lediglich zu einer leichten Unterfunktion der Eierstöcke, aber nicht zu einem Ausfall der Eierstockfunktion – davon habe ich jedenfalls noch nie etwas gehört. Ein Jahr später zog mein Frauenarzt um und ich wechselte zu meiner jetzigen Frauenärztin. Die hat sofort erkannt, dass ich in den Wechseljahren bin."

„Wie das denn?"

„Sie hat aufgrund meiner Beschwerden meinen Hormonstatus überprüft. Und bei der Auswertung hat sie mich gefragt, ob ich vielleicht sterilisiert sei, weil ich für die Wechseljahre etwas früh dran sei."

„Dann hat das doch was miteinander zu tun? Aber es wird doch immer behauptet, dass eine Sterilisation überhaupt keinen Einfluss auf den Eisprung hat!"

„Mir auch, glaub mir! Mein Frauenarzt zuvor hat mir nach meiner späten Schwangerschaft dringend zu einer Sterilisation geraten. Meine Familienplanung sei ja nun abgeschlossen, meinte er. Dann wäre es besser für mich, den Eingriff zu machen als noch Jahre lang Hormone zu schlucken. Das Ganze wurde mir als rein mechanischer Vorgang erklärt, der keinerlei Auswirkung auf meinen Hormonhaushalt oder meine Sexualität hätte. Schon ein Jahr nach meiner Sterilisation bemerkte ich die ersten Probleme. Ich bekam unregelmäßige Blutungen, Brustspannen und zudem fühlte ich mich an manchen Tagen wie meschugge. Da war ich erst neununddreißig. Von wegen keinerlei Auswirkung! Kohle kassieren und fertig! Ich war stinksauer, als mich meine jetzige Frauenärztin Jahre später über die Risiken aufklärte. Wenn ich das gewusst hätte, dann hätte ich das mal ganz schön bleiben lassen! Dann wäre mein Wechseljahr-Stress vielleicht nicht ganz so früh losgegangen!"

„Aber hör mal, ich habe mich vor zwei Jahren auch mal nach einer Sterilisation erkundigt. Und da erfuhr ich auch, dass eine Sterilisation keinerlei Folgen für den Hormonhaushalt hätte. Wenn das nicht stimmen würde, dann wäre das ja eine glatte Lüge."

„Ja, schon. Nur, ich habe mich nach dieser Hiobsbotschaft meiner verfrühten Menopause erstmal schlau gemacht und ein gewisses Risiko, das gerne verschwiegen wird, bleibt auf jeden Fall. Wenn nämlich die Blutgefäße und Nerven, die die Gebärmutter und die Eierstöcke versorgen, beschädigt werden, dann werden die Eierstöcke nicht mehr richtig versorgt und dem Beginn der Wechseljahre steht nichts mehr im Weg. Noch Fragen?"

„Ja, jede Menge. Wie geht so eine Sterilisation überhaupt, und was sind die Begleiterscheinungen und kann man das wieder rückgängig machen, kann man wieder schwanger werden?" Ich hatte wirklich viele Fragen zu diesem Thema, die meine Schwester als Betroffene gut beantworten konnte.

Sie erklärte mir zunächst, dass eine Sterilisation unter Vollnarkose stationär durchgeführt wird und zunehmend auch ambulant möglich sei. In den meisten Fällen erfolgt die Sterilisation der Frau mithilfe einer Bauchspiegelung. Die Eileiterunterbrechung lässt sich gut mit einer anderen Bauchoperation kombinieren, zum Beispiel einem Kaiserschnitt. Für die Sterilisation der Frau gibt es verschiedene Methoden. Man kann die Eileiter durch einen Clip verschließen, mit Hitze verschweißen oder durchtrennen. Das Gewebe der Eileiter nimmt die Eizelle, die nach dem Eingriff nicht mehr bis in die Gebärmutter wandern kann, auf und baut es ab. Normalerweise wird die sachgerechte Sterilisation der Frau als folgenlos für den Hormonhaushalt und die Sexualität beschrieben. Leider kann es aber zu einer Schädigung des sogenannten Ligamentum latum kommen. Dabei handelt es sich um eine quer verlaufende Bauchfellfalte, die sich beidseits von der Gebärmutter zur seitlichen Beckenwand erstreckt. Sie enthält neben Haltebändern, Eileiter und Eierstock auch Blutgefäße und Nerven, die Gebärmutter, Eileiter und Eierstock versorgen. Werden diese beidseitig geschädigt, kann es durch eine verminderte Blutversorgung zu einer Funktionseinschränkung der Eierstöcke kommen. Die möglichen Folgen sind somit ein Sinken der Libido und ein vorzeitiger Eintritt der Wechseljahre. Zu weiteren negativen Folgen einer Sterilisation zählen ein höheres Risiko einer Bauchhöhlen- oder Eileiterschwangerschaft.

Wünscht sich eine Frau nach einer Sterilisation doch wieder ein Kind, kann eine sogenannte Refertilisierung durchgeführt werden. Die Erfolgsaussichten sind allerdings ungewiss. Daher sollte man sich intensiv aufklären und beraten lassen. Was der Arzt meiner Schwester leider nicht in allen Konsequenzen tat. Letztendlich ist eine Sterilisation bei Frauen eine sichere Möglichkeit der Schwangerschaftsverhütung. Der Pearl-Index der Tubensterilisation beträgt null Komma eins. Und genau das hatte meine Schwester damals angestrebt und nichts anderes.

„Tja, da scheint bei dir was schiefgegangen zu sein. Und jetzt schlägst du dich deshalb schon so lange mit den Wechseljahren rum? Aber ich dachte du nimmst etwas dagegen? Medikamente? Hormone?", fragte ich weiter.

„Ganz am Anfang habe ich hunderte von Euro für Soja- und Silberkerzenzeugs und was weiß ich nicht alles ausgegeben. Schachtelweise hab ich das Zeug in mich hineingefuttert. Außer Spesen nichts gewesen. Nach zwei Jahren hab ich es dann nicht mehr ausgehalten. Ich habe meine Frauenärztin in meiner großen Verzweiflung um Hormone gebeten. Es ging einfach nicht mehr anders. Ich war total ausgebrannt. Fertig. Am Ende. Seit dieser Zeit nehme ich Hormonpflaster. Schon nach wenigen Tagen fühlte ich mich damals wie neu geboren – HERRLICH, sage ich nur. Ein ganz anderes Leben. Seit einigen Wochen nehme ich allerdings ein Hormonpflaster von einem anderen Hersteller als sonst. Und seit dieser Zeit machen sich meine Beschwerden wieder bemerkbar."

„Wieso das denn?"

„Wenn ich das wüsste. Deswegen will ich ja jetzt in der Apotheke mal nachfragen."

„Und wie funktioniert so ein Hormonpflaster?", fragte ich neugierig.

„Total easy. Das Hormonpflaster enthält eine Östrogen-Gestagen-Kombination. Das Pflaster klebst du zweimal die Woche direkt auf die Haut. Ich klebe meins immer hinten über den Po, da sehe ich es nicht", schmunzelte meine Schwester. „Hormonpillen wollte ich nicht schlucken und meine Frauenärztin meinte, dass ein Pflaster die Organe, wie Magen, Darm oder Leber, nicht belastet. Diese Art der Hormonzufuhr nennt sich transdermales therapeutisches System, weil die Wirkstoffe direkt über die Haut in den Blutkreislauf abgegeben werden."

„Aha, interessant. Und duschen?"

„Kein Thema, die Dinger sind wasserfest. Bislang ist mir noch keins abgefallen – toi, toi, toi."

„Also irgendwie finde ich das komisch. Wie kann denn dein Pflaster wissen, wie viel es von welchem Hormon abgeben muss?"

„Du fragst Sachen, Schwesterchen!", stöhnte meine Schwester. „Wie so ein Pflaster das genau macht, weiß ich auch nicht, ich weiß nur, dass die Hormone kontinuierlich an den Körper abgegeben werden."

„Und wenn du den Pflaster-Wechsel mal vergisst?"

„Dann merke ich das innerhalb von ein paar Stunden, das kannst du mir glauben."

„Hast du eigentlich keine Angst vor Brustkrebs oder Thrombose?", fragte ich vorsichtig.

„Weißt du, jedes Medikament hat seine Nebenwirkungen. Klar, habe ich mir auch Gedanken darüber gemacht und mich informiert, aber ich konnte einfach nicht mehr. Ich hab diesen Zustand nicht mehr ausgehalten, ganz zu schweigen von meiner Familie. Überall eckte ich mit meinen Launen an, und diese gottverdammten Hitzewallungen. Mein Leben war an einem absoluten Tiefpunkt angelangt. Das kann man vielleicht einige Wochen oder vielleicht auch noch einige Monate aushalten, aber doch nicht jahrelang! Irgendwann ist Schluss!"

„Das verstehe ich. Aber dennoch habe ich gelesen, dass es besser wäre, natürliches Progesteron als Salbe oder Kapsel und Östrogengel statt eines Pflasters mit einer Östrogen-Gestagen-Kombination anzuwenden", erklärte ich.

„Oh, Frau Doktor hat gesprochen. Du weißt auch immer alles besser oder? Ganz davon abgesehen müsste ich erst mal den Unterschied zwischen Gestagen und natürlichem Progesteron wissen." Meine Schwester fing an, etwas lauter und gereizter zu reagieren.

„Nicht doch, ganz ruhig, Brauner", neckte ich sie. „Dem genauen Unterschied bin ich auch gerade auf der Spur, das heißt, ich bin noch mittendrin in meiner Recherchierphase. Zumindest weiß ich, dass natürliches Progesteron im Labor durch eine chemische Umwandlung aus pflanzlichen Substanzen, den sogenannten Saponinen, hergestellt wird. Weil es allerdings genau dieselbe chemische Struktur wie das körpereigene Hormon aufweist, nennt man es natürliches Progesteron. Diosgenin, wie aus der wilden Yamswurzel, ist das am häufigsten verwendete Saponin.

Man darf allerdings das natürliche Progesteron nicht mit Yamswurzel-Präparaten vergleichen, die ohne ärztliches Rezept zu erhalten sind. Yamswurzel und Pflanzen wie Cimicifuga, Soja, Pueraria mirifica und Rotklee fallen unter die Stoffgruppe der sogenannten Xeno-Östrogene, was so viel wie Fremd-Östrogene bedeutet. Bei Untersuchungen wurde zum Beispiel festgestellt, dass der Einsatz von Yamswurzel-Präparaten, sei es oral oder dermal, nicht zu einem Ansteigen des Progesteron-Spiegels führte. Im Gegenteil, es wurde festgestellt, dass es durch die Anwendung zu einem extremen Wachstum von Gebärmutter-Myomen kam, die auf eine östrogene Überstimulation zurückzuführen sind. Jedenfalls bestätigten anerkannte Tests, dass natürliches Progesteron in Kombination mit einem Östrogengel für die Brust viel besser ist und kein verstärktes Wachstum im Brustgewebe stattfindet."

„Das habe ich nicht gewusst", sagte meine Schwester verblüfft. „Und ich hab das teure Zeugs eingenommen, weil die Werbung so viel Gutes versprach."

„Du bist leider nicht die einzige Frau, die auf dem Holzweg ist."

„Aber es heißt doch immer, dass Isoflavone in den Wechseljahren besonders gut sind", widersprach meine Schwester. „Die erzählen einem doch keinen Quatsch!"

„Sollte man meinen. Aber die Werbung erzählt einiges. Isoflavone werden als Nahrungsergänzungsmittel vor allem zur Behandlung klimakterischer Beschwerden beworben. Angeblich sollen sie Hitzewallungen und Schweißausbrüche lindern. Verschiedene klinische Studien führten jedoch zu keinem einheitlichen Ergebnis in Bezug auf die Wirksamkeit. Häufig waren die Effekte der Isoflavone vergleichbar mit Placebo. Es gibt auch noch keine Anhaltspunkte dafür, dass Isoflavone die üblen Begleiterscheinungen der Wechseljahre abschwächen. Ebenso wenig können sie eine Hormonersatztherapie ersetzen. Zudem geht man davon aus, dass es vor allem für Frauen nach den Wechseljahren wahrscheinlicher wird, an Brustkrebs zu erkranken, wenn Isoflavone über einen längeren Zeitraum eingenommen werden. Weitere harmlose Nebenwirkungen dagegen sind Übelkeit, Verstopfung und Blähungen. Um die Wirkung der Isoflavone abschließend zu klären, sind angeblich noch weitere Langzeitstudien nötig.

Und nur dass du's weißt, das Bundesinstitut für Risikobewertung warnte Frauen in und nach der Menopause zum Beispiel bereits 2007 vor der längerfristigen Einnahme von Nahrungsergänzungsmitteln mit einem hohen Gehalt an Isoflavonen."

„Aber dann ist das ja alles eine große Verarsche!", ärgerte sich meine Schwester und hupte gleich mal ordentlich den Vordermann im Auto an. Stressabbau?

„Als Laie würde ich das unterschreiben, aber ich bin ja kein Biochemiker. Aber wenn schon davor gewarnt wird? Mich interessiert das Thema jedenfalls brennend, seit mich mein Frauenarzt einfach mit irgendwelchen Pillen abgespeist hat, ohne mir die Risiken zu vermitteln. Ich finde, wir Frauen hinterfragen zu wenig. Klar, sind wir froh, wenn uns Medikamente aus diesem Tief herausholen, aber man muss doch auch hier einen Weg einschlagen können, der möglichst wenig die Gesundheit belastet. Wir reden ja nicht von einer kurzzeitigen Medikamentengabe, wie es bei einer Grippe der Fall ist. Wir reden doch hier von einer Substitution von mindestens drei bis fünf Jahren oder noch länger. Da sollte man sich schon hinlänglich informieren, meinst du nicht auch? Geh doch mal zu deiner Frauenärztin und lass dir die unterschiedlichen Anwendungen, Risiken und Nebenwirkungen von Hormonersatztherapien genauer beschreiben. Du wirst dein blaues Wunder erleben."

„Gut, du hast mich überzeugt. Ich rede noch mal mit meiner Frauenärztin über die Zusammensetzung meines Hormonpflasters, aber dennoch kann ich dir sagen, dass ich mich wie ein neuer Mensch fühle, seit ich zur Pflasterfraktion gehöre. Wenn ich das vorher gewusst hätte, dann hätte ich gar nicht so lange rumgemacht, und das viele Geld für die Naturpräparate hätte ich mir auch sparen können."

„Tja, wenn man immer alles vorher wüsste", nickte ich nachdenklich. „Außerdem habe ich neulich gelesen, dass diese rezeptfreien Präparate als Medikamente gar nicht zugelassen sind. Das bedeutet, dass die Inhaltsstoffe auch nicht im selben Umfang geprüft wurden, wie es für die Zulassung eines Arzneimittels normalerweise notwendig ist. Wenn ich so darüber nachdenke, ist die Selbstmedikation ganz schön gefährlich. Auweia! Wer weiß, was du da alles geschluckt hast."

„Ja, Frau Doktor, wer kann das schon wissen", frotzelte meine Schwester wieder. „Im Übrigen hat mir meine Frauenärztin schon gesagt, dass die pflanzlichen Mittelchen auf keinen Fall eine Alternative zur üblichen Hormonersatztherapie sind."

„Ja, kann schon sein. Wer kann das schon beurteilen. Wir jedenfalls nicht, dazu fehlt uns das notwendige medizinische Know-how", sagte ich bedauernd. „Nicht nur, dass es in Bezug auf die ganzen Hormone und rezeptfreien Nahrungsergänzungsmittel eindeutig an Beratung fehlt, nein, vor allen Dingen mangelt es an Vorbereitung! Auf einmal ist man in den Wechseljahren und hat nicht den geringsten Plan, was mit einem geschieht und wie es weitergeht. Das macht mich richtig wütend!" Ich schnaubte meinen Unmut durch die Nase.

„Ja, so ging's mir auch. Plötzlich war ich mittendrin und wusste nicht, wie mir geschah. Und der Frauenarzt, der mich sterilisiert hat, behauptete noch über zwei Jahre lang, dass ich nicht in den Wechseljahren sein könne. Was denkst du, was ich dachte? Je schlechter es mir ging, umso mehr war ich davon überzeugt, Krebs oder irgendeine schlimme Krankheit zu haben. Uns fehlt einfach grundlegendes Wissen, und weil uns das Wissen fehlt, sind wir auf Ärzte und auf eine vernünftige, individuelle Beratung angewiesen. Nur wo, bitteschön, sind denn all die verständnisvollen Ärzte, die uns in dieser schwierigen Zeit richtig beraten und begleiten?", sagte meine Schwester sehr verärgert.

„Da besteht wirklich noch großer Beratungsbedarf. Deswegen wollte ich ja auch mir dir über die Wechseljahre reden", antwortete ich.

„Wieso eigentlich mit mir? Rede doch mit deinen gleichaltrigen Freundinnen drüber, das bringt dir bestimmt mehr. Ich bin ja längst in der Postmenopause angekommen."

Toll, wie meine Schwester ihren Stand der Dinge kannte, Postmenopause, aha! Ich weiß noch nicht, wo ich in Sachen Wechseljahre gerade stehe. Ich weiß nur, dass ich seit Monaten neben mir stehe. Zumindest bin ich nach diesem Gespräch etwas erleichtert. Auch meine Schwester muss die gleiche Kacke wie ich durchmachen und steckt so gesehen eigentlich immer noch mittendrin. Sonst war ich nämlich immer die Heulsuse der Familie, aber in Bezug auf Wechseljahrbeschwerden bin ich dann doch nicht mehr alleine und darf weiterhin und ohne schlechtes Gewissen vor mich hinjammern, fluchen und heulen.

„Irgendwie scheint keine meiner Freundinnen in den Wechseljahren zu sein. Immer wenn ich eine darauf anspreche, höre ich nur Ausflüchte. Keine will mit mir so richtig darüber reden", beklagte ich mich.

„Das verstehe ich, das ist aber auch ein heikles Thema. Du musst das halt mal anders angehen. Am besten, du erzählst als Erste von deinen Problemen, dann merken deine Freundinnen, dass sie nicht die Einzigen sind, die diese Turbulenzen durchleben. Verstanden?"

„Ja, alles klar, das versuche ich mal. Mal schauen, ob ich dann mehr rausbekomme." Ich wurde zuversichtlich.

„Ja, noch mal", betonte meine Schwester, „einfühlsam musst du sein. Ganz freundlich und unaufgeregt. Von Frau zu Frau musst du darüber reden. Einfach diplomatisch sein, dann wirst du auch verstanden."

Wir hielten vor der Apotheke.

„Gehst du mit rein oder soll ich dir deine Medikamente mitbringen?", fragte meine Schwester.

„Ich geh mit rein", sagte ich.

Hätte ich das mal lieber bleiben lassen ...

„WIIIEEEE BITTE?", stieß meine Schwester schrill aus. „Was soll das heißen, dass es diese Hormonpflaster nicht mehr gibt?"
„Ihre Pflaster wurden leider aus der Herstellung genommen", antwortete die pharmazeutisch-kaufmännische Angestellte, früher Apothekenhelferin genannt, freundlich.
„Aus der Herstellung genommen?", fauchte meine Schwester. „Wollen Sie mich veralbern? Ich glaube, Sie spinnen! Wie können Sie mein Pflaster aus der Herstellung nehmen?"
„Aber ... ich ... ich hab das doch gar nicht ... also die ... der Hersteller hat das aus der Serie genommen. Nicht ich!" Die Apothekenhelferin startete einen fruchtlosen Verteidigungsversuch.
„Der Hersteller hat das aus der Serie genommen? Ja, ist der denn total bescheuert? Der kann doch mein Hormonpflaster nicht aus der Serie nehmen. Ich will das jetzt sofort haben. Ich brauch das heute noch, sonst flipp ich hier gleich aus!" Meine Schwester war schon durch die angekündigte Ausflippphase gerauscht. Sie tobte bereits.
„Babs", flüsterte ich und zupfte dabei an ihrem Ärmel. „Beruhige dich doch ... du kannst doch nicht ..."
Mit der blitzschnellen Drehung eines Ninja-Kämpfers wandte mir meine Schwester ihr Gesicht zu. Zwei gefährlich zusammengekniffene Augen funkelten mich an. „Nicht an meinen Klamotten zupfen", zischte sie mit bebender Stimme.
Oh, oh, Alarmstufe Rot! Ich schwieg augenblicklich, von dieser geballten Hysterie ziemlich eingeschüchtert, und wich beunruhigt einen Schritt zurück. Genauso blitzschnell, wie sich meine Schwester mir zugewandt hatte, drehte sie sich wieder in die Richtung, in der die mittlerweile ziemlich verschreckte Apothekenhelferin stand. Sie tat mir richtig leid.
„Und Sie", begann meine Schwester gefährlich leise, indem sie ihren Finger drohend wie ein Bajonett vor den Augen der Apothekenhelferin schwang, „und Sie", wiederholte sie, „rufen

jetzt bei allen umliegenden Apotheken an und fragen gefälligst nach, ob sich noch irgendwo Hormonpflaster von diesem Hersteller auftreiben lassen – ich kaufe alle!"

„Aber hören Sie mal ...", setzte die Apothekenhelferin an, kam aber nicht weiter mit ihrem Satz.

„SIE hören mal! Ich bezahle Sie, ist Ihnen das überhaupt klar? Wenn ich hier meine Rezepte nicht einlösen würde, wären Sie und Ihr Chef arbeitslos!"

Mit hochrotem Kopf setzte sich die Apothekenhelferin in Bewegung und hängte sich ans Telefon, während meine Schwester sie mit Argusaugen und mit auf der Verkaufstheke ungeduldig trommelnden Fingern genau beobachtete. Bitte lass die Apothekenhelferin fündig werden, bitte lass die Apothekenhelferin fündig werden, wiederholte ich mit Entsetzen mantrahaft. Als das Fingertrommeln meiner Schwester immer lauter und die Apothekenhelferin immer nervöser wurde, entschloss ich mich zum Rückzug.

„Äh, Barbara, ich geh dann schon mal ins Auto", sagte ich leise und verließ lautlos die Apotheke. Das wollte ich nicht mehr länger mit ansehen. Donnerwetter, war meine Schwester peinlich. Richtig peinlich. Am Straßenrand parkte immer noch das Auto meiner Schwester, was mich doch sehr verwunderte – schließlich hätte es sich nach diesem Auftritt locker in einen Besenstiel verwandeln können, auf dem sie dann nach Hause flog. Kein Wunder, dass Frauen in den Wechseljahren so gefürchtet sind.

So viel zu den Tipps meiner älteren Schwester, dass man von Frau zu Frau einfühlsam miteinander umgehen und – ganz wichtig! – immer diplomatisch vorgehen sollte. Ein winziges Hormonpflaster hatte allerdings die unglaubliche Macht, sämtliche Gesetzte des höflichen und einfühlsamen Umgangs miteinander binnen Sekunden aus den Angeln zu heben. Wer hätte das gedacht?

Meine Schwester fuhr mich nach der peinlichen Szene in der Apotheke auf direktem Wege rasant nach Hause. Während sie viel zu sportlich durch den Feierabendverkehr raste, erklärte sie mir, dass sie in Eile sei. Drei weitere Apotheken müsse sie noch abklappern. Das seien nämlich die letzten, die noch IHRE Hormonpflaster auf Lager haben, und sie wollte auf jeden Fall den kompletten Vorrat haben. Schneidig nahm sie die nächste Kurve.

„Wenn du weniger als zehn Stundenkilometer fahren würdest, könnte ich mich aus dem Auto werfen und auf dem Gehsteig abrollen. Den Rest gehe ich dann zu Fuß nach Hause. Das wäre weitaus weniger gefährlich als mit dir zu fahren!"

Vor lauter Angst, ob ihres unangemessenen Fahrstils, hielt ich mich schon wie eine Oma mit beiden Händen am Haltegriff im Auto fest.

„Ach Quatsch! Beruhige dich mal. Ich schaff das! Jetzt ist es schon kurz vor sechs und um sechs machen die doofen Apotheken zu. Ich sag's dir, wenn die meine Pflaster anderweitig verkaufen und ich komme umsonst – die können was erleben!" Diese Drohung unterstrich sie gleich noch mit einem wütenden Hupkonzert, weil das Auto vor ihr doch tatsächlich bei Rot an der Ampel anhielt. Oh Gott, die armen Apotheker! Vielleicht sollte ich sie telefonisch vorwarnen?

Als ich unbeschadet (was man von der Apothekenhelferin in seelischer Hinsicht wahrscheinlich nicht behaupten konnte) zu Hause ankam, tupfte ich mir meinen Angstschweiß von der Stirn. Zur Beruhigung schenkte ich mir ein Glas Rotwein ein und dachte über das offene Gespräch mit meiner Mutter nach, welches einem Wechseljahr-Geständnis gleichkam.

Meine arme Mama! Hat das alles mit sich alleine durchgestanden und wir, ihre Kinder und ihr Mann, wussten nichts davon. Ich kann mich noch gut erinnern, wie wir uns damals oft genervt gefragt haben, was wir denn nun schon wieder falsch gemacht haben, wenn sie wegen jeder Kleinigkeit wie ein feuerspeiender Drache auf uns losging. Die Arzneimittel- und Hormonsituation war zu ihren Wechseljahrzeiten noch eine ganz andere. Kaum erforscht in Bezug auf Nebenwirkungen, äußerst bedenklich und insgesamt nicht sonderlich hilfreich.

Man muss sich mal vorstellen, dass es bis 1961 in Deutschland für den Verkehr mit Arzneimitteln keine umfassende gesetzliche Regelung gab. Davor konnte quasi jeder alles verkaufen. Danach wurde erstmals die Herstellung von Arzneimitteln genauer geregelt, und sie durften nur noch mit behördlicher Erlaubnis hergestellt werden. Einzige Ausnahmen blieben Spezialitäten von Apotheken und Herstellung auf Rezept vom Arzt.

Die Prüfung der Arzneimittel sowie die Kennzeichnungspflicht wurden für einen großen Fortschritt gehalten. Was unzureichende Prüfungsmethoden auslösen konnten, wurde dem Verbraucher erstmalig durch den Contergan-Skandal klar. Vier Jahre lang war das Schlafmittel Contergan auf dem Markt gewesen. Eingenommen während einer Schwangerschaft konnte es – schon bei einer einzigen Tablette – zu schwerwiegenden Schädigungen am ungeborenen Leben führen. Weltweit wurden etwa zehntausend Kinder mit Missbildungen der Gliedmaßen geboren, darunter allein in Deutschland bis zu fünftausend schwerstbehinderte Kinder, von denen nur dreitausend überlebten. Natürlich kam es zu einem Strafprozess gegen Verantwortliche der Firma Grünenthal, wurde jedoch 1970 wegen geringer Schuld eingestellt. 1971 gründete die Bundesrepublik Deutschland gemeinsam mit der Firma Grünenthal eine Stiftung zur finanziellen Entschädigung der Opfer. Die Verantwortlichen der Grünenthal AG wurden allerdings strafrechtlich nie belangt, obwohl Contergan ohne ein öffentlich-rechtliches Zulassungsverfahren auf den Markt gebracht worden war. Damals gab es noch kein Zulassungswesen in Deutschland, bei den Pharmakonzernen galt das Prinzip der Selbstüberwachung. Dagegen stand das immens gestiegene Risikopotenzial der neu synthetisierten Stoffe, die seit den dreißiger Jahren in immer neuen Varianten und enormen Mengen in den Verkehr gebracht wurden. So waren Patienten und Konsumenten zugleich auch Versuchskaninchen, an denen sich effizient Wirkung und Nebenwirkung eines neuen Präparates erproben ließen. Nach dem Contergan-Skandal dachten Konsumenten über die bis dahin sorglose Einnahme von Arzneimitteln erstmals bewusst nach.

Was die Hormonersatztherapie anbelangte, musste eine wichtige Untersuchung in den USA wegen katastrophaler Ergebnisse vorzeitig abgebrochen werden. Schon seit Ende der siebziger Jahre war klar, dass Östrogen-Monopräparate das Brustkrebsrisiko erhöhen. Das wiederum gab mir zu denken. Waren dieses Mal Frauen in den Wechseljahren mit einer Hormonersatztherapie als Versuchskaninchen benutzt worden? Wurden jahrelang Hormone verabreicht, deren Nebenwirkungen noch lange nicht erforscht waren?

Ich musste dringend mit jemandem darüber reden. Am besten mit jemandem, der sich auskennt ... Tja, jetzt wird's eng! Und überhaupt musste ich mal wieder mit jemandem reden! Meine Ansprechpartner haben sich auf meinen Metzger, meinen Bäcker (mein Postbote redet nicht mehr mit mir, der hat ja neuerdings Angst vor mir) und auf meine Ärzte reduziert. Mit Michael rede ich auch kaum noch. Meistens jammere ich ihm nur was vor und er nickt verständnislos mit seinem Kopf.

Nur gut, dass es beste Freundinnen gibt, die einen aus dem tiefen, schwarzen Loch holen, in dem man sitzt. Auch wenn man ganz tief unten sitzt ...

13. KAPITEL

Ene mene muh, raus bist du

Nach langer Zeit verabredete ich mich endlich einmal wieder mit meiner besten Freundin Claudia zum Abendessen, was mich wirklich Überwindung kostete. Die Wechseljahre schlauchten mich. Entweder hatte ich schlechte Laune oder war schlichtweg zu müde, um abends noch auszugehen. Oft sagte ich Verabredungen auch ab, weil mich eine plötzliche Krankheit niederstreckte, deren Ursache medizinisch noch nicht genau erforscht war beziehungsweise im Zusammenhang mit den Wechseljahren noch dringend erforscht werden sollte.

Mein Leben war erbärmlich geworden. Ich fühlte mich einfach nicht mehr danach, abends auszugehen. Ich war erschöpft, genervt und meist todmüde. Ich hatte keine Lust, und zwar auf gar nichts. Ich hatte keine Lust, mich anzuziehen, mich zu schminken, mich ins Auto zu setzen, um in die Stadt zu fahren. Ich hatte keine Lust, Essen aus der Speisekarte auszuwählen, Getränke zu bestellen, mich unterhalten zu müssen, zuhören zu müssen, am Ende auch noch lachen zu müssen ... nichts von alldem wollte ich tun. All das war so anstrengend, mühsam und aufwendig geworden. Ich wollte nur noch zu Hause sitzen und meine Ruhe haben. Diese Sofa-Rumlümmel-Haltung machte mich wiederum so traurig, dass ich darüber wütend wurde. Und vor lauter Wut ärgerte ich mich wiederum über mein armselig gewordenes Leben, was mich wieder traurig machte. Ein Ende dieser verkorksten Gefühlsschleife schien noch lange nicht in Sicht.

Natürlich litt mein Sozialleben gehörig unter meiner Lass-mich-bloß-in-Ruhe-Stimmung. Aber egal – es gab doch WhatsApp, E-Mails oder Telefon, um jederzeit in Verbindung treten zu können, falls man sich was zu sagen hat. Also wozu dieser ganze Aufwand, sich verabreden zu müssen? Klar sollte man sich Zeit für Freunde und Familie nehmen, auch wenn man in den Wechseljahren ist, dennoch bin ich seit einigen Monaten der Meinung, dass Ausgehen total überbewertet wird.

„Jetzt komm schon! Lass uns doch mal wieder zusammen ausgehen", quengelte Claudia.

„Ach nee, komm, lass."

„Mann! Du hängst nur noch zu Hause rum. Hast du überhaupt noch Sozialkontakte?", bohrte Claudia unerbittlich weiter.

Es sah so aus, als ob sie heute meine Absage keinesfalls akzeptieren wollte.

„Sozialkontakte? Wenn Arztbesuche dazu zählen, dann jede Menge!", erwiderte ich lahm.

Claudia ist die Einzige, die das Talent der Überredungskunst vollkommen beherrscht. Sie schaffte es tatsächlich, mich aus meinem Kokon zu locken. Und man glaubt es kaum, nach kurzer Zeit fühlte ich mich richtig wohl dabei, mal wieder die große weite Welt außerhalb meines Arbeitsplatzes in meinem häuslichen Büro zu sehen. Mit einem Glas Prosecco saßen wir bei unserem Lieblingsitaliener und plapperten ohne Punkt und Komma drauf los. Ein Thema brannte mir heute allerdings besonders auf den Nägeln. Ich wollte endlich wissen, wie andere Frauen mit den Wechseljahren klarkommen. Falls „klarkommen" in Verbindung mit den Wechseljahren überhaupt einen Sinn ergibt. Ich wollte kein Drumherumgerede mehr, ich wollte die schonungslose Wahrheit wissen. Es konnte doch nicht sein, dass ich als Einzige, abgesehen von meiner Schwester, so leiden muss!

Die Ratschläge meiner Schwester beherzigend (die sie mir erteilt hatte, bevor sie die arme Apothekenangestellte in Stücke riss), erzählte ich frei heraus, wie mies es mir mit meinen Wechseljahrbeschwerden geht. Claudia war sichtlich schockiert. Zum einen von meinen offenen Worten zu diesem Thema und zum anderen über meine ungeschönten Berichte zu meinen Krankheiten und Wehwehchen oder zu meinen, wie manche Ärzte es beschönigend nennen, *natürlichen Symptomen der Wechseljahre.*

Eine gefühlte Ewigkeit monologisierte ich vor mich hin. Als ich mich langsam leerererzählt hatte, hielt ich inne und fragte: „Und du? Wie geht es dir so in Bezug auf diese Scheißzeit?"

Nach einer kurzen Pause begann Claudia doch tatsächlich zu erzählen. (Ja! Endlich. Ich hab's geschafft ... endlich ein offenes Gespräch über Wechseljahre!)

„Also ich habe ja schon viel länger Beschwerden als du, obwohl ich zwei Jahre jünger bin", sagte Claudia leise und zog dabei Kornkreise auf ihrer Thunfischsauce vom Vitello tonnato.

„Wie bitte? Warum hast du denn nie mit mir darüber gesprochen?" Jetzt war ich aber platt.

„Nun ja, eben weil ich ja jünger bin als du und weil ich dachte, dass du, so wie du aussiehst, bestimmt noch keine Probleme hast. Schau dich doch an. Du hast kaum Falten im Gesicht und bist immer noch so schlank wie früher. Du erschienst mir altersmäßig so sorglos, während bei mir der Gammelprozess unaufhaltsam voranschreitet. Da ist es doch peinlich, darüber zu reden. Und außerdem, welche Frau will schon gerne zugeben, dass sie in den Wechseljahren ist? Das grenzt ja an sozialen Selbstmord."

„Oh, übertreibst du nicht ein bisschen? Gammelprozess? Sozialer Selbstmord? Und die paar Falten, die du mehr hast, hast du dir mit deiner blöden Raucherei übrigens selbst eingebrockt. Das musst du zugeben! Seit Jahren sage ich dir schon, dass du damit endlich aufhören sollst."

„Mag sein, dass die Falten vom Rauchen kommen, oder auch nicht. Jetzt ist es eh schon egal. Die Uhr kann ich nicht mehr zurückdrehen. Wenn ich jetzt schon so faltig aussehe, kann ich auch gleich weiter rauchen, ändert ja doch nichts mehr", sagte Claudia trotzig.

„Was redest du da für einen Quatsch? Es geht doch nicht nur um die Falten, sondern um deine Gesundheit, um Lungenkrebs, Raucherbein und all so'n Zeug. Wenn du mit dem Rauchen nicht aufhörst, wirst du noch an einer Beatmungsmaschine enden. Ganz davon abgesehen, stinkt doch der Zigarettenqualm gotteserbärmlich aus sämtlichen Poren."

„Dagegen gibt's ja Parfum. Und im Gegensatz zu dir mag ich eben den Geruch von Zigarettenqualm", verteidigte sich Claudia.

„Red' nicht so dummes Zeug! Schon nach zwei Tagen ohne Rauchen wirst du merken, wie der Qualm stinkt – trotz Parfum", protestierte ich.

„Ich hab ja schon mal aufgehört und dann gleich zehn Kilo zugenommen. Jetzt ist das alles noch viel schlimmer. Seit ich in den Wechseljahren bin, habe ich schon sechs Kilo zugenommen – trotz rauchen. Was denkst du, was aus meiner Figur wird, wenn ich jetzt wieder aufhöre?", sagte sie, blies grotesk ihre Backen auf und fing zu schielen an.

„Sei nicht albern", kicherte ich. „Guck mich an. Seit bei mir die Wechseljahre im Gange sind, habe ich sieben Kilo zugenommen – du nur sechs! Ist das nicht zum Kotzen! Mengenmäßig esse ich nicht mehr, trotzdem vergeht kein Tag, an dem ich nicht zunehme. Ich weiß gar nicht mehr, wo das enden soll! Besonders am Hintern. Der macht sich beim Gehen schon ganz schön bemerkbar – ich sag dir ...", stöhnte ich.

„Wieso? Was hast du gegen deinen Hintern? Der steht richtig keck raus, da möchte man am liebsten mit beiden Händen reingreifen."

„Leidest du auch schon an Alterskurzsichtigkeit? Guck doch mal genau hin! Kannst ja mal probieren, ob zwei Hände zum Reingreifen ausreichen", lachte ich und griff mir dabei in die seitlichen Speckpolster, die rechts und links der Sitzfläche überstanden. „Weißt du überhaupt, dass der Hintern einer Frau lediglich zur Arterhaltung beizutragen hat?"

„Also, meiner ist auch fetter geworden, aber was das mit Arterhaltung zu tun haben soll – keine Ahnung! Wenn dem so wäre, dann könnte ich zusätzlich zur Menschheit noch eine außerirdische Art erhalten, bei meinem Volumen", sagte Claudia ironisch.

„Jetzt übertreib mal nicht. Hör mir mal lieber zu. Unsere Fettreserven am Hintern und an den Oberschenkeln werden verbraucht, wenn gestillt wird. Denn das Fett wird dann in Milch umgewandelt. Die ausladende Form unserer Gesäßregion macht uns also lediglich im Sinne der Arterhaltung für Männer interessant. Das Verhalten resultiert aus Jahrmillionen alter Konditionierung. Das Gehirn von männlichen Säugern erkennt nämlich am Fettpaket des Weibchens die Überlebenschancen der Nachkommen. Das bedeutet ganz einfach: Mehr Hintern – mehr Milch – mehr Nachkommen. Verstehst Du? Theoretisch heißt das, je größer unsere Hinterbacken sind, umso leichter springen die Männer auf uns an ... natürlich ganz im Sinne der Arterhaltung!"

„Interessant, interessant! Das Wort Fettpaket assoziiere ich allerdings eher mit einer Diät als mit erfolgreichem Männerfang. Stell dir mal vor – wenn die Welt gerecht wäre, dann könnten wir noch mehr zunehmen und dann so viele Männer haben, wie wir wollen, weil alle Männer auf dicke Hinterbacken stehen! Das habe ich so doch richtig verstanden, oder?"

„Aus wissenschaftlicher Sicht hast du das schon richtig verstanden, nur bin ich mir nicht so sicher, ob sich das Interesse eines Mannes an uns im gleichen Maße potenziert wie die Erweiterung unserer Fettzellen."

„Mist! Du frustrierst mich, meine Liebe. Zuerst erzählst du mir was von der Wichtigkeit und Größe unserer Hinterteile gegenüber der Partnerfindung und dann machst du mit einem Satz wieder alles kaputt. Also doch abnehmen ... "

„Tja, abnehmen sagt sich so leicht! Weißt du überhaupt schon, dass wir Wechseljährigen pro Tag dreihundert Kalorien weniger verbrauchen? Eine Eisprungfähige verbraucht diese Energie nämlich, um ein Ei heranreifen zu lassen."

„Echt jetzt?", fragte Claudia erstaunt.

„Ja, hab ich gelesen. Pass mal auf, kleine Hochrechnung: pro Tag dreihundert Kalorien, macht in zehn Tagen dreitausend Kalorien, in zwanzig Tagen sechstausend Kalorien und in einem Monat, na?"

„NEUNTAUSEND KALORIEN! Ich glaub, ich spinne. Ist jetzt nicht wahr!", stöhnte Claudia.

„Leider doch. Bei gleichbleibender Ernährung und bei unserem gleichbleibenden Nichtbewegungsstatus wäre das rein rechnerisch jeden Monat ein Kilo Gewichtszunahme. Das macht dann im Jahr ... "

„Stopp! Das will ich jetzt nicht hören. Das ist ja gruslig! Da brauch ich mich gar nicht mehr zu wundern", stellte Claudia fest. „Aber überhaupt, was soll das denn heißen? Nichtbewegungsstatus? Ich, meine Liebe, habe mich wieder im Fitnessstudio angemeldet."

„Oh, machst du es wie immer?"

„Wie meinst du das, wie immer?"

„Nun ja, für ein Jahr im Voraus bezahlen und nur einmal hingehen."

„Ach, jetzt komm. Du untergräbst meine guten Absichten schon jetzt."

„Aha! Seit wann bist du angemeldet und wie oft warst du schon dort?", fragte ich neugierig.

„Kein Kommentar!"

Ich lachte. „War ja klar!"

„Komm doch als meine Motivationshilfe einfach mit!"

„Super Idee. Ich in Leggins zwischen spindeldürren, flachbauchigen, blutjungen Dingern mit glänzenden Haaren. Ne, ne, ne ... Den Frust tust du dir mal schön alleine an."

„So schlimm ist das auch wieder nicht. Die jungen Mädels haben heutzutage ganz schön was auf den Rippen dank McDoof und Co." „Wir sollten sowieso nicht so viel Sport treiben. Ich glaube, das ist für unsere alten Knochen auch gar nicht so gesund. Außerdem hat die Gewichtszunahme einen großen Vorteil. Mein Gesicht hat sich vom Speck etwas aufgepolstert und man sieht die Falten nicht mehr so stark. Allerdings unterliegt der Speck im Kinnbereich wiederum langsam, aber sicher der Schwerkraft. Ich werde das Gefühl nicht los, einen Truthahnhals heranzuzüchten. Schau mal", sagte ich und drehte meinen Kopf samt Oberkörper ins Profil.

„Das ist ja gar nichts", sagte Claudia, „guck mal." Sie tat es mir nach, nahm ihren tollen, neuen Louis-Vuitton-Schal ab und zeigte ihr Profil.

„Schau dir das erst mal an!" Mit ihrem Handrücken klatschte sie verärgert gegen ihr Kinn. „Was denkst du, warum ich immer einen Schal trage? Sogar im Sommer! Wer will schon die fiesen Schlaffifalten hier rumhängen sehen? Ich jedenfalls nicht."

„Ups", sagte ich.

„Da staunst du, was?" Claudia umwickelte ihren Hals wieder und sah mich mit hochgezogenen Augenbrauen an.

„Versuchs doch mal mit Halsgymnastik", lachte ich.

„Ja, klar, Halsgymnastik. Und wenn ich kein Fleisch mehr esse, kann ich die Klimakatastrophe verhindern."

„Sei doch nicht so negativ!", sagte ich immer noch lachend und stupfte Claudia mit meiner Gabel in den Arm.

„Aua! Nicht so negativ ... Weißt du, was noch schlimmer als der Hals ist? Nee, weißt du nicht. Mein Bauch. Ja, ich nehme nirgendwo zu, nur am Bauch. Wenn ich seitlich vor dem Spiegel stehe, dann sehe ich aus wie im sechsten Monat schwanger."

„Na, den Schwangerenbauch schleppe ich aber auch mit mir rum", stöhnte ich.

„Ja, aber deiner ist nicht so schlimm wie meiner. Außerdem hast du ja deinen Hintern, der das ganze rund macht, und deine schönen Beine. Bei dir ist das alles besser proportioniert."

„Findest du?", sagte ich und schaute ungläubig auf meine fetten Schenkel runter.

„Ja, glaub mir das mal. Ich hab vorne eine dermaßene Kugel dranhängen und alles, was sich davon entfernt, wird immer dünner. Ein Wunder, dass meine fett- und muskellos gewordenen Streichholzbeine, die Wampe überhaupt noch durch die

Gegend tragen können. Nackt sehe ich aus wie mein Nachbar und der ist Kampf-Biertrinker."

„Also, von so einem Wechseljahr-Bauch habe ich auch schon öfter gehört. Angeblich steigt mit dem Beginn der Wechseljahre der Testosteron-Spiegel etwas an. Normalerweise bleiben die Werte im niedrigen Bereich, sind aber in den Wechseljahren dennoch etwas höher als in jungen Jahren. Dann kommt bei uns hinzu, dass der Progesteron-Spiegel und der Östrogen-Spiegel sinken, was zu einem Ungleichgewicht führt und eine sogenannte Testosteron-Dominanz zur Folge hat."

„Halt, langsam, das habe ich jetzt nicht richtig geschnallt. Kannst du mir das noch mal so erklären, dass auch ich das verstehe?", unterbrach Claudia.

„Klar, pass auf: Stell dir vor, dein Testosteron steht auf, sagen wir einfach eine Zahl, fünf. Okay?"

„Okay", sagte Claudia nickend.

„Gut. Und Östrogen und Progesteron stehen auf acht. Wenn also dann mit den Wechseljahren das Östrogen und das Progesteron auf sagen wir mal drei sinken, und das Testosteron auf fünf bleibt, dann haben wir logischerweise zu viel davon gegenüber den anderen beiden Hormonen. Die Hormone sind aus dem Gleichgewicht gekommen und Testosteron hat die Oberhand. Das heißt dann, dass bei den Frauen, bei denen es ganz extrem wird, ein kleines Bärtchen wächst. Zuerst kümmerlich, so mit einzelnen Borsten am Kinn, und im Laufe der Jahre werden es immer mehr. Manchmal wird auch die Stimme tiefer. So, und letztendlich kann es dazu kommen, dass sich das Körperfett im Bauchraum ansammelt. Das heißt dann, dass der Bauch im Vergleich zu den Schenkeln und dem Po und den Armen immer dicker wird."

„Na superklassetoll! Jetzt weiß ich auch, wo meine Hexenhaare herkommen, die ich mir am Kinn schon zum x-ten Male auszupfen musste", stöhnte Claudia. „Kann man denn nichts dagegen machen?"

„Schon. Du hast zwei Optionen, entweder einen Rasierer kaufen oder die Hormone durch eine Therapie wieder ausgleichen."

„Na, prima! Hast du nicht auch so fiese Barthaare?", fragte sie und strich suchend mit ihrem Handrücken um mein Kinn herum.

„Eh ... lass das!", sagte ich und zog meinen Kopf zurück. „Nein, das habe ich nicht, würde mir gerade noch fehlen! Bart und Zornesfalte, da sehe ich ja gleich wie ein Mann aus!" Vorsichtig hob ich meinen Pony über der Stirn an und tippte mit dem Finger auf meine tiefe Zornesfalte über der Nase. „Man könnte ja gerade meinen, da hätte einer mit der Axt reingehauen, so tief sind die Falten schon. Das ist grauenhaft!"

„Ach deswegen trägst du neuerdings Pony! Eine erstklassige Lösung. Was willst du, der Pony steht dir gut und verdeckt dabei noch die Falten. Perfekt!", lachte Claudia.

„Aber wehe, es ist windig ... Am liebsten würde ich mir die Haare auf den Falten mit Klammern festtackern. Weißt du, genauso wie wir früher die Hüte auf den Köpfen unserer Barbie-Puppen festgemacht haben."

„Ich habe die Hüte bei meinen Barbies immer mit Reißnägeln festgemacht. Das wäre, glaube ich, ein bisschen schmerzhaft für dich."

„Da hast du recht!", bestätigte ich lachend. „Aber irgendwie muss bald eine Lösung her. Nicht nur der Wind ist zu meinem Feind geworden, sondern auch meine eigenen Haare. Meine Haare sind so dünn und wenig geworden, das macht mich total fertig. Ergo kann ich mit dem Pony die Falten auch nicht mehr lange verstecken."

„Mach dir keine Sorgen, Moni, für alles gibt es eine Lösung und gegen Zornesfalten gibt es doch Botox! Wenn ich so darüber nachdenke, bleibt uns wirklich nicht mehr viel. Wir verbrennen pro Tag dreihundert Kalorien weniger und nehmen an Gewicht und Falten zu – da darf man doch wenigstens zur allgemeinen

Aufheiterung mal einen trinken. Ich bestell noch mal zwei, okay?"

„Also ich weiß nicht, ich krieg von Alkohol noch mehr Hitzewallungen als sonst." Ich zögerte.

„Na passt doch! Ich auch! Dann lass uns gleich noch zwei bestellen. Meinst du, ich riskiere mehr Hitzewallungen und eine schlaflose Nacht nur für ein einziges Glas Prosecco? Heute darf's mal mehr sein. Ich heiz dir so richtig ein, Baby!", sagte Claudia und klopfte sich dabei selbst auf die Schulter.

„Darf's zum Prosecco auch noch sein eine kleine Tiramisu?", fragte Giuseppe freundlich, als wir die Proseccobestellung bei ihm aufgaben.

„NEIN DANKE!", kam es unisono von Claudia und mir, und zwar so unfreundlich, dass der arme Giuseppe zusammenzuckte.

„Iche wollte doch sein nur freundlis ...", sagte Giuseppe und zog kopfschüttelnd ab. „Verstehe einer die Donne ..."

„Okay, beim Alkohol mach ich mit", sagte ich, noch über Giuseppes Gesicht lachend, als er mit beleidigter Schnute abzog. „Aber beim Botox, da bin ich noch skeptisch. Obwohl. Sag mal, kannst du dich noch an Astrid erinnern?"

„Klar doch, wenn du die blöde Kuh meinst, die sich immer für die Allerschönste hielt."

„Richtig", sagte ich. „Und sie tut und ist es immer noch!"

„Wie das denn?"

„Botox!"

„Wirklich?", fragte Claudia neugierig.

„Ja und schon seit ... warte mal, jetzt haben wir ... Genau, seit über zehn Jahren."

„So lange schon? Das muss doch ein Vermögen kosten. Alle paar Monate mindestens fünfhundert Euro oder so! Wo hat die denn das Geld her?"

„Na, von ihren Lovern. Die lebte doch schon immer auf Kosten ihrer wechselnden Lebensgefährten."

„Die war auch schon immer das Paradebeispiel einer Frau, die ihr Leben über Männer definiert", stellte Claudia fest.

„Jetzt hat sie auch wieder einen Neuen."
„Echt? Schon wieder? Wen denn?"
„Mir hat jemand erzählt, dass sie mit Philipp zusammen ist. Weißt schon, Rohrverleger-Philipp."
„Nö. Rohrverleger-Philipp?" Claudia kramte in ihrem Gedächtnis.
„Der Spross, dessen Vater die Installateur-Firma gehört. Grosse, Philipp Grosse. Na, dämmert's?", half ich ihr auf die Sprünge.
„Ach der! Na, da hat sie sich mal wieder einen dicken Fisch an Land gezogen, alle Achtung! Aber warte mal, der stand doch immer auf große Titten, deswegen konnten wir beide bei ihm damals nie landen." Erinnerte sich Claudia. „Schade eigentlich, ist ein süßer Typ ..."
„... gewesen!", unterbrach ich sie. „Also erstens hat sich Astrid vor zwei Jahren die Dinger vergrößern lassen und zweitens hat dein süßer Typ heute selber welche und eine Halbglatze."
„Nee, das glaub ich jetzt nicht." Claudia lachte schallend. „Scheiße! Er ist zum Schwabbel geworden? Und die hat sich echt ihre Möpse vergrößern lassen? So eine blöde Kuh! Die schreckt doch vor nichts zurück."
„Die Auslese ist hart, Baby! Das fängt schon beim Gemüse im Supermarkt an."
„Was? Gemüse, Supermarkt? Ich verstehe dich nicht!"
„Die Auslese! Beim Gemüse geht's schon los! Wusstest du, dass es über vierzig Prozent an Obst und Gemüse aus Schönheitsgründen gar nicht erst in die Verkaufstheken der Supermärkte schaffen? Aus Mangel an Schönheit entsorgt!"
„Da haben wir ja Glück, dass wir kein Gemüse sind", lachte Claudia. „Sonst würden wir jetzt in der ‚Halber-Preis-Kiste' beim Gemüse von letzter Woche liegen. Und Astrid wäre folglich gentechnisch verändertes, schön anzusehendes, aber vitaminloses Klongemüse."
„Ja, nur sieht man dem schönen Klongemüse die künstliche Veränderung gar nicht an. Bei Astrid fällt das auch nur auf,

wenn man sie von früher kennt – also vor dem ganzen Rumgeschnippel. Aber irgendwie finde ich das schon wieder cool. Die Lady war schon immer knallhart, hat nie lange gefackelt. Wenn sie was wollte, dann hat sie es sich nicht erfragt, sondern genommen. Die gehört zu den Über-Leichen-Läufern. Ich weiß noch, wie lässig sie von ihrer ersten Fettabsaugung erzählt hat."

„Was? Das auch noch?", kreischte Claudia wütend. „Und auf so eine Plastikfrau steht der Philipp? Frankensteins Traum wird wahr ... "

„Ich weiß ja nicht, ob der das alles weiß", sagte ich nachdenklich.

„Na, alles nicht, aber etwas davon liegt ja wohl auf der Hand, um nicht zu sagen in seiner Hand", gackerte Claudia wieder los. „Nämlich jede Menge Silikon!"

„Astrid wird auf jeden Fall mit ihren Wechseljahren keine Probleme haben – zumindest äußerlich! Das garantiere ich dir!"

„Höre ich da einen Anflug von Neid?", fragte Claudia.

„Ja, weißt du, es ist doch so aufregend, jung und schön zu sein. Und wenn man den Mut hat, was, denke ich, viel wichtiger als Geld ist, dass man sich unters Messer legt, dann kann man diese Aufregung noch locker zehn Jahre oder mehr in die Länge ziehen."

„Mag schon sein, aber willst du das wirklich? Kannst du dir vorstellen, alle paar Monate zum Botoxen zu müssen, damit das Gesicht nicht in sich zusammenfällt, und wer weiß welche Risiken damit verbunden sind? Wenn die das schon zehn Jahre lang macht ... ich weiß nicht. Und denk doch nur mal an diesen Skandal mit den Brustimplantaten aus Frankreich. Die Frauen mussten sich doch zwangsläufig das Zeug wieder rausholen und gleich wieder neue Kissen reinmachen lassen. Ob sie noch mal wollten oder nicht. Ansonsten würden denen doch die leeren Hautsäcke um die Ohren schlackern. Weltweit soll bis zu einer halben Million Frauen davon betroffen sein, die Armen. Also nee. Da bleib ich doch lieber so, wie ich bin, und altere in Würde."

„Was ist das denn jetzt für ein Dummgeschwätz? In Würde altern? Du klingst, als ob wir schon sechzig wären. Ich will noch nicht altern. In mir drin fühle ich mich noch viel zu jung dazu – na ja, mein Kopf und meine Seele fühlen sich noch zu jung dazu, mein Körper scheint allerdings anderer Meinung zu sein. Im Moment komme ich mir vor wie eine Fünfundzwanzigjährige, gefangen im Körper einer Sechzigjährigen. Theoretisch könnte ich schon den Rentenantrag stellen", sagte ich müde.

„Hast ja recht. Eigentlich sind wir jetzt im besten Alter. Wir sind zwar Männern in unserem Alter schon zu alt, aber es gibt genug junge Männer, die jetzt auf uns stehen, weil sie ihren Mutterkomplex an uns ausleben können."

„Also, was redest du denn da für einen Stuss daher? Mutterkomplex? Bis jetzt habe ich es geschafft, keine Alkoholikerin zu werden, aber mit diesen Aussichten! Mein Sohn wird bald dreißig. Meinst du, ich könnte mit einem Jüngchen im Alter meines Sohnes ins Bett gehen?"

„Tja, da habe ich einen krassen Vorteil! Ich habe kein Kind, also kommt mir auch nicht der Gedanke, dass einer der jüngeren Lover mein Sohn sein könnte."

„Oh, Claudia, echt jetzt, was willst du denn mit den Milchzähnen?"

„Um dir deine Frage zu beantworten, zitiere ich Madonna. Die hat mal einen tollen Spruch über ihre jungen Lover gesagt: ‚Junge Männer wissen zwar nicht genau, was sie im Bett tun, aber sie tun es die ganze Nacht ...'" Claudia zwinkerte mir zu.

„Ganz davon abgesehen, mache ich mir gar keine Gedanken wegen einem jungen Lover. Ich habe nämlich gar keine Lust mehr auf Sex, das weißt du doch! Somit hat sich dieser moralische Konflikt auch erledigt."

„Ja, stimmt, das hast du mir erzählt. Ist das immer noch nicht besser geworden?"

„Nein, leider nicht", sagte ich. „Meine Frauenärztin hat mir zwar bestätigt, dass die Lust wieder käme, wenn mein Körper zur Ruhe kommt, also wenn ich wieder schlafen kann, aber bis jetzt hat sich noch nichts getan. Wahrscheinlich schlage ich bald deinen damaligen Rekord. Wir haben nämlich jetzt schon seit vier Wochen keinen Sex mehr."

„Lass das bloß nicht einreißen, das sag ich dir. Da kommst du nicht mehr raus, je länger die Enthaltsamkeit andauert. Du musst unbedingt mit deinem Michael wieder vögeln, hörst du?", sagte Claudia eindringlich. „Ich weiß, wovon ich spreche!"

„Ja? Und, wie ist es denn bei euch mittlerweile?"

„Ach hör auf! Auf Klaus hab ich gar kein Bock mehr, aber wehe, ich sehe einen Mann, der in mein Beuteschema passt. Da schießen mir Sexfantasien durch den Kopf, dass sogar ich Angst vor mir bekomme. Ich verstehe das nicht mehr. Früher war alles so einfach. Da habe ich über Sex nicht nachgedacht, sondern gemacht!"

„Was sollen wir denn machen? Ich weiß auch nicht, wo meine Lust wieder herkommen soll. Vielleicht war es das jetzt wirklich? Nicht nur mein Körper verändert sich zusehends, alles verändert sich, alles bricht auseinander. Mein ganzes Leben ist hinüber."

„Unsere christliche Kultur scheint wirklich auf Leid zu basieren. Die Wechseljahre Evas – der verdiente Leidensweg nach jahrelangem, lustvollem Sex, ohne dem Ziel der Vermehrung zu folgen."

„Du kannst ja vielleicht ironisch sein!", stellte ich fest.

„Ist doch so. Na komm, reiß dich zusammen. Das kriegst du schon wieder hin! Ich weiß gar nicht, was du willst. Du siehst für dein Alter fantastisch aus, da regelt sich alles andere bestimmt auch bald wieder!"

Claudia tätschelte liebevoll meine Hände. Am liebsten hätte ich gleich wieder losgeheult.

„Oje, danke, aber das Gutaussehen ist bloß an der Oberfläche und kostet mich enorm viel Mühe. Wehe, man kratzt ein bisschen an mir rum! Ich krieg gar nichts mehr gebacken. Meine Welt zerbricht um mich herum. Mit jedem weiteren Tag bröckelt ein bisschen mehr von meinem Leben ab. Ich glaub, ich schaff's nicht mehr, ich kann einfach nicht mehr."

„Ach, komm schon, sicher haben wir bald die Wechseljahre hinter uns", sagte Claudia leise. Allerdings konnte ich ihren unsicheren Unterton deutlich heraushören.

„Sollte mich dieser Satz jetzt etwa aufmuntern? Ich bin wirklich verzweifelt!"

„So schlimm ist es doch jetzt auch nicht, komm!"

„Jetzt redest du schon so blöd daher wie Michael", unterbrach ich Claudia. „Für mich ist es aber so schlimm! So wie ich mein Leben im Moment führe, kotzt es mich dermaßen an! Alleine mein Schlafproblem – alles dreht sich nur noch darum. Kann ich heute Nacht schlafen? Wie lange dauert es heute, bis ich einschlafe? Werde ich durchschlafen können? Wie oft werde ich aufwachen? Und ständig und immer wieder wache ich auf und kann nicht mehr einschlafen. Keine Ruhe ist mir gegönnt.

Und dann die Stimmungsschwankungen. In einem Moment kann ich befreit lachen, fünf Minuten später unaufhörlich heulen und in den nächsten paar Minuten mein komplettes Geschirr gegen die Wand donnern. Hinzu kommt diese unbändige Wut auf alles, auf die Welt, auf mein Leben und auf meinen Körper, der mich unterkriegen will. Alles scheint sich gegen mich verschworen zu haben. Ich bin nicht mehr ich. Ich dreh mich im Kreis und mir wird schlecht dabei. Vor einer Woche habe ich die Entzündung im Ohr wieder bekommen und davor hatte ich über drei Wochen hinweg wieder meine Bindehautentzündung."

„Aber ...", unterbrach mich Claudia.

„Unterbrich mich jetzt nicht", sagte ich barsch. „Ich bin noch lange nicht fertig, weil ich nämlich vor Kurzem eine Blasenentzündung auskurieren musste, und zwar gleich im Anschluss nach meiner Gürtelrose, die mir Höllenschmerzen bescherte. Die Gürtelrose war voraussichtlich eine Reaktion auf meine andauernden Schlafstörungen, die mein Immunsystem lahmlegten, sagte die Ärztin. Weißt du, so Kleinigkeiten wie aus dem Nichts aufkommende Übelkeit oder hämmernde Kopfschmerzen und Panikattacken erwähne ich schon gar nicht mehr. Neulich Nacht sprang ich auf und geriet in eine groteske, mir unerklärliche

Panik. Ich rannte ziellos in der Wohnung umher. Ich war voll auf Adrenalin. Erst nach einer Stunde grundloser Heulerei konnte ich mich wieder beruhigen. Ich zitterte am ganzen Körper. Michael war ratlos und hielt mir überaus irritiert das Händchen, bis ich mich wieder beruhigt hatte.

Ja dreh ich denn jetzt komplett durch? Was, bitteschön, soll noch kommen? Jeden Tag, ich schwör's dir! Jeden Tag habe ich etwas anderes. Sieh mich an! Ich habe Tränensäcke unter den Augen! Meine Lippen werden immer dünner. Meine Haut ist fahl geworden und manchmal fast schon gelb. Außerdem hängen meine Schultern und ich gehe zunehmend gebeugter!"

„Hör auf! Ach du je, meine Liebe, das hört sich ja furchtbar an!", sagte Claudia jetzt noch leiser.

„Ja, so sieht es bei mir aus. Ich habe einfach keine Freude mehr am Leben, zumindest an meinem derzeitigen Leben. Jeden Tag kommt was Neues. Auch wenn es nur Winzigkeiten sind wie der Hautausschlag um meinen Bauchnabel herum oder der Fußpilz."

„Fußpilz? Auch das noch! Das ist ja gruselig. Aber den kriegt man sicherlich auch ohne Wechseljahre."

„Ja, sicherlich. Aber ich frage mich, warum ich das jetzt alles geballt bekomme."

„Weißt du, Moni, du musst auch nicht immer mit dem Finger schnipsen und ‚hier' rufen, wenn es um Krankheiten geht!"

„Danke für den guten Tipp", sagte ich müde.

„Vielleicht solltest du mal einen Psychiater aufsuchen? Das hört sich bei dir irgendwie ganz schön depressiv an", sagte Claudia besorgt.

„Hast du noch so einen guten Tipp?", sagte ich sarkastisch. „Ich war schon bei zwei!"

„Wirklich? Und was sagen die so?"

„Vergiss es! Der eine Seelenklempner war dermaßen unsympathisch, dass ich gleich auf dem Absatz wieder kehrtgemacht habe. Und der andere entpuppte sich schon nach der ersten Sitzung als destruktiver Depp. Er stellte mir gleich zu Anfang eine saudoofe Frage, die er ständig wiederholte. Die Frage habe ich während meiner Entbindung von so einer bescheuerten Esoterik-Hebammen-Tante auch schon mal gehört."

„Und die wäre?", fragte Claudia neugierig.

„Ob ich Angst hätte loszulassen."

„Und, hast du?"

„Was?"

„Angst loszulassen?"

„Quatsch. Wenn dem so wäre, hätte ich bestimmt meinen ersten Ehemann nicht verlassen und meine zwei weiteren Beziehungen hätte ich auch nicht beendet, sondern geklammert bis zum Gehtnichtmehr. Ganz davon abgesehen hätte ich dann auch keine zwei Jahre in Frankreich studiert, oder? Wie soll das gehen, wenn man weder Heim noch Herd loslassen kann? Und außerdem bin ich die Erste, die zum Flohmarkt geht. Zu gerne lasse ich dabei meine alten Klamotten los. Ich glaube einfach, das ist so eine Universalfrage aller Psychiater. Wahrscheinlich antworten neunzig Prozent der Befragten mit ja und dann wird erst mal Loslassen geübt. Ich jedenfalls bin die beste Loslasserin der Welt", schloss ich.

„Und jetzt? Wie soll das denn mit dir weitergehen, wenn dich nicht mal professionelle Hilfe weiterbringt?"

Ich kramte in meiner Handtasche rum. „Hier", sagte ich, als ich fündig wurde. „Das hat mir der zweite Psychiater nach einem nicht mal zwanzigminütigem Gespräch verschrieben. Antidepressiva!"

„Antidepressiva?", echote Claudia. „Was passiert eigentlich, wenn man die Dinger nimmt? Gib mal her", sagte sie, fischte den Beipackzettel aus der Schachtel und begann laut vorzulesen:

„... gehört zu einer Gruppe von Arzneimitteln, die als Antidepressiva bezeichnet werden, und wurde Ihnen zur Behandlung Ihrer depressiven Erkrankung verschrieben. Bei einer depressiven Erkrankung handelt es sich um eine andauernde Störung der Stimmungslage, die das Leben im Alltag beeinträchtigt.

Die Symptome der depressiven Erkrankung sind bei den betroffenen Patienten unterschiedlich, dazu zählen jedoch häufig tiefe Traurigkeit, ein Gefühl der Wertlosigkeit, der Verlust des Interesses an Lieblingsbeschäftigungen, Schlafstörungen, das Gefühl, gebremst zu sein, Angstgefühl sowie Gewichtsveränderungen ...

„Großer Gott – das trifft ja genau auf dich zu. Und auch ein bisschen auf mich", stellte Claudia fest. „Ja, aber das nimmst du doch nicht etwa? Wenn ich das hier lese, da wird mir ja angst und bange. Hast du dir das genau durchgelesen? Hör mal, was da steht." Sie las weiter.

„Suizidgedanken und Verschlechterung Ihrer Depression. Wenn Sie depressiv sind, können Sie manchmal Gedanken daran haben, sich selbst zu verletzen oder Suizid zu begehen. Solche Gedanken können bei der erstmaligen Anwendung von Antidepressiva verstärkt sein, denn alle diese Arzneimittel brauchen einige Zeit, bis sie wirken. Es kann hilfreich sein, wenn Sie einem Freund oder Verwandten erzählen, dass Sie depressiv sind. Bitten Sie diese Personen, diesen Beipackzettel zu lesen. Fordern Sie sie auf, Ihnen mitzuteilen, wenn sie den Eindruck haben, dass sich Ihre Depressionen verschlimmern, oder wenn sie sich Sorgen über Verhaltensänderungen bei Ihnen machen.

„Harter Stoff!" Das hört sich ja furchterregend an. Versprich mir, dass du das Zeug nicht anrührst!" Besorgt sah Claudia in die Schachtel um herauszufinden, ob ich von diesen Tabletten genommen habe.

„Oh, da mach dir mal keine Sorgen. Als ich die Nebenwirkungen las, ist mir schon alles vergangen – Depressionen hin oder her. Der Stoff ist mir dann doch ein bisschen zu heavy."

„Ein bisschen zu heavy ist leicht untertrieben", sagte Claudia und steckte den Beipackzettel angewidert in die Verpackung zurück. „Also ich finde diesen Psychiater verantwortungslos.

Der kennt dich doch gar nicht und hat dir schon nach zwanzig Minuten das Zeug verschrieben. Junge, Junge, so schnell kann man zum Antidepressiva-Junkie werden. Das hätte ich jetzt nicht gedacht. Hat er dich überhaupt nach deinen Wechseljahrbeschwerden gefragt? Ich meine, deine Depressionen kommen ja offensichtlich daher. Ich kenne dich schließlich schon ewig und du warst noch nie so mies drauf. Nicht mal, als dein Sohn in dieser furchtbaren Baby-Dauer-Schreiphase war. Oder als du deinen Golf Cabrio geschrottet hast ..."

„Wie bitte?"

„Vergiss es, war nur Spaß. Was ich damit sagen will, ist, dass dich so schnell nie was aus der Bahn werfen konnte und dass ich es auf jeden Fall verstanden hätte, wenn du damals ausgeflippt oder depressiv geworden wärst. Dir fehlen ganz bestimmt nur Hormone und wir müssen rausfinden, welche. Was sollen wir denn jetzt machen?"

Ach, ist meine Freundin nicht lieb und teilnahmsvoll? Das tat mir richtig gut.

„Keine Ahnung", sagte ich dennoch traurig. „Wenn ich könnte, würde ich einen Deal mit Gott machen."

„Was? Seit wann glaubst du an Gott?"

„Na ja", sagte ich zögerlich. „Noch nicht so richtig, aber du musst bedenken, dass wir jetzt mit unseren bald fünfzig Jahren in die zweite und somit letzte Lebenshälfte übergehen, die unweigerlich mit dem Tod endet. Vielleicht wäre es sinnvoll, wenn wir mal allen Religionsgemeinschaften beitreten, nur so zur Sicherheit ... Man weiß ja nie, was einen danach erwartet. Falsche Religion und du musst wiedergeboren werden oder kommst nicht ins Paradies oder irgend so was – wer weiß?"

„Das ist jetzt nicht dein Ernst?"

„Nö", lachte ich. „Ich übe mich in Wechseljahr-Humor. Alles, was ich sage, brauchst du auch nicht ernst zu nehmen!"

„Du kommst auf Ideen! Bevor du religiös wirst, solltest du es mal mit einer Selbsthilfegruppe für Frauen in den Wechseljahren versuchen", feixte Claudia. „Gibt es so was überhaupt?"

„Deine Ideen sind aber auch nicht von schlechten Eltern", sagte ich schmunzelnd. „Keine Ahnung, ob es so was gibt."

„Ja, eine gute Frage", Claudia dachte angestrengt nach. „Es gibt doch für alles Selbsthilfegruppen, für Tinnitus, Krebs, Suchthilfe ... Aber für Frauen in den Wechseljahren? Da bin ich jetzt überfragt. Wir sollten das mal googeln!"

„Da lach ich ja jetzt schon. Stell dir vor: Da sitzen dann Frauen um die fünfzig im Kreis, alle am Rande des Wahnsinns, stellen sich mit ihren Vornamen vor und erzählen munter und zwanglos von ihren Hitzewallungen, Sexflauten und täglich zunehmenden Plauzen. Die Eintrittskarte zu dieser Selbsthilfegruppe wäre dann quasi der vom Arzt festgestellte Hormonstatus. Und die Frau, die mit den miesesten Hormonwerten aufwarten kann, darf Erste Vorsitzende werden. Hahaha!"

„Ein offenes Gespräch über Körperfett ist allemal amüsanter als Antidepressiva nehmen zu müssen", sagte Claudia mit erhobenem Zeigefinger.

„Ja, da hast du recht. Diese Antidepressiva nehme ich garantiert nicht, keine Sorge! Ich wollte sie dir nur mal gezeigt haben. Aber irgendwas muss ich tun. Ich bin komplett am Ende. Ich krieg das nicht mehr auf die Reihe, verstehst du? Ich kann das nirgendwo einordnen. Nur weil mein Körper aufgehört hat, Hormone zu produzieren, heißt das doch noch lange nicht, dass ich aufhören will, Freude am Leben zu haben. Und beruflich geht es bei mir in letzter Zeit auch immer mehr bergab. Ich bin einfach zu unkonzentriert, um neue Aufträge zu akquirieren. Momentan arbeite ich noch an zwei Projekten. Das eine hat sich in den nächsten Tagen erledigt und das andere ist in zwei Monaten ausgelaufen. Und dann?"

„Das hört sich nicht gut an. So eine berufliche Flaute hattest du ja noch nie."

„Richtig! Und die Flaute liegt ganz alleine an mir. So sieht es aus. Stell dir vor – aber sprich bloß mit niemandem darüber –, seit einem halben Jahr bewerbe ich mich um eine Festanstellung."

„Nach über zwanzig Jahren willst du deine Selbstständigkeit aufgeben?" Claudia war sichtlich betroffen.

„Ja, was soll ich denn machen? Ich hab für den aufreibenden Job einer Selbständigen einfach keine Kraft mehr. Und ein Ende dieser unsäglichen Wechseljahre ist nicht in Sicht. Im Gegenteil, mir geht es immer mieser. Wie soll das denn weitergehen?"

„Verstehe. Hast du schon was in Aussicht?", fragte Claudia.

„Nö, und halt dich fest, jetzt kommt der nächste Hammer! Überall, wo ich mich bewerbe, bekomme ich durch die Blume mitgeteilt, dass man sich etwas Jüngeres vorstelle."

„Das ist ja eine bodenlose Unverschämtheit", unterbrach mich Claudia wütend. „Du bist doch noch so jung. Und was du alles an Erfahrung mitbringst – sind die denn alle bescheuert?"

„Ja, das gleiche dachte ich mir auch. Ich finde, ich bin ein Ass auf meinem Gebiet. Und einen weiteren großen Vorteil gegenüber jüngeren Frauen habe ich auch: Meine Familienplanung ist definitiv abgeschlossen. Die wollen doch heute nur noch Frauen, die ausschließlich für Arbeit und Karriere zur Verfügung stehen. Große Firmen finanzieren ihren jungen, ehrgeizigen Mitarbeiterinnen mittlerweile schon eine Runde Social Freezing, um sie nicht durch eine vorzeitige Familienplanung zu verlieren. Das muss man sich mal klarmachen. Vorsorgliches Einfrieren von unbefruchteten Eizellen kostet um die Zwanzigtausend. Dieser ganze Wahnsinn verschlingt Unsummen und zu mir sagt man, dass ich aufgrund meiner hohen Qualifizierung zu teuer käme? Das erklär mir mal. Wie stellt sich die Wirtschaft das eigentlich vor? Wir Frauen müssen im Beruf alles geben und zwar so lange, bis wir unsere Jugend und Attraktivität aufgebraucht haben. Und wenn das nicht mehr gewährleistet ist, so in etwa knapp vor den Vierzigern, dann können wir endlich mal die Eizellen aus der Kühltruhe holen, oder was?"

„Also, das ist doch ...", empörte sich Claudia immer mehr.

„Ich hab schon über vierzig Bewerbungen geschrieben. Nichts. Meistens kamen die Absagen gleich. Und bei den wenigen Bewerbungsgesprächen, die ich hatte, wurde mir knallhart gesagt, dass meine Chancen nicht so gut stünden. Ich hätte zwar viel Erfahrung, aber durch eine gerechte Bezahlung wäre ich für die Stelle voraussichtlich viel zu teuer. Und außerdem würden ältere Leute häufiger krank, das rechne sich dann nicht. Na danke auch für die Einladung zum Gespräch! Sehe ich jetzt schon aus wie ‚ältere Leute'? Natürlich habe ich den Personalleiter gefragt, warum er mich überhaupt zum Vorstellungsgespräch bat, wenn er doch anhand meiner Bewerbung wusste, dass ich zu den älteren Leuten gehöre. ‚Frauenquote', sagte er nur. Er müsse sich die Bewerberinnen anschauen. Also war ich lediglich ein Frauenquoten-Alibi. So, und bei der letzten Bewerbung habe ich mich dann einfach acht Jahre jünger gemacht."

„Aber das ist doch Betrug", unterbrach mich Claudia.

„Ja, und? Andere betrügen mit ihren Doktortiteln und ich mit meinem Alter. Wo ist das Problem? Außerdem hat's eh nichts genützt."

„Wieso?"

„Na ja, nachdem ich keine Antwort auf meine Bewerbung bekam, bin ich einfach direkt hingegangen. Der Personalleiter hat zuerst rumgedruckst, aber dann ließ er durchblicken, dass sie sich für den Empfang in der Kanzlei eine Dame so knapp an die dreißig vorstellen. In dem Alter sei man nämlich belastbarer. Ich solle es aber nicht persönlich nehmen, sagte er abschließend entschuldigend."

Claudia schüttelte den Kopf. „Wie denn dann, wenn nicht persönlich? Noch jünger als vierzig muss man also sein, um als Frau einen Job am Empfang einer stinknormalen Kanzlei zu bekommen. Was stellt der sich vor? Eine Zwanzigjährige in Hotpants? So ein Idiot!"

„Das war so ein richtig aalglatter, viel zu junger Manager-Fuzzi! Es ist so deprimierend, wenn ein Jungspund, der mein Sohn sein könnte, über meine Zukunft entscheidet. Und sag bloß nicht stinknormale Kanzlei!" Dann hob ich meine Stimme an und imitierte den Personal-Manager in näselnd-affektiertem

Ton: „Wir sind die größte Kanzlei in der Region und operieren weltweit!"

„Da bin ich aber platt, Herr Personal-Manager! Sie operieren auch?", fiel Claudia ebenso nasal in meinen Tonfall ein.

„Hahaha ... Aber mal Spaß beiseite. Nach den unfruchtbaren Ergebnissen sprach ich bei der Bundesagentur für Arbeit vor, allerdings half mir die Beraterin auch nicht sonderlich weiter. Gleich zu Beginn unseres Gespräches sagte sie mir unverblümt, dass über sechsundvierzig Prozent der Arbeitslosen ab fünfzig Jahren nach mehr als einem Jahr immer noch ohne neue Arbeitsstelle sind. Das zu hören, machte mir ja richtig Mut. Dann sagte sie noch, ich solle doch lieber weiterhin selbstständig bleiben, da wäre ich auf der sicheren Seite. Wieso gibt die mir so eine Empfehlung? Damit die Kuh mit ihrer Statistik auch weiterhin schön auf ihrer sicheren Seite bleiben kann, weil sie mich als Arbeitslose dann erst gar nicht aufnehmen muss? Das einzig Witzige an diesem Gespräch war ihr Name. Stell dir vor, die Beraterin hieß Frau Scheide."

Claudia prustete lachend los. „Nee! Echt jetzt? Gott, wäre mir das peinlich."

„Natürlich tappte ich gleich ins Fettnäpfchen, indem ich bei unserer Erstbegegnung lachend sagte: ‚Ups! Wissen Sie, was ich verstanden habe? Scheide, habe ich verstanden.' Woraufhin sie mit versteinerter Miene sagte, dass Scheide auch ihr Name sei: Scheide, wie die Wegscheide nur ohne Weg, sagte sie. Lustig, was?"

„Superlustig. Ich würde mehr darüber lachen, bei dem, was du mir erzählst, bekomme ich allerdings Panik", sagte Claudia mit großen Augen. „Stell dir vor, mein Chef hat nämlich, ohne mir was zu sagen, eine zusätzliche Freelancerin eingestellt, die mir angeblich unter die Arme greifen soll, wenn Not am Mann ist. Erst letzte Woche habe ich mich mit der dummen Kuh wieder gestritten. Die ist aber auch einfach zu dämlich. Ihretwegen musste ich neun Stunden mehr für einen Fall dranhängen, weil sie was mächtig versiebt hatte. Natürlich habe ich sie deswegen angemacht. Gut, mag sein, dass ich vielleicht etwas zu grob war, aber das ist jetzt schon das dritte Mal, dass sie mir einen Auftrag dermaßen vergeigt. Ja, und nach meiner Rüge ist sie gleich zum Chef gelaufen und hat ihm was vorgeheult."

„Und dann?", fragte ich.

„Dann kam mein Chef zu mir und meinte, dass wir uns vertragen sollen. Schließlich sei ja ich die Ältere und könne mit einer Entschuldigung ihr gegenüber den Anfang machen. Das hat mir ganz schön gestunken – die Ältere ... ich ... und dann soll ich mich auch noch entschuldigen? Ich arbeite seit zwanzig Jahren mit ihm zusammen und plötzlich kommt er ohne eine Ankündigung mit diesem dummen Huhn daher, das keine dreißig ist. Wir brauchen gar keine zusätzliche Mitarbeiterin und erst gar nicht so eine unerfahrene, die mehr Schaden anrichtet als sonst was. Was denkt der sich eigentlich dabei? Natürlich habe ich ihn darauf angesprochen, er winkte allerdings nur ab und meinte ohne eine weitere Erklärung, dass wir miteinander auskommen müssen."

Zischend zog ich die Luft durch die Zähne ein. „Nachtigall, ick hör dir trapsen", sagte ich. „Schleudersitzalarm? Tausche alt gegen neu?"

„Genauso sehe ich das mittlerweile auch. Und jetzt kommst du noch mit deinen Horrormeldungen von wegen Altersarbeitslosigkeit und so."

„Echt tolle Aussichten. Ich sehe uns Frauen ab vierzig schon heimlich Schwangeren im Supermarkt auflauern, um beim höflichen Geplauder an der Käsetheke ihre Jobs auszuspionieren. So steigt wenigstens die Chance, eine Schwangerschaftsvertretung an Land zu ziehen."

„Großer Gott, wie sollen wir denn so unsere fehlenden Rentenbeiträge zusammenkratzen?"

„Jetzt bitte keine Panik", sagte ich. „Ich hab ganz andere Probleme im Moment. Wenn ich jetzt auch noch über meine Rente nachdenken muss, dann liefere ich dir den besten Gegenbeweis zur Behauptung meines destruktiven Psychiaters von wegen, dass ich nicht loslassen könne. Ich zeige dir dann nämlich, wie gut ich loslassen kann, und zwar ein Brückengeländer! Nicht ohne vorher meine Prada-Handtasche mit Backsteinen beschwert zu haben."

„Also, wenn du dich von der Brücke stürzt, könntest du doch die Prada-Handtasche vorher ..."

„... dir geben?", nahm ich Claudia das Wort aus dem Mund. „Kommt gar nicht infrage, auf die habe ich drei Jahre lang gespart! Die nehme ich mit in die Fluten!"

„Einen Versuch war's wert", moserte Claudia, um mich gleich darauf mit ernsten Worten anzumaulen. „Aber jetzt spinn hier mal nicht so rum! Von wegen von der Brücke springen und so. Bis jetzt sind wir noch immer gut durchgekommen und sehen dabei gar nicht mal so übel aus."

„Oh Claudia. Soll mich dieser Satz jetzt etwa beruhigen? Das hat vielleicht früher ganz gut geklappt, aber jetzt? Was glaubst du, wie lange wir aus unserer verbliebenen Restattraktivität noch Nutzen ziehen können? Als Frau sind wir doch aus Sicht der Männer schon ab vierzig uralt. Seit Jahren müssen wir beide uns schon stärker schminken und mehr Zeit in unser Äußeres investieren. Wir können uns noch so toll herausputzen, die Haare schön machen, teure Designerklamotten und scharfe High Heels tragen – letztendlich kommt das alles früher oder später gegen ein faltenfreies, junges Gesicht nicht mehr an", sagte ich bitter. „Und wie lange werden uns unsere Männer noch lieben?" Ich seufzte.

„Wir sind doch immer noch begehrte Sexualobjekte, oder?", flüsterte Claudia verunsichert. „Wo sind die guten alten Zeiten nur hin?"

„Du Arme, hab ich dich aufgeweckt?", fragte ich ironisch und tätschelte dabei ihre Hand, während sie mit einem verzweifelten Blick in meinem Gesicht fragend nach der vergangenen Jugend forschte. „Na prima, ich sag's ja immer wieder. Geteiltes Leid ist doppeltes Leid. Entschuldige, jetzt bist du auch noch schlecht drauf, nur weil ich dich mit meinen Sorgen vollgelabert habe."

Claudia blickte nachdenklich und schien dann eine zündende Idee zu haben, zumindest behauptete das ihr Gesichtsausdruck. „Was ist mit unseren Plänen fürs Alter? Wir haben uns doch so viel vorgenommen, wenn wir endlich nicht mehr arbeiten müssen. Wir wollten reisen, wandern, tanzen ..."

„Tanzen? Ich komme morgens kaum mehr aus dem Bett und du willst in schätzungsweise zwanzig bis fünfundzwanzig Jahren – so lange werden wir wohl noch arbeiten müssen, weil die Rente für uns Frauen hinten und vorne nicht reicht – tanzen gehen? Und mit wem? Unsere Männer sind dann laut Statistik schon längst unter der Erde oder mit einer Achtzehnjährigen verheiratet. Rent a Rentner, oder wie?"

„Jetzt mach doch nicht alles mies! Komm schon, wir können uns doch noch auf so viel freuen und viele neue Erfahrungen sammeln."

„Klar. Freuen. Auf die Rente und auf geregelte Mahlzeiten im Seniorenheim", unterbrach ich Claudia lachend. „Und neue Erfahrungen sammeln wir mit Erwachsenenwindeln, Rollator und Demenz!"

„Ach Mensch", sagte Claudia klagend, „das kann's doch nicht gewesen sein."

„Sei nicht traurig. Weißt du was? Wir sparen jetzt schon fleißig aufs neue Hüftgelenk und mit ein bisschen Glück rocken wir mit fünfundsiebzig noch jeden Tanzschuppen. Okay?"

„Na gut. Und jetzt?"

„Jetzt", sagte ich mit ungeahnter Unternehmungslust, „jetzt zahlen wir und gehen in den *Jazzkeller*. Wenn wir Glück haben, sind nicht so viele junge Mädels dort. Ich kann nämlich derzeit den Ist-die-nicht-zu-alt-für-diesen-Laden-Blick nicht ertragen."

„Ach, die sind doch nur neidisch!", lachte Claudia.

„Wahrscheinlich ...", antwortete ich mit spitzem Mund. „Und wenn überhaupt neidisch, dann auf meine Prada-Tasche! Komm, lass uns gehen. Ich brauch was zu trinken. Bin schon ganz ausgetrocknet und hab Schüttelfrost, weil meine Hitzewallungen mangels Alkohol nachgelassen haben."

„Weißt du was?", sagte Claudia euphorisch, als wir im Auto saßen. „Lass uns wie früher mal wieder richtig auf den Putz hauen. Scheiß auf morgen, scheiß auf die Wechseljahre!" Dann drehte sie das Autoradio auf volle Lautstärke. Aus den Boxen schepperte Prince mit Kiss und wir grölten lautstark mit.

Mann, Mann, Mann, waren das Zeiten, als dieser Song aktuell war. Plötzlich war mir so, als wäre ich wieder zwanzig. Zwanzig, als meine Eierstöcke mich noch mit Östrogen überfluteten. War das Leben damals easy. Jeder Tag glich einer einzigen unendlichen Party. Wir waren so gut drauf! Nichts konnte uns erschüttern. Ja ja, damals als wir noch Eisprünge hatten ...

Claudia und ich sahen einander an, dann ließen wir gleichzeitig die Autofenster runter und schrien in voller Lautstärke „Scheiß auf die Wechseljahre!" in die Nacht hinaus. Prince gab sein Bestes dazu:

> *You don't have to be rich to be my girl*
> *You don't have to be cool to rule my world*
> *Ain't no particular sign I'm more compatible with*
> *I just want your extra time and your ... kiss*

Im Jazzkeller steuerten wir auf die hinterste Sofaecke zu und fläzten uns erschöpft vom Singen und Lachen in die Kissen. Kaum, dass wir unseren Cocktail hatten, kamen auch schon Sabine, Heike und Michaela zur Tür hereingepoltert.

„Hey, ihr beiden, gibt es euch auch noch? Toll, dass wir uns mal wieder alle zusammen treffen!" Nach einer Reihum-Bussi-Begrüßung ließ sich Heike auch schon in die Kissen fallen.

„Also bei uns gibt es heute nur Sitzerlaubnis, wenn ihr euch an unserem Thema beteiligt", sagte Claudia mit aufgesetzter Strenge.

„Und das wäre?" Sabine hielt erwartungsvoll in ihrem Vorhaben, sich setzen zu wollen, inne.

„Wechseljahre!", sagte ich und nahm einen großen Schluck von meinem Cocktail.

„Wechseljahre? Super Thema!", stöhnte Sabine. „Alle Welt spricht über Sadomaso-Schmonzetten und Erotikbücher und ihr wollt über die Wechseljahre reden? Eh, ihr Spaßbremsen, das ist jetzt nicht euer Ernst!"

„Doch, Wechseljahre", sagte Claudia todernst. „Wir sollten viel öfter darüber reden, oder gibt es hier irgendjemanden, der kein Problem damit hat?"

Ein großes Schweigen folgte als Antwort.

„Gut, dann wäre das auch geklärt! Das war genau die Antwort, die ich erwartet habe", sagte ich. „Also, wer fängt an?"

Damit war unser intellektueller Salon eröffnet ...

„Wie jetzt? Wer fängt an? Womit denn?", fragte Heike irritiert. Ihrem Gesichtsausdruck zu folgen, war sie gar nicht glücklich über unser Thema.

„Zu erzählen, du kleines, kleines Dummerchen", sagte Claudia und zwickte in Heikes Backen.

„Lass das!", zischte Heike und befreite sich unwirsch aus Claudias Backengriff.

„Oh ... sind wir heute Abend etwas gerrrrrrrreizzzzzzt?" Claudia hob schützend ihre Hände vor die Brust.

„Zickenalarm, oder was? Aufhören, Ladys!", versuchte ich zu schlichten. „Kämpft gegen eure nichtsnutzigen Hormone an, aber nicht gegen eure Freundinnen. Alles wird gut ..." Früher gingen wir deutlich gelöster miteinander um, dachte ich mir.

„Hast ja recht, entschuldigt", sagte Heike ehrlich bedauernd. „Das passiert mir in letzter Zeit öfter. Bei den geringsten Kleinigkeiten platzt mir der Kragen und hinterher tut es mir wieder furchtbar leid. Oh, wie ich mich dafür hasse ... und mein Freund mich erst ...!"

„Davon kann ich ein Lied singen", stöhnte Michaela und blickte ernst in die Runde. „Meine Tochter hat erst gestern gesagt, dass sie mich total bescheuert findet, weil ich durch meine ständig wechselnden Launen zwischen mies und ganz mies, die komplette Aufmerksamkeit der Familie auf mich ziehen würde. Sie meinte nämlich vorwurfsvoll, dass sie diejenige wäre, die ein Recht auf maximale Aufmerksamkeit in ihrer schwierigen Pubertätsphase hätte. Ich sag's euch, das ist nicht sonderlich aufbauend."

„Ich leide auch unter meinen Launen", sagte ich traurig. „Ist das nicht brutal? Wir durchlaufen einen vollen Hormonentzug, nur leider nicht so, dass wir sagen könnten: Okay, noch ein halbes Jahr und wir sind clean!"

„Abgesehen von meinen Launen bereiten mir mein Körper und meine Birne große Probleme!", platzte Heike dazwischen und legte los. Sie erzählte, dass sie in jeder Hinsicht unglaublich vergesslich geworden sei. Alles würde sie vergessen, verlegen, nicht wiederfinden, ihre Schlüssel, Namen, ihre Kinder beim Sport ... Nur ihre Knie, die unglaublich hässlich geworden seien, könne sie nicht vergessen. Nur noch Röcke und Kleider, die weit übers Knie ragen, könne sie tragen. Für einen kurzen Moment zog sie ihr Kleid nach oben. Wir sahen halbringförmige Hautfalten, die ihre Knie umspielten, als ob man Knetmasse zu kleinen Regenwürmern aufgerollt und darauf drapiert hätte. Schön war was anderes.

„Die größte Herausforderung war unser letzter Sommerurlaub", sagte Heike in einem Ton, in dem man Geheimnisse enthüllt. „Ich glaube, den kommenden Sommer überlebe ich nicht. Ich wusste bis vor einem Jahr gar nicht, dass man auch über den Knien Cellulitis bekommen kann! Ich dachte, das wäre nur am Hintern möglich."

„Nö, nö. Da musst du umdenken, meine Liebe. Überall, wo es Speck an uns gibt, und das ist zumindest bei mir derzeit überall, gibt es fiese Dellen. Wobei sie mir am Po am liebsten sind, da sehe ich sie wenigstens nicht. Na dann, shake it, Baby", lachte Claudia.

„Ich sehe blöderweise meine schwabbeligen Knie andauernd, will aber nicht, dass mein Freund sie sieht. Das ist gar nicht so einfach. Der diesjährige Sommerurlaub war der reinste Horror. Entweder musste ich mich so elegant verdreht auf dem Liegestuhl drapieren, dass meine Knie nicht auffielen, oder ich musste andauernd mit diesen Pareos rumlaufen. Dabei ist mein Hintern immer noch einer der schönsten Teile an mir. Den konnte man dann allerdings nicht mehr sehen. Ich sag's euch, wenn mein Freund wüsste, was ich für Knie habe, würde er sich sicherlich ganz schnell vom Acker machen. Hey, da gibt's hier gar nichts zu lachen. Wenn mein Typ von meinen Knien erfährt, wird er mir mit größter Wahrscheinlichkeit keinen Heiratsantrag mehr machen wollen. Und dann krieg ich nie wieder einen ab!" Heike blickte traurig auf ihre Fußspitzen.

„Ein Heiratsantrag wird zwar auf den Knien gemacht, aber hängt doch nicht von den Knien ab. Übertreibst du nicht ein bisschen?", sagte ich. „Außerdem wäre das dann deine dritte Ehe. Wie oft willst du eigentlich noch heiraten?"

„Lass mal, Moni", sagte Michaela. „Ich kann Heike gut verstehen. In unserem Alter hängt alles von allem ab. Und nur dass ihr es wisst, ich rede mit euch nur noch, wenn das Wort *hängen* heute Abend nicht weiter überstrapaziert wird. Da kann ich nämlich das eine oder andere dazu beitragen. Alle mal hergucken!" Michaela nahm ihr rechtes Augenlid zwischen Daumen und Zeigfinger, hob es an und ließ es wieder los. Im Zeitlupentempo platzierte sich ihr Augenlid wieder gemütlich auf die Ausgangsposition und deckte das letzte Drittel ihres Auges ab. Das war auch nicht schön.

„Habt ihr das gesehen?", fragte sie in die Runde. „Mein Augenlid klappt hier neuerdings einfach so runter. Wo kommt plötzlich die Haut her? Die war da früher nicht! Wer findet mich denn so noch attraktiv?"

„Dann mach doch eine Oberlidstraffung", schlug ich vor.

Diese Ansage veranlasste Sabine dazu, uns einen Vortrag zu halten, dass es sich bei dieser Schönheits-OP um die sogenannte Einstiegsdroge par excellence handeln würde und dass diese schnell und supereffektiv für einen wachen Blick geeignet sei. Wieder was dazugelernt ...

Claudia hob warnend den Zeigefinger: „Fangt bloß nicht an, an euch rumzuschnippeln! So schlimm sieht das doch gar nicht aus. Wenn du uns dein mysteriöses Hautlappenlid nicht gezeigt hättest, dann wäre es uns auch gar nicht aufgefallen. Also jammer nicht rum. Übrigens hat erst neulich mein Schwiegervater zu mir gesagt, dass ich mit dir eine ziemlich gut aussehende Freundin hätte."

„Dein Schwiegervater? Der ist doch mindestens schon hundertachtzig Jahre alt!" Michaela war entrüstet.

„Der ist im Sommer erst sechsundachtzig geworden ...", sagte Claudia, verblüfft über Michaelas Reaktion.

„Sechsundachtzig? Na klasse. Was für Aussichten. Mir hängen die Augenlider auf Halbmast und der einzige Mann, der mich noch attraktiv findet, ist so alt wie Methusalem und hat einen grauen Star", fing Michaela zu jammern an.

„Heul halt", frotzelte ich und kniff in ihr linkes Taillenspeckröllchen.

„Heulen ist doof, aber Sommer! Sonne! Hach, das sind meine Lieblingswörter. Hoffentlich wird es so schnell wie möglich Sommer", seufzte Claudia.

„Warum soll es denn so schnell wie möglich Sommer werden?", fragten wir beinahe gleichzeitig.

„Ja, im Sinne der Schwerkraft wird dieser Sommer definitiv der letzte sein, in dem ich meine Oberarme zeigen kann. Die verformen sich mit jedem Tag mehr. Lange geht das nicht mehr gut!" Claudia zupfte dabei an ihren Oberarmen rum.

„Lange? Mein Stichwort!", lachte Heike. „Meine Unterarmhaut wird auch immer länger. Wenn das so weitergeht, dann kann ich mir die überschüssige Haut bald seitlich an meinen Rippen festtackern und wie eine Fledermaus davonfliegen."

„Dann trag doch einfach Dreiviertelärmel oder Puffärmel", empfahl ich.

„Klasse!", stöhnte Claudia. „Puffärmel, am Ende noch mit so einem albernen Rüschchen-Etwas. Das konnte ich schon als Kind nicht leiden. Von allen denkbaren Modeoptionen stehen Puffärmel ganz unten auf meiner Liste – wie sich das schon anhört, *Puffärmel*."

„Ich trage, schon seit ich vierundvierzig bin, zwangsläufig nur noch Dreiviertelärmel. Oberarm-Cellulite!", sagte Michaela, an ihrem Cocktail-Strohhalm schlürfend.

„Ach du je. Das hört sich ja schrecklich an", sagte Sabine und hielt betroffen die Hand vor den Mund. „Kann man da was tun? Hilft dagegen etwas?"

„Was dagegen hilft, fragst du?", Michaela zwinkerte mit den Augen und lachte. „Ich denke mal, Altersgelassenheit, hahaha. Und darauf freue ich mich jetzt schon! Auf den Tag, an dem ich nicht mehr die Schönste sein muss und mich mein Aussehen nicht mehr juckt, egal wie groß oder wabbelig meine Oberarm-Schinken dann sind. Ich schwitze mir an manchen Sommertagen nämlich einen Wolf mit dem Langarmzeugs! Und alles der Eitelkeit wegen. Und andere, was machen die anderen? Die tragen einfach ungeniert ihre aus der Form geratenen Oberarme durch die Gegend, ohne auch nur darüber nachzudenken, was sie ihrer Umwelt damit zumuten. Oder wie seht ihr das?" Michaela blickte fragend in die Runde.

„Sag mal, bist du jetzt der neue Beauty-Diktator?", sagte ich mit Entrüstung. „Darf man jetzt nicht mal mehr seine Oberarme zeigen? Deutschland diskutiert über ein Burkaverbot und du redest, als ob du eine rigorose Burkapflicht für Frauen mit unästhetischen Körperteilen einführen willst. Wie fies ist das denn!"

„Ja, Mann! Wie fies ist das denn?", motzte Claudia. „Burkapflicht? Am besten für Frauen in den Wechseljahren, oder was? Das finde ich jetzt auch nicht so toll!"

„Ich würde das begrüßen", sagte Michaela amüsiert. „Dann hätten wir auch den ganzen Stress mit der Abnehmerei nicht. Erst neulich habe ich beim Niesen eine Hose am Hintern zum

Platzen gebracht. Das wäre mir mit einer Burka nicht passiert. Oder hat man da Hosen drunter an?"

Sabine grinste. „Also wenn schon Burka tragen, dann wäre ich dafür, dass alle Frauen von sechzehn bis neununddreißig eine tragen! Das würde unsere Chancen nämlich erheblich steigern!"

„Mensch, das ist es. Das ist die Lösung!" Heike war von Sabines Vorschlag sichtlich angetan. „Burkapflicht für Frauen im reproduktionsfähigen Alter muss her. Auf Nimmerwiedersehen Modell *junge Frau*! Ha! Lass uns gleich eine Petition an die Kanzlerin aufsetzen. Ihrer Figur nach zu urteilen, unterschreibt sie sicherlich als Erste."

„Ihr seid doof. Da nehme ich lieber ab, bevor sich Frauen in so eine Kutte werfen müssen", sagte Claudia halblaut. „Ein bisschen an Gewicht zu verlieren, schadet keiner von uns – außer dir natürlich, Sabine! (Alle sahen neidisch auf Sabine.) Ich muss auf jeden Fall auch dringend abnehmen. Vor ein paar Tagen habe ich vor einem Termin zur Beruhigung lediglich tief durchgeatmet und zack, schnalzte mir mein BH-Träger um die Ohren. So was ist mir noch nie passiert."

„Witzig! Ist mir auch noch nie passiert", lachte Heike laut auf. „Aber echt jetzt, das Wort abnehmen kann ich so langsam nicht mehr hören, ich sag's euch. Ich bin auch so fett geworden. Egal was ich mache, ich werde und werde nicht weniger. Das Einzige, was sich durch die Diäten verringert, ist meine gute Laune. Blöde Wechseljahre!" Sie nahm ihr Glas in die Hand und wir taten es ihr nach, um uns gegenseitig zuzuprosten.

„Blöde Wechseljahre", schmetterten wir dezent in unserer Sofaecke. Gerade so laut, dass wir unseren Abscheu vor den Wechseljahren zum Ausdruck bringen konnten, jedoch wiederum so leise, dass garantiert kein Mann in unserer Nähe unseren Trinkspruch verstehen konnte!

„Wieso heißt das eigentlich Wechseljahre?", fragte Michaela in die Runde.

„Na, ganz einfach", sagte ich. „Weil wir jetzt wechseln und zwar von jung auf alt, von knackig auf faltig, von fröhlich auf traurig, von gesund auf krank, von sportlich auf gebrechlich, von schlank auf fett, von ..."

„Gütiger Himmel! Hör auf! Hab's verstanden! Gefällt mir aber gar nicht, vor allen Dingen nicht von schlank auf fett. Ich will meine Figur wiederhaben", protestierte Michaela.

„Ich will auch meine Füße wieder sehen", jammerte Claudia los. „Ich hab schon so viel ausprobiert, keine Kohlehydrate, abends nur Eiweiß, Nahrungsaufnahme in Vier- bis Fünf-Stunden-Abständen, nur Flüssiges, Reistage, Obsttage, Gemüsetage und zusätzlich beim Sport Blut geschwitzt. Das Einzige, was bei mir hilft, ist gar nichts zu essen. Das kann's doch nicht sein. Und wenn ich dann mühsam ein paar Pfunde abgenommen habe und wieder anfange normal zu essen, also mit Frühstück, Mittag- und Abendessen, dann habe ich das mühsam abgehungerte Gewicht in zwei Tagen wieder drauf. Ich schaff es einfach nicht mehr auf meine Größe. Vor vier Jahren war ich eine S! Jetzt bin ich mittlerweile eine L geworden. Das ist so frustrierend! Hört das mit der Gewichtszunahme auch irgendwann einmal auf?"

„Also ich hab ja gar kein Problem mit meinem Gewicht", sagte Sabine, und niemand wollte diesen Satz hören. „Man muss eben auf sich achten! Schließlich sind die Zeiten vorbei, in denen unsere Männer selbst beim Anblick unserer Angoraunterwäsche die Hose fallen lassen. Essen wird sowieso total überbewertet. Wir essen eh viel zu viel. Ich esse kein Fleisch und keine Kohlehydrate. Ich esse nur Gemüse und Obst. Vielleicht solltet ihr das auch mal probieren. Schaden würde es euch auf jeden Fall nicht."

„Verräterin!", riefen Claudia und Michaela gleichzeitig.

„Entschuldige mal, wer ist, bitteschön, ‚euch'?", fragte Heike beleidigt.

„Ach, liebe, schlanke Sabine", sagte ich mit spitzen Lippen. „Wir hatten schon Mitleid mit dir, weil du so dünn bist. Wir dachten, du bist krank!"

Wir bogen uns vor Lachen – außer Sabine. Die saß starr und dünn wie eine Salzstange da und strafte uns mit Blicken ab.

„Pah. Lacht nur", sagte Sabine schnippisch. „Ich weiß gar nicht, was daran so witzig sein soll, wenn man sich nicht wahllos mit allem vollstopft. Wenn man sich überlegt, wie die Tiere leiden und was alles in der Wurst drin ist – da kommt mir das große Kotzen. Ich jedenfalls esse keine geschredderten Tiere aufs Brot. Versucht es doch mal mit Tofu, das bringt die Gefühle wieder ins Gleichgewicht!"

Hä? Was? Wir sahen Sabine lange und fest in die Augen, in der Hoffnung, den Anflug von Wahnsinn darin zu entdecken, der ihr Verhalten erklären würde.

„Was denn?", sagte sie nach einer Weile mit einem nervösen Lächeln und hektischen Flecken am Hals.

„Du sagst uns aber Bescheid, bevor du ... tralala hopsasa ... du weißt schon, was ich meine?" Claudia wedelte mit ihrer Hand vor Sabines Stirn rum.

„Wenn ich daran denke, mir nur noch Obst, Gemüse und Tofu in den Mund zu legen, fällt mir doch gleich die Werbung mit dem Schokoriegel ein, ‚Du bist nicht du, wenn du hungrig bist ...'", knurrte Heike in männlichem Ton. „Und das, meine Lieben, trifft bei mir voll zu!"

„Ja, wenn das so ist, dann brauchst du dich auch gar nicht über deine Figur zu beklagen", platzte Sabine heraus.

„Doch, ich beklage mich und zwar heftig!", protestierte Heike. „Ich brauche Essen wie Luft zum Atmen. Ich liebe es einfach, mir Dinge in den Mund zu schieben. Verstehst du? Aber alleine der Gedanke daran macht mich neuerdings schon dick. Das ist einfach nicht fair!"

„So geht's mir auch!", stöhnte ich. „Ich esse mittlerweile schon so wenig, dass ich mein Essen auf dem Teller gar nicht mehr sehe. Hey, Leute, ich weiß gar nicht mehr, wann ich das letzte Mal nach einem Essen im Restaurant ein Dessert zu mir genommen habe. Auch das verkneife ich mir schon seit Ewigkeiten. Scheiß Wechseljahre!" Ich hob mein Glas und alle folgten mit dem Toast „Scheiß Wechseljahre" (in dezenter Lautstärke, versteht sich).

„So, so, Sabine", sagte Claudia nachdenklich. „du bist die Einzige unter uns, die keine Probleme hat. Und du bist so schlank, weil du keine Kohlehydrate und kein Fleisch mehr isst? Das ist ja interessant! Denn so dünn, wie du heute bist, warst du ja nicht mal als Teenager."

„Was willst du damit sagen?", zischte Sabine.

„Nun, genau das, was ich eben gesagt habe!"

„Du glaubst doch nicht etwa, ich hätte ...?"

„... du hättest was ...?", krähten wir unisono und reckten unsere Köpfe wie die Geier Sabine entgegen.

„Hast du oder hast du nicht?" Claudia blieb hartnäckig.

Selten hatten wir Sabine so verlegen gesehen. „Du ... du ... Meinst du etwa Fettabsaugen oder so was Ähnliches? Nein, nein! Ich? Wie ... also jetzt ... wie kommst du denn darauf?"

„Nun, wenn ich dich so angucke ..." beharrte Claudia, „dann erklärst du mir wahrscheinlich gleich, dass dein frischer Teint und deine verschwundenen Nasolabialfalten vom vielen Wassertrinken kommen. Und dein nicht mehr vorhandener Bauch- und Schenkelspeck hat sich wahrscheinlich über Nacht in Luft aufgelöst."

„Wo warst du eigentlich noch mal im Urlaub vor acht Wochen?", fragte Michaela, für alle überraschend, da bei ihr seit dem fünften Glas Erdbeer-Daiquiri Funkstille gewesen war.

„Was soll das denn jetzt? Wird das ein Verhör oder was?", raunzte Sabine. „Nur weil ich neuerdings vegan lebe und sehr viel Wasser trinke, muss ich mich doch nicht verdächtigen lassen!"

„Hört, hört!", sagte ich. „Ist da jemand leicht nervös? Ist doch nicht schlimm, wenn du ein bisschen Fett absaugen und dir Botox oder so ein Vampir-Dingslifting spritzen lässt. Wenn ich nicht so eine Memme wäre, ich könnte dir gar nicht aufzählen, was ich alles machen lassen würde."

„Echt jetzt?", fragte die aus der Dämmerwelt des Alkohols auferstandene Michaela neugierig.

„Ja, warum denn nicht?", sagte ich. „Auch auf die Gefahr hin, dass ihr mich jetzt für charakterschwach haltet, aber am besten wäre es gewesen, schon mit vierzig mit den ganzen Schönheits-OPs anzufangen. Dann würde ich vielleicht jetzt immer noch wie dreißig aussehen. Wenn ich allerdings jetzt, mit Ende vierzig mit OPs anfange, dann schafft es der Chirurg wahrscheinlich nur mit Müh und Not, mein Gesicht auf satte vierzig zu trimmen." Beifallheischend sah ich in die Runde.

„Ja, da ist was dran." Michaela nickte so eifrig mit dem Kopf, dass ich schon befürchtete, ihr könnte schlecht davon werden. Schließlich war der sechste Erdbeer-Daiquiri in ihrem Glas mittlerweile auch nur noch Geschichte.

„Mädels, Mädels ... wir werden alle älter", sagte Claudia. „Aber deswegen muss man doch nicht an sich rumschnippeln lassen! Wenn ich die Frauen schon sehe, deren Brüste unter dem Kinn festbetoniert sind ... Das sieht so aus, als ob die gerade einen Handstand machen. Dass da oben von alleine Brüste gewachsen sind, glaubt doch keiner. Ha! Und für wen soll das denn eigentlich gut sein? Für unsere Männer? Wenn sie uns so nicht mehr wollen, dann hilft garantiert auch kein Botox mehr. Jetzt mal im Ernst. Habt ihr die Bilder von Meg Ryan gesehen? Oder Donatella Versace? Die sehen doch aus wie Unfallopfer, bei denen man sich leidlich um eine Wiederherstellung bemüht hat!" Bevor sich Claudia, unsere High-Society-Expertin, in Rage reden konnte, wurde sie von Michaela unterbrochen. „Ja, ja, ja! Ist ja schon gut. Aber wenn mir mal wieder ein Mann in den Ausschnitt starren würde, wäre ich auch nicht unglücklich!"

„Wir alle kennen die Regeln", sagte ich mit erhobenem Zeigefinger. „Wir werden alle älter und schrumpliger und dann, oh Wunder, sterben wir. Mädels, das ist kein Einzelschicksal! Das erwartet jede von uns. Vielleicht sollten wir langsam mal anfangen, uns damit abzufinden."

„Ich will das nicht hören!", protestierte Sabine. „Ich will diese Bilder nicht in meinem Kopf haben – alt, schrumpelig. Das ist doch unerträglich. Wir sind doch noch jung!"

„Jung? Dann frag doch mal den Typen da hinten, was der denn so von uns jungen Frauen hält", krähte Michaela.

„Oh, das war jetzt aber nicht fair", sagte Claudia nachdenklich. „Willst du etwa allen Ernstes behaupten, dass wir nur noch für rüstige Rentner interessant sind?"

„Tja, da sind die Männer doch schon besser dran", bemerkte Heike. „Mit fünfundvierzig sind sie attraktiv, mit fünfundfünfzig höchst interessant und mit fünfundsechzig unwiderstehlich."

„Da kannst du aber lange suchen, bis du ein unwiderstehliches Exemplar mit fünfundsechzig findest. Aber wenn – huijuijui –, dann werde sogar ich schwach. Umgekehrt kann ich mir allerdings nicht vorstellen, dass ein junger Mann auf eine fünfundsechzigjährige Frau scharf sein kann. Ihr etwa?", fragte Claudia skeptisch.

„Also der da hinten nicht", sagte Michaela mit leicht lallender und viel zu lauter Stimme. Dabei zeigte sie auch noch in die Ecke, in der ein knapp Dreißigjähriger mit seinen Kumpels saß. „Der ist nämlich schwul. Deshalb ist der weder auf Fünfundsechzigjährige noch auf Zwanzigjährige scharf. Das könnt ihr mir glauben."

„Wie kommst du denn da drauf?", fragte Heike erstaunt und setzte für einen kurzen Moment ihre Brille auf, die sie neuerdings brauchte, aber nicht tragen wollte.

„Ja, weißt du das denn nicht? Alle Männer sind doch heutzutage schwul. Sogar Fußballer! Früher gab es so was ja gar nicht. Schwule Fußballer, wo kommen wir denn da hin!?" Michaela ließ einen mächtigen Rülpser los, der sich irgendwie nach Protest anhörte.

Worauf Heike tatsächlich protestierte „Hey! Reiß dich mal ein bisschen zusammen!"

„Na, ein Gutes hat ja die Outerei. Wenn sich schon Fußballer zum Schwulsein outen, dann können wir uns doch auch mit unseren Wechseljahren outen", sagte ich.

„Wer will das wissen?", fragte Sabine trocken.

„Wir hätten bestimmt Vorteile dadurch", sprach ich weiter, ohne auf Sabines Bemerkung einzugehen. „Stellt euch vor, wir würden zu unseren Wechseljahren stehen. Dass in den Wechseljahren die Hormone verrückt spielen, weiß doch jeder. Wir könnten medizinisch gesehen einen Freibrief erwirken! Strafmilderung auf alles! Ja, bis hin zur Unzurechnungsfähigkeit wegen Hormonverlust! Wäre das nicht toll? Bei Rot über die Ampel: Kein Thema – daran ist der Östrogenverlust schuld. Den Chef angepflaumt und dadurch eine Kündigung riskiert: Halb so wild – ein Progesteronmangelnachweis lässt die Kündigung unwirksam sein. Außereheliche Affäre: Kein Scheidungsgrund – Missverhältnis von Testosteron und Östrogen. Das wär's doch!" Verträumt sah ich in die Luft.

„Sag mir lieber mal, warum es immer mehr Schwule gibt", sagte Claudia grollend. „Was, bitteschön, haben schwule Männer, was wir nicht haben?"

„Eier! Wahahah ...", grölte Michaela los.

„Du bekommst jetzt nichts mehr zu trinken! Ich bestell dir jetzt mal ein Wasser." Heike nahm Michaela unwirsch das Glas aus der Hand.

„Ja, Wasser. Bestell mir mal. Mir ist schon wieder ganz heiß. Puh, kann mal einer das Fenster aufmachen?", bat Michaela und zerrte sich den Schal vom Hals. Dann schnappte sie sich die Getränkekarte und fächerte sich wild damit zu.

Heike grinste. „Fenster auf? Du bist lustig, wir sind hier in einem *Jazz-Keller*, schon vergessen?"

„Muss das sein?" Sabine nahm Michaela die Getränkekarte aus der Hand. „Es muss ja nicht gleich jeder mitkriegen, dass hier Frauen mit Hitzewallungen sitzen!"

Der Alkohol floss trotz eines ausgesprochenen Verbots an Michaela weiterhin in Strömen und unsere Laune wurde, trotz

Übergewicht, Schönheitsfehlern und Hitzewallungen, immer besser. Im gleichen Maße, in dem der Alkoholpegel stieg, verabschiedete sich natürlich unsere Verschwiegenheit. Jeder wagte sich an Themen, die noch vor kurzer Zeit tabu gewesen wären. Nach dem dritten Glas Rotwein öffnete Sabine ohne Scheu ihre Handtasche. „Tata!", sagte sie und zog eine Tube heraus. „Ich nehme neuerdings gegen meine Hitzewallungen ein Östrogengel. Seitdem sind die wie weggeblasen."

„Was?", sagte ich überrascht und gleichzeitig empört. „Das hast du mir ja gar nicht gesagt!"

„Ja, aber ich wollte es dir sagen!", erwiderte Sabine schnell.

„Stellt euch nicht so an, Mädels", sagte Heike gelangweilt. „Das Gel kenne ich, das nehme ich auch."

Die Überraschungen nahmen kein Ende. Ich sah Heike mit großen Augen an. „Du? Du warst doch immer lautstark gegen Hormone! Da bin ich jetzt aber platt. Ihr nehmt Hormone und verschweigt mir das?"

„Psch ... sch ...", nicht so laut", lallte Michaela und legte ihren Zeigefinger auf den Mund. „Sonst hört uns doch jeder!"

„Wir haben ja noch nie so wie heute über unsere Wechseljahrprobleme gesprochen", verteidigte sich Heike. „Wie stellst du dir das vor? Dachtest du, wir treffen uns zufällig im Supermarkt und ich erzähle dir so ganz nebenbei, dass ich in den Wechseljahren bin und mich so fühle und auch bald so aussehe wie meine Oma? Ich litt wie ein Hund und deshalb nehme ich Hormone, so einfach ist das."

„Na ja ...", sagte ich zögernd.

„Das ist ja auch kein großes Ding", sagte Heike und legte beschwichtigend ihre Hand auf meinen Arm. „Weißt du, ich konnte wegen diesen fiesen Hitzewallungen einfach nicht mehr schlafen. Klatschnass bin ich mindestens dreimal in der Nacht aufgewacht. Mit jedem Aufwachen musste ich mich umziehen und das Laken wechseln. Nach ein paar Nächten hab ich nur noch auf Bergen von Handtüchern geschlafen, die ich mir je nach Nässegrad einfach unterm Rücken wegzog. Das hält doch kein Mensch aus. Gott, was uns Frauen alles zugemutet wird. Schon nach vier Monaten übelster Schwitzerei musste ich meine angesiffte Matratze dringend wegschmeißen. Der Geruch war nicht mehr auszuhalten. Tja, und dann habe ich mir noch am gleichen Tag das Gel verschreiben lassen. Ich bin doch nicht blöd und stress mich damit die nächsten Jahre rum. So, und jetzt habe ich keine Hitzewallungen mehr und kann wieder super auf meiner neuen Matratze schlafen."

„Wenn ich nicht schlafen kann, dann gehe ich nachts immer an den Kühlschrank", flüsterte Michaela.

„Und?", fragten wir.

„Was, und?" Michaela blickte uns irritiert an.

„Ja, was machst du dann? Setzt du dich dann rein und machst die Tür von innen zu, damit du wieder schlafen kannst, oder was?", lachte Claudia.

„Ach so ... hihihi ... nö. Dann esse ich was. Dann bin ich wenigstens nicht umsonst wach."

„Na, das sieht man dir auch an", sagte Sabine und klatschte dabei lautstark auf Michaelas Schenkel. „Ich dachte doch gleich, dass dir das Kleid nicht passt ..."

Schweigender Blickaustausch mit umherhuschenden Augen.

„... von den Farben!", versuchte Sabine ganz schnell sprechend ihren Patzer zu korrigieren.

Michaela tat so, als ob sie weder die Bemerkung mit dem Kleid noch die mit den Farben gehört hatte. Bewundernswert. Sehr souverän, dachte ich. Na ja, vielleicht hatte sie die Bemerkung auch tatsächlich einfach nicht gehört. Schließlich war sie schon ganz schön angeschickert.

„Bei mir kommt die Gewichtszunahme auf jeden Fall von den Wechseljahren", sagte ich laut, um von Sabines Attacke abzulenken, bevor hier noch was passierte.

„Bei mir auch! Und wenn du's genau wissen willst", sagte Michaela an Sabine gewandt (sie hatte es doch gehört!), „die Schlafstörungen sind eindeutig Wechseljahrsymptome! Vielleicht sollte ich auch mal dein Östrogengel ausprobieren. Dann wache ich nachts nicht mehr auf und muss auch nicht mehr an den Kühlschrank."

„Doofe Esserei", sagte Claudia trotzig. „Ich will meine Taille wiederhaben!"

„Und ich mein Leben", jammerte ich mit ihr.

Michaela nahm Sabine das Gel aus der Hand und beschnupperte es neugierig wie ein Drogenhund. „Riecht nach gar nichts. Was macht das denn? Kann man davon auch abnehmen?"

Ich glaub es einfach nicht. Ich mache mir hier Gedanken hoch drei, ob ich Hormone nehmen soll oder nicht, und die beiden sind schon voll dabei. Und dann reden sie auch noch so cool darüber, als ob es sich dabei lediglich um die Anwendung einer pflegenden Körperlotion handelt.

Sabine nahm Michaela das Gel wieder aus den Händen und sagte belehrend: „Also, ich hab ja keine Probleme mit dem Gewicht."

„Natürlich hast du keine Probleme mit dem Gewicht. Verstehe!", sagte Claudia spitz. „Du bist von ganz alleine so schlank geworden. Und deine Falten sind vom vielen Wassertrinken verschwunden. Kompliment! Die Wechseljahre bekommen dir außerordentlich gut. Selbst in deinen besten Jahren sahst du nie so gut aus."

„Was soll das denn jetzt schon wieder?", empörte sich Sabine. „Nur weil ich keinen dicken Bauch mit mir rumschleppe, musst du mich doch nicht so anmachen."

„Olé, olé, olé ... an die Nagelfeilen!" Michaela fand das Duell sichtlich amüsant.

Heike nahm Sabine den Gelspender aus der Hand und hielt ihn zwischen die beiden Kampfhühner. „Seit ich das Gel nehme, habe ich jedenfalls keine Hitzewallungen mehr und kann nachts auch wieder besser schlafen. Ich bin ausgeruhter und entspannter, das führte natürlich zu einer positiven Gesamtveränderung in meinem Alltag. Meine Aggressions- und Wutanfälle kommen nicht mehr so oft und seither ist ein liebevolles Miteinander wieder möglich." Dann nahm sie den Spender zwischen beide

Hände, hielt ihn auf Gesichtshöhe und sagte mit einem Zahnpasta-Werbelächeln: „Ausprobieren?"

„Wenn man uns so zuhört", sagte ich, „dann glaube ich, dass uns allen ein paar Östrogene im Körper nicht schaden würden ..."

„Ja, genau! Östrogene für alle! Gib mal her", sagte Michaela und grabschte nach dem Gel. „Wo schmiert man sich das überhaupt hin?"

„Na hier, auf die Schultern", erklärte Heike mit strengem Lehrerblick.

„So, so, auf die Schultern ... hahaha", lachte Michaela lauthals. „Wissen die Hormone dann von dort aus auch, wo sie hinmüssen?" Michaela war nicht mehr zu bremsen. „Schulterhormone! Ich will auch."

Heike schüttelte den Kopf und warf das Gel geschickt in Sabines Handtasche zurück. „Quatsch! Das ist doch Arznei. Ich kann dir doch nicht einfach so etwas von dem Zeug geben."

„Doch, komm, mach mal. Ich zahl auch dafür!" Michaela ließ nicht locker.

„Hör auf. Du spinnst wohl. Du bist echt so doof, Michaela!", stöhnte Heike, das Lachen verkneifend.

Wir anderen konnten unser Lachen allerdings nicht länger unterdrücken, es brach mal wieder lautstark aus uns heraus.

„Doch, komm jetzt!" Michaela redete jetzt mit Heike, als ob sie ihr Hormondealer wäre. „Komm, ein bisschen, jetzt sofort. Ich zahle dir auch das Doppelte!"

Die Situation war zu komisch. Und die Erste von uns fing schon an, die Lachtränen zu trocknen. Es dauerte eine ganze Weile, bis wir ausgelacht hatten.

Spätestens ab jetzt wusste das ganze Lokal, dass die Sofaecke entweder verrückt oder in den Wechseljahren ist.

Heike wischte sich die Tränen aus dem Gesicht und sagte leise: „Nein, jetzt hab ich so gelacht, dass mir ein paar Tröpfchen abgegangen sind. Das hatte ich früher nie, dass ich beim Lachen, Niesen oder beim Joggen Tröpfchen verlor. Habt ihr das eigentlich auch? Ich bin zwar die Älteste von euch, aber ich kann doch nicht mit vierundfünfzig schon Windeln tragen. Wo soll das den enden? Peinlich!"

„Mir ist das erst neulich beim Niesen passiert. Unangenehme Sache!" Ich schüttelte dabei den Kopf. „Seit ich allerdings die Beckenbodenmuskeln trainiere, ist es wieder besser geworden. Ihr wisst schon, progressive Muskelentspannung: anspannen, loslassen, anspannen, loslassen, anspannen ..."

Sabine guckte lachend in die Runde. „Das kommt mir bekannt vor. Muskulatur anspannen und wieder loslassen. So bringt man den Kleinen bei, aufs Töpfchen zu gehen. Ja, ja, ich sag's euch: Wenn ihr nicht werdet wie die Kinderlein ..."

„Gut, dann gehe ich jetzt mal aufs Töpfchen zum Entspannen und gebe auf dem Weg dorthin alles. Mal sehen, ob die Jungs, die da hinten sitzen, auf mich aufmerksam werden", sagte Michaela und drängte sich an unseren Knien vorbei.

„Wie meinst du das?", fragte Claudia verwundert. „Wie sollen die Jungs auf dich aufmerksam werden?"

„Ich setze meinen berühmten Hüftschwung ein, früher jedenfalls hat es immer gewirkt", sagte Michaela und begann beim Gehen mit ihrem Becken zu kreisen. Was sexy aussehen sollte, wirkte bei Michaela allerdings so, als ob bei einer Hüft-OP irgendwas schrecklich danebengegangen wäre. Wir versuchten krampfhaft, unser Lachen zu verkneifen, was uns leider nicht gelang. Michaela drehte sich lässig auf ihrer Hüfte zu uns um und meinte lakonisch, dass wir nur neidisch wären, dann ging sie, ihren Unterkörper wild kreisend, weiter. Die Jungs in der Ecke guckten auf jeden Fall nicht ein Mal ...

„Ich will ja nicht indiskret sein", begann ich, als Michaela außer Hörweite war, „wir haben ja jetzt alle schon viel getrunken, aber sagt mal, Michaela süffelt ja alles leer, was keine Blumenvase ist. Das ist mir ganz neu. Bei der Menge, die die heute schon weggehauen hat, hätte es mich schon längstens vom Sofa gehauen. Kein Wunder, dass sie bei dem Alkoholkonsum so auseinandergegangen ist."

„Ja, weißt du das denn nicht?" Sabine sah mich erstaunt an.

„Wenn ich's wüsste, würde ich dann fragen?", stöhnte ich ungeduldig.

„Michaela wurde von ihrem Mann verlassen. Nach achtundzwanzig Jahren Ehe. Und jetzt kommt der Hammer. Vor fünf Jahren wurde Michaela noch mal schwanger und ihr Mann hat alles dafür getan, dass sie es wegmachen lässt. Schließlich wolle er jetzt sein Leben genießen, endlich Zweisitzer fahren und seinen Kindheitstraum erfüllen und ein Segelbötchen kaufen..."

„Kindheitstraum erfüllen?", lachte Heike. „Ich hab als Fünfzehnjährige auch davon geträumt, mit John Travolta durchzubrennen – und sitzt der heute neben mir?"

„Wer bitte? John Travolta? Wie schwul ist das denn?", lachte Claudia los.

„He, was soll das?", Heike boxte Claudia in die Seite. „Ich fand den schon immer supercool!"

„Hallo, Leute, kriegt euch wieder ein und lasst Heike mal weitererzählen." Ich klatschte Heike und Claudia auf die Schenkel. „Es geht hier schließlich um Michaela!"

„Ja, wo war ich?", begann Sabine erneut. „Ach ja, auf jeden Fall meinte er, dass er keine Windeln mehr wechseln wird und so weiter und so fort. Tja, und vor einem halben Jahr hat er mit seinen achtundfünfzig Jahren eine Sechsundzwanzigjährige geschwängert und ist stolz wie Bolle. Überall zeigt er das Mädle mit dem Kugelbauch wie eine Trophäe in der Gegend rum und behandelt sie wie eine auserwählte Gebärerin seines eigenen kostbaren Genmaterials. Kannst dir ja denken, was Michaela zurzeit durchmachen muss. Die Arme!"

„Oh Gott, oh Gott, das ist ja furchtbar", sagte ich betroffen. „Was für ein Arschloch. Also manchen Männern kannst du echt nur noch eine reinhauen, und wenn sie fragen, warum, gleich noch eine. Das tut mir wirklich leid. Das packt die doch gar nicht mit ihrem schmetterlingszarten Gemüt! Kein Sterbenswörtchen hat sie mir davon erzählt."

„Na ja, du würdest damit auch nicht hausieren gehen, oder?", sagte Sabine.

„Da kannst du machen, was du willst. Letztendlich gibt es immer eine, die jünger, schöner und schlanker ist als du. Die jungen, östrogenstrotzenden Dinger mit ihren perfekten Figuren, Haaren und faltenfreien Teint schießen doch nur so nach. Alles voll davon. Da können wir gar nichts machen", sagte Claudia zähneknirschend.

„Pscht ... sie kommt", zischte Sabine.

Ich wechselte geschickt das Thema, indem ich Claudia fragte, wo sie eigentlich die ganze Zeit hinstarren würde. Ich hatte schon mehrmals versucht, ihrem Blick zu folgen, aber mittlerweile war der Jazzkeller proppenvoll, sodass es unmöglich war, ihr Objekt der Begierde auszumachen.

„Der da hinten", Claudia reckte ihr Kinn in die hintere Ecke. „Sieht der nicht toll aus?"

„Ich bin mir nicht sicher, ob ich mit einem Mann ausgehen will, der blonde Strähnen hat. Das ist ja so was von out", meckerte ich.

„Auch schwul!", warf Michaela überzeugt ein, die mittlerweile ihren Platz wieder eingenommen hatte.

„Nein, nicht der, ich meine den Schwarzhaarigen rechts davon", erklärte Claudia.

„Der? Der da rechts vom Pfeiler sitzt?", vergewisserte ich mich. „Also schwul sieht der nicht aus."

„Ja, genau der! Der sieht heiß aus, aber nicht schwul!" Claudia rutschte nervös auf dem Sofa hin und her. „Was würde ich dafür geben, mal wieder ein ganzes Wochenende gepoppt zu werden!"

„Also ... also ...", zischelten wir aufgeregt durcheinander.

„Schwu-hul!", wiederholte Michaela säuselnd. „Alle Männer sind schwul oder Arschlöcher!"

„Sag mal, hast du eigentlich was gegen Schwule?", sagte Sabine sichtlich genervt in Michaelas Richtung.

„Nö, wieso?", sagte Michaela. „Schwule sind für mich nur eine weitere Gruppe mit bestimmten Neigungen, wie zum Beispiel Golfspieler, Weintrinker oder Bayernfans."

„Hallo? Geht's eigentlich noch?" Ich war platt.
„Ach, haltet doch die Klappe!" sagte Claudia ungehalten.
„Guckt euch lieber den süßen Typ an. Und? Wie findet ihr ihn?"
Der arme Kerl begann verlegen in sein Bier zu gucken, als er merkte, dass er plötzlich von fünf (für ihn wahrscheinlichen uralten) Frauen angestarrt und prüfend gemustert wurde.
„Geht's noch auffälliger?", schnaubte Claudia.
Der Bubi war noch nicht mal so alt wie mein Sohn! Wie könnte ich den heiß finden, dachte ich. „Na ja ... mh ... geht so ...", sagte ich mit geschürzten Lippen.
„Geht so? Der Typ beschert mir seit Monaten mal wieder einen Östrogenschub vom Feinsten und du sagst, geht so. Ich fass es nicht!" Unbeirrt starrte Claudia weiter in seine Richtung.
„Der ist doch fast dreißig Jahre jünger als du", meckerte ich.
„Ja, und?", gab sie schnippisch zurück.
„Und? Was willst du jetzt machen?", fragte Michaela. „Willst du ihn jetzt mit deinem Angestarre hypnotisieren, damit er zu dir rüberkommt?"
Anzüglich zog Claudia an ihrem Strohhalm. „So ähnlich! Den starre ich jetzt so lange an, bis sich sein Bild auf meine Netzhaut eingebrannt hat, und dann – ich sag's euch –, dann ist mein Freund heute noch fällig."
„Claudia, du änderst dich auch nie. Immer nur Sex im Kopf – wie früher." Heike stieß Claudia lachend in die Seite.
„Wer von euch hat eigentlich in den letzten zwei Wochen Sex gehabt?", warf ich in die Runde und setzte noch nach, doch bitteschön ehrlich zu antworten.
Die Antwort kam prompt und zwar in Form von Schweigen. Darauf folgten ein Schulterzucken und ein gegenseitiges, verblüfftes Anstarren. Genau mit dieser Antwort hatte ich gerechnet.
„Aha! Und wer von euch wird in den nächsten zwei Wochen vielleicht Sex haben?", fragte ich nach einer angemessenen Schweigeminute.
Die folgende Antwort glich der ersten.

„Wenn ich den jungen Typen noch eine Weile anstarre, dann wird's vielleicht bei mir heut noch was. Aber wenn ich an meinen Typen zu Hause denke, dann ..." Claudia blies die Backen auf und ließ langsam die Luft entweichen.

„Warum hast du eigentlich die Frage nach Sex gestellt?" Heike sah mich neugierig an.

„Ich wollte nur wissen, ob mir ein Sonderschicksal widerfuhr, was den plötzlichen Verlust meiner Libido anbelangt", seufzte ich.

„Nö, mach dir mal keine Sorgen. Bin ganz nah bei dir!", sagte Sabine.

„Ich auch!", sagte Heike.

„Ich auch!", sagte Michaela

„Ich auhuhuch ...", jammerte Claudia.

„Ich hab da mal ne Frage", unterbrach Heike die gefrustete Stimmung. „Wie macht ihr das eigentlich, wenn dann mal wieder ... Also, ich meine für den Fall, dass überhaupt ... so mit Verhütung jetzt? Die Pille ist ja in unserem Alter viel zu gefährlich."

„Du kannst aber komplizierte Fragen stellen", bemerkte Claudia.

„Wozu Verhütung? Ich hab ja gar keinen Sex mehr, weil mein Körper keinen Bock mehr hat. Somit hat sich auch das mit der Verhütung erledigt." Dass Sabine mit ihrer eigenen Aussage nicht zufrieden war, hörten wir deutlich an ihrem Tonfall.

„Ganz erledigt? Für immer und ewig?", fragte Heike. „Machst du Witze? Das kannst du doch deinem Mann nicht antun. Was sagt denn der überhaupt dazu?"

„Och, mein Mann sagt da nicht viel dazu. Wenn ich darüber nachdenke, hat er dazu eigentlich noch gar nichts gesagt. Seit Monaten legt er sich abends ins Bett, sagt ‚gute Nacht' und macht das Licht aus. Der ist bestimmt auch in den Wechseljahren. Früher war er nämlich ganz anders drauf." Sabine dachte über das Gesagte auf merkwürdige Art nach.

„Also, wenn wir mal Sex haben, dann passen wir auf", sagte Claudia kopfnickend. „Coitus interruptus."

„Wahahahahahah ...", schallte es in höchsten Tönen aus unserer Sofaecke.

„Was ist denn? Warum lacht ihr so dämlich?", Claudia war sichtlich irritiert.

Heike hielt sich den Bauch vor Lachen und stöhnte: „Hör auf, hör auf ... Ich kann nicht mehr!"

„Coitus interruptus ... Das hat ja schon bei unseren Eltern nicht funktioniert!" Sabine wischte sich die Tränen mit dem Handrücken ab.

„Was denn? Nur zu eurer Information, die Wahrscheinlichkeit, in unserem Alter schwanger zu werden, liegt, glaube ich, so bei einem Prozent!", protestierte Claudia lauthals.

„Da hat sie vollkommen recht", klinkte sich Michaela ein. „In unserem Alter kann man doch gar nicht mehr schwanger werden. Und außerdem wird Sex völlig überbewertet und alle Männer sind Schweine! Habt ihr mich gehört?"

„Hier drin haben dich alle gehört", sagte ich rügend. „Du solltest echt aufhören zu trinken. Das ist nur was für Menschen, die einen Überschuss an Gehirnzellen haben. Und deine Aussage, dass wir nicht mehr schwanger werden können, zeugt nicht unbedingt von einer ausreichenden Anzahl an Gehirnzellen." Ich schüttelte den Kopf und nahm Michaela das Glas aus der Hand.

„Also ich finde das herrlich!", prustete Heike wieder los. „Du willst jetzt mit einer Hormontherapie beginnen, damit du nachts wieder durchschlafen kannst, und in neun Monaten ..." Hier kam eine längere Unterbrechung, da Heike erneut von einem Lachanfall geschüttelt wurde. „... und in neun Monaten ...", wiederholte sie und streckte dabei ihren rechten Arm aus, um ihn rhythmisch auf und ab zu bewegen, so als ob sie beruhigend einen Kinderwagen schaukelte. „... in neun Monaten ... machst du dann gautsch, gautsch, gautsch ... und sagst: Darf ich vorstellen, das ist *Einprozent* ... und wegen *Einprozent* kann ich nachts nicht mehr schlafen ... hahaha, huhuhu ... Coitus interruptus, haltet mich, ich kann nicht mehr, helft mir", schluchzte Heike und krümmte sich, gemeinsam mit uns, vor Lachen auf dem Sofa.

Mist, dachte ich insgeheim. Das könnte mir ja auch passieren. Was Verhütung anbelangt, scheine ich auch eine ziemlich unbegabte Wechseljährige zu sein. Eigentlich sind Michael und ich nämlich recht fahrlässig geworden. Die Pille fällt bei mir aus Altersgründen weg. Eine Spirale will ich mir nach der letzten Erfahrung nie wieder einsetzen lassen und Kondome sind auch nicht gerade Spaßbringer – alleine der Geruch nach feuchtem Latex ...

Leider hatten auch hunderttausend Gespräche mit Michael über eine Vasektomie bislang noch nicht dazu geführt. Mein Mann wollte das keinesfalls, weil er die alberne und weit verbreitete Meinung vertrat, dass er dann nicht mehr könne. Das macht mich schon irgendwie wütend. Na, den möchte ich mal hören, wenn ich mit einundfünfzig sage: Liebling, freue dich, ich bin schwanger! Tja, wenn es dann wider Erwarten passiert, kann ich mich um alles kümmern. Immer müssen die Frauen ran, das ist so unfair!

Vielleicht sollte man hierzu endlich mal eine bundesweite Aufklärungskampagne starten. Damit mehr Männer sich in der Pflicht sehen. Schließlich ist eine Vasektomie beim Mann ja nur ein winziger, ambulanter Eingriff. Die Rückseite des Hodensacks wird örtlich betäubt, die Samenleiter werden durchtrennt und die Enden verschlossen. Der kleine Schnitt wird zum Schluss wieder zugenäht. Der gesamte Eingriff dauert etwa zwanzig Minuten und danach geht es wieder ab ins Büro. Während es sich bei einer Sterilisation der Frau um eine aufwendige Operation unter Vollnarkose mit entsprechenden Gefahren handelt. Meist ist auch ein tagelanger stationärer Aufenthalt erforderlich.

Nur mal so nebenbei: In Deutschland waren im Jahr 2008 eins Komma fünfundvierzig Millionen Frauen und nur (aber immerhin) vierhundertfünfzigtausend Männer sterilisiert. Erstaunlich, wenn man bedenkt, dass die Sterilisation beim Mann einfacher und risikoärmer ist. Und für den Fall, dass sie es sich doch noch irgendwann anders überlegen und gerne Nachwuchs hätten, dann bräuchten sie sich vor der Vasektomie nur ein bisschen Sperma einfrieren zu lassen und bei Bedarf ans Gefrierfach zu gehen.

Männer sind eben Schisser, was das anbelangt. Die meisten haben laut Umfrage tatsächlich den Horror, danach keinen mehr hochzukriegen. Wer hat dieses Gerücht eigentlich in die Welt gesetzt? Der Oberknaller sind für mich die Männer, die sich einer Vasektomie verweigern, obwohl sie – auf Teufel komm raus – keine Kinder mehr wollen, da sie schon für zwei oder drei oder vier aus geschiedenen Ehen Unterhalt zahlen müssen. Dabei könnten Männer nach einer Sterilisation sicher sein, dass ihnen kein Kind untergejubelt wird. Dennoch: eine Sterilisation? Wie bitte? Kommt gar nicht infrage! Finger weg von meinem heiligen Stück!

Ich für meinen Teil kann es kaum erwarten, bis meine Periode endlich für immer und ewig nur noch Geschichte ist. Wenn ich schon den ganzen Mist mit den Wechseljahren ertragen muss, dann kann wenigstens meine Reproduktionsfähigkeit zum Abschluss kommen! Keine Angst mehr, schwanger zu werden – ist das, bitteschön, auch zu viel verlangt?

Der Abend wurde lauter und die Gläser klangen im Sekundentakt. Ungeniert entblößten wir mehr und mehr unsere armen, geschundenen Wechseljahrs-Seelen. Soweit ich mich erinnern kann, versuchten wir auch, mittels kollektiver Willenskraft, Hormone zu erzeugen. An das Ergebnis allerdings erinnere ich mich nicht mehr. Und, ach ja! Da waren noch vier Testosteronschwächelnde Typen um die vierzig, die sich irgendwann zu uns gesellten. Aber wie die hießen ...?

Ich weiß nur noch, wie gut es tat, einfach frei heraus über alles zu reden, was uns derzeit am meisten umtreibt. Alkohol macht nicht nur gefügig, sondern auch redselig, und wir genossen unsere gegenseitige redselige Offenheit. Wir hatten Spaß miteinander und tranken und lachten und tranken und lachten und tranken ... bis ...

... ja, bis zu dem Moment, in dem ich aus weiter Ferne eine mir unbekannte, säuselnde Stimme hörte: „Kaffee ist fertig, meine Süße ... Aufstehen, ausgeträumt, die Sonne lacht ..."
Oh Gott. Wo war ich? Hoffentlich in meinem eigenen Bett, dachte ich als Erstes. Wobei – die Stimme hörte sich doch ganz nett an. Wer war das? Oh ... mein Kopf ... Ich konnte meinen Kopf nicht bewegen und ich hörte nicht mehr richtig. Hatte ich einen Hörsturz? Wo war ich ... Wer war ich ... Gott, war mir schlecht ...
„Hallo?", hörte ich die Stimme wieder dumpf aus der Ferne klingen. „Na, wie sieht es denn aus? Schaffen wir es heute noch? Kommst du raus aus den Federn? Muss ja ne heiße Party gewesen sein gestern!"
Party? Gestern?
„Ah, ich kann dich denken hören", sagte die in Watte gepackte Stimme. „Und wenn du mal deine Ohrenstöpsel rausnehmen würdest, dann könntest du mich sprechen hören."
Ohrenstöpsel? Ich tastete an meinen Ohren herum ... wupp, wupp, und ich war wieder online – ich hörte! Gott sei Dank, kein Hörsturz! Langsam, gaaaanz langsam drehte ich meinen Kopf zur Seite.
„Wer ... wie ... ich ... ach, du bist es, Uwe ... UWE? ... Was um Himmels willen ...", kreischte ich. „Was machst du denn hier?"
Mit einem Ruck setzte ich mich im Bett auf, um gleich wieder seitlich wegzukippen, da mein Kreislauf darauf nicht vorbereitet war. Oh Gott, war mir schlecht.
„Keine Sorge", sagte Uwe, unser Nachbar. „Michael hat mir euren Schlüssel gegeben, weil er sich Sorgen um dich machte. Er musste heute Morgen dringend weg, aber er wollte dich in diesem Zustand nicht alleine lassen. Die ganze Zeit hättest du

gestöhnt, sagte er, und dazu würdest du so fürchterlich nach Alkohol stinken. Was ich auch nur bestätigen kann!" Uwe wedelte mit seinen Händen durch den Raum.

„Oh Gott, wie peinlich!", krächzte meine Stimme.

„Eins zu null für Alkohol", sagte Uwe und drückte mir eine Tasse dampfenden Kaffee in die Hand. Als allerdings mein Geruchsorgan diesen Sinneseindruck an meinen Hirnnerv weiterleitete, geschah alles ganz schnell. Ich rannte los und schaffte es gerade noch in letzter Sekunde, den Toilettendeckel nach oben zu reißen. Während ich den Restalkohol samt Seele aus meinem Leib kotzte, wiederholte ich im Geiste Uwes Worte: Eins zu null für Alkohol ...

Auch das war früher alles anders. Nach einer durchzechten Nacht hatte ich vielleicht mal einen Brummschädel aber doch kein gefühltes Schädel-Hirn-Schleuder-Trauma mit explodiertem *Was-weiß-ich* in meinem Kopf! Gott, war mir schlecht!

Dass ich mir nach diesem Abend schwor, nie wieder Alkohol zu trinken, brauche ich nicht extra zu betonen. Übrigens schwor auch Claudia einen Nie-wieder-Alkohol-Eid – am Telefon, als wir uns zwei Tage später über die Fragmente der Nacht, die noch in unserer Erinnerung zu finden waren, unterhielten. Claudia erzählte mir auch, dass Michaela noch einen dieser Typen, die gegen später bei uns in der Sofaecke rumlümmelten, mit nach Hause genommen hat. Und am nächsten Morgen sei sie mit einer Visitenkarte zwischen den Pobacken aufgewacht.

„Nein!", rief ich entsetzt in den Hörer.

„Doch!", sagte Claudia stinkig. „Ich bin genauso empört wie du. Das hätte mal lieber mir passieren sollen, wieso gerade Michaela?"

Ich meinerseits war über Michaela wirklich schockiert, aber Claudia überraschte mich mit ihrer Reaktion doch noch mehr und immer wieder aufs Neue.

Letztendlich war es ein Wunder, dass wir uns überhaupt noch an irgendwas erinnerten. Eigentlich müssten bei uns alle restlichen noch zur Verfügung stehenden Gehirnzellen durch den extremen Alkoholkonsum abgestorben sein. Unseren Nie-wie-der-Alkohol-Eid schworen wir nicht nur des üblen Rausches wegen, sondern weil auch Claudias Partner (so wie Michael) von den Nachwehen unserer, wie sie es nannten, „Weiberbeklopptenparty" nicht sonderlich begeistert war. Zu meinem gotteserbärmlichen Kater machte mir mein Mann auch noch dermaßen Vorwürfe. Komisch. Das kannte ich von ihm gar nicht. Was war los?

Er stresste mich wegen dieser „Partynacht" so sehr an, dass wir zum ersten Mal, seit wir uns kannten, zwei Tage lang wortlos miteinander umgingen. Das waren ganz neue Entwicklungen ... Irgendwas passte nicht mehr, und wirklich, nur an dieser einen Saufnacht mit meinen Freundinnen konnte es nicht liegen.

14. KAPITEL

Vielleicht öfter mal den Mann wechseln?

Eine Woche nach diesem desaströsen Umtrunk versuchte es Michael mal wieder zaghaft mit körperlicher Annäherung. Ich hatte – wie seit Ewigkeiten – auch heute keine Lust.
„Hey, was ist denn?", flüsterte er mir zärtlich ins Ohr. „Sei doch nicht so verkrampft."
„Mmmhh ...", druckste ich rum und nahm seine Hand von meinem Schenkel.
„Jetzt komm schon", versuchte er es erneut leise gurrend.
„Nein, lass mal, meine Libido ...", sagte ich bemüht sanft, in der Hoffnung, dass Michael den genervten Unterton nicht heraushörte.
„Libido, Libido, Libido ... Herrgottnochmal! Dann bums halt ohne Libido! Mir reicht's jetzt langsam."
„Aber ... was ... Wie sprichst du denn mit mir?" Ich schnellte kerzengerade im Bett hoch. Doch bevor ich weitersprechen konnte, fing Michael erneut an rumzupoltern.
„Was ist das denn noch für eine Ehe?", rief er laut ins Halbdunkel des Schlafzimmers. „Wir haben gar keinen Sex mehr. Die ganze Zeit muss ich mir dein Gejammer anhören ... Libido ... Libido. Und wenn wir dann mal Sex haben, dann brennst du!"
„Ich brenne? Wie bitte?", japste ich.
„Ja, du brennst! Mein ganzer Schwanz brennt nach dem Sex!"
„Aber das bin doch gar nicht ich! Wenn überhaupt, dann sind das die Zäpfchen gegen mein Feuchtigkeitsproblem in der Scheide", versuchte ich mich zu verteidigen.

„Feuchtigkeitsproblem? Zäpfchen? Gibt es vielleicht auch noch Spaß in diesem Bett, ohne an den ganzen Scheiß denken zu müssen? Oder daran, ob du genug geschlafen hast und vielleicht so gütig wärst, deshalb mit mir zu schlafen? Entweder versteckst du dich hinter deinem Computer und recherchierst stundenlang über Wechseljahre oder ich muss mir dein Gejammer über die Wechseljahre anhören oder du erzählst mir zu jeder Tages- und Nachtzeit andauernd etwas über Hormone – ob ich es hören will oder nicht. Kannst du dir eigentlich vorstellen, dass ich gerne mal wieder eine ganz normal funktionierende Frau an meiner Seite hätte? So wie du früher warst! Gut gelaunt, lachend, strahlend, sexy ...!"

„Aber das ist doch ... ich glaube ... wie kannst du nur ...?" Irgendwie war ich sprachlos. Mir blieb einfach die Spucke weg und dann wurde ich über Michaels Worte – als sie mit voller Wucht in meinem Hirn ankamen – unglaublich wütend.

„Wie ich nur kann?", wiederholte er mich. „Ganz einfach kann ich! Mir reicht's jetzt nämlich endgültig mit deinem ganzen Wechseljahregelaber. Andere Frauen machen doch das Gleiche durch! Und? Stellen die sich so dämlich an? Jammern und heulen die die ganze Zeit rum? Mit deinen Freundinnen kannst du lachen und einen über den Durst trinken, aber zu Hause nur noch rumjammern! Andere Frauen schlafen doch auch noch mit ihren Männern! Früher warst du wenigstens noch scharf auf mich."

„Ach ja! Wenigstens? Sex? Aha, wichtig, wichtig! Du willst also, dass ich jederzeit scharf auf dich bin? Tja, dann lass mich mal nachdenken, warum dem nicht so ist. Vielleicht liegt es ja daran, dass ich hier alles am Laufen halte. Dass ich morgens früh aufstehe, um dir das Frühstück zuzubereiten, während du singend unter der Dusche stehst! Dass ich mich um die Einkäufe, die Wäsche, das Kochen, das Putzen, die Sozialkontakte, um unsere Urlaube und nebenher noch um meine Eltern kümmere. Dass ich Pausen- und Geschenke-Clown für deine Kinder bin. Dass ich die Einzige bin, die sich beim Sex Gedanken um Verhütung macht. Ach ja, fast hätte ich es vergessen, ich arbeite auch noch ein bisschen nebenher, so bis zu zehn Stunden am Tag. Und das alles ohne nachts schlafen zu können, sondern mit Übelkeit, Verstopfung, Hitzewallungen, Kopfschmerzen und beginnender Fettsucht. Hm ... da frag ich mich doch auch: WARUM BIN ICH DENN NICHT MEHR SCHARF AUF DICH?" Mit vor der Brust verschränkten Armen sah ich Michael mit meinem berühmt-berüchtigten Todesstrahl-Blick an, um meine Worte zu unterstreichen.

Michael stand abrupt auf und nahm sein Kissen und seine Zudecke unter den Arm. Bevor er die Schlafzimmertür gewaltig zuknallte, gab er nochmals lautstark einen letzten Satz von sich: „Ich schlaf im Gästezimmer! Mir reicht's jetzt mit deinen Wechseljahren!"

„Und mir reicht's schon lange mit meinen Wechseljahren!", rief ich ihm trotzig hinterher, um gleich darauf schluchzend in mein Kopfkissen zu beißen.

So weit ist es jetzt gekommen, dachte ich mir. Ich streite mich mit meinem Mann, während meine Lebenskurve unaufhaltsam auf den Nullpunkt zurast. Bin ich jetzt ganz alleine auf der Welt? Verlässt er mich jetzt auch – wie meine Hormone? Wer, bitteschön, soll mich denn auch verstehen, wenn ich mich selbst nicht mehr verstehe?

Um den Streit mit meinem Mann zu verdauen, brauchte ich am nächsten Tag dringend Ablenkung. Ich war zwar mit meinen Eltern verabredet, aber ich dachte mir, dass es besser wäre, erst einmal runterzukommen, bevor ich sie besuchen gehe. Die beste Möglichkeit hierzu bot Shopping, präzise: Schuh-Shopping. In unserer Gegend hatte vor Kurzem ein neuer Schuhladen eröffnet, den ich noch gar nicht besucht hatte. Bei Frust Schuhe zu kaufen ist natürlich nicht besonders originell, aber mir hilft das immer. Mag ich noch so dick werden, meine Füße werden immer in schicke Schuhe reinpassen.

Die Schuhverkäuferin, so etwa in meinem Alter, schien die Idee, mir Schuhe zu verkaufen, auch nicht sonderlich originell zu finden. Sie war mir gegenüber nämlich äußerst spröde. Das lag aber ganz bestimmt nicht an mir, da war ich mir sicher. Auch wenn meine Nacht schlaflos gewesen war und der Streit mit meinem Mann noch in den Knochen steckte, darf ich für mich reklamieren, dass ich die Ruhe in Person war. Das lag ganz einfach daran, dass ich ob der Ereignisse der letzten Stunden zu müde war, um irgendwie stachelig oder unbequem sein zu können. Ich würde meinen Zustand eher als teilnahmslos und desinteressiert bezeichnen – also null Konfrontationskurs. Ich wollte einfach nur Schuhe gucken, anprobieren und vielleicht kaufen.

Die Schuhverkäuferin schien allerdings anderer Meinung zu sein. Schnodderig, widerwillig und unglaublich langsam gab sie mir ein paar Schuhe nach dem anderen in die Hand, nicht ohne zu vergessen, dabei die Augen zu verdrehen. Was sollte das? Um so unhöflich gegenüber einer Kundin zu sein, gehörte eine großzügige Portion Frust, ein Streit, ein Strafzettel oder Übergewicht zum Leben!

Nachdem ich sie zum hundertachtzigsten Mal bat, mir ein weiteres Paar in meiner Größe zu zeigen, rastete sie, ohne Vorwarnung, komplett aus. Wenn ich das nächste Paar nicht kaufen würde, dann werde sie mich nicht mehr weiter bedienen, bläffte sie mich an.

Wie bitte? Ich wies sie zunächst höflich, aber bestimmt darauf hin, dass sie sich als Angestellte in einem Dienstleitungsunternehmen befand und sich auch so zu benehmen hätte. Dann drückte ich ihr demonstrativ vier Schuhe in die Hand, die ich wahllos aus dem Regal gegriffen hatte, wobei ich um meine Größe bat (befahl! Ich befahl ihr meine Größe zu holen! Jetzt reichte es mir nämlich!). Mit den vier Schuhen in ihren Armen stand sie da und senkte langsam ihren Kopf. Hektische, rote Flecken breiteten sich an ihrem Hals sichtbar rasant aus, eine Haarsträhne fiel ihr wild ins Gesicht.

Ich nahm ganz langsam einen feuerroten Lack-Stiletto aus dem Regal, fasste ihn am nadeldünnen Absatz und klopfte mir die Sohle im Takt in die innere Handfläche. Herausfordernd und mit einem süffisanten Lächeln sah ich sie mit einer hochgezogenen Augenbraue an. Langsam ging sie einen Schritt mit gesenktem Kopf auf mich zu. Sie schnaufte nun hörbar. Ich kniff die Augen zu Schlitzen zusammen und reckte meinen Hals vor, so als hätte ich mich verhört. Versuchs doch, Baby, sagte dabei mein Blick.

Unsere Abneigung gegeneinander war direkt physisch zu spüren. Bereit auf das Unausweichliche standen wir uns gegenüber. High Noon! (Ich hörte die Mittagsglocken im Geiste schlagen ... bing, bang, bong.) ICH wollte das nicht – SIE hat angefangen!

Wegen des großen Schaufensters standen wir so gut wie auf der Straße. Zwei ältere Passanten standen schon vor dem Schaufenster und warteten mit neugierigem Blick, was passieren würde. Super Situation! Sehr gelungen! Ganz prima! Am Ende kam noch der eine oder andere Geschäftspartner von mir vorbei und sah mich bei einer Schlägerei, um nicht zu sagen, bei einer „Schuh-Absatz-Stecherei" mit der Schuhverkäuferin. Vielleicht bohrte sich auch noch der eine oder andere Absatz in gewisse Körperteile? Mit ein bisschen Glück würde man mich verhaften und ich dürfte den Rest des Tages in einer Zelle verbringen, bis mich mein Mann auslöst. (Falls der nach unserem gestrigen Streit überhaupt zum Auslösen kommen würde ...) Warum passierte immer nur mir so was Dummes?

Bevor die Situation tatsächlich aus dem Ruder laufen und eskalieren würde, kam die Chefin des Ladens angetrabt, um sich erst einmal auf sprachlose Weise und mit leicht geöffnetem Mund über uns zu wundern. Wie wir uns gegenüberstanden, war zum einen sicherlich sehr auffällig und zum anderen sah das bestimmt unglaublich doof aus. Das Bild, das wir abgaben, schrie geradezu nach einer Konfliktlösung durch Außenstehende. Das hätte die Tante aber auch schon früher merken können.

„Was ist hier los?", fragte die Chefin verblüfft. Ihre Augen wanderten unruhig zwischen uns hin und her.

„Die da will keine Schuhe kaufen", sagte die Verkäuferin trotzig und reckte mir ihr Kinn aggressiv entgegen. Fehlte nur noch, dass sie mir die Zunge rausstreckte.

„Wie bitte? Ich glaube, ich habe einen Hörfehler", rief ich empört und zog meinen Kopf aus ihrem Angriffswinkel. „Wie reden Sie denn mit mir?"

„Frau Müller! Wie reden Sie denn mit der Dame?", empörte sich gleichfalls die Chefin.

„Die ist doch nur hier, um ihren Frust abzubauen. Die will doch gar nichts kaufen. Das sehe ich der doch an", maulte die Verkäuferin lautstark ungeniert weiter.

„Also erlauben Sie mal. Ich war trotz Ihres schroffen Verhaltens bis zu einem gewissen Punkt sehr höflich zu Ihnen. Ich glaube eher, dass Sie Ihren Frust abbauen müssen, oder sind Sie vielleicht auf Alkoholentzug?" Ich schüttelte fassungslos meinen Kopf.

„Frau Müller, ich glaube, Sie gehen jetzt mal besser in den Personalraum. Ich werde mich weiter um die Kundin kümmern." Dann wandte sich die Chefin wieder an mich „Bitte verzeihen Sie die Unannehmlichkeiten. Frau Müller ist schon seit einiger Zeit etwas angespannt, es tut mir wirklich leid."

„Wechseljahre?", fragte ich leise augenzwinkernd, woraufhin die Chefin nervös zu kichern anfing.

„DAS ...", kreischte eine Stimme aus dem Hintergrund, „... habe ich gehört! ICH bin nicht in den Wechseljahren! ICH bin immer noch jünger als Sie. ICH bin noch keine fünfzig!"

Wie bitte? Sehe ich etwa aus wie fünfzig? So eine frustrierte Kuh!

„Frau Müller! Jetzt reicht's! Gehen Sie! Auf der Stelle!", fiepste die Chefin in höchsten Tönen, um sich gleich daraufhin nervös ihre Hände knetend ein weiteres Mal bei mir zu entschuldigen.

„Ich glaube, ich gehe jetzt mal lieber", sagte ich mit ausdruckslosem Gesicht und humpelte mit einem Schuh und einem nackten Fuß zurück zur Couch, um meine eigenen Schuhe wieder anzuziehen.

„Oh, ähm ... Frau ...? Frau ...?"

Nicht im Traum dachte ich daran, hier meinen Namen preiszugeben!

Die Chefin lächelte verlegen. „Darf ich Ihnen für die Unannehmlichkeiten einen Gutschein anbieten, Frau ...?"

„Nein, danke", antwortete ich gereizt. „Ich habe weder Lust auf ein Gespräch noch auf einen Gutschein." Ich packte meine Sachen und ging zur Tür. „Und sie ist doch in den WECHSELJAHREN!", rief ich wütend in Richtung Personalraum, als ich den Laden verließ. Schon hörte ich ein eiliges Traben hinter mir und eine schrilles „Aber, Frau Müller, wo wollen Sie denn hin ...?"

Ich beschleunigte meine Schritte instinktiv.

Geht's eigentlich noch? Also, ich hab ja meine Probleme, aber die ... !

Bevor ich mich auf den Weg zu meinen Eltern machte, musste ich noch kurz in den Supermarkt. Meine Mutter hatte mich nämlich darum gebeten, zwei Koteletts mitzubringen. Als ich vor der Theke stand, traute ich meinen Augen nicht.

„Sabine? Du? An der Fleischtheke? Ich dachte, du bist Veganerin oder so was Ähnliches geworden?"

Ertappt und peinlich berührt fing Sabine zu stottern an. „Ich ... nein ... also ... ich hab nur ..."

„Lass mal gut sein, Schätzchen. Du glaubst doch nicht im Ernst, dass wir dir das abgenommen haben. Wir sind ja auch nicht blöd. Kommst aus dem Urlaub (bei dem Wort Urlaub malte ich Anführungszeichen in die Luft) und hast fünf Kilo weniger und faltenfreie Haut? So sportiv und entspannend kann kein Urlaub der Welt sein, glaub mir, Süße!"

„Also, es ist nicht so, wie du denkst. Ich hab ..."

„Passt schon! Du, ich bin in Eile. Grüße deinen Mann von mir. Man sieht sich ... vielleicht mal in der Gemüse- oder Obstabteilung?" Lässig nahm ich meine zwei Koteletts vom Fleischer entgegen und ging zur Kasse.

Während ich bezahlte, musste ich in mich hineingrinsen. Hatte ich doch noch ein tierisches Produkt ergattert. Auch wenn es nicht aus Leder war und keine Absätze hatte. Da stellte sich mir die Frage, dürfen Veganer überhaupt Lederschuhe tragen? Sabines Schuhe waren jedenfalls todschick und aus Leder! Und dürfen Menschen, die gegen Pelzmäntel sind, überhaupt Fleisch essen? Dürfen wir Menschen überhaupt Tiere töten, egal zu welchem Zweck? Plötzlich musste ich an all die vielen Kälbchen und Lämmchen denken, die meinetwegen schon sterben mussten. Und an die vielen Kaninchen. Und die kleinen Hühnchen. Und dann dachte ich auch noch an Michael, und dann konnte ich meine Tränen nicht mehr zurückhalten und flüchtete heulend ins Auto.

„Ach Kind, was ist denn nun schon wieder los? Ist es denn so schlimm?" Meine Mutter reichte mir ein Taschentuch. Ich schnäuzte lautstark hinein, weil ich immer noch ununterbrochen am Heulen war.

„Jaa-haa-haa", brachte ich mühsam unter Schluchzen hervor.

„Wenn du willst, kannst du gerne heute Nacht hier schlafen", sagte meine Mutter leise und streichelte mir dabei über den Rücken.

„Ich hab doch gleich gewusst, dass das nicht gut geht", raunzte mein Vater aus dem Wohnzimmer, der unser Gespräch in der Küche anscheinend mitbekommen hatte.

„Ach Papa ...", krächzte ich und begann erneut zu schluchzen. „Das hilft mir jetzt auch nicht weiter!"

„Jetzt beruhige dich doch, Moni", sagte meine Mutter und schnauzte meinem Vater in Richtung Wohnzimmer zu, dass er sich da jetzt bloß raushalten soll, weil er ja eh nie von etwas eine Ahnung habe und sich auch gar nicht für andere interessiere, erst recht nicht für seine eigenen Kinder, und er ja nicht mal wisse, wann die Geburtstag haben (und so weiter und so fort). Nachdem meine Mutter weiter schonungslos aus ihrem gemeinsamen Eheleben skandierte und so schnell auch erfahrungsgemäß kein Ende finden würde, ging ich erst mal ins Bad zum Tränentrocknen. Im Moment war ich mir nicht mehr so sicher, ob das eine gute Idee von mir war, bei meinen Eltern Zuflucht und Ruhe zu suchen.

Mein Gesicht sah furchtbar aus. In meinem ganzen Leben habe ich nicht so viel geheult wie in den letzten zwei Jahren. Ich stützte meine Hände auf das Waschbecken und näherte mich meinem Spiegelbild bis auf wenige Zentimeter. Deutlich sah ich vergrößerte Poren um meine Nase herum. Mann! War's das jetzt, dachte ich und bemühte mich dabei, meine Poren nicht weiter zu beachten. War's das jetzt mit meiner Ehe? Hat sie keine Zukunft mehr?

Du dumme, blöde Kuh, sagte ich leise zischelnd zu meinem Spiegelbild. Nichts bekommst du auf die Reihe. Nicht eine einzige Beziehung hält. Wie machen das die anderen? Dreißig ... vierzig ... fünfzig Jahre am Stück mit demselben Partner ... wie geht so was? Nächstes Jahr würde meine Schwester fünfunddreißig Jahre mit ihrem Mann zusammen sein. Sollte ich das jetzt bewundern oder bedauern? Fünfunddreißig Jahre lang tagein, tagaus der gleiche Mann – gähn! Ich bin doch kein Seepferdchen. Die Tiere haben nämlich die Angewohnheit einer lebenslangen Monogamie, und selbst wenn der Partner gestorben ist, schleppt das überlebende Seepferdchen das tote so lange mit sich rum, bis es sich aufgelöst hat. Das nenne ich mal Liebe!

Kompromissbereite Menschen sind ja angeblich beziehungsfähiger. Mein letzter Freund sagte einmal in der Krise zu mir, dass ich mich schon entscheiden müsse: Keks oder Schokolade! Ich antwortete daraufhin, dass es auch Schokoladenkekse gebe. Das war doch kompromissbereit, oder?

„Moni? Monika, wo bist du denn?", tönte es aus der Küche.
„Ich komme, Mama. Musste nur kurz ins Bad."

„Dein Vater hat keine Ahnung. Reg dich darüber nicht auf und lass ihn einfach plappern", sagte sie, als ich wieder in der Küche saß.

„Das stimmt doch gar nicht. Ich hab wohl eine Ahnung. Ich hab ja gleich gesagt, dass das nicht gut geht", bruttelte mein Vater aus seinem Sessel wieder.

„Hör einfach nicht hin", sagte meine Mutter und schloss die Tür. „Dein Vater faselt manchmal eben dummes Zeug daher. Als ob der was wüsste!"

Nun ja, mein Vater hatte schon immer eine besondere Einstellung zu meinen Männern. Bei meinem ersten Freund wusste er gleich, dass das nicht gut geht, und bei meinem ersten Mann war ihm von vornherein klar, dass das nicht gut geht. Bei meinem ersten Lebensgefährten nach meiner Scheidung meinte mein Vater, dass das genauso wenig gut geht wie bei meinem ersten Freund und ersten Mann, und bei meinem zweiten Lebensgefährten nach meiner Scheidung wusste er, dass das, wie bei allen anderen zuvor, auch nicht gut gehen wird. Meinen Mann Michael mochte mein Vater zwar, aber gleich nach der standesamtlichen Trauung sagte mein Vater leise in die Runde, „ob das wohl gut geht ..."

Vielleicht bin ich ja nur bindungsunfähig geworden, weil mein Vater immer infrage stellt, ob das mit meinen Männern gut geht. Sollte ich diese Aussage im Zusammenhang mit meinem Liebesleben vielleicht professionell analysieren lassen, um weiterzukommen?

„So!", sagte meine Mutter. „Trink deinen Tee und erzähl mir mal, warum ihr euch gestritten habt."

„Das geht nicht so auf die Schnelle, Mama. Das sind so viele Kleinigkeiten in letzter Zeit, die immer öfter zu Großigkeiten werden. Wir verstehen uns einfach nicht mehr so richtig. Oder ich bin diejenige, die Michael nicht mehr versteht. Ich weiß es auch nicht. Wir streiten uns wegen jedem Keks."

„Michael ist jetzt eben auch schon etwas älter und im Alter verändern sich die Menschen. Ganz besonders die Männer!", setzte meine Mutter unwirsch nach und zeigte mit dem Daumen in Richtung Wohnzimmer.

„Da kannst du recht haben. Bei Michael kommen immer mehr Marotten durch, für die ich mich einfach noch zu jung fühle. Ich kann und will nicht mehr all seine Wünsche bedienen. Ich bin ja derzeit schon mit meinen Hormonen überfordert, jetzt kommt das auch noch dazu. Ich kann einfach nicht mehr ...", sagte ich resignierend in die Ferne blickend.

„Tja, das wird's wohl sein, deine Hormone. Als ich in deinem Alter war ...", jetzt begann sie zu flüstern, „hätte ich am liebsten alles stehen und liegen lassen und wäre davongerannt. Ich hatte es so satt, mich immer um alles kümmern zu müssen. Euer Vater ging frühmorgens ins Büro und kam spätabends wieder nach Hause und in der Zwischenzeit hielt ich unser Leben am Laufen. Um alles musste ich mich kümmern. Sogar die Kleidung habe ich für ihn jeden Morgen hingelegt."

„Das war doch bestimmt nicht notwendig, oder?", sagte ich verwundert.

„Und ob das notwendig war und heute immer noch ist. Du hast ja keine Ahnung, wie sich dein Vater sonst zusammengestupft hätte", sagte meine Mutter lachend und verdrehte dabei die Augen.

„Na ja, viele Männer sind nicht gerade mit einem Mode-Gen auf die Welt gekommen. Michaels Modegeschmack treibt manchmal auch seltsame Blüten, glaub mir. Da muss man als Frau schon eingreifen, aber deswegen lege ich ihm doch noch lange nicht die Sachen raus – womöglich auch noch mit Unterwäsche? Das grenzt ja schon an Entmündigung, Mama."

„Was dein Papa morgens mal angezogen hat, das zieht er erst abends wieder aus. Da bringst du ihn selbst mit Engelszungen nicht mehr raus. Das ist also reiner Selbstschutz und keine Entmündigung!"

„Na dann ...", bemerkte ich schmunzelnd.

„Also, mein Kind, eigentlich wollte ich damit sagen, dass du in deinem momentanen Zustand nicht alles überbewerten solltest. Die zweite Scheidungswelle gibt es tatsächlich noch mal in deinem Alter. Auslöser ist wahrscheinlich eine grundlegende Unzufriedenheit, die ich auch in den Wechseljahren kennengelernt habe. Bei vielen befreundeten Paaren von uns hat es auch heftig geknallt und einige davon haben sich tatsächlich scheiden lassen, obwohl das zu damaligen Zeiten verpönt war. Ich kann mich noch gut daran erinnern, wie unser Nachbar nach der Scheidung stolz wie ein Gockel mit einer jüngeren Frau am Arm die Straße rauf- und runterspazierte. Uns war natürlich gleich klar, dass der das junge Ding nicht aus dem Ärmel geschüttelt hatte, sondern dass da schon länger eine Affäre im Gange gewesen sein musste. Die Nachbarin konnte einem leid tun. Haushalt, Kinder, Figur ruiniert, alt geworden und zum Dank dann sitzen gelassen. Manche Männer gehören wirklich auf den Mond geschossen – das wäre allerdings ein Gedränge da oben", schloss meine Mutter schmunzelnd.

„Da hast du recht", lachte ich. „Die armen abservierten Ehefrauen haben wirklich nichts zu lachen. Nur gut, dass es heutzutage genug selbstständige Frauen in meinem Alter gibt. Die kommen auch ganz von alleine drauf, dass sie keine Lust mehr auf die Ehe haben. Frei nach dem Motto: Raus aus der Opferrolle – rein ins Leben."

„Und du? Willst du jetzt auch rein ins Leben? Du und Michael, ihr habt es doch so schön! Keine Kinder im Haus, die gleichen Interessen und Vorlieben ...?" Fragend sah mich meine Mama an.

„Ja, schon. Eigentlich haben wir es schön, nur hat sich in den letzten zwei Jahren so viel verändert, oder habe nur ich mich verändert? Davor war alles noch schön und einfach, aber jetzt? Jetzt rege ich mich bei der kleinsten Kleinigkeit sofort auf, wenn mir was gegen den Strich geht oder wenn mir jemand widerspricht. Oftmals total unreflektiert. Erst mal draufhauen, anstatt zuzuhören. Zudem habe ich das unbehagliche Gefühl, dass ich einfach nicht mehr weiterkomme, dass ich auf der Stelle trete. Anfangs dachte ich, dass dieses unerklärliche Verhalten an meinem Schlafdefizit liegt, aber mehr und mehr habe ich das Gefühl, dass ich durch die Ehe etwas verpasse, dass ich versäume zu leben! Immer muss ich Rücksicht nehmen. Nichts kann ich alleine entscheiden. Wir stehen gemeinsam auf und gehen gemeinsam ins Bett. Wir essen zusammen, wir lesen zusammen, wir gestalten unsere Freizeit zusammen, wir gehen zusammen aus und, und, und. Bleibt das jetzt so? Kommt da noch was? Ich will wieder jung sein. Ich will tanzen, lachen, ich will albern sein und nicht immer nur erwachsen und durchorganisiert."

„Ach Moni, du wolltest schon immer alles und noch mehr! Sei doch froh, dass du deinen geduldigen Michael hast. Weißt du, so einen Sonderfall wie dich muss man erst einmal aushalten können. Schon als Kind hast du uns erklärt, wie die Welt funktioniert. Du wusstest immer alles besser. Und wie weit bist du damit gekommen?"

„Was soll das denn jetzt heißen, wie weit ich gekommen bin? Was willst du mir denn damit sagen?" Greift mich jetzt auch noch meine Mutter an?

„Du gehst aber schnell an die Decke." Vorsichtig legte sie ihre Hand auf meinen Arm. „Ich wollte damit nur sagen, dass du dich vielleicht auch mal mit etwas zufriedengeben solltest!"

„Und warum?", fragte ich herausfordernd. „Wie weit soll ich mich in diesem, meinem einzigen Leben verbiegen? Bis die Knochen krachen? Ich habe doch nur ein Leben und bislang hatte ich das auch gut im Griff. Nur jetzt ..., jetzt entgleitet mir alles. Ich packe das nicht mehr. Ich weiß, ich weiß, ich rede immer das Gleiche daher, aber auch das ist doch bezeichnend, oder? In meinem ganzen Leben habe ich mir noch nie gewünscht, ein Mann zu sein. Jetzt wäre es aber angebracht! Dann würde ich immer attraktiver und interessanter werden und nicht nur faltiger und fetter und unzufriedener! Außerdem endet die Zeugungsfähigkeit eines Mannes nie. Theoretisch kann er bis zu seinem Tode Leben schenken. Nicht so wie bei uns. Mit der Lebensmitte ist alles gelaufen. Das ist schon ein komisches Gefühl. Nicht, dass ich noch Kinder möchte, aber ist das nicht ungerecht? Mit sechsundneunzig Jahren hat ein Inder noch einen Sohn gezeugt! Ist das zu fassen? Diese ganzen Jean Pütz', Fritz Weppers und Dieter Bohlens dieser Welt lassen es noch mächtig krachen mit den jungen Dingern. Da krieg ich einen Anfall, wenn ich das höre!" Ich schnaubte heftig, war aber nicht zu bremsen. „Hinzu kommt, dass sich die alten Knacker keinen Deut um ihr vergammeltes Genmaterial sorgen. Die Keimzellen des Mannes bilden sich zwar immer wieder neu, weil sich durch die Spermienproduktion die dafür zuständigen Stammzellen immer wieder neu teilen müssen, das bedeutet aber auch, dass das Erbgut mit zunehmendem Alter fehlerhaft kopiert wird. Ein Zwanzigjähriger überträgt ungefähr fünfundzwanzig Mutationen und ein Vierzigjähriger schon fünfundsechzig. Mittlerweile gibt es auch Untersuchungen, die nachweisen, dass der Nachwuchs der Rentnerväter in der Intelligenzentwicklung zurückbleibt. Vielleicht sollten die Tattergreise daran mal denken, bevor sie die Backfische bespringen."

„Du kannst dich aber ereifern", stellte meine Mutter nüchtern fest. „Woher weißt du das denn alles?"

„Tja, man lernt nie aus. Du sagst doch immer, dass ich anderen die Welt erkläre. Wie soll das ohne Wissen gehen?", sagte ich mit leichtem Stolz.

„Stimmt, Kind. Lern nur schön weiter", sagte meine Mutter nickend. „Aber so einfach, wie du tust, kommen die Männer mit zunehmendem Alter auch nicht davon. Ästhetisch sind die auch nicht mehr, wenn sie ihre dicken, runden Bäuche auf Streichholzbeinchen durch die Gegend tragen. Dazu kommt der nachlassende Haarwuchs, bis hin zur Einstellung desselben, was letztendlich zur Glatze führt. Die Prostata vergrößert sich auch, was zu Schwierigkeiten beim Pinkeln führt. Da drüben sitzt das beste Beispiel", sagte sie und zeigt mit dem Daumen mal wieder Richtung Wohnzimmer. „Erwürgen könnte ich deinen Vater manchmal, wenn er nachts zum x-ten Mal raus muss." Dann kicherte sie und sagte flüsternd, hinter vorgehaltener Hand: „Und hoch kriegen sie ihn so gut wie gar nicht mehr ..., aber pscht!" Sie legte ihren Zeigefinger auf die Lippen.

„Och, Mama! Das will ich doch gar nicht wissen! Ist aber auch irgendwie traurig, oder?", sagte ich enttäuscht.

„Ja, alles lässt nach, glaub mir, Kind. Vor allen Dingen die allgemeine Leistungsfähigkeit. In jeder Hinsicht, auch im Hirn – glaub mir! Kaum auszuhalten ist das manchmal mit ihm. Alles muss ich ihm hundert Mal erklären, dann hört er auch nicht zu, dann versteht er es wieder nicht. Manchmal könnt ich ihn ...", stöhnte sie.

Im gleichen Moment ging die Tür auf und mein Vater schlürfte über die Schwelle.

„Was willst du denn hier? Wir reden!", sagte meine Mutter knapp.

„Ich will meinen Kaffee haben!", antwortete mein Vater bestimmt und machte Anstalten, sich darum zu kümmern.

„Komm, lass! Ich bringe dir deinen Kaffee. Geh wieder ins Wohnzimmer!"

Ohne zu widersprechen drehte mein Vater auf dem Hauspuschenabsatz um und schlurfte wieder zur Tür hinaus.

„Mama! Wieso bist du denn so wüst zu Papa?" Ich war überrascht, in welchem Ton sie meinen Vater aus der Küche mehr oder weniger hinausgeschmissen hatte.

„Du hast ja keine Ahnung! Erst neulich hat er mir beim Kaffeemachen wieder die ganze Küche unter Milch gesetzt, weil er den Schlauch vom Milchschäumer zu früh rausgezogen hatte. Als die Milch plötzlich durch die Küche schäumte, hat er vor Schreck gleich noch die Milchpackung umgeworfen, was zur Folge hatte, dass die bereits mit Kaffee gefüllte Tasse umfiel und sich über den Herd ergoss. Glaub mir, Kind. Es ist besser, wenn ich den Kaffee mache." Mit diesen Worten stand meine Mama auf und machte sich an die Arbeit.

„Oh je", sagte ich, mit aufeinandergekniffenen Lippen.

„Mh!", brummte meine Mama daraufhin und nickte mir zu, während sie Wasser in den Kaffeeautomaten füllte.

„Kommt jetzt bald mein Kaffee?", tönte es aus dem Wohnzimmersessel. „Ich will meinen Kaffee!"

Und ich will mein Leben zurück, dachte ich resignierend. Warum war in meinem Innersten nur alles so verwirrend und kompliziert geworden? Was oder wer ist denn anders geworden? Michael oder ich?

Oder lag es vielleicht daran, dass ich Peter kennengelernt habe? Denke ich nicht ein bisschen zu oft an ihn? Jetzt gerade schon wieder!

Peter ist ganze zwölf Jahre jünger als ich. Fast zwanzig Jahre jünger als mein Mann. Das ist schon ein gewaltiger Altersunterschied!

Peter hat noch diese Leichtigkeit des Lebens. Die ganze Zeit ist er am Lachen und strahlt eine ungeheure Unternehmenslust aus. Da wird mir ganz schwindlig davon. Mit Peter, als neuem Kulturamtsleiter, hatte ich in letzter Zeit sehr viel zu tun. Anfänglich war er nur ein weiterer Geschäftspartner für mich – Geschlecht männlich. Erst mit der Zeit merkte ich, dass er auf Teufel komm raus mit mir flirtete. Zuerst war ich natürlich geschmeichelt und gab mich gerne den Aufmerksamkeiten hin. Spätestens jedoch ab dem Zeitpunkt, als ich anfing, darüber nachzudenken, wie strahlend sein Lächeln, wie flach sein Bauch und wie muskulös seine Oberarme eigentlich waren, läuteten bei mir irgendwo ganz hinten die längst vergessenen Alarmglocken des Verliebtseins und ich bekam es mit der Angst zu tun.

Ich beobachte mich zunehmend dabei, wie ich ihn zunehmend beobachtete – was sollte das? Alarmstufe Rot! Ich bin in den Wechseljahren. Ich kann nachts nicht schlafen. Ich habe Hitzewallungen. Ich habe meine Libido verloren – warum um Gottes willen starre ich diesen Mann so an und lasse es mir gefallen, dass er mich so anstarrt?

Diese gegenseitige Anstarrerei fiel auch Peters junger Kollegin auf, die mir im Flur des Rathauses im Vorübergehen zuraunte, dass Frauen in meinem Alter ja wirklich verzweifelt sein müssen, wenn sie sich an jüngere Männer ran machen. Peter beruhigte mich sofort, als ich ihm – so beiläufig wie möglich – diesen Spruch erzählte, woraufhin er mir erklärte, dass das nur unangebrachte Eifersucht wäre. Schließlich habe er schon vor zwei Monaten, als er mich kennenlernte, mit ihr Schluss gemacht.

Oh, Oh ... tata ... tata ... Zum Rückzug blasen, sagte nun endgültig mein gesunder Menschenverstand, der allerdings von meiner femininen Seite aufs Äußerste boykottiert wurde. Vor ein paar Monaten hatte ich mich noch ängstlich gefragt, wie lange mein Mann mich noch attraktiv finden, wie lange er mich noch lieben wird, und jetzt frage ich mich plötzlich ängstlich, wie lange ich ihn noch lieben werde. Ich sollte besser ein rot-weißes Absperrband um mich herum anbringen, anstatt junge Männer an mich ranzulassen. Vielleicht wäre das die Lösung!

Nun hatte ich schon zwei Erklärungen, woran es liegen könnte, dass ich Michael immer kritischer sah: mein Hormonchaos, bedingt durch die Wechseljahre, und Peter, der junge, schmucke Mann mit dem halb offenen Hemd, der meine mickrigen Hormone wieder anzukurbeln schien ... und das in höchstem Maße.

Irgendwann war es so weit. Wir begannen eine Affäre miteinander und ich fühlte mich dreckig und gemein – aber erst immer, nachdem wir miteinander geschlafen hatten. Bevor wir miteinander ins Bett gingen, war ich doch tatsächlich wieder so aufgeregt wie ein junger Teenager, der nicht wusste, wie ihm geschah. Schamlos genoss ich die Zärtlichkeit, die fremde Hände gaben, den Geruch, den ein fremder Körper ausströmte, Komplimente, die ein fremder Mund aussprach. Ich war nicht mehr bei Sinnen! Warum tat ich das? Warum bemühte ich mich nicht darum, mit meinem Mann wieder ein „normales" Sexualleben aufzubauen? Warum konnte meine Libido bei Peter doch noch Funken sprühen? Irgendwie schien er die letzten Östrogene aus mir herauszukitzeln. Ich war eine Ehebrecherin, eine Schlampe, und das alles, weil mich meine Hormone in die Ecke gedrängt haben. Großer Gott, was tat ich eigentlich?

Da ich mich unbedingt jemandem anvertrauen musste, redete ich erst zögerlich, doch dann immer offener mit Claudia darüber. Die war über meine Fremdgeh-Beichte zunächst wahnsinnig schockiert: „Was? Du? Eine Affäre? Du betrügst deinen Michael?"

„Ja, ist ja gut", sagte ich, als wir an der Bar im *Jazzkeller* darüber sprachen. „Geht's vielleicht ein bisschen leiser? Mit meiner Paranoia bin ich zwar der Meinung, dass schon jeder in der Stadt Bescheid weiß, aber deswegen musst du hier trotzdem nicht so rumschreien!"

„Das ist ja der Hammer!" Claudia schüttelte den Kopf. „Wo habt ihr euch eigentlich kennengelernt?"

Ich erzählte ihr von meiner ersten Begegnung mit Peter, von seiner super Figur und seinen tollen Haaren und dass er unglaublich witzig sei. Claudia hörte gebannt zu, ohne mich ein einziges Mal zu unterbrechen – erstaunlich.

Als ich zu Ende erzählt hatte, fragte sie mich, wie alt Peter sei. Ich räusperte mich: „Er wird bald vierzig."

„Aha ... bald vierzig. Wann ist bald? In zwei Wochen oder in zehn Jahren?", schmunzelte Claudia.

„Nun übertreib mal nicht, wie kommst du denn darauf, dass er so jung sein soll?"

„So wie du ihn eben geschildert hast, hörte es sich an, als ob er der knackigste Solist der Chippendales wäre", sagte Claudia.

„Er ist, glaube ich, sechsunddreißig oder so", gab ich mit gesenktem Kopf zu, weil ich mich in Grund und Boden dafür schämte.

„Ist es das Alter, warum du Sex mit ihm dem mit Michael vorziehst?"

„Ja ... nein ... ach, ich weiß es auch nicht. Das Alter ist es so gesehen irgendwie nicht. Es ist die Art. Peter ist so ... spontan, so unberechenbar. Er plant nicht, er lässt es einfach laufen. Verstehst du mich?"

Claudia nickte: „Mh!"

„Bei Michael läuft immer alles so korrekt ab. Alles wird bis ins Detail überlegt und geplant. Sei es der Einkauf im Supermarkt oder ein simpler Sonntagsspaziergang. Erst einmal orientieren – wo ist was und wo geht's lang. Manchmal unternehmen wir fünfstündige Wanderungen und gefühlte drei Stunden davon glotzen wir auf die Wanderkarte. Denn „man muss doch immer wissen, wo man ist", meint Michael dazu. Und dann ist bei uns zu Hause alles so gediegen, so organisiert, so ordentlich wie sein scheckheftgepflegter Garagen-BMW! Nichts bleibt dem Zufall überlassen. Und bloß keine laute Musik.

Stell dir vor, letzte Woche ging Michael sonntagmorgens zum Bäcker. Kaum war er zu Tür raus, legte ich eine CD auf und drehte die Lautstärke hoch. Die Musik machte mich so an, dass ich zu tanzen anfing. Da meine Kondition nicht mehr die beste ist, machte ich schon nach dem dritten Song schlapp und schnaufte wie ein Pferd. Während meiner Tanzpause hörte ich plötzlich ein Geräusch. Bei näherem Hinhören erkannte ich ein ungeduldiges Pochen gegen die Wohnungstür. Erstaunt öffnete ich die Tür und mit knallrotem Gesicht und Wut in den Augen kam Michael in die Wohnung gestampft – raste schnurstracks auf die Musikanlage im Wohnzimmer zu und schaltete sie aus. Ich war vielleicht platt! Als ich ihn fragte, was das soll, schrie er mich an, dass er seit geschlagenen zehn Minuten vor der Tür stehe. Dass er geklingelt, geklopft und gerufen hätte, aber ich musste ja meine bescheuerte Diskomusik wieder einmal so laut machen, dass ich nichts hörte. Dann brüllte er ungehalten, dass er den Schlüssel vergessen hätte und die Haustür unten von den Nachbarn zugesperrt war. Somit konnte er weder raus, um zum Bäcker zu gehen, noch rein in die Wohnung, um den Schlüssel zu holen."

„Haha ... Na, da wärst du aber auch angepisst gewesen, oder?", lachte Claudia.

„Ja, schon. Aber was mich stört, ist, dass ich nie laute Musik hören kann. Michael ist jetzt schon in dem Alter, indem es um ihn herum überall ‚zu laut' ist. Am liebsten hat er seine Ruhe zu Hause oder allenfalls ein leichtes Klavierkonzert zum Frühstück. Ich bin noch nicht so weit. Klar, ich brauch auch nicht jeden Tag Remmidemmi und bei meinen Schlafstörungen bin ich eh manchmal äußerst lärmempfindlich, aber es geht hier um ein Gefühl. Ich fühle mich noch nicht so alt! Ich will noch was vom Leben haben! Ich will mich noch nicht mit Brahms' Requiem in den Schaukelstuhl setzen.

Ich schlage mich mit meinen Wechseljahren rum, verwelke zusehends und soll jetzt meine vergangenen, lebenslustigen Jahre einfach so als Erinnerung in die Schublade legen und das Leben einer Seniorin anfangen? Ohne Spontaneität? Ohne laute Musik? Ohne mal auszuflippen? Ohne mal laut zu singen, zu tanzen, zu lachen? Ohne Quatsch zu machen, zu viel zu trinken, die Nächte um die Ohren zu schlagen, Männer anzuquatschen ...?" Tränen tropften lautlos auf meine Hand.

„Mensch, Moni", sagte Claudia leise und streichelte meinen Arm. „Verdammt, ich glaube, wir gehen jetzt in die zweite Runde, in die Altenrunde."

Dem war nichts mehr hinzuzufügen – wir schwiegen eine Weile ziemlich gequält.

„Ja, da hast du recht", sagte ich, schniefte und trocknete mir mit dem Handrücken die Tränen ab. „Wir werden alt und ich fang eine bescheuerte Amour fou mit einem viel zu jungen Kerl an. Mein armer Michael. Er ist doch so ein wunderbarer Mann und war die letzten Jahre so geduldig mit mir. Und ich schwör's dir, er hatte es in den letzten Jahren echt nicht leicht mit mir. Ich bin eine so blöde Kuh. Andauernd mach ich irgendeinen unüberlegten Scheiß, seit meine Hormone durchdrehen."

„Ja, ja, schieb nur alles auf die Hormone. Wahrscheinlich haben die deinen Verstand in Luft aufgelöst, oder wie?"

„Was willst du damit sagen?", fragte ich Claudia betroffen.

„Ich will damit sagen, dass du dich doch immer noch entscheiden kannst, indem du dein Hirn einsetzt. Klar haben wir Frauen mit dem Hormonverlust die Arschkarte gezogen, aber trotzdem gibt es doch noch uns – ganz tief in uns drin. Weißt du was? Denk einfach noch mal über Peter und über deine Ehe nach und lass deinen Verstand entscheiden, wenn deine Hormone zu dämlich sind."

Das Gespräch mit Claudia gab mir zu denken. Vielleicht verdrängte ich ja doch einiges und schob zu viel auf die Hormone. Ach, wer weiß. Immer diese Denkerei – früher war alles einfacher. Kind müsste man wieder sein, dann werden einem alle Entscheidungen abgenommen. Du wirst morgens geweckt, angezogen, gefüttert, in den Kindergarten gebracht, darfst spielen, wirst wieder abgeholt, gefüttert, ins Bett gebracht, am nächsten Morgen wieder geweckt, angezogen ...

„Hallo! Monika ... wo bist du denn mit deinen Gedanken? Hast du nicht gehört? Dein Telefon klingelt!" Mit diesem Satz holte mich die Stimme meiner Mutter in die Realität zurück.

„Oh, danke, ich war in Gedanken", stotterte ich.

„Ja. Das erschien mir auch so." Meine Mutter schüttelte den Kopf.

Michaels Name stand auf dem Display. Für einen kurzen Moment überlegte ich mir, einfach nicht ans Telefon zu gehen, verwarf aber den Gedanken gleich wieder und ging ran. Keine Spielchen in meinem Alter!, sagte ich mir noch.

„Hallo Michael", sagte ich und versuchte, dabei so normal wie möglich zu klingen.

Michael plauderte gleich drauf los, als ob nichts gewesen wäre. Das machte er immer so, weil er konfliktscheu und harmoniebedürftig war. Das konnte durchaus seine Vorteile haben.

„Komm nach Hause, Baby! Ich vermisse dich. Lass uns über alles reden. Wir finden einen Weg, glaub mir." Michaels Stimme klang warm, weich und vertraut in mein Ohr.

„Ich weiß nicht", antwortete ich. „Vielleicht bleibe ich erst mal bei meinen Eltern."

Diesen Satz hörte mein Vater, was ihn dazu veranlasste, aus dem Wohnzimmer zu rufen, dass er doch gleich gewusst habe, dass das nichts wird. Der Satz meines Vaters gab wiederum meiner Mutter Anlass, ihm eine zweite Predigt über sein mangelndes Mitgefühl seiner Familie, seinen Mitmenschen und der ganzen Welt gegenüber zu halten. Der Schlagabtausch meiner Eltern brachte mich zu der Überlegung, vielleicht doch lieber nach Hause zu gehen.

„Warum willst du denn nicht nach Hause kommen?", fragte Michael leise.

„Weißt du, Michael", sagte ich traurig, „das ist jetzt nicht so einfach."

„Sag bitte nicht Michael zu mir! Das mag ich nicht. Wenn du mich beim Namen nennst, grenzt mich das aus. Du entfernst mich dadurch von dir. Ich bin dein Mann, dein Schatz, dein Liebling – das weißt du doch!"

Was soll man darauf antworten? „Ich kann doch in dieser Situation nicht einfach Schatz zu dir sagen, so als ob nichts gewesen wäre."

„Aber Baby, es ist doch auch nichts gewesen! Wir haben uns nur ein bisschen gezankt. Das war doch nicht weiter schlimm. Viel schlimmer ist es jetzt, weil du nicht da bist. Also komm heim, zu mir."

„Das geht so nicht", sagte ich bestimmt.

„Warum? Erkläre es mir."

„Das würdest du doch nicht verstehen!", sagte ich barsch und im vollen Bewusstsein meines ungeduldigen Untertons.

„Ist es wegen dem Sex? Wenn das so ist, dann will ich nie wieder Sex mit dir haben. Na ja, nie wieder nicht, aber eben eine Weile warten? Ok?!"

„Nein, nein, darum geht es nicht." Wobei ich mir bei dieser Antwort nicht ganz sicher war.

„Was dann?"

„Ich hab's dir doch schon gesagt, das verstehst du nicht!"

„Dann erkläre es mir so, dass ich es verstehe!"

„Das kann ich nicht. Ich verstehe mich ja selbst nicht mehr."

„Versuche es. Für uns!"

Ich schwieg sehr lange, Michael auch. Als ob wir unbegrenzt Zeit hätten. Er drängte mich kein einziges Mal zu reden. Ich hörte nur sein sanftes Atmen.

„Ich ...", begann ich zögernd. „Ich sehe keine Perspektive. Ich fühle mich ausgeschlossen ... vom Leben ..." Die Wörter purzelten unbeholfen aus meinem Mund. „Ich empfinde einen nie dagewesenen Mangel an Freiheit. Mir fehlen Überraschungen in meinem Leben, Unvorhersehbares, Ungeplantes, wechselnde Perspektiven. Ich weiß gar nicht mehr, ob ich meine Krise den Wechseljahren anrechnen soll oder ob die Ursache in meinem Alltag mit dir oder in meinem mir viel zu bequem eingerichteten Leben liegt. Natürlich war mein Leben früher auch manchmal langweilig, aber das Gefühl, das mich seit Längerem umtreibt, belastet mich mit jedem Tag mehr. Ich will einfach nicht mehr die Augen schließen und die Ohren zuhalten und so tun, als ob alles bestens wäre. Nachts komme ich nicht zur Ruhe und der Tag danach fliegt einfach weg. Danach kommt der nächste Tag und dann der nächste und der nächste, und bevor ich das rasend schnelle Verstreichen der Tage recht verstanden habe, ist ein Jahr vorbei, gefolgt von weiteren Jahren. Und irgendwann folgt dem Tag kein Jahr mehr. Schluss, Ende, aus, vorbei. Mein einziges Leben endet mit einem Augenblick. Dieser Gedanke gibt mir ein nie dagewesenes Bedürfnis ganz neu anzufangen. Im Moment komme ich mir vor, als ob ich in einem Kino sitze. Gebannt starre ich auf die große Leinwand, der Abspann läuft schon und alle Zuschauer haben den Saal bereits verlassen. Und ich? Ich sitze ich als Einzige in einer Stuhlreihe, weil ich nicht kapiert habe, dass der Film zu Ende ist. Ich warte auf etwas, das zum Greifen nah scheint, sich aber im selben Moment, in dem ich es zu greifen versuche, wieder entfernt. Die Vorstellung, mit all diesen Gedanken und den vielen unbeantworteten Fragen weiterzuleben, ist erschreckend. Was soll ich denn nur tun? Ich kann mich doch nicht einfach von heute auf morgen neu erfinden. Es muss doch irgendwie weitergehen!"

Ich war verzweifelt und fragte mich, wie alt ich eigentlich war, als ich verrückt wurde.

„Ich kann das verstehen", sagte mein Mann leise.

„Das sagst du doch nur so. Wer zum Teufel kann so etwas auch nur ansatzweise verstehen?"

„Ich. Weil ich dich liebe!"

Darauf antwortete ich nur mit einem langgezogenen „Mh".

„Komm! Wir schaffen das. Wir können doch gemeinsam neu anfangen. Gemeinsam Dinge, die zum Greifen nah sind, sich entfernen lassen. Gemeinsam im Kino sitzen und uns den Abspann bis zum bitteren Ende anschauen. Gemeinsam Tag um Tag und Jahr für Jahr verfliegen lassen, bis wir dann gemeinsam gehen ..."

„Ich bin mir nicht sicher, ob wir das schaffen", sagte ich nahezu im Flüsterton.

„Dann bemühe dich halt ein bisschen!"

„Oh, einfach etwas mehr Mühe geben?", erwiderte ich sarkastisch. „Diese Möglichkeit hatte ich ja noch gar nicht in Betracht gezogen!"

Schweigen.

„Entschuldige", sagte ich nach einer langen Pause. „Siehst du, es liegt an mir. Ich kann gar nicht anders. Das hat doch keinen Wert mehr, ich glaube, es ist besser, wenn wir uns ..."

„Wir müssen uns halt beide bemühen", unterbrach mich mein Mann rasch, weil er genau diesen Satz nicht zu Ende hören wollte, den so viele Menschen in der Mitte ihres Lebens, im Alter zwischen fünfundvierzig und fünfundfünfzig hören.

Viele Ehen zerbrechen in diesem Lebensabschnitt der Wechseljahre – Männer und Frauen verändern sich und haben keine gemeinsamen Interessen mehr. Die Ehe scheint keinen Sinn mehr zu haben, von wegen „bis dass der Tod uns scheidet". Wenn man vor einem Scherbenhaufen steht, einem vermeintlich alle Illusionen genommen wurden, die Kinder ausgezogen sind und die Liebe gleich mit, leiden ganz besonders nicht berufstätige Frauen darunter. Einen bescheuerten Namen gibt es dafür schon länger: „Leeres-Nest-Syndrom".

Plötzlich stellt sich die Frage nach dem Sinn des Ganzen. Die Frage nach dem Sinn des Lebens und dem ganzen eigenen Tun oder besser gesagt Nicht-Tun. Viele Frauen werden nun aktiv und beginnen zu überlegen, was sie immer schon machen wollten, was sie immer schon interessiert hat. Das hat zur Folge, dass sich die Frauen mehr und mehr mit sich selbst beschäftigen, endlich anfangen, auf die eigenen Bedürfnisse zu hören. Sie werden schlichtweg egoistischer. Dass die Ehemänner natürlich keinen Plan haben, was denn plötzlich mit der bislang treusorgenden Ehefrau los ist, verunsichert sie zum einen und zum anderen fühlen sie sich durch die ungewohnten Eskapaden der Ehefrau vernachlässigt.

Tja, und da der Mann lieber bewundert werden will und sich gerne rundum versorgen lässt, was haushaltstechnische Angelegenheiten betrifft, schaut er erst mal ganz lange in den Spiegel. Dabei stellt er fest, dass er noch ganz passabel aussieht. Ihm fällt ein, dass er eine gute Stellung hat, genug verdient und ein schickes Auto fährt. Das genügt dann auch schon, um jüngere weibliche „Konkurrentinnen" aufs Parkett zu bringen. Die junge Frau himmelt den älteren, auf jugendlich getrimmten Herrn natürlich grenzenlos an. Sie bewundert ihn wegen seines Status, seiner Beziehungen und seines Einflusses – schlicht und ergreifend aufgrund seiner Macht und seines Geldes. Und der Mann? Was macht der? Der fühlt sich natürlich gebauchpinselt beim Anblick der knackigen strammen Beine, die oben in einem sexy Minikleid und unten in High Heels stecken, und fühlt sich großartig. Wohin das Ganze führt, ist klar. Und so enden viele Ehen nach oft mehr als zwanzig Jahren. Diese Geschichte ist kein Einzelfall und endet nicht mit den Worten: Und wenn sie nicht gestorben sind, dann ... ja, was dann?

Man weiß, dass viele Verbindungen während des Klimakteriums in die Brüche gehen. Manche Frauen überwinden allerdings diese Verletzungen nie mehr und bleiben bis zu ihrem

Lebensende alleine. Wird es auch mir so gehen? Werde ich bis ans Ende meiner Existenz alleine sein? Muss ich mich jetzt schon auf die Suche nach einer katzen- und hundefreundlichen Wohnung machen?

Die Vorstellung gefiel mir ganz und gar nicht. Deshalb nahm ich mir fest vor, meine Ehe wieder ins Lot zu bringen. Ich nahm mir auch fest vor, kein schlechtes Gewissen zu haben, nur weil ich Sex mit einem jüngeren Mann hatte, der mich intelligent unterhielt, mir tolle Komplimente machte, besser aussah als jedes Boss-Model, das ich je in Hochglanzzeitschriften gesehen hatte, und der sich im Bett auch noch großartig anfühlte. Und ich nahm mir auch fest vor, genau darüber mit meinem Mann nicht zu reden. Man muss ja Dinge nicht komplizierter machen, als sie schon sind. Nach all meinen guten Vorsätzen konnte ich fast ein bisschen daran glauben, dass es vielleicht doch Licht am Ende des Tunnels gibt. Leider fiel mir in meiner momentanen Weltuntergangsstimmung nur ein Satz dazu ein: Achtung, das Licht am Ende des Tunnels könnte auch ein Zug sein.

15. KAPITEL

Hormonersatztherapie, ja oder nein?

Um nicht von einem Zug, namens Wechseljahre oder Peter, komplett überrollt zu werden, entschloss ich mich dazu, alle Informationen, die ich über Hormonersatztherapien finden konnte, zu sammeln. Die Infos wollte ich dann in meinem unwissenschaftlich angelegten Frauen-Hirn auswerten. Ziel dieser Aktionen: Ich wollte durch eine Hormonersatztherapie wieder annähernd so sein, wie ich vor meinem Hormonabsturz war. Ich wollte vor allen Dingen wieder schlafen können und von ganzem Herzen meine Libido zurückhaben, um von weiteren Liebesabenteuern lässig Abstand nehmen zu können, damit meine Ehe nie wieder in Gefahr gerät.

Um wieder Schwung ins eheliche Schlafzimmer zu bringen und um die Wogen zu glätten, präsentierte ich mich meinem Mann umschmeichelt von fast nichts – und das war mal richtig teuer! Michael war mehr als angetan, aber ich kam einfach nicht so richtig auf Touren. Ich mutmaßte, dass vielleicht die Liaison mit Peter die letzten Östrogene in meinem Körper verbraucht hatte. Das einzig Versöhnliche war das Kuscheln nach dem Sex, das konnte ich wenigstens genießen und ich fühlte mich richtig wohl dabei. Um allerdings für das restliche Drittel meines Lebens nur noch Kuscheln anstatt Sex genießen zu können, fühlte ich mich entschieden zu jung.

Ich rechnete nicht im Ernst damit, durch Ersatzhormone zur Sexgöttin zu werden, aber ein bisschen aphrodisierender Liebeszauber und eine wiederkehrende sexuelle Sensibilität gewisser Körperregionen durften es schon sein.

Zunächst wollte ich also wissen, was genau hinter dem Wort Hormonersatztherapie steckt. Eine Hormonersatztherapie, auch kurz HET oder HRT, für das englische Hormone Replacement Therapy, bedeutet das Zuführen von Hormonen, um den Wegfall der körpereigenen Produktion auszugleichen. Das hört sich doch schon mal sehr vernünftig an.

Leider ist immer noch die Meinung weit verbreitet, dass die bedrückende Symptomatik für eine Frau, die den Hormonzusammenbruch ihrer Wechseljahre erlebt, nur vorübergehend sei. Und danach löse sich alles wieder in Wohlgefallen auf. Schön wär's ... Tatsache ist, dass die Hormone so wichtig sind, dass ein gesundes Weiterleben bei einem Mangel nicht möglich ist. Denn lebensnotwendige Strukturen für die Übermittlung von Steuerimpulsen gehen ohne Hormone für den Körper verloren.

Viele Frauen denken sich bei einer Ersatztherapie, dass sie jahrelang die Pille genommen haben und jetzt endlich auf Hormone verzichten möchten. Man muss hier aber genau hinsehen. Die Pille galt der Verhütung und die Hormonersatztherapie steht dafür, Hormone zu ersetzen, die der Körper nicht mehr produzieren kann. Den Wegfall der Hormone mit einer Ersatztherapie auszugleichen, kann man gut mit einem Ausgleich einer zunehmenden Altersfehlsichtigkeit vergleichen. Um wieder normal sehen zu können, braucht man eine Ersatztherapie, nämlich eine Brille. Auch die braucht man nicht nur vorübergehend, in der Hoffnung, dass sich nach einiger Zeit alles wieder in Wohlgefallen auflöst und man wieder klar und deutlich sehen wird wie zuvor. Das A und O bei körperlichen Schwächen ist eine solide Beratung. Eine den Augen unangepasste Brille und eine dem Körper unangepasste Hormonersatztherapie können Schaden anrichten.

Bis vor etlichen Jahren dienten zur Linderung der Wechseljahrbeschwerden vor allem Kombinationen aus Östrogenen und Gestagenen. Bei Frauen, die keine Gebärmutter mehr hatten, wurden nur Östrogenpräparate eingesetzt. Der Grund dafür ist, dass durch die fehlende Gebärmutter das bestehende Risiko einer Schleimhautwucherung und Gebärmutterkrebs wegfällt. Millionen Frauen in Deutschland werden über einen mehr oder weniger langen Zeitraum Hormone verordnet. Die bis dato erlangten Erkenntnisse über eine Hormonersatztherapie sprechen keine einheitliche Sprache. Zwei große Untersuchungen kamen Anfang des Jahrtausends zu dem Ergebnis, dass die hormonelle Therapie das Brustkrebsrisiko ansteigen lässt. Nach einer großen amerikanischen Untersuchung der Women's Health Initiative, kurz WHI genannt, aus dem Jahr 2002 erkranken von zehntausend Frauen, die ein Kombinationspräparat aus Östrogenen und Gestagenen einnehmen, pro Jahr acht Frauen mehr an Brustkrebs, als dies bei zehntausend Frauen ohne Hormonersatztherapie der Fall ist. Für Frauen, die aufgrund einer Gebärmutter-Entfernung nur Östrogene erhielten, zeigte sich in der WHI-Studie kein erhöhtes Risiko.

Dass nicht alle Frauen gleich auf die Hormone reagieren, haben 2013 amerikanische Wissenschaftler festgestellt. Mehr als eineinhalb Millionen Mammografie-Bilder wurden untersucht und mit den medizinischen Daten der Teilnehmerinnen verglichen. Die Wissenschaftler fanden heraus, dass der Einfluss der Therapie, unter anderem abhängig vom Gewicht und vor allem der Brustdichte, unterschiedlich groß war. Bei Frauen, die besonders dünn oder normalgewichtig waren und ein von vornherein dichtes Brustgewebe aufwiesen, schien eine Hormonersatztherapie das Brustkrebsrisiko am meisten zu steigern. Ob mehr Körperfett Frauen unempfindlicher gegenüber den zusätzlichen Hormonen macht oder ob ein anderer Mechanismus für die gefundenen Unterschiede verantwortlich ist, wussten die Forscher allerdings nicht zu sagen.

In Bezug auf Eierstockkrebs veröffentlichten im Juli 2009 dänische Wissenschaftler eine Untersuchung, nach der eine Hormonersatztherapie mit Östrogen oder einer Östrogen-Gestagen-Kombination das Risiko steigert, an Eierstockkrebs zu erkranken. Die Autoren hatten rund 900.000 gesunde Frauen zwischen fünfzig und neunundsiebzig Jahren in ihre Untersuchung aufgenommen und über acht Jahre nachbeobachtet. Innerhalb dieser Zeitspanne entwickelten rund dreitausend Frauen einen Tumor der Eierstöcke. In der Auswertung wurde deutlich, dass Frauen, die nie eine Hormontherapie angewendet hatten, das niedrigste Erkrankungsrisiko aufwiesen. Das Risiko stieg dagegen parallel zur Zeitspanne, über die eine Frau zusätzliche Hormone anwendete. Setzten Frauen die Behandlung ab, normalisierte sich ihr Risiko innerhalb von zwei Jahren wieder.

Leider verlor man bei diesen Studien kein Wort darüber, dass es sich bei den verwendeten Präparaten um eine extrem unphysiologische Kombination von Pferdehormonen mit einem synthetischen Gestagen handelte, die man Frauen auch aus anderen Gründen niemals hätte verabreichen dürfen. Diese Studien bezogen sich auf eine Hormonersatztherapie mit Östrogen-Gestagen-Präparaten, also auf die Anwendung der chemischen Abkömmlinge unserer körpereigenen Hormone.

Das sind genau die Pillen, die mir mein Frauenarzt gegen meine Wechseljahrbeschwerden angedreht hatte. Nur gut, dass ich die letzte Packung in den Müll geschmissen habe.

Eine andere Studie, auch aus Dänemark, gab ein ganz anderes Bild zur Hormonersatztherapie ab. Sofern man nämlich die Therapie nicht mit Wirkstoffen in Tablettenform durchführt, sondern nur lokal mit hormonhaltigen Cremes, könnte eine Ersatztherapie insgesamt sogar mehr Nutzen als Schaden bringen. Die verantwortlichen Forscher hatten Frauen über mehrere Jahre weiterbeobachtet, die an einer abgebrochenen WHI-Studie teilgenommen hatten. Die Teilnehmerinnen hatten alle mehr oder weniger direkt nach der letzten Monatsblutung mit der Therapie begonnen. Insgesamt fanden sich bei den Frauen eine niedrigere Sterblichkeit und kein gesteigertes Krebsrisiko. Die Studie war mit etwas mehr als tausend Frauen allerdings vergleichsweise klein.

Ob sich Risiken auch durch besonders niedrig dosierte Hormonpflaster vermeiden lassen, gilt als möglich, ist aber auch noch nicht abschließend gesichert.

Zusammenfassend weisen Experten darauf hin, dass bei der Abwägung für oder gegen die Behandlung die Lebensqualität und die individuell vorhandenen Risikofaktoren berücksichtigt werden müssen.

Natürlich wird auch in Bezug auf sanfte oder biologische Maßnahmen zur Behandlung der Wechseljahrbeschwerden munter geforscht. Hier wurde festgestellt, dass gerade für gängige Verfahren oft erstaunlich wenige wissenschaftliche Belege existieren. Einen Nachweis, dass die frei auf dem Markt erhältlichen „sanften" Behandlungsmethoden, bestehend aus Kräuterchen, Pillchen, Dragees und Tinkturen, bei Wechseljahrbeschwerden helfen, gibt es nicht. Im Gegenteil, man geht eher davon aus, dass diese schaden können.

Letztendlich ist es doch so: Wenn die Hormone weg sind, sind sie weg! Da helfen weder Tröpfchen noch Hormon-Yoga. Wenn das nämlich so einfach wäre, dann würde ich mich morgen gleich beim „Augen-Yoga" anmelden. Vielleicht brauche ich dann meine Lesebrille zukünftig nicht mehr!

Ich jedenfalls war an einem Punkt angelangt, an dem mir nur noch Ersatzhormone helfen konnten, meine Beschwerden loszuwerden. Wenn es schon sein muss, dann bitteschön mit größtmöglichem Nutzen und geringster Schadenzufuhr. Das erwartet man eigentlich von jedem Medikament. Mein Resümee nach der Lektüre der Studien war, dass ich persönlich vor allen Dingen um synthetische Hormone in Tablettenform einen riesengroßen Bogen machen würde, da sie für den weiblichen Körper die denkbar schlechteste Option der Hormonersatzbehandlung darstellen. Aber meine Angst gegenüber einer Hormonersatztherapie wurde durch meine Erkenntnisse abgeschwächt. Das war auch dringend notwendig, denn meinen Ängsten standen Beschwerden gegenüber, die mich geradewegs in den Wahnsinn führen.

Seit bald zwei Jahren wälzte ich mich durch Bücher, Magazine und Zeitschriften, löcherte Ärzte und Endokrinologen und surfte wie eine Bekloppte tagelang, im oft total übermüdeten Zustand oder schlaflose Nächte lang, durchs Internet.

Das führte zu einer Reaktion der Suchmaschinen, die mich echt deprimierte: Nachdem ich mich dermaßen intensiv mit dem Thema Wechseljahre im Netz beschäftigt hatte, wurde von mir ein Profil zusammengebastelt, das aussagekräftig dafür war, dass ich um die fünfzig sein muss, in den Wechseljahren bin und unaufhaltsam auf die Zielgruppe Rentnerin zusteuere. Seit Monaten erhielt ich nun nämlich Spam-Mails mit Inhalten wie Inkontinenz, Seniorenbusreisen, Pflege- und Sterbegeldversicherung und Flirt-Angebote wie: ER (75) sucht SIE (nicht älter als 55) ...

Meine Wechseljahre zeigten nun folgende Bilanz: Vor circa zweieinhalb Jahren verschrieb mir mein Frauenarzt unterschiedliche synthetische Hormonpräparate, welche aus einer Östrogen-Gestagen-Kombination bestanden. Nicht einmal annähernd klärte er mich über Nebenwirkungen und Risiken auf. Wie ich nun durch die ganzen Studien erfuhr, ist eine synthetische Hormontherapie in Tablettenform rigoros abzulehnen. Wer weiß, wenn mein Körper weniger empfindlich gewesen wäre und ich nicht so mies darauf reagiert hätte, würde ich die Dinger vielleicht immer noch schlucken.

Nach dieser schrecklichen Pillenerfahrung bombardierte ich meine Wechseljahrbeschwerden mit alternativen, pflanzlichen Mitteln. Meine Selbstmedikation hatte mich zwar im Laufe der letzten Jahre zur Laienhomöopathin und Kräuterhexe gemacht, aber weitergebracht hat mich letztendlich nichts davon. Ich probierte mich, wahrscheinlich wie jede andere Frau zu Beginn der Wechseljahre, durch Tropfen, Tabletten, Salze und Globuli, durch Kräuter, Tees und Tinkturen, durch Akupressur und Akupunktur, durch Wassertreten und Armgüsse ... Salbei zur Schweißhemmung, gegen Hitzewallungen, oder Melisse zur Beruhigung und Schlafförderung dampften abwechselnd in meinen Teetassen.

Baldrian machte meine Katze ganz kirre, zeigte aber keinerlei Wirkung auf meinen Organismus. Johanniskraut sollte gegen depressive Verstimmung wirken, führte bei mir aber lediglich zu einer Lichtempfindlichkeit, die mir noch ein paar mehr von den Hautflecken verschaffte, die sich seit der hormonellen Umstellung ohnehin schon unkontrolliert und wild wuchernd an allen möglichen Stellen auf meinem Körper breit machten. Auch die hatte ich früher nie gehabt ...

Natürlich ließ ich diese hässlichen braunen Flecken sofort von einem Hautarzt unter die Lupe nehmen, da ich in meiner Panik schon an Hautkrebs dachte. Mit der harmlosen, sich jedoch übel anhörenden Diagnose *Altersflecken* entließ ich mich selbst vollkommen deprimiert aus seinem Sprechzimmer. Bevor ich den Hautarzt allerdings perplex und ohne mich zu verabschieden stehen ließ, hatte er mir noch eine Laserbehandlung gegen die Altersflecke empfohlen. Zudem eine Therapie gegen meine geplatzten Äderchen an meiner Oberschenkel-Innenseite, die mich bislang wirklich nicht gestört hatten. Ihn aber, und meine leichten Schwangerschaftsstreifen offensichtlich auch, die man, wie er sagte, ganz leicht wegmachen könne. Und als er dann noch mit einem Fruchtsäurepeeling wegen meiner viel zu großen Poren ankam, drehte ich mich einfach um und ging mit meinen Altersflecken, Besenreisern, Schwangerschaftsstreifen und viel zu großen Poren ins nächste Café, um mir erst mal einen Prosecco in meinen Mund, mit den wahrscheinlich viel zu faltigen Lippen, zu kippen. Nach dem zweiten Glas hoffte ich inständig, dass ich mit meiner Erscheinung die ästhetische Empfindung meiner Umwelt nicht allzu sehr beleidigte. Mir blieb auch nichts erspart – Altersflecken? Jetzt schon? Na vielen Dank! Man könnte ja auch netterweise Sonnenflecken dazu sagen, weil zu viel Sonne die Entstehung dieser Mistdinger erst fördert. Auch das hätte mir mal jemand mit zwanzig erzählen sollen!

Mein nach dieser Botschaft zu meinem körperlichen Verfall noch mehr aufgescheuchtes und überdrehtes Nervenkostüm versuchte ich mit Lavendelöl in Form von Weichkapseln zu beruhigen. Am besten gefiel mir dabei, wenn ich von dem Öl aufstoßen musste. In meinem Mund machte sich dann ein Geschmack von Lavendel-Badewasser breit – das allerdings schien mich tatsächlich irgendwie ein bisschen zu beruhigen. Vielleicht lag es an der Assoziation, in einer warmen Badewanne mit Lavendelduft zu liegen?

Bevor mir allerdings Lavendel-Badeschaum-Bläschen beim Aufstoßen aus dem Mund entfleuchten, versuchte ich es dann mit Pastillen, die harmonisierend und stabilisierend auf mein Wesensgliedergefüge wirken sollten. Die Anwendungsempfehlung lag bei nervöser Erschöpfung und Stoffwechselschwäche, wie zum Beispiel Nervosität, Angst- und Unruhezuständen, depressiver Verstimmung, Rekonvaleszenz und Kopfschmerzen. Das passte. Mein Wesensgliedergefüge war durch die Einnahme der Pastillen jedoch weder zur Harmonisierung noch zur Stabilisierung bereit. Eine Veränderung meines Stoffwechsels war auch nicht erkennbar. Schätzungsweise hatte ich gar keinen Stoffwechsel mehr.

Im Magen und im Darm werden die Nährstoffe, die man über die Nahrung aufnimmt, in ihre Bestandteile zerlegt. Nach der Verdauung werden die Nährstoffe über die Blutbahnen in die Zellen transportiert und somit versorgt. Das nennt man dann Verstoffwechselung.

Mein Darm war schon immer ein mieser Körper-Team-Worker gewesen, aber seit mir durch mangelnden Eisprung die Hormone ausgingen, schien sich auch mein Darm in Luft aufzulösen. Trotz meiner ausgewogenen und vollwertigen Ernährung ging entweder gar nichts oder alles. Gar nichts bedeutete tagelange Verstopfung. Alles bedeutete Durchfall.

Mein Darm nahm seine Aufgabe einfach nicht mehr ernst genug. Und er war nicht der einzige Saboteur in meinem Bauchladen. Irgendwie schien seit Beginn der Wechseljahre in und an meinem Körper Unheimliches vor sich zu gehen. Gewisse

Körperteile veränderten und verformten sich. Manches wurde größer und länger, manches wurde weniger oder stellte seinen Wuchs ein. Da ist definitiv was im Gange! Das musste beobachtet werden! Nach meinem Verdacht auf Hautkrebs folgte daher nun der Verdacht auf Darmkrebs. Ich bezeichne mich wirklich nicht als Hypochonder, aber ich wusste wirklich nicht mehr, in wieweit ich meinem Körper noch trauen konnte.

Der Schritt, mich zur Darmspiegelung anzumelden, war bei Gott nicht leicht. Der Termin rückte näher und ebenso die notwendigen Vorbereitungen: trinken, trinken, trinken, aufs Klo gehen, aufs Klo gehen, aufs Klo gehen ... trinken, trinken, trinken... Trotz dieser beträchtlichen Vorarbeit meinerseits gab es Probleme bei der Spiegelung. Nach siebzig Zentimetern kam der Arzt mit seinen Gerätschaften nicht mehr weiter und brach die Spiegelung ab. Er empfahl mir deshalb weitere Arztbesuche und ich wurde zuerst mittels Computertomografie und wenig später mittels Magnetresonanztomografie untersucht. (Wenn mich heute jemand fragen würde, was der Unterschied zwischen einer Computertomografie und einer Magnetresonanztomografie ist, so kann ich das lässig beantworten. Der Unterschied besteht in der Art der Bilderzeugung. Die Computertomografie setzt Röntgenstrahlen ein, die Magnetresonanztomografie verwendet sehr starke Magnetfelder. Alles klar?)

Zum großen Erstaunen der mich untersuchenden Ärzte und zu meinem noch größeren Erstaunen konnte keine gesundheitliche Beeinträchtigung festgestellt werden, die auch nur annähernd eine Erklärung dafür lieferte, warum mein Darm ein so faules Stück geworden ist.

Ein Arzt schlug mir noch eine Bauchspiegelung vor, weil er meinte, dass ich Verwachsungen aufgrund einer Operation in meinem Bauch hätte. Da ich allerdings noch nie im Bauchraum operiert worden war (außer am Blinddarm) und eine natürliche Geburt in meinem Lebenslauf verzeichnen konnte, sah ich weder die Diagnose noch die Empfehlung als besonders hilfreich oder zwingend an. Den Risiken einer Bauchspiegelung wollte ich mich nicht aussetzen. Daraufhin wurde mir eine Endokapsel mit einer Minikamera empfohlen. Das Ding hätte ich schlucken sollen, damit es durch meine Gedärme reisen kann. Das wollte ich jetzt wirklich auch nicht. Alleine die Vorstellung, dass die Kamera irgendwo hängen bleibt, weil mein Darm wegen seiner unglaublichen Trägheit nichts mehr weiterbefördert, machte mir Angst. Das muss man sich mal vorstellen – ein Dauerstandbild von meinem Darm. Vielleicht als Bildschirmschoner? Wer will das sehen? Ich nicht, deshalb verweigerte ich mich.

Schließlich wurde durch die vorausgegangenen Untersuchungen weder ein beunruhigender Verdacht ausgesprochen noch eine Krankheit festgestellt. Deswegen entschied ich mich rigoros gegen weitere Gerätschaften in meinen Körperöffnungen. Zudem hatte ich schlichtweg keine Nerven und keine Zeit mehr. Stundenlang musste ich vor den Untersuchungen warten und stundenlang nach den Untersuchungen, bis es möglich war, mit den behandelnden Ärzten zu sprechen. Und raus kam nichts dabei!

Nachdem mein Darmchaos eigentlich zeitgleich mit meinen Wechseljahren anfing, ging ich davon aus, dass auch dafür die doofen Hormone verantwortlich sind. Von Abführmitteln machte ich dennoch keinen Gebrauch. Um meinen Darm flott zu machen, wechselte ich ständig diverse Angebote aus der Natur: Leinsamen, Chia-Samen, getrocknete Pflaumen, Pflaumensaft ... Und wenn gar nichts mehr half, dann musste ich mir eben einen Einlauf machen. (Bin jetzt schon gespannt, wer mir in zwanzig Jahren den Einlauf machen wird ...)

Weil sich mein Darm schnell an die jeweiligen Abführhilfen gewöhnte, musste ich jeden zweiten oder dritten Tag wechseln oder variieren. Ansonsten verfiel er wieder in seinen Dornröschenschlaf. Mein Darm zeichnet sich jedenfalls dadurch aus, dass er eine unglaublich starke und eigensinnige Persönlichkeit hat und die Abwechslung liebt.

Als ich meinen Organspende-Ausweis ausfüllte, war ich mir nicht sicher, ob man auch Därme als Organspende annimmt. Sollte dies jedoch der Fall sein, so machte ich gleich vorsorglich einen Vermerk auf meinem Ausweis. Ich kreuzte auf der Rückseite meines Organspende-Ausweises das Feld an, dass meinem Körper Organe und Gewebe entnommen werden dürfen. Und dann schrieb ich mit rotem Edding folgenden Zusatz darunter: ACHTUNG! DARM IST SCHROTT. KOMPLETT UNTÄTIG, ZU NICHTS ZU GEBRAUCHEN!

Wenn man bedenkt, dass etwa zwei Drittel der Menschen, die unter Verdauungsstörungen leiden, Frauen sind, dann bin ich doch nicht alleine. Fast sechs Millionen Frauen sind von unregelmäßiger Verdauung, Darmträgheit und Verstopfung betroffen. Diese Zahlen gaben Gynäkologen immerhin den Anlass, sich näher mit einem Zusammenhang zwischen der Verdauung und der Wirkung weiblicher Hormone zu beschäftigen. Dabei fiel auf, dass Frauen vermehrt in den Phasen hormoneller Veränderung wie Menstruation, Schwangerschaft und Wechseljahren unter den genannten Beschwerden leiden. Das lässt sich dadurch begründen, dass Östrogen und Progesteron das wichtigste Hormon des Verdauungstraktes, das Serotonin, beeinflussen. Etwa fünfundneunzig Prozent dieses Gewebshormons sind im Darm aktiv und nicht wie vermutet im Gehirn. Serotonin ist an verschiedenen Verdauungsvorgängen, im Wesentlichen aber an der Beweglichkeit des Darmes, beteiligt. Das Östrogen vermehrt die Serotoninrezeptoren und lässt sie empfindlicher reagieren. Was im Gehirn zur Stimmungsaufhellung führt, bewirkt im Darm eine geregelte Bewegung. Außerdem steigert Östrogen den Gallenfluss, was die Verdauung des Nahrungsbreis unterstützt. Ein Anstieg des Progesterons hingegen schränkt die Wirksamkeit des Serotonins ein und die Darmmuskulatur wird ruhiggestellt. Jetzt ist mir auch klar, warum ich kurz vor der Periode immer fiese Verstopfung hatte. In der zweiten Hälfte des monatlichen Zyklus steigt nämlich der Progesteronspiegel an. Dadurch bereitet sich der Körper auf eine mögliche Schwangerschaft vor. Das Gelbkörperhormon senkt die Kontraktion der Gebärmutter um zu verhindern, dass das Einnisten einer eventuellen Eizelle gefährdet wird. Gleichzeitig wird aber dadurch auch die Verdauung ziemlich lahmgelegt.

In Studien konnte bestätigt werden, dass in der Gelbkörperhormonphase die Transitzeit des Darminhaltes verlängert ist, was zur Verstopfung führt. Welche Frau kennt das Symptom, welches zu den am häufigsten genannten Beschwerden des Prämenstruellen Syndroms gehört, nicht?

Und jetzt haben wieder die Wechseljahre ihren großen Auftritt: Dass sich in dieser Zeit die Hormone verändern, ist hinlänglich bekannt. Wenn die Östrogen-Produktion abnimmt, führt das zu einer verminderten Signalwirkung von Serotonin an die Darmrezeptoren. Folglich verlangsamt sich das Verdauungssystem. Mehr als ein Drittel der Frauen in den Wechseljahren leidet unter Verstopfung. Wie gesagt, ich bin nicht die Einzige, aber das beruhigt mich auch nicht unbedingt. Wenn nämlich fünfundneunzig Prozent des Gewebshormons Serotonin im Darm aktiv sind, dann sehe ich für mich mal richtig schwarz. Warum? Ganz einfach, Serotonin ist das Glückshormon schlechthin! Wenn also Serotonin an verschiedenen Verdauungsvorgängen und im Wesentlichen an der Beweglichkeit des Darmes beteiligt ist, so führt das im Gehirn zur Stimmungsaufhellung. Mein Darm allerdings ist ein echter Lahmarsch und so beweglich wie der Mount Everest. In mir kommt ein Verdacht in Bezug auf meine zunehmend depressive Laune auf. Das würde womöglich bedeuten, dass ich jetzt nie wieder glücklich sein kann, weil ich nicht mehr richtig aufs Klo kann?!

Kein Wunder, dass Männer glücklicher sind und viel lässiger dem Leben gegenüberstehen als wir Frauen. Wenn man nämlich eine geregelte Verdauung hat, ist automatisch die Stimmung durch ausreichend Serotonin aus dem Darm viel positiver. Wenn ich so darüber nachdenke, dann braucht man sich nicht mehr zu wundern, warum gerade Frauen mit Verdauungsproblemen überspannt, launisch, genervt und stets am Nachdenken und ganz besonders am *Analy*sieren (!) sind. Da tun sich bei mir gleich die nächsten Fragen auf. Bin ich deswegen meinem Nörgelzwang so lange hemmungslos ausgeliefert, bis mein Darm wieder in Schwung kommt? Und bedeuten Verdauungsprobleme automatisch einen Hang zur Depression?

Als Ursache für Depressionen gilt eine Stoffwechselstörung im Gehirn. Depressive Menschen haben vor allem ein Defizit am Botenstoff Serotonin, der im Gehirn den Informationsaustausch zwischen den Gehirnzellen, auch Neuronen genannt, ermöglicht. Ein Mangel an Serotonin verursacht folglich eine Depressionserkrankung. Das bestätigt auch ein um fünfzig Prozent verminderter Serotoningehalt im Blutserum bei depressiven Patienten.

Das antriebssteigernde Hormon wird bei Helligkeit und vermehrt in den Sommermonaten gebildet. Das erklärt somit, warum wir im Sommer viel fröhlicher und guter Dinge sind. Und ebenso erklärt es, warum wir im Winter zur vorübergehenden Depression neigen. Kein Licht bedeutet keine gute Laune und als Bonus obendrauf Schlafstörungen.

Okay, Licht ist das eine, und wie sieht es mit dem Essen, der Ernährung aus? Schokolade soll doch angeblich glücklich machen. Es gibt tatsächlich einen nachgewiesenen Zusammenhang zwischen zuckerreicher Ernährung und der Serotoninproduktion im Körper. Kohlehydratreiche Nahrung wird im Körper größtenteils zu Glukose, auch Traubenzucker genannt, umgewandelt. Die Glukose stimuliert die Bauchspeicheldrüse zur Produktion von Insulin und das Insulin wiederum erhöht den Tryptophanspiegel im Gehirn. Tryptophan ist die Vorläufersubstanz von Serotonin. In Herbst- und Wintermonaten essen die zu Depressionen neigenden Menschen tatsächlich automatisch deutlich mehr süße beziehungsweise kohlehydratreiche Nahrung. Bei manchen Bevölkerungsgruppen gehen die Selbstmordraten sogar zurück, wenn der Verzehr von Kohlehydraten steigt. Diese Erfahrungswerte sind jetzt allerdings kein Freibrief für gesteigerten Schokoladenkonsum, so der Art: Her mit der

Schokolade oder ich bring mich um! Schließlich hat unsere Bauchspeicheldrüse an der ständigen Insulinausschüttung viel zu schwer zu kauen, was ihr auf die Dauer wiederum schadet. Serotonin kann bislang noch nicht künstlich hergestellt werden. Einige Pflanzen enthalten Spuren des Neurotransmitters. Dazu gehören unter anderem Bananen, Trauben, Äpfel, Ananas, Pflaumen, Feigen, Datteln, achtundneunzigprozentiges Kakaopulver, Walnüsse, Cashewkerne, Mandeln, Haselnüsse, Sojabohnen und Haferflocken. Aber nur der Gehalt an Serotonin im Darm lässt sich durch Ernährung beeinflussen, der Gehalt im Gehirn nicht! Das wiederum scheint der Darm zu entscheiden. Die Vorläufersubstanz Tryptophan steht zwar auf dem Markt als Nahrungsergänzungsmittel zur Verfügung, jedoch hat man bislang keine Erhöhung des Serotoningehaltes im Gehirn durch die erhöhte Einnahme von Tryptophan nachweisen können. Eiweißreiche Kost wie Fleisch oder Milch enthält Tryptophan. Sie blockiert jedoch über andere Eiweißbausteine den Transport des Tryptophans in die „grauen Zellen". Als Folge sinkt der Serotoninspiegel oft sogar ab.

Keine Schokolade, kein Fleisch, keine Milch ... und jetzt? Was empfehlen Labore, in denen weiße Wissenschaftler-Kittel wehen? Bewegung heißt das Zauberwort! Körperliche Bewegung stimuliert die Bildung von Serotonin, Endorphinen und einigen anderen Hormonen, die direkt oder indirekt die Stimmung positiv beeinflussen und auch depressive Symptome verschwinden lassen.

Oh, oh ... das sah gar nicht gut aus. Musste ich mich jetzt doch wieder in meine Spanx Active Power Skort schmeißen, die ich mir für einen Wahnsinnspreis im Internet bestellt habe, damit während des Surfer-Workouts (den Kurs habe ich nur einmal besucht) nicht bei jeder einzelnen Bewegung alles vor sich hinwabbelt? War Fitness die einzige Option, damit wenigstens ein bisschen Serotonin in meinem Hirn ankommt? Fakt ist, dass mein Darm schon immer eine faule Socke war. Seit ich allerdings in den Wechseljahren war, funktionierte er nahezu gar nicht mehr. Ich fasse das noch mal zusammen: Wenn also mein Darm seine ihm zugedachte Arbeit in Sachen Beweglichkeit nicht mehr leisten konnte, dann lag es ergo an einem Mangel an Östrogen und somit folglich auch an Serotonin.

Meinen Östrogenmangel durch eine Hormonersatztherapie auszugleichen, war also eine gute Idee und bot einen weiteren Vorteil. Das hieße theoretisch drei der fettesten Fliegen mit einer Klappe zu schlagen: Hitzewallungen, Schlafstörungen, Verdauungsprobleme – alles weg? Und dazu noch ein bisschen Glücksgefühl im Gehirn ...? Ach, wäre das schön!

Ich beschloss also: Geben wir der Natur noch eine letzte Chance! Gleich am nächsten Tag begann ich, mein Gemüt auf natürliche Weise aufzuhellen. Ich mixte mir meinen eigenen Serotonin-Booster und fing an, Nüsse, Feigen, Datteln und Haferflocken, die ich mit Sojamilch anrührte, in mich hineinzustopfen. Mein Ziel war es, durch eine Stimmungsaufhellung Ruhe, Ausgeglichenheit und bessere Laune aufzubauen.

Leider musste ich trotz all meiner Bemühungen feststellen, dass mein Körper höchstwahrscheinlich auch serotoninhaltigen Nahrungsmitteln gegenüber immun ist. Genau so immun wie gegen Homöopathie und sämtliche weiteren Naturheilmethoden. Nichts kam gegen meine Wechseljahrbeschwerden an. Des Übels Wurzel lag tiefer, so tief, dass kein Kraut eine Chance hatte, dorthin zu gelangen. Mit jedem weiteren misslungenen Versuch freundete ich mich gedanklich immer mehr mit einer Hormonersatztherapie auf möglichst natürlicher Basis an.

Jede dritte Frau klagt angeblich über Beschwerden in den Wechseljahren, knapp die Hälfte hiervon berichtet wiederum über leichte oder mittelschwere Beschwerden. Und nur vierzehn Prozent der Frauen klagen über starke oder sehr starke Probleme. Die beharrliche Schweigemauer, die Verweigerung der Frauen, über die gesamte Palette ihrer Probleme in den Wechseljahren zu reden, lässt in mir mittlerweile den Verdacht aufkommen, dass die Statistik nicht ganz der Wahrheit entsprechen könnte.

Vielleicht leidet streng genommen jede Frau darunter, und a) keine will es so recht zugeben oder b) sie haben wechseljahrbedingte Beschwerden, die als solche gar nicht wahrgenommen, sondern als irgendeine Krankheit behandelt werden.

Wie auch immer, bei meinem *Glück* gehörte ich natürlich zu den vierzehn Prozent der Frauen mit sehr starken Problemen. Mein Glück ist sehr speziell und muss man sich so vorstellen: Sollte einmal ein Flugzeug über den unendlichen und undurchdringbaren Weiten einer Eiswüste abstürzen, so wäre ich garantiert die einzige Überlebende – was für ein Glück!

Die Wechseljahre hatten mich gelehrt, dass meine Existenz kein Kontinuum ist, da ich keine Eisprünge mehr habe. Trotz mieser Aussichten wollte ich diese lausige Zeit dennoch unbedingt so gut wie möglich überleben und deshalb auch nichts unversucht lassen. Aus diesem Grund stieg ich kompromisslos, aber wohl überlegt in eine Hormonersatztherapie ein. Damit wurde ich eine von Millionen Frauen, die eine Hormonersatztherapie zur Linderung ihrer Beschwerden wählte.

Ich begann mit einer dreiprozentigen Progesteron-Creme. Nach einer circa zweimonatigen Anlaufzeit ermöglichte mir die Hormonzufuhr eine einigermaßen erträgliche Existenz. Lange Blutungen blieben endlich aus und ich konnte wieder mittelmäßig, aber immerhin, schlafen. Die Hitzewallungen stellten sich allerdings als besonders hartnäckig heraus und wollten einfach nicht weichen. Sie waren zwar nicht mehr ganz so heftig, aber weg waren sie leider auch nicht. Deshalb begann ich, auf Anraten meiner Frauenärztin, nach etwa fünf Monaten, auf eine orale Einnahme von Progesteron-Weichkapseln umzustellen. Nachdem auch zwei Kapseln am Abend meine Hitzewallungen nicht eindämmen konnten, erhöhte ich auf drei. Selbst drei Kapseln halfen mir nicht weiter und ich begab mich erneut zu meiner Frauenärztin. Als ich ihr schilderte, dass ich trotz der abendlichen Dosis von drei Progesteronkapseln immer noch Hitzewallungen hatte, zeigte sie sich meinem absonderlichen

Körper gegenüber sehr verwundert. Sie neigte ihren Kopf leicht zur Seite und sah mich an, als ob ihr Gesicht sagen wollte: Das kann gar nicht sein! Woraufhin ich meinen Kopf in die andere Richtung neigte und mein Gesicht sagen ließ: So ist es aber!

Die nonverbale Kommunikation spielt nicht nur im Sozialverhalten eine große Rolle, sondern ist auch ganz besonders unter Frauen möglich. Jede noch so kleinste Nuance an Gestik oder Mimik nimmt eine Frau grundsätzlich stärker als ein Mann wahr. Wahrscheinlich erwarten wir deswegen von unseren Männern auch ständig, dass sie unsere Wünsche von den Augen ablesen, was sie aber erfahrungsgemäß gar nicht können! Mein Wunsch an meine Ärztin war heute, dass mir geholfen wird. Schließlich gibt man bei Krankheiten nicht nur gute Ratschläge, sondern überlegt sich eine geeignete Therapie. Aber in meinem Fall? Sind Wechseljahre eine Krankheit?

Ich gehe mal davon aus, dass sich die gesamte Ärzteschaft bestimmt noch einige Zeit darüber uneinig sein wird, ob die Wechseljahre nun eine Krankheit sind oder nicht. Ich für meinen Teil konnte mit hundertprozentiger Sicherheit und zweifellos sagen, dass ich krank bin! Denn krank ist, wer unter Störungen des körperlichen, seelischen und sozialen Wohlbefindens leidet. Ich litt unter allem, und zwar ganz gewaltig!

Diese Ansage überzeugte meine Frauenärztin und sie empfahl mir, ein Östrogengel in Kombination zu meinem Progesteron zu nehmen. Warnend hob sie bei der Rezeptübergabe noch ihren Zeigefinger mit den Worten, dass ich niemals das Östrogengel ohne Progesteron anwenden solle, weil ich meine Gebärmutter noch habe. Da mir erhobene Zeigefinger schon seit meiner Kindheit Angst machten, wollte ich jetzt doch genau wissen, was meine Gebärmutter damit zu tun hat, und ich bat meine Frauenärztin um eine Erklärung.

„Östrogene, wie zum Beispiel die natürlich vorkommende Substanz Estradiol, die ich Ihnen jetzt verschrieben habe, regen das Zellwachstum an. Progesteron wiederum hemmt dieses

Wachstum und schützt die Gebärmutterschleimhaut vor Zellwucherungen und somit vor Gebärmutterschleimhautkrebs."

„Aha. Nun habe ich aber noch eine Verständnisfrage zur Dosis. Wie viel wovon muss ich denn anwenden? Woher soll meine Gebärmutter wissen, ab wann sie genügend Progesteron hat, um mich zu schützen, wenn ich das nicht mal weiß?"

„An Ihrer Stelle würde ich es erst einmal mit einem Hub Östrogen versuchen. Eine halbe Stunde vor dem Schlafen nehmen Sie dann die zwei Progesteronkapseln dazu", riet sie mir. „Am besten, Sie finden das selber raus. Sie sollten jetzt einfach mal experimentieren, sodass sie letztendlich auf die möglichst niedrigste Dosierung kommen, die Ihnen ein Wohlbefinden verschafft. Probieren Sie es einfach aus."

Einfach ausprobieren ... Werde ich jetzt wieder von meiner Frauenärztin alleine gelassen oder hat das schlichtweg etwas mit notwendiger Eigenverantwortung zu tun?

Und wie viel genau war nun eigentlich so ein „Hub"? Heike anrufen?

Zu Hause angekommen, machte ich mich als Erstes über den Beipackzettel meines Östrogengels her und las, dass es sich bei dem Gel um das Hormon Estradiol aus der Gruppe der Östrogene handelt und dass es – kaum zu glauben – bei Wechseljahrbeschwerden eingesetzt wird. Dann folgte eine kleine Aufklärung, was die Östrogene im Körper für eine Aufgabe haben. Zudem wurde erklärt, dass Östrogene den Aufbau der Gebärmutterschleimhaut fördern. Daher müssten Frauen mit Gebärmutter in regelmäßigen Abständen zusätzlich ein Hormonpräparat mit Gestagenen einnehmen. Beruhigenderweise treten Nebenwirkungen laut der Informationen nur dann auf, wenn die Stärke des Präparats nicht genau auf die Bedürfnisse des Köpers abgestimmt ist. Die Gegenanzeigen und die Nebenwirkungen entsprachen den üblichen, wie zum Beispiel irreguläre und übermäßige Blutungen aus der Scheide, Empfindlichkeit und Schwellung der Brust, Kopfschmerzen, Übelkeit, Blähungen, gutartige Brusttumore, Erbrechen, Gelenkschmerzen, Muskelschmerzen, Erschöpfung, Gewichtszunahme, Schwellung der Arme oder Beine, Entzündung und Blutgerinnsel meist oberflächlicher Venen, Bildung eines Blutgerinnsels in der Lungenvene, Juckreiz und allergische Reaktionen an der Anwendungsstelle ... Wie gesagt, das Übliche!

So, jetzt ratterten aber meine Denkzahnräder im Kopf! Sollte ich oder sollte ich nicht? Vor geraumer Zeit hatte ich mich von der Notwendigkeit einer Progesteron-Zufuhr überzeugen lassen. Überzeugen mich jetzt die Östrogene? Da ich erfreulicherweise meine Gebärmutter – vor noch gar nicht langer Zeit hart umkämpft! – noch in mir trug, müsste ich mich allerdings bemühen, eine für meine Bedürfnisse optimal abgestimmte Kombination von Östrogen und Progesteron herauszufinden.

Oberste Priorität hatte für mich, dass ich meine Schlaflosigkeit in den Griff bekam. Mit etwas Glück würden meine furchtbaren Hitzewallungen verschwinden. Vielleicht auch meine Gelenkschmerzen, die zurzeit immer häufiger auftraten? Meine Haut und Schleimhäute würden wieder besser durchblutet. Und die sogenannte Entmineralisierung meiner Knochen könnte gestoppt werden. Das Problem meiner trockenen Scheide könnte ebenso wie mein Blasenproblem (herzlich willkommen!) gelöst werden, welches sich neuerdings durch Harntröpfchenabgang beim Husten, Niesen und – was zwar immer seltener, aber dennoch ab und zu der Fall war – bei ausgiebigem Gelächter zeigte. Der Häufigkeit meines Toilettengangs zu urteilen, hatte ich wieder die Blase eines Mädchens bekommen.

Eine weitere Gewichtszunahme und Wassereinlagerungen in Beinen und Bauch durch Östrogene wären allerdings in meinem derzeitigen Zustand fatal und ganz bestimmt nicht zu ertragen gewesen. Für tägliche Gymnastik und nur einmal die Woche essen war ich nämlich ganz und gar nicht der Typ! Am besten werden Östrogene anscheinend von Frauen mit einer guten Leberfunktion vertragen – der Punkt geht an mich beziehungsweise an meine Leber. Die ist top!

Angeblich hat jede zehnte Frau immense Probleme mit der Verträglichkeit einzelner Hormonpräparate, von denen unter Umständen mehrere ausprobiert werden müssen. Ein langer, steiniger Weg also, der sich einige Monate hinziehen und weitere Beschwerden mit sich bringen kann.

Ich drehte und wendete und dachte nach und fasste noch mal alles zusammen. Wenn ich nun die für mich richtigen, also naturidentischen, Hormone für eine körperidentische Ersatztherapie auswählte und diese dann richtig anwendete, konnte mein Körper davon doch nur profitieren. Ich hielt mein natürliches Progesteron und mein naturidentisches Estradiol in Gelform abwägend in den Händen. Lag ich mit diesen beiden Hormonen richtig? Wie konnte man nur so verunsichert sein? Langsam nervte es.

Dennoch stöberte ich nochmals in meiner mittlerweile raumfüllenden, chaotischen Lektüren-Sammlung zum Thema Wechseljahre. Ah, da war er ja, der Artikel über „Bioidentisches Östrogen und natürliches Progesteron". Gleich zu Anfang wurde erklärt, dass die Hormonersatzbehandlung in Pillenform unter europäischen Verordnungsweisen risikobehaftet sei und eindeutig das Brustkrebsrisiko steigere. Der Zusatz von synthetisch hergestellten Progestagenen könne von Anfang an das Brustkrebsrisiko beträchtlich erhöhen. Das Gleiche gelte, wenn Östrogen- und Gestagen-Präparate miteinander in Form von Pflastern angewendet würden. Bereits die Darreichung von Östrogen als Hautpflaster oder Cremes dagegen ließe kein deutlich erhöhtes Thromboserisiko mehr erkennen. Der weitere Zusatz des natürlichen Progesterons über fünfundzwanzig Tage pro Monat habe in zwei französischen Studien bei Beobachtungszeiträumen bis zu zehn Jahren kein erhöhtes Brustkrebsrisiko mehr erkennen lassen. Das war doch sehr beruhigend! Es wurde deutlich, dass durch die Verabreichung des bioidentischen Östrogens über die Haut und eine orale Einnahme des körperidentischen Progesterons natürliche Hormonspiegel wieder hergestellt werden könnten, die eine gesunde Frau seit Beginn ihres Zyklus zur Gesunderhaltung jahrzehntelang gut vertragen hat.

Ein Mangel an Progesteron trägt beispielsweise zu Stimmungs- und Blutdruckschwankungen und Wassereinlagerungen bei. Frauen mit Progesteronmangel haben ein fünffach erhöhtes Brustkrebsrisiko und ein zehnfach erhöhtes Gesamtkrebsrisiko. Das ist einer der Gründe dafür, dass eine gesunde Frau während der Geschlechtsreife eher selten an Krebs der Geschlechtsorgane erkrankt, das Risiko ab Beginn der Wechseljahre dann jedoch sprunghaft ansteigt.

Eine Frage blieb jetzt noch. Wenn bekannt ist, dass synthetische Hormone mehr Schaden als Nutzen mit sich bringen, warum gibt es die dann noch? Warum verschreiben Frauenärzte immer noch synthetische Hormone? Ganz allgemein und unspezifisch sind synthetische Hormone hormonähnliche Wirkstoffe, die in dieser Form in der Natur nicht vorkommen. Der Grund hierfür liegt mit darin, dass die pharmazeutische Industrie zur kommerziellen Verwertung eigene Patente benötigt, die für bioidentische Hormone in der Naturform nicht gewährt werden. Deswegen werden synthetische Hormone gegenüber natürlichen Hormonen in ihrer chemischen Struktur verändert. Nur dadurch werden sie patentrechtlich schützenswert und können als Medikament wirtschaftlich verwertet werden. Was das bei einem Kassensturz bedeutet, dürfte klar sein. Da unterstelle ich doch glatt meinem Frauenarzt, dass er mir, im Gegenzug für eine Medizinerkonferenz auf Hawaii mit ein paar schicken Hula-Hula-Girls, unbedingt die synthetischen Hormone aufs Auge drücken wollte. Dass Ärzte von den Pharmakonzernen in Form von Zahlungen für Produktwerbung und Reisen zu Medizinerkongressen geschmiert werden, ist ja nichts Neues.

Die naturidentischen oder bioidentischen Hormone dagegen entsprechen in ihrer biochemischen Struktur exakt den körpereigenen Hormonen, die der Körper erkennt und entsprechend verarbeiten kann. Bioidentische Hormone bestehen zwar aus natürlichen Substanzen, müssen aber selbstverständlich auch synthetisch hergestellt werden.

Nun saß ich also da. Der Beipackzettel meines Östrogengels lag mittlerweile total zerknittert und verwurschtelt in meiner Hand, weil ich ihn zum hundertachtzigtausendsten Mal aufgefaltet, durchgelesen und wieder zusammengefaltet hatte. Mein Mann fragte mich, nachdem er mich eine Stunde schmunzelnd dabei beobachtet hatte, ob Origami mein neues Hobby sei.

Warum denken Frauen auch immer so viel nach? Alles muss ausdiskutiert werden. Warum kann man sich nicht einfach mal spontan und schnell, und nach Möglichkeit ohne schlechtes Gewissen, entscheiden? Die zögernde Verhaltensweise, die uns Frauen zu eigen ist, hat nachgewiesenermaßen auch damit zu tun, welcher Hormonkonzentration Föten im Mutterleib ausgesetzt sind. Bislang hat man festgestellt, dass die geschlechtsspezifische Prägung schon vor der Geburt stattfindet und dass die Gehirne bereits im Mutterleib unterschiedlich programmiert werden. Und warum? Hormone ... Hormone ... Hormone ... Da sind sie wieder ...!

Angeblich entwickelt sich die rechte Gehirnhälfte auf Kosten der linken schneller, je mehr Testosteron im Organismus des Fötus vorhanden ist. Man nimmt an, dass diese Gehirnhälften-Entwicklung die Ursache dafür sein könnte, dass Mädchen früher zu sprechen beginnen als Jungen. Diese Entwicklung hat auch zur Folge, dass Frauen ganz anders denken und dem Leben mit Empathie begegnen. Frauen können sich nicht nur besser als Männer in andere hineinversetzen, sondern vor allen Dingen ausgiebiger quasseln. An Vokabeln fehlt es keiner Frau und somit am Reden und oftmaligem Zerreden nicht im Geringsten! Und wenn dann auch noch die linke Gehirnhälfte während des Redens zum Einsatz kommt ... na dann, gute Nacht, liebe Männer!

Ich entschied mich, beide Gehirnhälften auszuschalten, um mich angstfrei auf eine Östrogendosis vorzubereiten. Zwei medizinische Empfehlungen standen zur Auswahl, wobei mich die unterschiedlichen Meinungen schon wieder etwas verunsicherten. Musste denn immer alles so kompliziert sein?

Meine Frauenärztin gab mir zwei unterschiedliche Empfehlung: täglich Östrogengel auf die Haut plus eine Weichkapsel Progesteron oral eingenommen.

Argumente zu dieser Anwendung: Mit der Zeit würden keine Blutungen mehr auftreten und der Körper würde keinen Hormonschwankungen unterliegen.

Die zweite Empfehlung: täglich Östrogengel auf die Haut plus zwölf bis vierzehn Tage im Monat täglich zwei Weichkapseln Progesteron oral eingenommen.

Argument zu dieser Anwendung: Durch eine Pause soll der Gebärmutter die Möglichkeit gegeben werden zu bluten, wenn sie eine Schleimhaut aufgebaut hat. Außerdem soll verhindert werden, dass die Rezeptoren für das Progesteron unempfänglich werden.

Ich entschied mich zunächst für die Pausen-Anwendung. Schließlich sollte meine geliebte Gebärmutter alle Chancen der Welt erhalten, um sich in mir wohlzufühlen! Als geborener Kontrollfreak schrieb ich alles minutiös auf und dokumentierte meine Dosierungen mit ihren Wirkungen sowie Nebenwirkungen akribisch. Wie sollte ich denn sonst mit meinen mutigen Selbstversuchen und Forschungen weiterkommen? Ich sah mich schon, mit einem weißen Laborkittel bekleidet, den Stein der Weisen aller Hormone findend und legte erwartungsvoll los.

Bevor ich loslegte, bestimmte ich einen Tag als Tag eins. Das sah dann bei einem Zyklus von 26 Tagen, so wie er auch zuvor bei mir jahrzehntelang war, folgendermaßen aus:

Tage
1 2 3 4 5 6 7 8 9 10 11 12 13 14 15 16 17 18 19 20 21 22 23 24 25 26
Östrogen   Östrogen plus Progesteron

Ein neues Leben in meinem Leben als Wechseljährige begann! Zum ersten Mal nach bald zwei Jahren schlief ich eine Nacht komplett durch. Die ganze Nacht! Ich ging um dreiundzwanzig Uhr ins Bett, schlief binnen weniger Minuten ein und erwachte mit dem Klingeln meines Weckers. Zunächst war ich überaus irritiert. Konnte das sein? War das ein Traum? Nein! Durch den Rollladen blitzten erste Sonnenstrahlen. Wie war das möglich? Verdutzt saß ich im Bett und schaute mich um. War ich narkotisiert und entführt worden? Lieber Gott, wenn es dich gibt, ich schwör dir, wenn mein Schlafmartyrium mit der heutigen Nacht ein Ende gefunden hat, werde ich ab jetzt für immer lieb sein. Wirklich, ich schwör´s! Lieb, brav und nett werde ich zu allen Menschen sein, betete ich vor mich hin ... und zu allen Tieren, fügte ich noch hinzu. Versprochen!

Plötzlich ging die Tür auf. „Liebling, du bist wach? Du hast noch geschlafen, als ich aufstand, und ich wollte dich nicht ... Aber was ist denn mit dir? Du bist ja ganz bleich im Gesicht?" Michael setzte sich besorgt auf die Bettkante und fühlte meine Stirn.

„Ich ... ich ... ich ... habe *geschlafen*", stotterte ich.

„Ja", sagte Michael langsam mit zur Seite geneigtem Kopf und hochgezogenen Augenbrauen, „das macht man eigentlich im Bett."

„Ja, aber verstehst du denn nicht? Ich habe geschlafen ... die ganze Nacht, bis jetzt. Bis der Wecker mich wachgeklingelt hat. Geschlafen! Verstehst du?"

Verwundert sah ich meine Hände an, zuerst die Handrücken, dann die Innenflächen, reckte meinen Kopf in die Höhe und prüfte, ob meine Beine noch da waren. Ich wusste, dass das alles keinen Sinn ergab, aber verdammt noch mal, ich hatte eine ganze Nacht ohne auch nur einmal aufzuwachen durchgeschlafen! Nach über zwei Jahren!

Michael verließ, kopfschüttelnd über mein merkwürdiges Verhalten, das Schlafzimmer und sagte noch, im Gegensatz zu mir relativ unaufgeregt, dass das Frühstück fertig sei. Mit bester Laune und ungeahnten Kräften kroch ich langsam aus dem Bett. Was für ein Tag mich auch immer erwartete – ich war bereit! Ein neues, herrliches Leben schien sich anzubahnen. Ich war der glücklichste Mensch auf Erden. Alles im Leben ist eine Einstellungssache – auch die Hormone.

Nach einigen Wochen merkte ich allerdings, dass die Progesteronkapseln und das Östrogengel zusammen irgendwie nicht mehr die Wirkung zeigten, zu der sie am Anfang imstande waren. Ich lag nachts erneut über längere Phasen hinweg wach und war wieder der unglücklichste Mensch auf Erden. Müde saß ich am Frühstückstisch und heulte meine Trauer über die vergangenen durchgeschlafenen Nächte laut heraus.

„Ich will diese schlaflosen Nächte nicht wieder haben. Ich halte das nicht mehr aus. Es war so unglaublich schön, ins Bett zu gehen und zu schlafen." Ich heulte und schluchzte schier endlos vor mich hin. „Was soll ich denn nur machen?" Laut plärrend hängte ich mich an den Hals meines unglücklich dreinschauenden Mannes.

„Du musst vielleicht die Dosis erhöhen oder was anderes verändern", riet er mir, indem er mir sanft über den Rücken streichelte. „Deine Ärztin hat doch gesagt, dass du rumprobieren sollst. Komm, du kriegst das hin! Bis jetzt hat es doch ganz gut geklappt!"

Stimmt, er hatte recht! Seine Worte trösteten mich und ich ließ mich auf das Experiment voll und ganz ein.

Nachdem ich von dem Östrogengel zum ersten Mal wieder hatte schlafen können, überlegte ich mir, einfach die Dosis zu erhöhen. Und siehe da – ich konnte wieder schlafen! Nach ein paar Nächten gab es schon wieder störende Wachphasen und ich erhöhte die abendliche Östrogendosis von eineinhalb auf zwei Hübe, und siehe da: Ich konnte wieder schlafen. Wie gesagt, alles im Leben ist eine Einstellungssache!

Leider begannen zu Beginn der kombinierten Hormonanwendung meine Augen stärker zu tränen. Die Auswirkungen waren mit Augen-Make-up geradezu grotesk. Spätestens eine halbe Stunde nach dem Schminken sah ich mit getuschten Wimpern aus wie Alice Cooper nach einem zweistündigen Bühnenauftritt. Fortan benutzte ich keine Wimperntusche mehr. Das verstand ich jetzt allerdings gar nicht. War das eine Nebenwirkung? Musste sich mein Körper erst wieder an Hormone gewöhnen, die er zwar jahrzehntelang gehabt hatte, die aber in der letzten Zeit, mangels Arbeitsverweigerung meiner Eierstöcke, nicht mehr zur Verfügung standen? Muss sich mein Körper quasi an eine Rück-Hormonumstellung gewöhnen? Auf Kosten meines guten Schlafes wollte ich das Östrogen nicht wieder absetzen, nur um zu prüfen, ob sich dadurch die Augen wieder beruhigten.

Bei östrogendefizitären Frauen ist das Trockene Auge mitunter auch schon in jungen Jahren feststellbar. Nicht selten ist das ein Nebeneffekt der Pille, die in gewissen Konstellationen einen Östrogenmangel auslöst. Schuld an dem Augen-Dilemma ist also meist ein unausgeglichener Hormonhaushalt. Entweder ist es die Pille oder sind es die fehlenden Hormone in den Wechseljahren oder eine unausgeglichene Hormonersatztherapie. Was nun? Hatte ich jetzt Trockene Augen, weil mir Östrogene fehlen oder weil ich Östrogene nehme? Hier war guter Rat mal wieder teuer und wie sollte ich denn hierauf eine Antwort finden?

Wissen das Frauenärzte? Oder Endokrinologen? Oder Augenärzte? Bislang musste ich in mühsamer Sisyphusarbeit alles selbst herausfinden, weil die Ärzte auf meine vielen Fragen gar keine Antwort wussten oder weil sie vermutlich gar keine Lust darauf hatten, sich mit meinen Fragen auseinanderzusetzen.

Also klemmte ich mich hinter den Bildschirm und war schon nach einer halben Stunde Surfen zum Stichwort „Trockene Augen" erschüttert. So viele Frauen, egal in welchem Alter, beklagten sich über trockene, tränende, empfindliche und gerötete Augen. Über jahrelange Leidenswege wird auf manchen Internetseiten berichtet. Ohnmächtig standen die Frauen diesem Problem gegenüber. Letztendlich waren manche Betroffene einfach nur froh, sich darüber austauschen zu können, ohne dass man sie für verrückt hielt.

Hallo, ihr Medizinmänner da draußen! Kann sich mal einer mit dieser Problematik befassen? Augentropfen hin oder her, auch literweise ist das Zeug doch keine Dauerlösung. Das Problem muss an der Wurzel angepackt werden. Wenn man schon erforscht hat, dass das Trockene Auge mit Hormonen in Verbindung steht, warum gibt es dann hierzu nicht mehr Infos? Mehr gut ausgebildete Endokrinologen braucht das Land!

Östrogen ist doch eigentlich das Hormon, das für die Feuchtigkeit der Schleimhäute im Körper zuständig ist. Zur Familie der Östrogene gehört das Hormon Estriol (auch Östriol geschrieben), es wird als Schleimhauthormon bezeichnet. Estriol ist ein wichtiges Stoffwechselprodukt von Estradiol und Estron. (Kurz zum besseren Verständnis: Es ist egal, ob man Östrogene oder Estrogene schreibt. In der Fachliteratur schreibt man die Hormone der Östrogen-Familie meist mit E, weil es den Umlaut Ö in der englischen Sprache nicht gibt. Nachdem ich neuerdings fachsimple, schreibe ich ab jetzt Östrogen dann also auch mit E!)

Die Bezeichnung *Schleimhauthormon* war für mich natürlich hochinteressant, da ich bereits seit längerer Zeit mit dem Austrocknen meiner Schleimhäute zu kämpfen hatte. Wo sich überall in meinem Körper Schleimhäute tummeln, hatte ich letztendlich erst durch meine sich täglich verlängernde Krankenliste erfahren: Nase, Mund, Augen, Ohrinneres, Vagina und Magen-Darm.

Viele Magen-Darm-Beschwerden können angeblich durch das Hormon Estriol reduziert werden. Entzündungen in den Ohren könnten abklingen und Tinnitus und Schwindel sollen in direkter Verbindung mit diesem Hormonmangel stehen. Infektionen und Reizungen der Blase stehen ebenfalls mit Estriol in enger Verbindung. Knochen, Wirbel, Gelenke und Bandscheiben sind zudem von Schleimhaut umgeben und man geht davon aus, dass viele Probleme in diesen Bereichen wie Arthrose und Arthritis aufgrund eines zu niedrigen Estriol-Spiegels entstehen können. Und bei chronischen Erkrankungen wie zum

Beispiel „Trockenen Augen" oder ungeklärten Verdauungsproblemen liegt ein Estriol-Mangel quasi auf der Hand. Mein Fazit: Estriol muss her!

Um eine weitere Meinung einzuholen, rief ich bei Frauenärztin Doktor Dörrer an, die mir Heike wärmstens empfohlen hatte.

„Frau Marsch, darf ich Sie fragen, warum Sie einen Termin haben möchten?", fragte mich die freundlich klingende Sprechstundenhilfe? Arzthelferin? Medizinische Fachangestellte?

„Es geht um Hormone, genauer gesagt um Estriol. Ich hätte da gerne eine Auskunft dazu. Vielleicht auch ein Rezept?", erklärte ich etwas ungelenk.

„Haben Sie Ihre Gebärmutter noch?", kam es aus dem Freisprecher.

„Was?" Ich war über diese, für mein Empfinden äußerst intime Frage ziemlich irritiert.

„Ihre Gebärmutter? Haben Sie die noch?"

„Ja ...", sagte ich zögerlich.

„Okay ... ich kann Ihnen folgenden Termin anbieten ..."

Ich unterbrach die Stimme am Freisprecher: „Ich verstehe nicht, was hat denn meine Gebärmutter mit einem Termin zu tun?"

„Ach, nur so! Ich kann Ihnen in sechs Wochen, am Donnerstag um zehn Uhr, einen Termin anbieten, passt das?"

Aha, „nur so", antwortete sie. Das passierte mir jetzt schon zum zweiten Mal, dass ich am Telefon bei einem Termin in einer Frauenarztpraxis nach meiner Gebärmutter gefragt wurde. Wie kann man so eine Frage überhaupt am Telefon stellen? Wenn mein Mann beim Urologen anruft, wird er doch am Telefon auch nicht gefragt, ob er noch seine Hoden hat! Gehen Arzthelferinnen beim Stichwort „Hormone" oder ab einem bestimmten Alter automatisch davon aus, dass man keine Gebärmutter mehr mit sich rumträgt? Grassiert da etwa heimlich eine Gebärmutterdiskriminierung, von der ich noch nichts weiß? Frei nach dem Motto: Wenn du keine mehr hast, bekommst du einen früheren Termin – mit Gebärmutter: bitte hinten anstellen. Oder andersherum: Bin ich mit Gebärmutter eine wertvollere Patientin, da an mir durch eine Totaloperation noch zu verdienen ist?

Die Wartezeit von sechs Wochen schreckte mich mittlerweile bei Frauenärzten, die nachweislich Ahnung von Hormonen und Wechseljahren haben, schon lange nicht mehr ab! Nur gut, dass ich noch selbstständig war und mir meine Zeit einteilen konnte. Anderenfalls hätte ich erst einen Termin in drei Monaten bekommen oder ein Urlaubstag wäre wegen des Arzttermins flöten gegangen. Die lange Wartezeit bestätigte einmal mehr, wie dringend es an Frauenärzten mangelt, die sich mit Hormonen ausreichend beschäftigen, sich Zeit für Frauen in den Wechseljahren nehmen und Antworten geben können, mit denen man auch was anfangen kann.

Frau Doktor Dörrer war eine sehr sympathische Frau in der Postmenopause und ließ sich viel Zeit zum Gespräch und ebenso bei der anschließenden Untersuchung. Ich legte meine ganzen Karten auf den Tisch, was symbolisch gemeint ist, denn ich legte keine Karten sondern meine Progesteronkapseln und mein Östrogengel auf ihren Schreibtisch. Bewundernd blickte Frau Dörrer auf meine Auslagen und meinte, dass ich mich in Bezug auf die Hormonersatztherapie für den „Mercedes" entschieden habe. Das freute mich natürlich sehr, da ein langer und steiniger Weg zu dieser Entscheidung geführt hatte und ich mich mit ihrer Meinung sofort in guten Händen wusste.

Zunächst plauderten wir in einem absoluten Konsens über die Gemeinheiten, die die Wechseljahre mit sich brachten. Dann ermunterte sie mich auf eine beruhigende Art und Weise, die Hormone so einzusetzen, wie ich mich damit wohlfühle. Da ich noch jung sei (schön, diese Worte zu hören) und mein Körper noch Hormone produziere, müsse ich in Bezug auf die Dosis einfach ausprobieren und schlichtweg flexibel sein.

Als ich sie auf das Krebsrisiko durch eine Hormonbehandlung ansprach, blickte sie mir offen in die Augen und sagte, dass sie es für viel schlimmer hielte, wenn ich jetzt in meinem Alter, aufgrund der hässlichen Begleiterscheinungen der Wechseljahre, aller Lebensfreude beraubt würde. Schließlich gebe es Untersuchungen, die nachweisen, dass man mit einer richtig angewandten Hormonzufuhr nicht nur die Lebensqualität wieder erhöhen, sondern sogar das Brustkrebsrisiko mindern könne. Und dann sagte sie noch, dass es ihrer Meinung nach in keinem Verhältnis stehe, wenn man jetzt auf wohltuende Hormone verzichtet, weil man befürchtet, in zwanzig Jahren aufgrund einer Hormonbehandlung Brustkrebs zu bekommen. Dieser Aussage stimmte ich überzeugt zu. Schließlich lebe ich im Jetzt und Hier. Abschließend gab sie mir noch ein Rezept für Vaginal-Zäpfchen, die Estriol enthielten. Auf mein Nachfragen, wie denn eine optimale Hormondosis für mich aussehe, blickte sie mich lange an. Ich war schon gespannt, was als Antwort kommen würde.

Mein letzter Frauenarztbesuch war in dieser Hinsicht nämlich ein Desaster. Meine Frauenärztin, Doktor Frauenmann, war im Urlaub und ich musste zur Vertretung. Herrn Doktor Fritz Blüten ließ ich allerdings nach einem kurzen Schlagabtausch in seiner Praxis angenervt und auf Nimmerwiedersehen stehen. Zu einer umfassenden Anamnese war es gar nicht erst gekommen, im Gegenteil, es gab eine Auseinandersetzung, die, gelinde gesagt, ein Vertrauensverhältnis zwischen Arzt und Patient unmöglich machte.

Als ich ihm von der abendlichen Anwendung meines Östrogengels und meiner Progesteronkapseln erzählt hatte, fing er erst mal köstlich amüsiert zu lachen an. Gerade so, als ob ich irgendeinen Kokolores von mir gegeben hätte. Zunächst war ich total verunsichert. Was erlaubt der sich, dachte ich mir. Das hörte sich geradewegs so an, als ob er mich auslachen würde. Dem wollte ich natürlich auf den Grund gehen.

„Was lachen Sie denn so?", fragte ich ihn gereizt. Am liebsten hätte ich ihn gefragt: *Was lachen Sie denn so blöd?*

„Warum machen Sie es sich eigentlich so kompliziert und schmieren und probieren?", fragte er mich, immer noch glucksend.

„Wie? Kompliziert?" Was wollte der Mann von mir?

„Na ja, schlucken Sie die Hormone doch einfach. Hier habe ich ein ganz neues Präparat für ..."

„Nein, danke!", unterbrach ich ihn barsch. „Ich möchte keine synthetischen Hormone mehr schlucken!", sagte ich bestimmt.

„Hahaha!" Wieder lachte er mich aus – zumindest war ich mir ab jetzt sicher, dass er mich auslachte!

„Wissen Sie überhaupt, wie Ihre sogenannten natürlichen Hormone hergestellt werden? Hahaha!"

Wie konnte das sein? Ein Frauenarzt, der mich auslachte, weil ich natürliche Hormone nahm?

„Sicher weiß ich, dass auch die bioidentischen Hormone im Labor hergestellt werden!", latzte ich ihm wütend um die Ohren. „Aber der Wirkstoff besteht aus natürlichen Rohstoffen und nicht aus synthetischen Ersatzstoffen. Und diese körperidentischen Hormone können im Gegensatz zu den körperfremden Hormonpräparaten vom Körper verstoffwechselt werden." Kapiert, du Vollidiot?

„Ja, ja, jetzt fehlt es gerade noch, dass Sie Ihre Handtasche öffnen und Ihren dicken Wechseljahr-Sammelordner mit Naturheilmittelchen und getrockneten Frauenheilkräutern auspacken. Hahaha!"

Der lachte schon wieder! Mittlerweile befand ich mich auf einem Drahtseilakt zwischen Zurückhaltung und Was-weiß-ich! Ich dachte, ich kriegte gleich meinen ersten offiziellen Herzinfarkt.

„Also ... ich ... ich bin sprachlos!", sagte ich und schüttelte dabei meinen Kopf.

„Ich auch!", kam prompt als Antwort. „Wer hat denn hier jahrelang zum Facharzt für Gynäkologie studiert? Sie oder ich?

Wenn Sie alles besser wissen – wie so viele Frauen in den Wechseljahren –, warum gehen Sie denn dann überhaupt noch zum Arzt?"

„Also, das ist doch ... Sie führen sich auf wie eine beleidigte Frau. Hahaha, jetzt lache ich über Sie! Was ist Ihnen denn für eine Laus über die Leber gelaufen? Ich wollte von Ihnen eine Beratung haben und nicht ausgelacht oder angemault werden! Sie haben wohl Ihr Ritalin heute Morgen nicht geschluckt, was?"

Ich war so was von fuchsteufelswild, als ich zur Tür rausdonnerte. Bevor ich allerdings gänzlich die Praxis verließ, überlegte ich mir für einen kurzen Moment, ob ich ins Wartezimmer gehen sollte, um die Frauen vor diesem Depp zu warnen. Ich hab es dann doch nicht gemacht. Frustriert dachte ich darüber nach, ob es überhaupt einen Frauenarzt gibt, der die Leiden der Wechseljahre bei mir irgendwie in den Griff kriegen kann.

Und deswegen lauschte ich jetzt ganz gespannt, was ich als Antwort von Frau Doktor Dörrer bekommen würde.

„Sie wissen ja, dass es unterschiedliche Frauenfiguren gibt", fragte sie mich.

Ich nickte.

„Diese unterschiedlichen Figuren haben etwas mit Hormonen zu tun, wissen Sie das?"

Ich nickte.

„Gut! Sie müssen sich das so vorstellen. Einfach gesagt gibt es drei vorherrschende Hormone, das sind Progesteron, Östrogen und Testosteron. Wenn eine Frau also jahrzehntelang zur Gesunderhaltung ihres Körpers, bis zu den Wechseljahren, eine ordentliche Portion Östrogen im Körper hatte, wird sie dies auch im Rahmen einer Hormonersatztherapie weiter benötigen. Sie sind jetzt allerdings ein ganz anderer Hormontyp und ihr Körper ist bislang wahrscheinlich mit wenig Östrogen, dafür mehr Progesteron gut ausgekommen, um sich wohlzufühlen. Verstehen Sie das?"

Ich nickte.

„Gut! Und weil Sie ein anderer Hormontyp sind, brauchen Sie auch eine andere Ersatz-Hormon-Zusammensetzung als zum Beispiel eine Östrogen-Frau."

„Ja, aber", sagte ich nachdenklich, „wenn das so ist, warum bekommen dann Frauen in den Wechseljahren synthetische Hormone verschrieben, die eine standardisierte Hormon-Zusammensetzung haben, obwohl es doch unterschiedliche Frauenhormontypen gibt? Eine Hormonersatztherapie müsste doch folglich individuell auf jede einzelne Frau zugeschnitten werden. Habe ich das richtig verstanden?"

„Ja, das haben Sie, Frau Marsch. Deswegen ist eine Hormonersatzbehandlung mit Tabletten meiner Meinung nach fatal. Jede Frau sollte sich Gedanken um ihre individuelle Hormonersatztherapie machen. Und die richtige Wohlfühl-Dosis zu finden, ist auch nicht so einfach. Da gehört schon etwas Geduld dazu."

„Wenn ich darüber nachdenke, dann würde ich mal behaupten, dass es sinnvoll wäre, in einem Wohlfühl-Alter von, sagen wir mal, dreißig Jahren den Hormonstatus einer Frau über einen Zyklus lang durchgehend zu messen. Wenn man dann in die Wechseljahre kommt, könnte man theoretisch mittels Ersatztherapie genau diesen gemessenen Hormon-Level weiterführen und wir würden uns weiterhin gut fühlen und unsere Gesundheit erhalten können. Zusätzlich hätten wir keine Probleme damit, die richtige Dosis rauszufinden, wenn es so weit ist. Sehe ich das richtig?"

„Das hört sich gut an. Ob man das allerdings so praktizieren kann, kann ich Ihnen leider nicht sagen. Aber die Idee ist nicht abwegig", sagte meine Frauenärztin beeindruckt nickend.

„Medizinisch gesehen wird man sich wohl noch ein paar Jährchen mit dem Thema Wechseljahre beschäftigen, um die bestmögliche Lösung zu finden. Leider werden wir beide nichts mehr davon haben", sagte ich betrübt. „Na ja, wenigstens die nachfolgenden Generationen. Die beneide ich jetzt schon darum!"

„Ich auch!", sagte Frau Dörrer wehmütig und wünschte mir noch viel Erfolg beim Ausprobieren.

Tja, die Auskunft „Ausprobieren" war in meiner momentanen Situation genau so wenig aufschlussreich wie die jeweiligen Beipackzettel meiner Hormone. Mit der Empfehlung der Progesteron-Weichkapseln, morgens eine und abends zwei, kam ich nämlich überhaupt nicht zurecht. Wenn ich morgens Progesteron nahm, kippte ich eine Stunde später aus den Latschen und transuste durch den Tag.

Und der Hinweis auf dem Beipackzettel *Fragen Sie bitte Ihren Arzt nach dem genauen Behandlungsschema* funktioniert nicht. Entweder sagen die Ärzte „ausprobieren"... oder lachen ihre Patienten aus!

Etwas verunsichert, ob meines auf mich zukommenden Hormon-Selbsterfahrungstrips, verließ ich den Behandlungsraum. Als ich ging, drückte mir meine Frauenärztin noch ganz fest die Daumen und wünschte mir, den für mich richtigen Weg zu finden.

Bevor man sich auf den Weg begibt, sollte man einen Plan haben. Einen ungefähren Plan hatte ich nun, googelte aber aus reiner Neugier ein bisschen bei unseren Nachbarn, den Schweizern. Die Schweizer sind allgemein für ihre Ordnung, Sorgfalt und Präzision, und nicht zu vergessen ihre Neutralität, bekannt!

Neutralität bedeutet, dass man sich in keinen konkreten Konflikt einmischt. Die Medizin und ich befinden sich in einem! Mal sehen, wie die Schweizer mit dem offensichtlich weltweiten Konflikt der Hormonersatztherapie umgehen. Auch in der Schweiz ist man sich mittlerweile einig: Durch die richtige Anwendung der richtigen Präparate besteht ein ausgezeichnetes Wirkungs- und Nebenwirkungsprofil. Die Therapie mit Hormonen hat zwei Ziele: Erstens eine Linderung der Wechseljahrbeschwerden und zweitens die langfristige Verhinderung von Folgekrankheiten wie zum Beispiel der Osteoporose nach der Menopause. Letzterem kommt aufgrund der steigenden Lebenserwartung eine enorme Bedeutung zu. Auch die Schweizer sind nach neuen kontrollierten Studien davon überzeugt, dass die Aufnahme der Östrogene durch die Haut und die Kombination mit körperidentischem Progesteron dafür sorgen, dass Nebenwirkungen und Risiken minimiert würden.

Trockene Schleimhäute, besonders im Bereich der Scheide, bringen oft Schmerzen beim Geschlechtsverkehr mit sich, was die Sache auch nicht unbedingt spaßiger macht. Dagegen sind entweder lokale Hormonzäpfchen in die Scheide oder die Verabreichung von Östrogen über die Haut wirksam. Wenn Frauen direkt nach der Menopause mit der Hormonersatztherapie beginnen, gibt es Hinweise, dass die Gefäße einen gewissen Schutz erfahren und somit zur Prävention von Herz-Kreislauf-Erkrankungen wie Herzinfarkt und Hirnschlag beitragen.

Auch wurde festgestellt, dass Frauen um vierzig Prozent seltener an einer Hüftarthrose und um sechzig Prozent seltener an einer Kniearthrose litten, und das im Vergleich mit Frauen ohne Hormonersatztherapie. Bei der Gewichtszunahme war eine Verbesserung des Verhältnisses von Muskel- zu Fettmasse zu beobachten. Bei einer optimalen Therapie ließ sich bei Darmkrebs sogar ein präventiver Effekt nachweisen. Das Gebärmutterkrebsrisiko wurde nachweislich nicht erhöht. Amerikanische Untersuchungen belegten sogar bei richtiger Anwendung, dass die Sterblichkeit durch Krebs durch die Hormontherapie vermindert wird.

Der optimale Zeitpunkt für die Hormonersatztherapie sei der Beginn der Wechseljahr-Beschwerden und nicht erst Jahre später.

Mittlerweile nahm ich Estrogen-Gel, ab dem vierzehnten Tag Progesteron-Weichkapseln und begann zusätzlich alle paar Tage Vaginalzäpfchen mit Estriol einzuführen.

Meine Trockenen Augen schienen mit der Zeit feuchter zu werden. Am zwanzigsten Tag meiner Hormon-Reise spürte ich ein leichtes, vertrautes Ziehen im Rücken. Das konnte doch gar nicht ... das durfte doch nicht ... was zum Henker? Ich ging mit den schlimmsten Befürchtungen auf die Toilette. Tatsächlich, ich glaubte es nicht. Seit zehn Monaten hatte ich keine Blutungen mehr gehabt – was für eine Befreiung – und jetzt? Zwei Monate hätten mir noch gefehlt, um sicher sein zu können, nie wieder schwanger zu werden.

Da saß ich nun auf der Toilette und wusste nicht, was los war und wie ich diesem Dilemma begegnen sollte. Schon längstens hatte ich alle Binden und Tampons aus meinen Gemächern verbannt. Mit einem glücklichen Lächeln im Gesicht hatte ich erst vor zwei Monaten meine letzten Tampons in den Mülleimer geschmissen, und zwar mit der absoluten Sicherheit, die Dinger nie, nie wieder benutzen zu müssen. Der neu gewonnene Platz in meinem Badschrank wurde sofort mit nützlichen Dingen wie Lippenstiften, Parfums, Bodylotion und Anti-Aging-Cremes aufgefüllt. Und jetzt das! Geh sofort wieder weg!

„Schatz, was ist denn da im Bad mit dir los? Alles in Ordnung?", fragte Michael besorgt durch die Badezimmertür.

„Gar nichts ist in Ordnung. Mist! Eben habe ich meine Periode bekommen", stöhnte ich durch die geschlossene Tür.

„Aber das ist doch nicht schlimm", kam es von der anderen Seite der Tür zurück.

Mann! Haben Männer überhaupt eine Ahnung? Wenigstens von irgendwas?

„Hör mal, Baby", drang es durch die geschlossene Tür. „Kann ich dich alleine lassen? Ich muss noch kurz in die Stadt. Brauchst du was? Kann ich dir was mitbringen?"

„Ja! Rasierklingen, Schlaftabletten oder vielleicht ein dickes Seil vom Baumarkt ..."

„Ach, komm schon Schatz, so schlimm kann das doch gar nicht sein. Das eine Mal nach so langer Zeit wird dir doch nichts ausmachen. Das ist doch nichts Neues für dich. Du hast doch jahrzehntelang deine Periode gehabt."

„Eben!", jammerte ich los.

„Soll ich reinkommen und dich in den Arm nehmen?"

Das fehlte mir noch. Ich sitze auf dem Klo, sabbere übelriechendes Blut aus mir raus, bin tränenverschmiert, stimmungsmäßig dermaßen angepisst und mein Mann will mich in den Arm nehmen. Geht's noch?

„Nö ... lass mal, passt schon. Geh du mal. Ich komm schon klar."

„Sicher?", fragte er, immer noch mit besorgter Stimme.

„Sicher!", antwortete ich, mittlerweile auch besorgt!

Was sollte ich denn jetzt machen? Irgendwas funktionierte mit meiner von mir ausgeklügelten Hormondosis nicht. Was hatte ich nur falsch gemacht? Wo war mein Hormontagebuch?

Nachdem ich eine Handvoll von den kleinen runden Kosmetikpads als Blutfang in meinem Höschen zurechtgezupft hatte, ging ich erst mal in den nächsten Drogeriemarkt um die Ecke. Was für ein Gefühl. Ich! In meinem Alter stand ich noch mal vor einem Regal mit Monatsbinden und Tampons. Das hätte ich mir auch nicht träumen lassen. Ich sah die Binden durch, um das Produkt meines Vertrauens, welches mich seit über fünfunddreißig Jahren einmal im Monat begleitet hatte, zu finden.

Ich stutzte. Was war das? Na, das war jetzt aber neu! Endlich gab es eine nach hinten breiter werdende Binde mit extra Auslaufschutz für die Nacht. Die wollte ich ja schon längst erfunden haben! Schließlich läuft im Liegen alles nach hinten. Na klasse! Jetzt, wo ich quasi raus war, gab es endlich bessere Lösungen. Und das? Was war das? Neben den neuen Binden, mit extra Auslaufschutz, standen Binden für Blasenschwäche „mit einem super saugstarken Kern, der Flüssigkeit in Gel umwandelt". Vor diesen Bindenpackungen war ein Werbekarton angebracht, auf dem ganz groß „NEU" stand und auf dem dazugehörigen Foto tanzten entspannt zwei lachende Wechseljährige – was gab's denn da zu lachen? Ich sah mir das „NEU" genauer an: Die Dinger gab's nicht nur als Binden, sondern auch als Höschen! Haha, vielleicht sollte ich die anstatt der Binden mitnehmen. Wenn ich meine Periode tatsächlich zum letzten Mal in meinem

Leben hätte, dann würde ich für die durch die Periode nicht aufgebrauchten Blasenschwächen-Höschen zukünftig wenigstens eine weitere Verwendung haben. Mein Körper verkam so langsam zu einer maroden Kulisse, das stand fest.

Mit kaum verborgener Verärgerung packte ich meine ausgewählten „Twist & Flex" und „Ultra Secure Night-Binden" nebst Tampons auf das Warenband. Was die Verkäuferin an der Kasse und das junge Mädchen hinter mir jetzt wohl dachten? Wahrscheinlich vermutete die Verkäuferin, dass ich eine Heuchlerin war und auf jugendlich machen wollte. Und das junge Mädchen hinter mir dachte sicherlich, dass ich das Zeug für meine Tochter besorge.

Als ich zu Hause ankam und untenrum versorgt war, rief ich bei meiner Frauenärztin an. Sie empfahl mir ein sofortiges Absetzen der Hormone für mindestens sieben Tage. Danach sollte ich erneut mit Östrogen und ab dem zwölften oder vierzehnten Tag wieder zusätzlich mit Progesteron für zwölf Tage beginnen. Tröstend waren lediglich die wunderschönen Worte, dass ich halt *noch jung* war und dass meine Eierstöcke ihre Produktion anscheinend noch nicht ganz aufgegeben hätten. Das könne sich noch einige Zeit hinziehen. Das wollte ich aber nicht! Was sollte ich denn jetzt noch mit Eisprüngen? War doch eh schon alles verloren!

Ich stellte mir ein müdes, gähnendes Ei an einer Gehhilfe vor, das sich mühsam aus einem meiner geschrumpften, mittlerweile nur noch mandelgroßen Eierstöcke gezwängt hatte. Träge zuckelte es durch meinen Eileiter in die gelangweilte Gebärmutter, die mit größter Wahrscheinlichkeit einen riesigen Schreck kriegte, als da nach bald einem Jahr ein außerplanmäßiges Ei auftauchte.

Meine sich trotz Hormontherapie aufbäumenden Eierstöcke beunruhigten mich doch etwas und ich setzte mich vor meinen Laptop und googelte. Ich gab meine üblichen Stichwörter, wie Hormontherapie, Dosierung, Estradiol, Östrogene und Progesteron, ein und landete gleich auf einem interessanten, pinkfarbenen Blog mit locker-flockig beschriebenen Erfahrungswerten. Ich las zuerst über Hormonzusammenstellungen, Hormonarten, Verträglichkeit, Gefühle ... und dann über die Höhe der Dosierung, die mich allerdings sehr wunderte. Was? Acht bis zehn Gramm Östrogen pro Tag stand da. Ich traute meinen Augen nicht. Das war doch viel zu viel! In meinem Beipackzettel standen als Höchstdosierung doch nur drei Gramm Gel pro Tag. Hatte ich zu wenig genommen und deswegen meine Periode bekommen? Ich las weiter. Progesteron nahm die Frau von diesem Blog komischerweise überhaupt nicht. Wie konnte das sein? Keine Gebärmutter mehr? Ich scrollte weiter und landete auf einer Fotogalerie mit Vorher Schrägstrich Nachher und ab jetzt traute ich meinen Augen gar nicht mehr!

Oh, wie doof war ich denn? Ich las doch tatsächlich seit zwanzig Minuten den Blog eines Transsexuellen – nix Gebärmutter! Bevor ich weiter darüber nachdachte, buchte ich das ganze unter Betriebsblindheit ab und fuhr meinen Laptop für heute runter.

Nach knapp sieben Tagen war der Spuk der Blutung vorbei und ich begann, mit großer Sehnsucht, wieder mit meinen Hormonen. Schon ab dem zweiten Tag ohne meine Östrogene konnte ich nachts nicht mehr schlafen. Am vierten Tag kamen meine Hitzewallungen zurück und schlagartig stieg in mir die Panik hoch, die ich bei meiner ersten Hitzewallung empfunden hatte. Erst durch die Hormonpause wusste ich wieder, wie furchtbar sich Hitzewallungen anfühlten. So schnell vergisst der Mensch!

Also begann ich nach der hormonfreien Zeit voller Freude und höchst ungeduldig am Abend mit zwei Hüben Östrogen. Und nach vierzehn Tagen kamen wieder zwei Progesteron-Weichkapseln hinzu. Und nur noch ein Mal wöchentlich die Estriol-Vaginalzäpfchen.

Kurzzeitig dachte ich daran, wieder auf eine Progesteron-Creme umzusteigen. Vielleicht wirkte die Creme besser, weil sie sofort ins Blut übergeht? Vielleicht käme dann die Blutung tatsächlich erst nach Beendigung meines künstlichen Zyklus? Aber was wusste ich denn schon? Ich merkte einmal mehr, dass ich auf Gedeih und Verderb auf die Forschungsergebnisse anderer angewiesen war.

Bevor ich weiter mit dem Gedanken einer transdermalen Progesteron-Anwendung spielte, fiel mir allerdings wieder ein, was meine Frauenärztin, Frau Doktor Frauenmann, zu diesem Thema gesagt hatte. Sie hatte mir bei meinem letzten Praxisbesuch empfohlen, das Progesteron in Form von Kapseln oral einzunehmen. Zur Progesteron-Creme sagte sie, dass ich doch gar nicht wissen könne, wie viel über meine Haut aufgenommen werde, oder wisse ich etwa, wie dick meine Haut sei? Schließlich meinte sie noch, dass, wenn ich Progesteron oral einnähme, es direkt über die Leber aufgenommen und von dort aus im Körper verteilt würde. (Weiß das auch meine Leber?)

„Ach", stöhnte ich, als sie mir das erklärte, und gab zu, dass ich das leider nicht so ganz verstanden hatte.

Mit einem kritischen Blick sah sie auf ihre Uhr und dann fragend in mein Gesicht. Ich rümpfte meine Nase und nickte schweren Herzens zustimmend. Immerhin kosten fünfzehn Minuten Hormon-Beratung sechzig Euro!

„Gut, dann fang ich mal an", sagte sie und lehnte sich entspannt nach hinten.

Oh je, das wird teuer, dachte ich und schon legte sie los.

„Wenn Progesteronkapseln oral eingenommen werden, gelangen sie im Körper zunächst in den Darm und die Leber, wo sie zum Großteil abgebaut werden. Das ist quasi wie ein erster Durchlauf, woher die Bezeichnung aus dem Englischen, first pass, auch stammt. Dieser First-Pass-Effekt hat dann zur Folge, dass das Medikament im eigentlichen Wirkungsbereich nur noch in geringer Konzentration zur Verfügung steht. Deshalb ist es notwendig, eine höhere Dosis einzunehmen. Sicherlich gibt es mittlerweile immer mehr Ärzte und Frauen, die auf die Anwendung von Progesteron über die Haut schwören. Ein Vorteil ist, dass die transdermale Anwendung sehr individuell eingesetzt werden kann."

„Das hört sich doch recht überzeugend an", unterbrach ich sie.

„Ja, das ist richtig, allerdings kamen wissenschaftliche Studien zu dem Ergebnis, dass mit einer transdermalen Anwendung zwar eine gewisse Progesteron-Verfügbarkeit gegeben ist, aber selbst nach hohen Dosen therapeutische Progesteron-Blutspiegel nicht oder nicht sicher erreicht werden."

„Ich verstehe das schon wieder nicht", gab ich zu. „Wenn ich eine hohe Dosis nehme und das Progesteron zur Verfügung steht, wieso kann dann der Progesteron-Blutspiegel nicht erreicht werden?"

„Nun, das Ganze jetzt en detail zu erklären, führt dann doch zu weit. Ich kann Ihnen jedenfalls sagen, dass menopausale Beschwerden mit einer Progesteron-Creme in gleicher Weise vermindert wurden wie mit einer Placebo-Creme."

„Nein!" Ich war platt – konnte das sein? „Aber ich hab doch ganz anderes über die transdermale Anwendung gehört und gelesen. Das wirft jetzt meine ganzen Forschungen durcheinander ... "

„Ihre was?", unterbrach sie mich süffisant belächelnd.

„Ach nichts, vergessen Sie's. Ich fürchte allerdings, dass ich Ihre Aussage so nicht hinnehmen kann! Bei allen Applikationsformen, die über die Haut verabreicht werden, wird der Weg über die Leber und den Magen-Darm-Trakt doch umgangen. Der direkte Weg in die Blutbahn bringt folglich die Wirkstoffe ohne Umwege an die richtige Stelle und deshalb müsste eine geringere Dosierung ausreichen. Zumindest habe ich das so verstanden", setzte ich trotzig nach.

„Nun, ich zumindest kenne sehr wenig Frauen, die mit einer transdermalen Anwendung klarkommen. Jetzt schlucken Sie die Weichkapseln einfach und wenn Sie das nicht wollen, dann führen Sie die eben vaginal ein", sagte sie mir eine Spur zu arrogant.

Die könnte ruhig etwas netter sein, wenn ich schon für jede Sekunde Bares hinblättern musste.

„Ja, aber was bedeutet das denn jetzt? Was ist denn nun die optimale Anwendung? Cremen? Schlucken? Vaginal?"

„Bei einer vaginalen Applikation ist die Absorptionsrate besonders hoch. Das Progesteron nutzt dabei die Gebärmutterpassage, den sogenannten uterinen First-Pass-Effekt, aus. Das eingeführte Progesteron bindet direkt an die Rezeptoren in der Gebärmutter, die ja unser primäres Zielorgan ist. Die Leberpassage wird somit umgangen und deswegen ist eine weitaus geringere Dosis ausreichend."

„Und was ist eine weitaus geringere Dosis?" In meinem Kopf schwirrten ab jetzt zu viele Informationen rum!

„Das überlasse ich jetzt ganz Ihnen", sagte sie mit einem zufriedenen Lächeln auf ihre Uhr.

„Das war ja klar!", maulte ich. „Jetzt kann ich wieder gucken, wie ich alleine zurechtkomme." Ich war ganz und gar nicht zufrieden.

„Ausprobieren, Frau Marsch, ausprobieren ... "

„Jetzt weiß ich mehr, bin aber genauso klug wie zuvor. Tja, dann mal danke fürs Gespräch." Wir verabschiedeten uns und ich verließ die Praxis, jedoch nicht ohne vorher ein kleines Vermögen für dieses von der Krankenkasse nicht erstattungsfähige Hormongespräch hingeblättert zu haben.

Vier Frauenärzte, zwei Endokrinologen und jeder erzählte was anderes. Wem und was sollte man denn da noch glauben? Es war schrecklich. Ich war meinem Körper ausgeliefert und keiner konnte mir sagen, wo es langgeht. Okay, jetzt bloß nicht heulen, sagte ich mir. Setz deinen Verstand ein, denk nach. Jetzt bist du schon so weit gekommen! Aufgeben gilt nicht!

Nach ausreichender Selbstmotivation und kritischem Abwägen nahm ich das Progesteron weiterhin oral zu mir. Alle körperlichen Ereignisse, die mit den Hormonen in Verbindung stehen könnten, schrieb ich weiterhin akribisch auf. Auch wenn meine Hormongesprächs-Abrechnungs-Ärztin meine aufgeschriebenen Beobachtungen belächelte und meinte, dass ich mir den Quatsch sparen könnte. Der „Quatsch" half mir allerdings weiter, die richtige Dosis ausfindig zu machen, beziehungsweise gab mir Auskunft darüber, mit welcher Dosis etwas besser oder schlechter wurde.

Das war auch ein Grund, warum ich keine Termine mehr mit ihr vereinbarte. Wenn ihr Interesse, meine Wechseljahrbeschwerden zu lindern, genau so groß gewesen wäre wie das, meinen Geldbeutel zu erleichtern, dann wäre ich sicherlich längst wieder so quicklebendig und frohen Mutes gewesen wie in meinen besten Jahren! Schließlich hatte ich meine persönliche Latte hoch gelegt. Ich wollte als gutgelaunte und möglichst wieder schlanke Frau am Leben teilnehmen.

Im Internet erfuhr ich, dass sich dieses Ziel auch andere Frauen, die sich in den Wechseljahren befinden, gesteckt haben. Es war erschütternd für mich, wie viele von Laien geführte Hormon-Foren es im Internet gibt. Unzählige Frauen tauschen sich über eigene Erfahrungen aus, veröffentlichen ihre Patientenberichte mit genauen Blut- und Fettwerten, mit Hormonstatus, Gewicht und Körpergröße, Alter, Haarfarbe und Bauchansatz – nichts bleibt im Verborgenen. Es wird um Rat gefragt und gebettelt, angeklagt und um Hilfe gefleht, es wird gewarnt und verflucht, empfohlen, vorgeschlagen und favorisiert und vor allen Dingen mit dem Schicksal gehadert. Bei all dieser Hilflosigkeit kann man nur hoffen, dass sich unsere Frauenärzte intensiver mit dieser komplizierten Thematik befassen, um uns irgendwann individuell beraten zu können (ohne dass wir Frauen dabei arm werden!). Was wäre ich glücklich gewesen, wenn ich bei einem Frauenarztbesuch einmal mehr als bedauerndes Achselzucken und ungläubiges Kopfschütteln geerntet hätte.

Ein Frauenleben ist zu kurz für Wechseljahre! (sagte ich mir). Steh auf und zeige Format! (sagte ich mir). Nieder mit den Schlafstörungen, Hitzewallungen und Depressionen! (sagte ich mir). Und bastelte weiter zuversichtlich an meinem optimalen, zukünftigen Hormonhaushalt rum.

Es war immer wieder herrlich, in guten Nächten zu erleben, wie einfach es sein konnte, abends ins Bett zu gehen, nach kürzester Zeit einzuschlafen und morgens ausgeruht durchs Leben zu gehen. Durch diese angenehme Erfahrung, wieder schlafen zu können und nur noch ab und an unter ganz leichten Hitzewallungen zu leiden, begann ich, meine Hormone zu lieben. Als ich einmal mit Michael abends ausging, stellte ich gegen zweiundzwanzig Uhr panisch fest, dass ich meine Hormone zu Hause vergessen hatte. Nach dieser Feststellung begann ich, sehr schnell zu essen, drängte meinen Mann ebenso dazu, verzichtete auf ein Dessert (war eh besser für die Figur!) und auf ein zweites, gemütliches Glas Rotwein nach dem Essen (war eh besser für den Führerschein!). Alles, mit dem Ziel vor Augen, nicht zu spät nach Hause, zu meinen geliebten Hormonen, zu kommen. Kaum zu Hause angekommen, rannte ich ins Bad, wusch meine Schultern und Oberarme und schmierte mir genussvoll mein Gel auf die Haut. Kurz vor dem Schlafengehen gab es meine Weichkapseln und die Welt war wieder in Ordnung. Unverzüglich spürte ich ein befriedigendes Gefühl in mir.

Als ich Michael eines Abends während des Nachhausewegs wieder einmal zur Eile antrieb, weil ich meine Hormone vermisste, meinte er, dass ich mich schon wie eine Süchtige benehmen würde. Ich lachte ihn aus, dachte aber dennoch darüber nach. Die Hormone waren mir tatsächlich außerordentlich wichtig geworden, das stimmte. Der bloße Gedanke, dass mein Vorrat an Östrogen oder Progesteron plötzlich zu Ende gehen könnte, ohne dass Nachschub da war, versetzte mich in Panik. War ich zum Hormonjunkie geworden?

Die ständigen Schwankungen meiner Befindlichkeit trotz über Tage gleichbleibender Hormondosis wurden zur Herausforderung. Aus dem Nichts kamen manchmal immer noch Schlafstörungen, depressive Tage oder Hitzewallungen. Um die Symptome dann wieder in den Griff zu kriegen, war jedes Mal eine Dosis-Änderung notwendig.

Einmal versuchte ich es mit zwei Hüben Östrogen und mit drei Progesteron-Weichkapseln. Hatten die Ärzte nicht gesagt, dass ich experimentieren solle? Das Ergebnis war allerdings erschreckend. Meine Nacht war gespickt mit unbeschreiblichen Alpträumen und furchtbaren Angstträumen. Zwischen diesen Horrorträumen wachte ich zudem ständig auf. Kaum dass ich wieder einschlief, kam der zweite Teil des ersten unterbrochenen Alptraumes.

Als ich das Progesteron wieder reduzierte, waren auch die Alpträume weg. Aus reiner Neugier nahm ich nochmals eine hohe Dosis Progesteron, und siehe da, ich hatte wieder Alpträume. Das hätte ich auch gerne mal erklärt bekommen!

Zu viel war nichts, zu wenig war nichts. Wie bitteschön sollte ich denn meine goldene Mitte finden?

Schon wieder einmal lag ich trotz Hormonen die dritte Nacht in Folge schlaflos wach und war total am Ende. Gegen drei Uhr nahm ich meine Schlafmaske ab, stierte in die Dunkelheit und malträtierte meine Aufbissschiene, die ich neuerdings wegen Bruxismus trug. Bei meinem letzten Zahnarzttermin hatte meine Dentalhygienikerin nämlich erschrocken festgestellt, dass ich eifrig dabei war, meine Zähne durch nächtliches Zähneknirschen gnadenlos runterzuschleifen. Auf meine Frage, wie das denn sein könne, stellte sie mir die Gegenfrage, ob ich vielleicht zurzeit viel Stress hätte.

„Ich? Stress?" (Hierauf folgte mein hysterisches Lachen.)

Dann erklärte sie mir, zwar etwas irritiert über mein Lachen, aber dennoch genau, was es mit dem Zähneknirschen so auf sich hat. Zähneknirschen ist weit verbreitet, fast neunzig Prozent der Deutschen haben schon einmal mit den Zähnen geknirscht. Frauen sind dabei deutlich häufiger betroffen als Männer (war ja klar!). Da das Knirschen in erster Linie nachts auftritt, wissen nur etwa zehn bis zwanzig Prozent der Betroffenen überhaupt, dass sie mit den Zähnen knirschen. Die anderen werden erst durch ihren Partner oder ihren Zahnarzt auf das Problem aufmerksam gemacht. Häufig stellt psychischer Stress die Ursache für das Zusammenpressen der Zähne dar, der dann nachts verarbeitet wird. Die innere Anspannung überträgt sich auf die Muskulatur und diese wird aktiv. Der Körper versucht dann durch das Zusammenpressen der Zähne unbewusst, Ärger und Frust abzubauen. Die ersten Symptome dafür können verspannte Kaumuskeln, Zahnschmerzen sowie abgeschliffene Kauflächen oder Risse im Zahnschmelz sein, Zahnfleischbluten, ein Rückgang des Zahnfleisches und Zahnabdrücke am Zungenrand.

Verspannte Kaumuskeln hatte ich allerdings schon seit einiger Zeit wahrgenommen, wusste aber bis dato nicht, was das nun wieder zu bedeuten hatte. Nur gut, dass das jetzt rechtzeitig bei mir festgestellt wurde, im schlimmsten Fall kann es nämlich zu Zahnlockerungen oder sogar zum Zahnverlust kommen. Langfristig können außerdem Entzündungen und irreparable Schäden am Kiefergelenk auftreten. Durch die starke Aktivität der Kaumuskulatur gehören auch Verspannungen in Rücken und Nacken, Kopfschmerzen sowie Sehstörungen zu den möglichen Folgen.

Um weitere Schäden an den Zähnen zu verhindern, wurde mir also eine Aufbissschiene angefertigt. Die Plastikschiene, die vor allem nachts getragen wird, verhindert das Aufeinanderreiben der Zähne und sorgt für eine gleichmäßige Belastung der Muskulatur. Die verkrampfte Kiefermuskulatur wird durch das Tragen der Schiene allerdings nicht gelockert. Gegen die verspannte Muskulatur wurden mir deshalb Entspannungsübungen und Massagen ans Herz gelegt. Wobei ich der Meinung war, dass ich mich sicherlich die nächsten zwanzig Jahre lang nicht mehr entspannen können würde.

Interessanterweise erklärte mir meine Dentalhygienikerin noch, dass es neben den Zähneknirschern auch Zungendrücker gibt.

Da staunte ich. „Was ist das denn?", fragte ich lachend. „Zungendrücker? Sind das so was Ähnliches wie die Armdrücker auf der Wiesn, nur mit Zunge?"

Natürlich nicht! Beim Zungendrücken wird die Zunge extrem gegen die Zähne im Oberkiefer oder die seitlichen Zähne im Unterkiefer gedrückt. Besonders häufig pressen Betroffene die Zunge jedoch gegen die unteren Frontzähne. Auch das ist ein Zeichen für Frust-, Ärger- und Stressabbau.

So, so, mein Körper versuchte also durch das Zusammenpressen der Zähne, unbewusst, Ärger und Frust abzubauen. Wäre er halt einfach nicht in die Wechseljahre gekommen, dann müsste er auch gar keinen Frust abbauen und ich hätte nicht jede Nacht ein Plastikteil in den Mund schieben müssen!

Michael kam aus dem Staunen gar nicht mehr raus, als ich ihm meine Beißschiene vorführte. Er fragte mich, was denn noch alles kommt. Zuerst die Soft-Ohrstöpsel, dann die Schlafbrille, dann die Bettsocken und jetzt das Plastikding im Mund. Sexy sei was anderes, meinte er und fragte mich zudem, ob ich wegen meiner beginnenden Schlafapnoe jetzt auch bald wie Michael Jackson unterm Sauerstoffzelt schlafen würde. Dann allerdings würde er doch getrennte Schlafzimmer vorziehen ...

Nun ja, wie gesagt, ich lag also wach, kaute auf meiner Plastikschiene rum und dachte darüber nach, wie schön das Leben mit Hormonen war. Wenn das mit der Schlaflosigkeit jetzt von vorne anfinge, dann würde ich mir echt bald was antun. Hoffentlich würde es danach keine blöde Wiedergeburt geben, und wenn doch, dann müsste ich mich beharrlich weigern, diese als Frau anzutreten! Schlafentzug ist mit gutem Grund als Foltermethode bekannt. Bei Experimenten mit Ratten führte Schlafentzug bei einem Teil von ihnen nach sieben Tagen zum Tod! Gut, ich war keine Ratte und ich hatte schon mehr als sieben Tage mit extremen Schlafstörungen überstanden, dennoch bekam ich es mit der Angst zu tun. Mein fürchterliches Schlaftrauma, vor der Hormonersatztherapie, kam mir wie fettiges

Essen wieder hoch und implizierte nur einen Gedanken: Nie wieder, bitte!

Mein Körper hatte sich mit dem Einstellen seiner Hormonproduktion definitiv auf Selbstzerstörung programmiert, dessen war ich mir nun endgültig sicher. Mein aufflammender Schlafentzug führte nämlich nicht nur zu Kopfschmerzen, sondern erneut zum vollen Programm: Halluzinationen, Denkstörungen, verminderte Reaktion und Rrrrrreizbarkeit.

Ich suchte weiterhin meine perfekte Hormondosis. Ein paar Wochen später fand ich mich allerdings mit leichten Schmerzen im linken Unterbauch bei meiner Frauenärztin wieder. Ich hormonbilanzierte: Meine Stimmung, erzählte ich ihr, habe sich durch das Östrogen langsam, aber spürbar gebessert. Meine Weinerlichkeit war so gut wie verflogen und meine mittlerweile allseits gefürchteten Wutausbrüche hatte ich auch ziemlich gut in den Griff bekommen. (Michael war stolz auf mich – der Arme!) Gott sei Dank hatte sich auch meine Vergesslichkeit reduziert. Bis vor Kurzem hatte ich noch panische Angst davor, dass man mich bald irgendwo in verwirrtem Zustand mit fettigen Haaren und in Hausschuhen auf der Straße aufgreifen würde.

Meine Frauenärztin fand meinen positiv veränderten Zustand sehr erfreulich, stellte jedoch bei der darauffolgenden Untersuchung eine unerfreuliche Zyste an meinem linken Eierstock fest. Zyste – nicht das schon wieder! Die letzten Zysten hatte ich vor Jahren gehabt, als ich mit der Hormonspirale verhütete, die kontinuierlich synthetisches Gestagen in die Gebärmutterschleimhaut abgab. Vor dieser Hormonspirale war ich hormonpillenfrei und verhütete auf natürlichem Weg (Knaus-Ogino-Methode, Kondome und/oder Verhütungszäpfchen). Hormone waren mir irgendwie schon immer suspekt. Zur Hormonspirale hatte ich mich damals übrigens auch von meinem Frauenarzt überreden lassen, der mir die Wechseljahr-Hormonpillen aufs Auge drückte. Ich war damals in meinen Mann frisch verliebt und im Fall von mehrmals täglichem Dauer-Sex – wenn man noch Eisprünge hat – eignet sich so eine Knaus-Ogino-Verhütung eher weniger. Und alles andere, was zum Zwecke einer Verhütung übergezogen, reingesteckt, aufgeschäumt oder platziert werden musste, ist in den ersten Verliebtheitsphasen äußerst hinderlich. Eigentlich wollte ich mir damals eine ganz normale Spirale setzen lassen, aber mein Frauenarzt laberte mich so zu, dass ich mich zur Hormonspirale breitschlagen ließ. Ich zahlte dafür die exorbitante Summe von vierhundert Euro, die allerdings keine Aufklärung über Nebenwirkungen und Risiken beinhaltete.

Ja, mit Aufklärung hatte es mein Frauenarzt noch nie so richtig, genau wie bei meinen synthetischen Wechseljahr-Hormonen! Die Nebenwirkungen der Hormonspirale sind nicht wenige und zudem nicht unerheblich und sollten vor dem Einsetzen dringend genannt werden. Eine Nebenwirkung, unter vielen, ist eine Zystenbildung an den Eierstöcken. Mit der Hormonspirale konnte ich binnen weniger Monate auf eine erschreckende Zystensammlung unterschiedlichster Größen zurückblicken. Mein linker Eierstock sah auf den Ultraschall-Bildern an schlechten Tagen so aus, als ob sich Trauben zum Eierstock-In verabredet hatten. Die Zysten lösten sich über einen kürzeren oder längeren Zeitraum zum Glück immer von alleine auf. Manche allerdings waren so schmerzhaft, dass ich oft unmittelbar nach dem Sex gekrümmt vor Schmerzen im Unterbauch auf dem Bett lag. Mein damaliger Frauenarzt wiegelte meinen Verdacht, dass die vielen Zysten durch die Hormonspirale kämen, als Einbildung meinerseits rigoros ab und meinte, das hätte mit meinem Körper, aber nicht mit der Spirale zu tun. Aha. Trotz meiner Einbildung ließ ich mir den Zysten-Produzierer vorzeitig entfernen und siehe da, keine Zysten mehr. Aha!

Und jetzt, nachdem ich wieder Hormone zu mir nahm, kam das Problem anscheinend erneut auf mich zu. Wie konnte das denn sein? Ich fühlte mich wie ein verschrecktes Huhn und blickte hilfesuchend meine Frauenärztin an.

„Jetzt machen Sie sich mal keine Sorgen, Frau Marsch. Sie haben eine harmlose Zystenart, die sich im Allgemeinen von selbst wieder zurückbildet. Also alles im grünen Bereich. Sie sollten einfach kurzzeitig Ihr Östrogen reduzieren und beim Progesteron auf zwei Weichkapseln runterfahren. Dann wird das schon wieder."

„Puh, das beruhigt mich jetzt. Da reduziere ich natürlich sofort. Aber dann kommen doch meine Schlafstörungen wieder verstärkt", stöhnte ich verzweifelt.

„Haben Sie eigentlich Probleme mit Ihrem Magen oder Darm?"

„Mh, ja, eigentlich schon. Ich kann gar nicht mehr so recht aufs Klo", gab ich etwas verlegen zu.

„Haben Sie das schon immer?"

„Nun ja, die große Toilettengängerin war ich noch nie, aber seit den Wechseljahren …"

„Verstehe. Bei Problemen mit dem Magen-Darm-Trakt kann man eigentlich davon ausgehen, dass gewisse Stoffe vom Darm nicht so gut aufgenommen werden können. Vielleicht trifft das bei Ihnen auch zu. Probieren Sie doch mal, die Weichkapseln sublingual einzunehmen. Einfach unter die Zunge legen, bis sie sich aufgelöst haben. Die Schleimhäute nehmen das Progesteron vielleicht besser als Ihr Darm auf."

„Das ist ja interessant!"

„Ja, ist es. Ich hatte einmal eine Frau mit Morbus Chron in der Praxis. Durch diese chronisch-entzündliche Darmerkrankung war die Aufnahme des Progesterons bei ihr auch minimal. Durch die sublinguale Anwendung besserten sich ihre Wechseljahrbeschwerden rasant."

„Das muss einem aber auch erst mal gesagt werden. Ein neuer Silberstreifen am Horizont tut sich auf. Das probiere ich heute Abend gleich mal!", sagte ich enthusiastisch. „Aber", fügte ich gleich wieder betrübt hinzu, „was ist, wenn das auch nicht weiterhilft?"

„Das wird sicherlich weiterhelfen und wenn es dann doch so schlimm bleibt, dann können Sie es vorübergehend wieder mit Schlaftabletten und einem leichten Antidepressivum versuchen."

Antidepressiva? Der Gipfel scheint noch lange nicht erreicht zu sein! Ein Arzt wollte mir vor Kurzem gegen mein zeitweise galoppierendes Herz Betablocker verschreiben. Nächste Woche hatte ich einen Termin wegen meiner morgendlich schmerzenden Gelenke. Wahrscheinlich würde der Arzt mir als Erstes eine Knochendichtemessung aufs Auge drücken – wäre ja nicht der Erste, der mir das vorschlägt. Und nachdem es sich bei der Messung um eine Abklärung von Symptomen handelt, würde ich die natürlich auch wieder selber bezahlen müssen. Eigentlich müsste man einer Osteoporose doch vorgreifen, indem man eine eventuelle Gefährdung abklärt und es durch die Vorsorge erst gar nicht zu den gefürchteten Brüchen kommen lässt. Aber nein, die Krankenkassen bezahlen nur dann, wenn es zu spät ist, nämlich dann, wenn bereits ein Knochenbruch vorliegt und sich dadurch ein begründeter Verdacht ergibt. Was ist eigentlich teurer, liebe Krankenkassen? Eine Vorsorge für Wechseljährige zur Verhütung von Knochenbrüchen oder langjährige Therapien inklusive Gehhilfen, Rollstühlen und Pflegepersonal? Östrogen, Progesteron, Schlaftabletten, Antidepressiva, Betablocker, Entzündungshemmer, Abführmittel ... Tja, ich war schon gespannt, was ich nächste Woche Leckeres von meinem Orthopäden verschrieben bekommen würde. Da lacht das Herz eines jeden Arzneimittelherstellers!

16. KAPITEL

Adieu, Monika ...
willkommen, Monika!

Kompromissbereite Menschen, die nicht gegen Windmühlen kämpfen und auch einmal Fünfe gerade sein lassen, leben anscheinend länger. Also nahm ich mir vor, in nächster Zeit keine Fragen an das Leben zu stellen, die mir sowieso keiner beantworten kann. Bringt und ändert nämlich nichts, auch wenn ich mittlerweile so viel Wechseljahrmist mit meinem Körper erlebt habe, dass das locker für ein zweites Leben reicht. Um endlich mein Leben wieder zu leben und um seltener unter Stressherpesbläßchen zu leiden, nahm ich mir wieder einmal ganz fest vor, wie Buddha zu sein und mich durch nichts aus der Ruhe bringen zu lassen. Gelassenheit von den Zehenspitzen bis hinauf zu den Haarwurzeln – om!

Und ich nahm mir vor, mein Erscheinungsbild zu ändern, als ich mich im Spiegel betrachtete. Ich musste dringend meine Attraktivität steigern, und zwar für mich ganz persönlich! Ohne Druck von außen, ohne den Rat irgendwelcher Haushaltszeitschriften oder Magazine für die Frau ab vierzig, die mir vorschreiben, wie ich in meinem Alter auszusehen und zu leben habe! Ohne den Schwachsinns-Empfehlungen irgendwelcher Autorinnen, die ihre Lesungen vorzugsweise in Schönheitskliniken halten und uns suggerieren wollen, dass ein bisschen Botox gar nicht schadet und dass man aufgepimpt leichter durch die Wechseljahre kommt. Dechiffriert heißt das: Ignoriere das Gift, das in deinen Körper gepumpt wird, und mach die Ärzte der Schönheitskliniken reich. Nein, mit mir nicht!

Ich zündete Stufe eins. Ich suchte alle meine superbequemen Klamotten mit dem Fassungsvermögen einer Restmülltonne und dem Aussehen wie von Rudis Restrampe zusammen, die ich mir während meiner depressiven Phase zugelegt hatte. Dann fuhr ich zum nächsten Rote-Kreuz-Container, schmiss alles in die Klappe und ließ es, mitsamt meiner allerliebsten Lieblingsjogginghose, in den Container krachen. Möge zukünftig irgendeine pfundige Rubensdame Freude an meinen Sachen haben. Weg damit!

Dann zündete ich Stufe zwei. Ich mistete meinen Kleiderschrank aus. Alle Klamotten in den Größen sechsunddreißig und achtunddreißig flogen in hohem Bogen ebenfalls in den Container. Kein Pardon! Mögen zukünftig arme und viel zu dünne Menschen ihre Freude daran haben. Meine Figur hatte sich trotz zahlreicher Diäten und trotz diverser sportlicher Verrenkungen zu ihrem Nachteil verändert. Das musste ich jetzt akzeptieren. Nachdem mein Kleiderschrank so leer wie noch nie war, ging ich einkaufen. Aus dem ersten Laden ging ich gleich wieder raus. Warum? Ich mag es nicht, wenn mich unfreundliche und faule Verkäuferinnen beim Eintreten schon so angucken, als ob sie sagen wollen: Die ist aber fett um die Hüften und so blass im Gesicht, und die kurzen Beinchen erst – die krieg ich nie in Größe zweiundvierzig rein.

In der nächsten Boutique nahm ich weder eine Kaschier-Hose mit Gummibund noch ein figurumschmeichelndes Walle-Walle-Kleid mit zur Kasse. Ich kaufte mir ausschließlich Kleidungsstücke, die mir gefielen, egal ob sie enganliegend oder lässig geschnitten waren. Schluss mit Speck-Versteckspielchen. Schluss mit Luftanhalten und Baucheinziehen. Da fünfundneunzig Prozent unserer Körperfläche von Kleidung bedeckt werden, war es mein größtes Anliegen, dass diese meiner Größe entsprachen, nämlich vierzig Schrägstrich zweiundvierzig. Als ich mit meinen Lacktüten wieder auf der Straße stand, durchflutete mich ein behagliches Glücksgefühl. Ich hatte alles richtig gemacht. Ich fühlte mich wie kurz nach dem Abi – jung, frisch, neu!

Nein, zum Friseur ging ich nicht, auch wenn meine Haare dünner geworden sind und ein neuer Schnitt notwendig wäre. Ich wollte jetzt aber noch keine praktische Kurzhaarfrisur haben, die mich wie eine Bundestagsabgeordnete aussehen lässt. Eine Frisur verändert man meist radikal, wenn man eine Beziehung beendet hat. Damit demonstriert frau, dass ein neuer Lebensabschnitt beginnt. Ich wollte zwar auch neu anfangen, aber mit meinem Michael!

Um uns ganz aufeinander konzentrieren zu können und Zeit und Raum füreinander zu finden, fuhren wir für ein paar Tage ins Allgäu. Wir redeten und redeten und redeten. Wir tauschten alle Befindlichkeiten aus und ich begann, eine weitere, bislang verborgene Seite meines Mannes kennenzulernen – er fing an zuzuhören! Nein, nicht einfach nur hinzuhören, um Worte reaktionslos wieder abprallen zu lassen oder mit einem „Mh" als Antwort zu kommentieren. Ich spreche von ZUhören. Um es wissenschaftlich zu benennen: Er schaltete beide Gehirnhälften gleichzeitig ein. Gesagtem gab er somit die Chance, ins Gehirn vorzudringen und dort verstanden zu werden. Die Tatsache, dass er mir wirklich, echt, richtig zuhörte, legte sich wie eine Wärmflasche um mein Herz. Dass ich das noch erleben durfte – ein Segen!

Wir sprachen über unglaublich vieles. Viel über unsere Vergangenheit, über die Zeit, bevor wir uns kennenlernten, und spekulierten, was aus uns hätte werden können, wenn der eine oder andere Weg anders begangen worden wäre. Wir genossen die Berge mit ausgedehnten Wanderungen und stellten fest, dass sie perfekt sind – im Gegensatz zu uns. Zunehmend machten sich Knie- und Rückenschmerzen breit und wir waren uns einig, dass uns beiden das Älterwerden nicht sonderlich gefiel. Früher sagte mein Mann immer, dass er für mich bis ans Ende der Welt gehen würde. Heute bin ich mir nicht mehr sicher, ob er mit seiner beginnenden Kniearthrose überhaupt am Ende der Welt ankommen würde ... vom Rückweg ganz zu schweigen.

Wir kamen überein, dass wir es furchtbar fänden, wenn uns irgendjemand für irgendwas zu alt halten würde. Deshalb wollten wir, solange es knochenmäßig möglich war, angebotene Sitzplätze in der Öffentlichkeit ablehnen. Auch wollten wir uns gegenseitig vor lächerlichen Versuchen, jugendlich wirken zu wollen, schützen. Wir schworen uns, dass wir keinesfalls im rentnerbeigen Partnerlook oder nach Weichspüler riechenden Kunstfaserjacken mit einem Bus auf Kaffeefahrt gehen wollten, um uns irgendwelche viel zu teuren Dinge, wie Magnetfelddecken, Demenzmittel oder elektrische Massagegeräte, im Gegenzug für ein mieses Mittagessen andrehen zu lassen. Wir schworen uns auch, niemals für Inkontinenz-Produkte, Gebisshaftcremes oder für breite Gesundheitsschuhe zu werben – auch wenn wir damit noch so viel Geld verdienen könnten.

Wir verstanden uns ausgezeichnet und hatten jede Menge Spaß miteinander, ganz so wie früher. Wenn man unsere neu gewonnene Harmonie als Bild beschreiben würde, so würden da zwei Menschen stehen, die sich an den Händen halten und voller Ergriffenheit in den Sonnenuntergang hineinschweben. Alles hätte so schön sein können, wenn ... ja, wenn da nicht meine Wechseljahre gewesen wären!

Trotz der durchaus ereignisreich ausgefüllten Tage, die uns erschöpft in die Betten trieben, hatte ich wieder eine Phase der schlaflosen Nächte. Seit ich die abendliche Dosis meiner Progesteron-Weichkapseln unter die Zunge legte, hatte ich tatsächlich eine Besserung erfahren. Dennoch gab es hin und wieder Nächte, die mich zum Wahnsinn trieben. Wahrscheinlich lag das dann am Gezappel meiner Eierstöcke, die sich realitätsfern an ihre wahre Bestimmung erinnerten. Seit einigen Tagen schienen meine Eierstöcke wieder zu zappeln und sie boykottierten meine gut eingestellte Hormondosis. Andauernd wurde mein Schlaf von wilden Träumen unterbrochen. Zwischendurch stürzte ich im Halbschlaf ins Leere, um gleich darauf wieder zuckend aufzuwachen. Ich wälzte mich im Bett hin und her.

Ein fieser Alptraum brachte mich zum Schwitzen und ließ mich endgültig wach werden. Mit am Körper klebendem Nachthemd stützte ich mich auf beiden Armen ab. Roch es hier etwa nach nassem Hund? Die Dunkelheit, in die ich mit geöffneten Augen starrte, war undurchdringlich. Neben mir hörte ich Michaels gleichmäßiges Atmen. Nahezu ohnmächtig tauchte ich nach einer Weile wieder in wirre Traumwelten ein, die durch ein plötzliches Schnarchkonzert meines Mannes abrupt zerstört wurden. Langsam, aber sicher wurde ich wütend. Ich knuffte ihn in die Seite und maulte genervt: „Mann, dreh dich um! Du schnarchst!"

Ich sah auf die Uhr. Dreiuhrachtundvierzig. Ungeduldig wartete ich, leider vergebens, auf den erlösenden Schlaf. Als ich endlich wieder leicht in den Schlaf abzudriften begann, fing Michael erneut zu schnarchen an. Jetzt reichte es, ich konnte nicht mehr. Am Nachmittag war ich noch überzeugt gewesen, dass ich Michael liebe, jetzt allerdings war ich mir meiner Gefühle nicht mehr so sicher. Die zunehmend lästige Geräuschkulisse wurde für Michael von Minute zu Minute gefährlicher. Passieren nicht die meisten Unfälle im Haushalt? Für einen kurzen Moment sah ich mich das Kissen nehmen, um es auf das Gesicht meines Mannes ... Oh Gott, oh Gott, oh Gott, Rückwärtsgang. Die Fantasie war sicherlich nur eine böse Ausgeburt meiner strapazierten Nerven. Natürlich würde ich meinem Mann niemals etwas antun! Obwohl? Dachte ich, als sein erschlafftes Gaumensegel im Sog der Atemluft gerade wieder äußerst geräuschvoll flatterte. Würde man Strafminderung bekommen, wenn man einen Schnarcher im Schlaf erstickt?

Eine Freundin riet mir mal, einen Tennisball auf das Rückenteil des Schlafanzuges von Michael einzunähen. Dann könne er sich nicht mehr auf den Rücken drehen und somit nicht mehr schnarchen. Die Idee war vielleicht nicht schlecht. Ich befürchtete nur, dass mich Michael gleich, wenn er den Tennisball entdecken würde, in die Klinik einweisen ließe. Ich lag also da, starrte in die Dunkelheit und wartete ungeduldig darauf, dass sich die ersten Sonnenstrahlen durch den Rollladen zwängten.

Die Zeit verging unglaublich langsam. In meiner Vorstellung waren Sanduhren nicht mehr mit Sand, sondern mit zäh dahintriefendem Teer gefüllt. Eine Minute dauerte Jahre, und diese gefühlten Jahre gaben mir die Gelegenheit, über meine letzten drei nachzudenken, in denen mein Leben durch die Wechseljahre mutiert war. Vier Frauenärzte hatte ich um Rat gefragt, hinzu kamen zwei Endokrinologen, drei Augenärzte, ein Ohrenarzt, zwei Internisten und zwei Psychiater. Unzählige Stunden verbrachte ich in Wartezimmern, ließ meinen Darm spiegeln, eine Computertomografie und eine Magnetresonanztomografie über mich ergehen und wurde mindestens zweihundertachtzigtausendmal um mein Blut für weiterführende Untersuchungen erleichtert.

Eine Blutabnahme ließ ich aus Zeitgründen direkt im Labor machen und das Gespräch mit diesem Labor-Facharzt war mein ganz persönlicher Quantensprung. Meine neugierigen Fragen zu Hormonen nahm Doktor van der Lohe ernst und beantwortete sie mit großem Eifer. Er selbst, so erzählte er, sei von der Vorstellung, dass Hormone in Form von Gel oder Creme durch die Haut dringen können, von Anfang an fasziniert gewesen. Dieser Faszination gab er sich gänzlich hin und studierte seit Jahrzehnten das Phänomen der Hormone. Ganz besonders interessiere ihn der Zeitpunkt, den er „The Nature Lost Interest" nannte. Die Natur kümmert sich schlichtweg um uns, solange es um den Fortbestand der Art geht, also von der Geburt bis zum mittleren Erwachsenenalter. Was danach mit dem Individuum geschieht, ob Krankheit oder Tod, sei für den Fortbestand der Art unwichtig und somit verliere die Natur das Interesse an uns. Aus die Maus! Schluss mit lustig! Klappe zu, Affe tot!

Nach dieser Horrormeldung schilderte er mir ausführlich die Zusammenhänge der Hormone im Körper und betonte, dass sie zur Gesunderhaltung absolut notwendig seien (ansonsten, siehe oben: „Aus die Maus!"). Was bedeutet, dass eine Hormonersatztheraphie ganz besonders für eine Frau, die nach den Wechseljahren gesund bleiben möchte, unumgänglich ist. Auf meine Frage, warum dann die bisherigen Substitutionstherapien für Frauen laut WHI-Studie so katastrophal ausgefallen sind, stellte er ganz deutlich klar, dass bei diesen Studien ausschließlich patentierbare Ersatzstoffe oder Hormonmedikamente eingesetzt wurden. Es gebe aber keinen klinischen oder gar gesundheitlichen Grund, Frauen Hormonersatzstoffe oder künstlich veränderte Hormone zu verabreichen.

Überzeugend trug er vor, dass Gestagene als Ersatz für das körpereigene Progesteron ausnahmslos keine physiologische Berechtigung haben. Nur natürliche Hormone, die auch im Organismus in dieser Form vorkommen, könnten alle notwendigen physiologischen Aufgaben erfüllen. Zur individuellen Optimierung einer Hormonsubstitution seien Laborwerte und ein klinisches Bild notwendig. Wichtig sei auch ein rechtzeitiger Beginn der Hormonersatztherapie. Ab einem bestimmten Alter werden die für die Eizellenreifung notwendigen Hormone nicht mehr produziert. Dabei handele es sich allerdings nicht um den Beginn, sondern bereits um die Endphase hormoneller Störungen, die schon Jahre zuvor eingesetzt hat. Er gehe sogar so weit, sagte er, dass er bei einer Frau bereits im Alter von fünfunddreißig Jahren, oder bei einer Hormondysbalance schon bei ganz jungen Frauen, über eine Progesteron-Substitution nachdenken würde. PMS wäre somit für zukünftige Generationen ein Fremdwort. Schlafstörungen könnten reduziert werden und viele Medikamente würden ihre Daseinsberechtigung verlieren, da sie bei einem ausgeglichenen Hormonhaushalt schlichtweg unnötig würden.

Da konnte ich ihm natürlich nur recht geben. Kein Schlaflabor, keine Schlafhygiene, keine Schlaftipps, keine Pillchen, Tröpfchen und Schlaftabletten konnten meine Schlafstörungen beseitigen. Einzig und alleine die Hormonersatztheraphie, bestehend aus körperidentischen Hormonen und der richtigen

Dosis, die allerdings bei mir immer noch ab und an angepasst werden musste, da meine eigene, lächerliche Hormonproduktion doch noch vorhanden war und somit mein schwankender Hormonhaushalt trotz Ersatztherapie zu Wechseljahr-Symptomen führen konnte.

Natürlich schlief ich manchmal auch noch mit Hormonen schlecht, aber das war dann eher so wie früher, nämlich dann, wenn ich gestresst, verärgert oder schlichtweg zu spät am Abend zu üppig gegessen und zu viel Wein getrunken habe. Zudem waren bei mir eine ganze Latte von Medikamenten weggefallen, die ich seit meiner Ersatztherapie nicht mehr benötige: Augentropfen, Augengel, Ohrencreme, Schmerztabletten, Tabletten gegen Übelkeit, Drehschwindel und Kopfschmerzen, Abführmittel, Entwässerungspillen, Pillen gegen Müdigkeit und Erschöpfung, Salben gegen Gelenkschmerzen und unkontrollierte Hautausschläge, Rheumapflaster, Vaginalzäpfchen gegen Scheidentrockenheit, stimmungsaufhellende Naturheilmittel, Schlankheitsmittel und Diät-Produkte, Sex-Toys und Vitalstoffe zur Libidosteigerung und, und, und ...

Für das gesparte Geld hatte ich mir bislang schon zwei Paar Schuhe kaufen können. Und die brauche ich auch, nachdem sich die Lebenserwartung der Frau in den letzten Jahrzehnten deutlich erhöht hat. Aufgrund dieser erhöhten Lebenserwartung sind allerdings besonders Frauen dem Hormonausfall der Menopause länger ausgesetzt, als eigentlich von der Natur vorgesehen oder als es biologisch oder gar gesundheitlich sinnvoll wäre. Dadurch müssen wir Frauen unverhältnismäßig lange mit den negativen Folgen des Hormondefizits, welcher zu einer direkten Beschleunigung von degenerativen Prozessen bei Haut, Gefäßen, Knochen und Gehirn führt, leben. Als krasses Beispiel nannte mir Doktor van der Lohe Alzheimer-Demenz, welche man bei Frauen senken könne, wenn man ausgeprägte Hormondefizite vermeiden würde. Estradiol zum Beispiel übe eine unverzichtbare Wirkung auf verschiedene kognitive Fähigkeiten aus. Zudem ist Estradiol ein wichtiger Kofaktor für eine ausreichende

Produktion von Serotonin, unser Wohlfühlhormon, im Gehirn. Mit dem Wegfall dieses Hormons scheinen Depressionen vorprogrammiert. Er könne das auch mit harten Fakten bestätigen, da er als Laborarzt deutlich mehr Blutwerte als in den letzten Jahren von Patienten, die Antidepressiva einnehmen, überprüfen muss. Vier von fünf Rezepten gegen Depressionen werden Frauen nach der Menopause verschrieben – Tendenz steigend. Ich weiß noch, wie sehr ich über diesen Satz erschüttert war. Mit Grauen erinnere ich mich gegenwärtig daran, dass auch ich knapp daran vorbeischlitterte, in der Psycho-Ecke mit Antidepressiva hängen zu bleiben.

Im Moment fühlte ich mich in die Schlaflos-Ecke verbannt. Schuld daran war sicherlich auch mein Gehirn, welches mächtig am Arbeiten war. Das Thema Schlafen dürfte bis auf Weiteres erledigt sein. Zudem schnarchte mein Mann mittlerweile wie ein Walross. Da führen auch alle noch so gut gemeinten Schlafanstrengungen zu nichts, dachte ich und stand auf. Definitiv stimmt der Satz: Wer schnarcht, hat mehr Platz im Bett!

Es war Sonntag, fünf Uhr achtzehn. Schonungslos reflektierte der Spiegel im Bad meinen gotteserbärmlichen Zustand. Mechanisch putze ich mir die Zähne, wusch mich und cremte mich ein, ohne mein Spiegelbild eines weiteren Blickes zu würdigen. Das wollte ich nicht noch einmal sehen!

Als ich an diesem Morgen aus dem Fenster sah, wurde ich von grauweißem Morgennebel begrüßt. Die Sonne war dabei aufzugehen und hatte noch nicht die Kraft, die schweren, tief hängenden Regenwolken zu durchbrechen. Der Himmel war bereit, jeden Moment seine Schleusen zu öffnen. Es würde wohl regnen – passend zu meiner Stimmung. Mir kam ein Spruch von Karl Valentin in den Sinn: „Ich freue mich, wenn es regnet. Denn wenn ich mich nicht freue, regnet es auch." Was soll's, dachte ich deshalb, schnappte meinen Regenponcho und zog ohne Frühstück los. Fünf Uhr fünfzig frühmorgens im Allgäu.

Ich ließ das Hotel hinter mir und folgte einem Wiesenweg, der in einen kleinen Ort führte. Kein Mensch war zu sehen.

Bleierne Wolken klebten wie magnetisiert an den umliegenden Bergen. An manchen Stellen schien der Berg sie langsam freigeben zu wollen. Aus der Form geraten, schwebten die Wolken dort wie graue, zerfetzte Wattestückchen langsam ins Tal. Die Luft war frisch und feucht und gab mir das Gefühl, sie mit beiden Händen greifen zu können.

Ich ließ die schlafende Häuseransammlung hinter mir und überquerte eine Brücke. Unter mir floss geschäftig das kühle, grüne Gebirgswasser. Ich lief und lief. Meine Füße gaben die Richtung an und meine Beine trugen mich, ohne nachzudenken, wohin der Weg mich führen würde. Ich lief weiter, einen Waldweg entlang. Es roch nach Baumrinde, Harz und nassem Moos. Noch vor Kurzem schien es geregnet zu haben. Überall auf den Blättern, Sträuchern, Ästen, Tannennadeln, Büschen und Grashalmen hingen große und kleine Wassertropfen. Sie glitzerten und schillerten genauso wie die unzähligen Spinnweben, die an Astgabeln und an Grashalmen hingen. Das Licht des heller werdenden Himmels genügte, um den Wald in einen wundersamen, unwirklichen Glanz zu tauchen. Dann fing es ganz sanft zu nieseln an. Auf dem schmalen Pfad tat sich eine große Pfütze auf. In der Pfütze spiegelten sich Bäume wider, die ihre Äste weit empor, dem Licht entgegen reckten. Einzelne Regentropfen, die auf die ausgedehnte Wasserlache fielen, verwandelten die sich darin spiegelnden Bäume in bizarre Gebilde. Ich weiß nicht, wie lange ich dastand und mir dieses Schauspiel ansah.

Irgendwann liefen meine Füße wieder weiter. Überall raschelte es im Unterholz. Vögel flogen verschreckt auf und tschilpten mich als Eindringling in ihre Morgenwelt ärgerlich an. Ich lief weiter. Ein Bächlein kreuzte wieder meinen Weg. Ich blieb stehen und versuchte herauszufinden, warum behauptet wird, dass Bächlein gurgeln und glucksen. Ich hörte nur ein fließendes Rauschen. Das Wasser schäumte leicht und floss unaufhaltsam, es drehte und wirbelte sich, aber ein Gurgeln konnte ich nicht hören. Alles floss, alles war in Bewegung, alles wuchs, alles gedieh, alles lebte. Selbst das kleinste Pflänzlein am Wegesrand war stolz, ein Blättchen geschaffen zu haben, und reckte es unerschrocken dem Himmel entgegen.

Demgegenüber standen sterbende Bäume, verwelkte Blumen, kompostierter Waldboden, der unter sich jetzt schon neues Leben beherbergte. Ein Kommen und Gehen. Ein Geborenwerden und Sterben. Und dazwischen lag das Leben. Was ist das Leben? Auf die Welt kommen, essen, trinken, kacken, schlafen, lernen, lieben, reproduzieren, produzieren, kaufen, verkaufen, Steuern zahlen, wählen, sterben.

Ich lief weiter und dachte über Gott und die Welt so angestrengt nach, dass es in meinem Kopf summte. Unter meinen Achseln sammelte sich Schweiß. Ich lief weiter. Wie lange war ich schon unterwegs? Ich wusste es nicht. Ich lief und lief. Es regnete stärker, aber ich zog meinen Regenponcho nicht an. Der Regen fiel mir auf den Kopf und platschte in mein Gesicht. Rinnsale bildeten sich, verliefen sich in meinem Nacken und sammelten sich am Hals, bevor mein T-Shirt wie ein gieriger Schwamm die Nässe aufsaugte.

Ich lief weiter. Als ich auf einer Lichtung stand, ließ der Regen etwas nach, und plötzlich bildete sich für wenige Sekunden ein schmaler Riss in den Wolken. Mit einer unglaublichen Wucht zwängte sich die Sonne durch, als ob es um ihr Leben ginge. Ich blinzelte ihr entgegen und sah, wie sich gewaltige Regenwolken im Wettstreit um sie drängten, um den Sonnenstrahlen unbedingt Einhalt zu gebieten.

Ich schloss die Augen und reckte mein Gesicht der wärmenden Morgensonne entgegen. Ein leichter Luftzug an der Wange ließ mich die Augen öffnen. Ein Schmetterling tat es mir gleich und setzte sich unerschrocken auf meine rechte Schulter. Ich schloss meine Augen wieder, und für einen kurzen Moment unseres Lebens genossen wir gemeinsam diesen wunderbaren Augenblick. Dann verlor die Sonne den Kampf gegen die zum Bersten gefüllten Regenwolken. Sie wurde darunter vergraben und im selben Moment fing es wieder stärker zu regnen an. Ich öffnete die Augen. Der Schmetterling war weg.

Ich lief weiter und dachte an den Schmetterling, wie sehr er sich wohl abgemüht haben musste, um aus seinem Kokon zu schlüpfen. Und die ganze Mühe dafür, nur wenige Wochen oder Monate herumzuflattern und sich zu paaren. Und wofür hatte ich die ganzen Mühen meiner Geburt auf mich genommen? Um in der Blüte meines Lebens an den Wechseljahren zu scheitern ganz bestimmt nicht. Vielleicht hing das Leben ja doch mit diesem Karma zusammen, von dem die Menschen immer reden.

Die Lehre vom Karma-Gesetz besagt, dass alles, was man jetzt tut, die Ursache für eine zukünftige Wirkung hat und alles, was einem jetzt geschieht, die Wirkung einer früheren Ursache ist. Das bedeutet im Klartext, dass alles, was wir tun, Konsequenzen hat, die auf uns zurückfallen. Alles, was uns geschieht, haben wir somit irgendwann selbst verursacht. Was hab ich denn verbrochen, dass mich mein Karma so abstraft? Schließlich habe ich es doch nicht selbst verursacht, als Frau auf die Welt zu kommen, um von den Wechseljahren mal richtig in die Pfanne gehauen zu werden! So gesehen müssten Millionen von Frauen, die unter den Wechseljahren leiden, ganz schön Mist in ihren vorherigen und in ihrem jetzigen Leben gebaut haben. Konnte das sein?

Irgendwo habe ich mal gelesen, dass das Karma allerdings nicht einfach Lohn oder Strafe für frühere Handlungen ist, sondern einen tieferen Sinn hat. Und hier kommt das Schicksal ins Spiel, welches uns auf geschickte Weise die Lektionen erteilt, einem Menschen zu helfen, sich zu entwickeln. Schicksal ist folglich eine Chance und das Leben eine Schule. Der Mensch wächst mit seinen Aufgaben, die ihm von seinem Karma gestellt werden. Was auch immer geschieht, ist genau das, was man braucht, um zu wachsen. Ich wollte niemandem zu nahe treten, aber vielleicht sollten mich mal alle festhalten, damit ich an meinen Aufgaben nicht in den Himmel oder, noch schlimmer, noch mehr in die Breite wachsen würde.

Was sollte ich denn jetzt genau machen? Wo steckte denn der tiefere Sinn meiner furchtbaren Wechseljahre? Die letzten

Jahre hatte ich abwechselnd in Zorn und Wut, Verzweiflung und Selbstmitleid, Angst und Hoffnungslosigkeit, Schmerz und Leid verbracht. Das waren Emotionen, die nicht unbedingt nach großen Chancen im Leben aussahen. Das war eher untragbar, unmöglich, unleidlich, unerwünscht, undankbar, unglaublich, unglücklich, ungerecht, unsinnig, unverständlich, unverschämt und alle Wörter, die es sonst noch mit „un" gibt!

Und doofe Lebensweisheiten wie „Schenkt dir das Leben Zitronen, mach Limonade draus" oder: „Auch der schlimmste Tag hat nur vierundzwanzig Stunden" halfen mir nicht weiter. Dahinter konnten sich gleich die ganzen Schweinehundüberwindungsbücher und bescheuerten Motivations-Schlachtrufe wie „Tschakka" oder „Yes, we can" einreihen. We can nämlich gar nix mehr, wenn der Körper nicht mehr kann! Mann, wenn das so einfach wäre, dann bräuchten wir sicherlich keine Psychopharmaka mehr. Die Einzigen, die von den ganzen Lebenshilfebüchern in der Psycho-Ecke der Buchhandlungen profitieren, sind die Autoren und Motivationstrainer.

Mit Wut im Bauch stapfte ich durch den Wald. Das war jetzt nicht gerade mein Wunschgefühl für einen morgendlichen Spaziergang, aber immer noch besser als diese unendliche Traurigkeit, die mich oft befiel. Wenn ich ganz traurig war und sich mein Körper in unerklärlichen Weinkrämpfen schüttelte, glaubte ich, dass der Tod meiner Eierstöcke zu meinem eigenen wurde.

Und dann dachte ich daran, dass ich vor nicht allzu langer Zeit noch eine funktionierende Frau gewesen war. Und jetzt? Was war ich jetzt? Was würde ich nur mit meinem Leben machen? Ich konnte doch nicht jeden Tag streichen und auf einen neuen warten, in der Hoffnung, dass dieser besser wird als der davor und dieser davor und dieser davor ... Ich musste einen Weg finden! Ich musste unbedingt einen Weg finden, sonst würde mein Leben immer so weitergehen und das wäre furchtbar!

Eine finale Antwort auf all meine Fragen, die sich im Laufe meines Lebens angesammelt hatten, würde es sowieso nicht geben. Dessen war ich mir sicher, auch wenn mich dieser Zustand beunruhigte. Was vergangen war, war vergangen und man konnte nichts mehr daran ändern. Wenn ich auf mein vergangenes Leben zurückblickte, so konnte ich sagen, dass ich im Nachhinein eigentlich wenig daran ändern wollte. Summa summarum war's ganz gut gelaufen. Klar hätte es von manchem etwas mehr und von manchem etwas weniger sein können, aber die Bilanz war ganz okay. Meine Seele war zwar etwas ramponiert, aber alles in allem hatte ich mein Leben doch ganz gut gemeistert. Ich hatte mich nie selbst betrogen und stets nach bestem Wissen und Gewissen gehandelt. Und ich durfte behaupten, dass ich durchaus immer noch eine attraktive Frau war – wenn auch nicht für jedermanns Geschmack und jede Altersklasse, finde ich immer noch meine Beachtung in der Männerwelt. Apropos Beachtung, was war das denn, dachte ich, auf den matschigen Waldboden starrend ... Oh Gott, sind das etwa Wildschweinspuren?

Ich beschleunigte meinen Schritt, schoss einen schmalen Pfad hinauf und stand auf einer Weide. Auch das noch. Was würde mehr Verletzungen hinterlassen? Eine Kollision mit einem Wildschwein oder mit einer Kuh? Aufmerksam schlich ich am feuchten Waldrand entlang, in dem Bewusstsein, dass im Wald die Wildschweine und auf der Weide die Kühe auf mich lauerten. Wohl war mir dabei nicht. Außerdem störten mich diese Ängste beim Nachdenken, beim Lebenbilanzieren. War ich doch eben mit mir überein gekommen, dass mein Leben, „karmatisch" gesehen, eigentlich ganz in Ordnung war. Daher könnte es eigentlich keine Macht auf mich persönlich abgesehen haben, um mich für irgendwas zu bestrafen! Vielleicht musste ich ja einfach nur den Anspruch auf das Glück etwas reduzieren und aufhören, über alles nachzudenken.

„Einfach laufen lassen", sagte mein Sohn in stressigen Situationen immer. Vielleicht war das ja die Antwort? Oder war die Antwort auf die Frage „nach dem Leben, dem Universum und dem ganzen Rest" tatsächlich „42"? Genau so, wie sie Douglas Adams in seinem Roman „Per Anhalter durch die Galaxis" gestellt und beantwortet hat? Das wär's noch. Ich machte mir so einen Stress, wie ich mein Leben wieder in den Griff bekomme, dabei war mein Leben nur eine Nanosekunde in der Unendlichkeit und endete mit irgendeiner Zahl. Du meine Güte, dachte ich, was, wenn es wirklich so ist? Plötzlich musste ich lachen. Ich lachte und lachte und lachte. Und dann hörte ich in mir mein Herz laut schlagen und spürte einen Druck auf meiner Brust, der sich urplötzlich löste und weit ausdehnte. Mir schien es, als öffnete sich mein Brustkorb, um all das Leben um mich herum aufzunehmen, leidenschaftlich zu verschlingen. Mir wurde leicht schwindlig, weil ich mich in diesem Moment und ohne Vorwarnung überwältigend glücklich fühlte, so glücklich, dass es wehtat. Ich verspürte einen unbändigen Drang zu schreien, zu rennen oder, noch besser, zu fliegen. Ob es Regentropfen oder Glückstränen waren, die mir die Wange hinabliefen, konnte ich in diesem fantastischen Augenblick nicht sagen.

Ich meinte, endlich zu verstehen ... Es durfte nicht mehr wichtig sein, sich nach dem Aufstehen Gedanken zu machen, ob ich heute Nacht schlafen können würde. Es durfte nicht mehr wichtig sein, die Figur einer Fünfundzwanzigjährigen haben zu wollen, die ich schon mit vierundzwanzig nicht mehr hatte. Es durfte nicht mehr wichtig sein, der vergangenen Geilheit, den ausgefallenen Haaren und der prallen Haut hinterher zu trauern. Es durfte nicht mehr wichtig sein, Dinge mit Gewalt zurückhaben zu wollen, die durch das Labyrinth meines Gehirns irrten und nie einen Ausgang fanden, weil sie eigentlich schon längst gestorben waren.

Wenn etwas endet, beginnt etwas Neues! Das Ende meiner weiblichen Fruchtbarkeit wäre mit meiner letzten Monatsblutung besiegelt, eine Schwangerschaft von dieser Zeit an ausgeschlossen. Ich stand also kurz vor der Pforte der Postmenopause und diese nachklimatische Phase würde dann für den Rest meines Lebens dauern. War diese Phase der Beginn für etwas Neues? Die nachklimatische Phase? Hörte sich ein bisschen wie „nach der Klimakatastrophe" an. Passt ja irgendwie.

Ich musste anders in die Welt schauen und ich fand, es wurde Zeit, dass ich meinem Körper wieder vertraute. Schließlich konnten meine armen Eierstöcke, die in den letzten Zügen lagen, auch nichts dafür, dass sie mit einer begrenzten Haltbarkeit zur Welt gekommen waren. Das hat die Natur verbockt – damit müssen wir Frauen leben. Ich dachte, dass es Zeit wurde, das zu akzeptieren. Bei dem Gedanken an die Annahme des Unausweichlichen ärgerte ich mich nicht und haderte auch nicht mehr mit mir und der Welt. Ich wurde auch nicht zornig und nicht wütend. Ich bekam keine Angst, ich tat mir nicht leid und ich verlor bei allem Übel nicht die Hoffnung auf eine vielversprechende Zukunft. Ich fühlte mich frei und glücklich. Hatte ich mich jetzt gefunden? Ganz tief in mir? War ich angekommen?

Ich nahm eine Abzweigung und sah in weiter Ferne einen Bauernhof. Meine Beine trugen mich und meinen beseelten Geist, ohne die geringste Anstrengung, durch die Wälder, durch die Welt. Wir gingen nicht, wir schwebten ... Nein, wir schwebten nicht, wir flogen leise dahin ...

Irgendwann kam ich an dem Bauernhof an und sah eine alte, bucklige Bäuerin, wie sie mit ihren arthritischen Fingern damit beschäftigt war, eine Kuh zu melken. Neugierig hielt ich inne und beobachte die Bäuerin, in deren unmittelbarer Nähe ein Kälbchen mit großen Teddybär-Knopfaugen stand. Als mich die Bäuerin bemerkte, erklärte sie mir, dass das neu geborene Kälbchen immer noch nicht alleine saugen könne und sie deshalb nachmelken müsse. Als sie fertig war, löste sie einen kleinen Blechbecher von ihrem Gürtel und schöpfte aus dem Melkeimer die frische Milch. Dann kam sie mit ihrem krummen Rücken schief gehend auf mich zu und reichte mir den Becher. Ich war ganz verdutzt. Damit hatte ich nun wirklich nicht gerechnet.

„Uff. Drau di!", sagte sie kopfnickend und ihre Augen strahlten dabei spitzbübisch in ihrem über und über mit Falten und Fältchen bedeckten Gesicht.

„Ich hab noch nie Milch direkt vom Euter einer Kuh getrunken. Muss man die nicht erst abkochen?", fragte ich und hielt verunsichert hielt ich den kuhmilchwarmen Becher in der Hand. Ein scharrendes Kichern kam aus ihrem Hals: „Des got scho so." Sie nickte mir aufmunternd zu.

Ich trank. Was für ein Geschmack. Diese Milch war mit keiner vergleichbar, die ich je zuvor getrunken hatte. Sie war lauwarm, schmeckte süß und hatte wahrscheinlich einen Fettgehalt, der kalorienmäßig so draufschlug, dass ich mich für die kommende Woche wieder auf Diät setzen musste.

„Köstlich!", stellte ich fest und wischte mir meinen weißen Milchbart mit dem Handrücken ab. „Vielen Dank auch", sagte ich und reichte den Becher zurück. „Wie komme ich denn zu dieser Ehre?"

„Bischt so beschwingt ond glücklich doher kimma, das hat mir so a Freid gmacht, und do wollt i dir a oine macha. Mogscht no an Schluck, Mädle?"

Mädle, sagte sie zu mir. Ich musste schmunzeln. Ich war fünfzig und sie sagte Mädle zu mir, wie schön! Ich atmete tief durch, verneinte und sagte, dass ich weiter müsse. Zum Abschied bedankte ich mich nochmals herzlich für ihre Freundlichkeit und wünschte ihr eine gute Gesundheit. Was sie wiederum mit einem „Ma mueß allat's Bescht hoffa, 's Schleacht kommt vo sell!" quittierte. Wie wahr, wie wahr ... Das Beste hoffen, das Schlechte kommt von alleine.

Als ich mich nochmals kurz umdrehte, stand die Alte lächelnd und krumm wie ein alter, knorriger Baum am Zaun angelehnt. Mit ihrem rechten Arm, der aussah wie ein verdorrter Ast, winkte sie mir nach. Ich winkte zurück und ging weiter. Alles und jeder hat seine Zeit. Sie hatte ihre nahezu hinter sich.

Ein kleines Kuhdörfchen mit einer Handvoll Häuser lag auf meiner Wegstrecke. In einem Haus befand sich ein ehemaliges Ladengeschäft. Es könnte ein Bäcker gewesen sein, der sein Geschäft aufgegeben hatte. An der Innenseite eines der beiden großen Schaufenster hing ein kleiner Zettel mit der Aufschrift: *Nachmieter wegen Geschäftsaufgabe gesucht! Möblierung ist freigestellt!* Ich trat näher an die Scheibe, um in den Laden hineinzusehen. In den von Regenwasser und Staub verdreckten Scheiben entdeckte ich mein Spiegelbild. Mein Aufzug war insgesamt gesehen etwas desolat. Meine Haare standen in alle Richtungen, so als wollten sie nichts mehr mit meinem Kopf zu tun haben. Wind und Regen können ganz schön effektiv sein. Ich wollte weitergehen, aber etwas Merkwürdiges hielt meinen Blick fest. Ich trat näher an mein Spiegelbild und bemerkte ein eigenartiges Leuchten in meinen Augen. War das eine Täuschung? Ich blinzelte und sah noch mal hin. Schade – weg war's. Ich sah nur noch den angeklebten Nachmieter-gesucht-Zettel. Und dann kam mir in den Sinn, dass auch ich meinen Körper irgendwie vor längerer Zeit aufgegeben hatte. Geschäftsaufgabe ...

Allerdings schien ich auf meiner heutigen Wanderung meinen Körper wieder neu entdeckt zu haben. Ich bekam Lust, meinen Körper neu zu möblieren. Neuanfang. Schon begann ich nachzudenken. Wie sollten die Möbel aussehen, die ich in meinen Körper stelle? Geduld, Vergebung, Nachsicht, Glück, Freude und ganz viel Achtsamkeit. Ja, ich würde wieder auf meinen Körper achten, ich würde auf ihn hören und ihn unterstützen. Ich würde nicht mehr böse auf ihn oder meine Eierstöcke sein und hoffen, dass er mir meinen unsensiblen Umgang der letzten Jahre in seinem unausweichlichen Wechsel verzeihen wird. Und da war es wieder, das Leuchten in meinen Augen. Ich lächelte mein Spiegelbild lange an und winkte ihm zum Abschied zu.

Noch ganz verklärt nahm ich das Klingeln meines Handys wahr. Es war Michael.

„Guten Morgen, mein Schatz. Na, auch schon wach?", begrüßte ich ihn.

„Guten Morgen. Sag mal, wo steckst du denn? Wann bist du aufgestanden? Ich hab dich gar nicht gehört. Konntest mal wieder nicht schlafen, was, du Arme? Wann kommst du? Frühstücken wir gemeinsam?"

„Bisschen viele Fragen auf einmal, findest du nicht?" Ich musste lachen.

„Ja, mag sein. Du fehlst mir halt. Wir sind im Urlaub, es ist kurz vor zehn, das Bett ist leer und es duftet leider nicht nach Kaffee. Wenigstens lag eine Notiz von dir rum." Es kruschtelte am Telefon und dann las Michael vor. „ ‚Guten Morgen, Schnarchi, bin mal kurz um'n Block‘, steht hier. Also um'n Block geht schneller, so groß ist das Dorf hier auch nicht. Wo bist du denn?"

„Keine Ahnung! Ich bin seit kurz vor sechs unterwegs und ich …"

„Was? Seit wann? Ich glaub, ich höre nicht recht", unterbrach mich Michael.

„Nein. Du hast schon richtig gehört. Seit sechs und ich weiß wirklich nicht, wo ich bin. Ich bin hier in einem Dörfchen, aber das ist so klein, das hat nicht mal ein Ortsschild. Ich hab echt keinen Plan, wo ich bin."

„Dann frag doch mal jemanden und wenn du weißt, wo du bist, hole ich dich mit dem Auto ab."

„Das ist lieb von dir, mein Schatz", sagte ich. „Aber diesen Weg muss ich alleine gehen!"

„Was hat das zu bedeuten, diesen Weg musst du alleine gehen?", wiederholte Michael verunsichert.

„Das kann ich dir jetzt und auf die Schnelle nicht erklären. Wir reden später darüber, okay? Pass auf, wir machen es so, wenn ich das Gefühl habe, nicht mehr weiterzukönnen oder nicht zurückzufinden, dann ruf ich dich an, ja? Frühstücke in Ruhe und genieße deinen Urlaubstag. Ich weiß noch nicht, wann ich wieder zurück sein werde, aber mach dir keine Sorgen. Alles in Ordnung!"

„Geht es dir wirklich gut?", fragte mein Mann besorgt.

„Ja!", sagte ich stolz. „So gut ging es mir schon lange nicht mehr."

✽

Schlusswort

Letztendlich halte ich es mit den Wechseljahren wie Woody Allen mit dem Tod. Mit seinem 80. Geburtstag hat er mal wieder einen Spruch rausgehauen, den ich mir – in abgewandelter Form – hiermit zu eigen mache. Woody Allen sagte in einem Interview, wie er mit nun 80 Jahren über den Tod denke. Seine Antwort: „Meine Beziehung zum Tod hat sich überhaupt nicht geändert. Ich bin total dagegen!"

Meine Beziehung zu den Wechseljahren hat sich nach all meinen Erkenntnissen auch nicht geändert:

ICH BIN TOTAL DAGEGEN!

Dank

Am Ende möchte ich mich bei meinen Freundinnen und bei allen Frauen bedanken, mit denen ich ungeschminkte Gespräche über die unerwünschten Wechseljahre führen konnte.

Bei meinem Mann bedanke ich mich dafür, dass er mir die Zeit geschenkt hat, um dieses Buch schreiben zu können, dass er mir mit Rat zur Seite stand und mich stets ermuntert hat, am Ball zu bleiben.

Bei meinem Sohn möchte ich mich bedanken, dass er mich als seine Mutter ausgewählt hat und weil er mir in einem heiklen Moment mit einem „einfachen" Händedruck Zuversicht geschenkt hat.

Ein Dank an meine Lektorin Anne Jung für ihre Arbeit und ihre anerkennenden Worte zum Buch. Auch dafür, dass sie die Protagonistin über die Zeit der Lektüre sehr lieb gewonnen hat.

Bei allen Ärztinnen und Ärzten bedanken ich mich bei denjenigen, die mir zugehört und mich verstanden, die sich Zeit genommen und mich als komplexes Wesen und nicht als Körperteil behandelt haben. Mein Dank gilt auch patientenfreundlichen Sprechstundenhelferinnen, die die Macht über die Terminvereinbarung besitzen.

Ganz am Ende geht mein Dank an „Lindemanns Bibliothek" für die geschmeidige Zusammenarbeit!

Und: „Am Ende wird alles gut. Und wenn es nicht gut ist, ist es noch nicht das Ende." (Oscar Wilde)

Literatur

Dieses Buch fußt auf zahlreiche Recherchen. Nachfolgend ist eine Auswahl zitiert, die mir wichtige Hinweise und Erklärungen lieferte.

1. Kapitel

Prof. Dr. med. Volker Faust, „Die Wechseljahre und ihre psychosozialen Folgen", im Internet abgerufen am 12.12.2013: http://www.psychosoziale-gesundheit.net/seele/wechseljahre.html

2. Kapitel

„Der Orgasmus der Frau: Das passiert, wenn es passiert!", im Internet abgerufen am 10.02.2014: Orgasmus-Phasen http://www.fem.com/liebe-lust/artikel/der-orgasmus-der-frau-das-passiert-wenn-es-passiert

„Hormone und sexuelles Verlangen" im Internet abgerufen am 21.01.2014: http://www.hormontherapie-wechseljahre.de/symptome-wechseljahre/Wechseljahre-Libido-Sex-id63709.html

„Gebärmutterentfernung (Hysterektomie)" im Internet abgerufen am 14.01.2015: http://www.meine-gesundheit.de/gebaermutterentfernung

Barbara Ehret, Mirjam Roepke-Buncsak, „Frauen – Körper – Gesundheit – Leben", Lizenz Verlag Diana: ISBN: 978-3-453-28513-2

Beth Rosenheim, „Wechseljahre – nein danke!", Lizenz VAK Verlag GmbH, ISBN: 978-3-86731-032-1

„Hormone: So beeinflussen uns Östrogen und Co." im Internet aufgerufen am 11.11.2013: http://www.frauenzimmer.de/cms/diaet-gesund/gesundheit/hormone-oestrogen.html

Dr. med. Detlef Pape, Dr. med. Beate Quadbeck, Anna Cavelius, „Die Hormonformel", Gräfe und Unzer, Ganske. ISBN: 978-3-8338-1670-3

Michaels Stang, „Der frühe Kampf der Geschlechter", FAZ vom 22.12.2009

"Geschlechterverteilung" Internet vom 20.11.2013: http://de.wikipedia.org/wiki/Geschlechterverteilung

3. Kapitel

Giulia Enders, „Darm mit Charme", Ullstein Buchverlage GmbH, ISBN: 978-3-550-08108-8

„Noch immer wird zu oft operiert! Hysterektomie bei Myomen" im Internet aufgerufen am 23.11.2013, http://www.diametric-verlag.de/Medizin/beitraegemedizin.html#anchor-gebaer

Mag. Johanna Vedral, „Sie brauchen die Gebärmutter ja nicht mehr ... – Frauen berichten über Gebärmutterentfernung und die Folgen", E-Book

„Gebärmutterentfernung wegen mangelnder Weiterbildung oder Profitgier??" im Internet abgerufen am 18.11.2014, http://www.rettet-die-gebaermutter.de/node/473

„Prävalenz von Hysterektomien bei Frauen im Alter von 18 bis 79 Jahren", im Internet abgerufen am 19.11.2014, http://edoc.rki.de/oa/articles/rebLpzQ3JZs2E/PDF/252VO5xTs5I.pdf

„Schwangerschaft auch während der Wechseljahre?" im Internet abgerufen am 12.03.2014, http://www.t-online.de/ratgeber/gesundheit/beschwerden/id_61506282/schwangerschaft-auch-waehrend-der-wechseljahre-.html

Stiftung Warentest „Anti-Age-Cremes: Mikroskopische Erfolge", vom 25.04.2002

Tanja Rest, „Luxus auf der Haut", Süddeutsche Zeitung vom 03.09.2011

Autor unbekannt, „Tötet die Pille weibliche Libido?", Der Tagesspiegel vom 31.05.2005

4. Kapitel

Verena Schmid, „Der Geburtsschmerz", Hippokrates-Verlag

5. Kapitel

Bayerische Akademie der Wissenschaften, „Humus in Böden: Garant der Fruchtbarkeit, Substrat für Mikroorganismen, Speicher von Kohlenstoff", Verlag Dr. Friedrich Pfeil

„Fachartikel zum Thema Wechseljahre" im Internet abgerufen am 10.06.2014, http://www.biowellmed.de/fachartikel-104.html

Eva Marbach, „Östrogendominanz", Eva Marbach Verlag, ISBN-10: 3-938764-09-0

„Die Wechseljahre und ihre psychosoziale Folgen" im Internet abgerufen am 03.04.2014, http://www.psychosoziale-gesundheit.net/psychiatrie/klimakterium.html

Beth Rosenhein, „Einfluss der Ovarialinsuffizienz auf die Körperorgane" aus „Wechseljahre – nein danke!", Lizenz VAK Verlag GmbH, ISBN: 978-3-86731-032-1

„Typische Krankheiten im Alter" im Internet abgerufen am 05.11.2014, http://www.miomedi.de/gesundheit/gesunde-senioren/gesundheit-erkrankungen-alter/typische-krankheiten-alter/senioren-erkrankungen.html

6. Kapitel

„Hitzewallungen in den Wechseljahren" Informationen und praktische Tipps im Internet abgerufen am 04.07.2014, http://www.fid-gesundheitswissen.de/gynaekologie/wechseljahre/ hitzewallungen/

„Die Organ-Uhr" im Internet abgerufen am 02.11.2013, http://www.organ-uhr.de

„Die Bedeutung des REM-Schlafes" im Internet abgerufen am 03.08.2014, http://www.schlaf.de/was_ist_schlaf/1_30_10_remschlaf.php

„Gesunder Schlaf" im Internet abgerufen am 04.08.2014, http://www.afruh.de/Gesunder%20Schlaf.html

„Ich kann nicht schlafen – 10 Schlafregeln für gesunden Schlaf" im Internet abgerufen am 04.08.2014, http://gesund.co.at/ich-kann-nicht-schlafen-schlafregeln-25662/

„Calmavera und Solunat Nummer 4 und 14", Hersteller: Hevert Arzneimittel GmbH&Co.KG, In der Weiherwiese 1, 55569 Nussbaum

„Solunat Nummer 4 und Nummer 14", (Quelle: Laboratorium Soluna Heilmittel GmbH, Artur-Proeller-Straße 9, 86609 Donauwörth)

„Cimifuga D12", DHU, Deutsche Homöopathie-Union, 76202 Karlsruhe

„Quickfinder Schüßler-Salze", Der schnellste Weg zum richtigen Mittel, Günther H. Heepen, Weltbild Verlag

Walter Pierpaoli, William Regelson, „Melatonin, Schlüssel zu ewiger Jugend, Gesundheit und Fitness", Goldmann-Verlag

„Mit 40 fängt man an zu schrumpfen" im Internet abgerufen am 10.08.2014, : http://www.t-online.de/lifestyle/gesundheit/id_60458598/mit-40-faengt-man-an-zu-schrumpfen.html

„Füße" im Internet abgerufen am 02.09.2014, http://www.planet-wissen.de/natur_technik/anatomie_mensch/fuesse/

„Schlafstörungen in den Wechseljahren" im Internet abgerufen am 20.08.2014, http://www.lifeline.de/themenspecials/wechseljahre/beschwerden/schlafstoerungen-id36044.html

„Prolaktinom (Prolaktin produzierender Hypophysentumor)" im Internet abgerufen am 3.9.2013, http://www.endokrinologie.net/prolaktinom.php

„Magnetresonanztomographie" im Internet abgerufen am 04.09.2013, http://www.netdoktor.at/untersuchung/mrt-8262

Autor unbekannt.„Nach der Menopause häufen sich schwere Depressionen", Ärztezeitung vom 24.11.2006

„Was ist Endokrinologie?", im Internet am 08.12.2013 abgerufen, http://www.gesundheit.de/wissen/haetten-sie-es-gewusst/medizinische-begriffe/was-ist-endokrinologie

Eva Marbach, „Östrogendominanz", Eva Marbach Verlag, ISBN-10: 3-938764-09-0

„The Natural Progesterone Information Service" (Informationsservice natürliches Progesteron), „Wechseljahre auf die natürliche Art", im Internet am 09.09.2014 abgerufen, http://www.npis.info/german/wechseljahreaufdie.htm

John R. Lee, „Natürliches Progesteron: ein bemerkenswertes Hormon", AKSE-Verlag

7. Kapitel

„Die Maslowsche Bedürfnishierarchie", abgerufen im Internet am 23.11.2014, http://de.wikipedia.org/wiki/Maslowsche_Bed%C3% BCrfnishierarchie

„Herpes Zoster – Gürtelrose", abgerufen im Internet am 09.11.2014, http://www.naturheilmagazin.de/natuerlich-heilen/krankheiten-a-bis-z/herpes-zoster.html

„Wenn Veränderungen in der Menopause zur Last werden. Dem Duft einer Frau die persönliche Note wiedergeben", Quelle: Vortrag von Graziottin A. : Vulvaveränderungen bei der Frau ab 50, SGGG-Kongress, 29. Juni 2012, Interlaken

„Ich bin zwar erst 20 (…)", abgerufen im Internet am 10.11.2014, http://forum.gofeminin.de/forum/f469/__f138_f469-So-eine-Angst-vorm-alter-werden.html

8. Kapitel

„Gedächtnisstörungen in den Wechseljahren", im Internet abgerufen am 10.10.2014, http://www.lifeline.de/themenspecials/wechseljahre/beschwerden/gedaechtnis-id36502.html

Miriam T. Weber, Leah H. Rubin, Pauline M. Maki, „Cognition in perimenopause: the effect of transition stage"

„Hormonmangel durch vorzeitige Wechseljahre schadet Gehirn und Gedächtnis", Deutsche Gesellschaft für Endokrinologie DGE, Professor Kiesel und Dr. Stute im Internet abgerufen am 24.09.2014, http://www.endokrinologie.net/presse_71106.php

9. Kapitel

„Altersjuckreiz (Pruritus senilis)", im Internet abgerufen am 12.08.2014, http://www.gesundheits-lexikon.com/Haut-Haare-Naegel/Weitere-Hauterkrankungen-Hautveraenderungen/Altersjuckreiz-Pruritus-senilis-.html

„US-Leitlinie: Wie man Cerumen richtig entfernt", im Internet abgerufen am 15.08.2014, http://www.aerzteblatt.de/nachrichten/33519/US-Leitlinie-Wie-man-Cerumen-richtig-entfernt

„Wechseljahre der Frau – trockene Augen", im Internet abgerufen am 14.08.2014, http://www.frauen-wechseljahre.de/trockene-augen-oft-ein-wechseljahrsproblem.html

„Hormonmangel und Scheidentrockenheit in den Wechseljahren", Broschüre von Dr. Kade Pharmazeutische Fabrik GmbH, Rigistraße 2, 12277 Berlin, profemina – Gesundheit für die Frau

„Trockener Hals", im Internet abgerufen am 12.12.2014, http://www.heilpraxisnet.de/symptome/trockener-hals.html

Eva Marbach, „Gesundheitsratgeber Wechseljahre: Wechseljahrbeschwerden mit Naturheilkunde und Schulmedizin erfolgreich behandeln"

„Amygdala", Lexikon der Neurowissenschaft, im Internet am 24.09.2014 abgerufen, http://www.spektrum.de/lexikon/neurowissenschaft/amygdala/565, Copyright 2000 Spektrum Akademischer Verlag, Heidelberg

„Die Wechseljahre und ihre Psychosozialen Folgen", Prof. Dr. med. Volker Faust, im Internet abgerufen am 23.09.2014, http://www.psychosoziale-gesundheit.net/seele/wechseljahre.html)

„Wechseljahre echt so schlimm? Und was kommt danach?", im Internet veröffentlicht am 26.12.2012, abgerufen am 03.04.2014, http://www.gutefrage.net/frage/wechseljahre-echt-so-schlimm-und-was-kommt-danach

„Trockene Gesichtshaut durch Wechseljahre, Wechseljahre: Haut und Haar verändern sich", im Internet abgerufen am 14.08.2014, http://www.lifeline.de/themenspecials/wechseljahre/beschwerden/haut-haare-id36504.html

10. Kapitel

„Trotz Sport keine Gewichtsabnahme?", im Internet abgerufen am 03.07.2014, http://www.die-abnehmschule.de/trotz-sport-kein-abnehmen.html

Dr. med. Detlef Pape, Dr. med Beate Quadbeck, Anna Cavelius, „Die Hormonformel. Wie Frauen wirklich abnehmen", Verlag: GU Spezial

„Wechseljahre oder nicht? Machen Sie hier den Test!", im Internet abgerufen am 10.09.2014, http://www.frauenzimmer.de/cms/diaet-gesund/wechseljahre-oder-nicht-machen-sie-hier-den-test-2c36a-9f71-25-1429416.html

„The Natural Progesterone Information Service" (Informationsservice natürliches Progesteron), „Wechseljahre auf die natürliche Art", im Internet am 09.09.2014 abgerufen, http://www.npis.info/german/wechseljahreaufdie.htm

„Hitzewallungen Wechseljahre: Die Rolle ausgewogener Ernährung", im Internet abgerufen am 12.12.2014, http://www.philognosie.net/index.php/article/articleview/517/

„Vitamine, Mineralstoffe, Spurenelemente", Stiftung Warentest vom 15.01.2015, im Internet abgerufen am 22.01.2015, https://www.test.de/medikamente/selbstmedikation/sonst/vitamine/vitamine/vorbeug/

„Medienberichte oft überzogen", Prof. Dr. med. Hans K. Biesalski, Leiter des Inst. für Biologische Chemie und Ernährungswissenschaft der Universität Hohenheim, beantwortet Fragen zum Thema Nahrungsergänzungsmittel, im Internet abgerufen am 14.01.2015, http://www.gesundheit50plus.info/vitalitaet/artikel/aktuell/medienberichte-oft-ueberzogen

Yifang Yang, „Chinesische Kräuter in Frage und Antwort", Urban & Fischer Verlag

Dr. med. Ernst Schrott, Dr. med. Wolfgang Schachinger, „Ayurveda, Grundlagen und Anwendungen", TRIAS Verlag

Prof. Dr. Med. Jörg Spitz, „Superhormon Vitamin D", GU-Verlag

Heide Fischer, „Frauenheilpflanzen, Wirkung, Hausmittel und praktische Selbsthilfetipps", Nymphenburger-Verlag

Christoph Drösser, „Müssen Möhren mit Fett gegessen werden?", DIE ZEIT N° 49/2013

11. Kapitel

„Warum kommen Frauen in die Wechseljahre?", im Internet abgerufen am 10.08.2014, http://suite101.de/article/warum-kommen-frauen-in-die-wechseljahre-a70456#.VMpoTC4XvXw

„Biologische Uhr: Ärzte sagen Wechseljahre voraus", im Internet abgerufen am 06.08.2014, http://www.spiegel.de/wissenschaft/mensch/biologische-uhr-aerzte-sagen-wechseljahre-voraus-a-304589.html

„Künstliche Befruchtung – Ramponiert in der Retorte", im Internet abgerufen am 20.08.2014, http://www.faz.net/aktuell/wissen/medizin/kuenstliche-befruchtung-ramponiert-in-der-retorte-1957171.html

„Das Ende eines Dogmas, US-Forscher finden Stammzellen im Eierstock", von Marieke Degen, im Internat abgerufen am 20.08.2014, http://www.deutschlandfunk.de/das-ende-eines-dogmas.676.de.html?dram: article_id=29204

12. Kapitel

„Brustkrebs (Mammakarzinom)", abgerufen im Internet am 12.07.2014, http://www.krebsdaten.de/Krebs/DE/Content/Krebsarten/Brustkrebs/brustkrebs_node.html

„Sterilisation der Frau (Tubensterilisation)", im Internet abgerufen am 14.09.2014, http://www.onmeda.de/behandlung/sterilisation-sterilisation-der-frau-%28tubensterilisation%29-3320-3.html

„Progesterontherapie transdermal – ein Erfahrungsbericht" von Hildegard Faust-Albrecht, abgerufen im Internet am 15.09.2014, http://www.netzwerk-frauengesundheit.com/wp-content/uploads/2013/11/ Progesteron-ArtikelEndfassungFaustAlbrecht_05.pdf)

„Gestagen in der Diskussion", abgerufen im Internet am 20.09.2014, http://www.hormonselbsthilfe.de/themen/wechseljahre/gestagen/index.html?a=215&level=1

„Isolierte Isoflavone sind nicht ohne Risiko", abgerufen im Internet am 12.08.2014, http://www.bfr.bund.de/cm/343/isolierte_isoflavone_sind_nicht_ohne_risiko.pdf

„Isoflavone und L-Carnitin – mehr Risiko als Nutzen", abgerufen im Internet am 16.9.2014, http://www.pharmazeutische-zeitung.de/?id=34339

„Soja- oder Rotkleeprodukte bei Wechseljahrsbeschwerden", abgerufen im Internet am 12.12.2014, https://www.test.de/medikamente/selbstmedikation/geschlechtsorgane/wechseljahre/wechseljahre/sojaprodukte/

„Die Entstehung des Arzneimittelgesetzes vom 16. Mai 1961", abgerufen im Internet am 22.12.2014, http://www.beck-shop.de/fachbuch/leseprobe/9783631617489_Excerpt_005.pdf

„Der Fall Contergan", abgerufen im Internet am 28.08.2014, http://www.planet-wissen.de/alltag_gesundheit/medizin/geschichte_der_arzneien/der_fall_contergan.jsp

13. Kapitel

„Vasektomie – Der Eingriff und verschiedene Methoden", im Internet abgerufen am 09.12.2014, http://www.vasektomie-experten.de/vasektomie-eingriff/

14. Kapitel

„Mutierte Gene älterer Männer", abgerufen im Internet am 04.05.2014, http://www.srf.ch/gesundheit/koerper/mutierte-gene-aelterer-vaeter

„50 Jahre – Ehe kaputt – das Leben im letzten Drittel?", abgerufen im Internet am 16.02.2014, http://www.wechseljahre-klimakterium-menopause.com/50-jahre-ehe-kaputt

15. Kapitel

„Brustkrebsrisiko durch Hormonersatztherapie, WHI-Studie und Million-Women-Studie, neuere Studien", Quelle: Rossouw JE et al (2002): "Risks and benefits of estrogen plus progestin in healthy postmenopausal women", principal results From the Women's Health Initiative randomized controlled trial. JAMA 2002; 288 (3): 321-333 doi: 10.1001/jama.288.3.321. http://jama.jamanetwork.com/article.aspx? articleid=195120

Chlebowski RT, et al (2010): "Estrogen plus progestin and breast cancer incidence and mortality in postmenopausal women". JAMA. 2010 Oct 20;304(15):1684-92. doi: 10.1001/jama.2010.1500, abgerufen im Internet am 22.12.2014, http://jama.jamanetwork.com/article.aspx?articleid=186747 und https://www.krebsinformationsdienst.de/vorbeugung/-risiken/hormonersatz-herapie1.php

„Krebs und Hormone", abgerufen im Internet am 20.12.2014, Million Women Study Collaborators (2003): "Breast cancer and hormone-replacement therapy in the Million Women Study". Lancet, 362 (9382), pp. 419-427. http://www.thelancet.com/journals/lancet/article/PIIS 0140-6736%2803%2914065-2/abstract

"Breast cancer risk in relation to the interval between menopause and starting hormone therapy" J. Natl Cancer Inst 103(4):296-305 DOI: 10.1093/jnci/djq527, abgerufen im Internet am 21.12.2014, http://jnci.oxfordjournals.org/content/103/4/296.full.pdf.

„Eierstockkrebsrisiko durch Hormontherapie", Mørch et al. (2009): "Hormone Therapy and Ovarian Cancer FREE". JAMA. 2009;302(3):298-305. doi:10.1001/jama.2009.1052, abgerufen im Internet am 21.12.2014, http://jama.jamanetwork.com/article.aspx?articleid=184264 und https://www.krebsinformationsdienst.de/vorbeugung/-risiken/ hormonersatzt-herapie1.php

„Hormone und Krebsrisiko", abgerufen im Internet am 12.12.2014, http://www.krebsinformationsdienst.de/vorbeugung/risiken/hormonersatz-therapie1.php

"Effect of hormone replacement therapy on cardiovascular events in recently postmenopausal women" Schierbeck LL et al. (2012), "Hormone replacement therapy and breast cancer: Heterogeneous risks bei race, weight and breast density", http://dx.doi.org/10.1136/bmj.e6409 und https://www.krebsinformationsdienst.de/vorbeugung/-risiken/ hormonersatzt-herapie1.php

"Complementary and Alternative Therapies for the Management of Menopause-Related Symptoms. A Systematic Evidence Review." Arch Intern Med. 2006;166(14):1453-1465. doi:10.1001/archinte.166.14.1453, http://archinte.jamanetwork.com/article.aspx?articleid=410719 und https://www.krebsinformationsdienst.de/vorbeugung/-risiken/ hormonersatzt-herapie1.php

„Wechseljahre – Verdauung", abgerufen im Internet am 20.11.2014, http://www.netdoktor.de/Gesund-Leben/Wechseljahre/Tipps/Wechseljahre-Verdauung-11303.html

„Was die Hormone mit Verstopfung zu tun haben", abgerufen am 23.112014 im Internet, http://www.wacholder-apotheke.de/themen/verstopfung.htm

„Hormone – Serotonin – Melatonin", abgerufen im Internet am 14.11.2014, http://www.depression-therapie-forschung.de/horm-sero-mela.html

Dr. med. Alexander Römmler, Gynäkologischer Endokrinologe und Mitbegründer des Hormonzentrums München, „Die Wahrheit über Hormone: Wie Hormone richtig eingesetzt werden und wann sie schaden – Die wichtigsten Therapien für die Wechseljahre", „Hormonersatztherapie: „Bioidentisches Östrogen" + „natürliches Progesteron"

„Hormon ist nicht gleich Hormon, der Experte erklärt", im Internet abgerufen am 22.11.2014, http://www.sprechzimmer.ch/sprechzimmer/Fokus/Wechseljahre/Hormonersatz_Therapie/Hormon_ist_nicht_gleich_Hormon_Der_Experte_erklaert.php)

„Trockenes Auge (Sicca-Syndrom)", im Internet abgerufen am 05.06.2014, http://www.netdoktor.at/krankheit/sicca-syndrom-7625

„Wenn die Tränen spärlicher fließen – Frauen in den Wechseljahren leiden oft unter Trockenen Augen", im Internet abgerufen am 10.06.2014, http://cms.augeninfo.de/index.php?id=248

„Hormone, allgemeine Einführung", abgerufen im Internet am 15.06.2014, http://www.drhuber.at/gendermed/wechseljahre/einfuehrung.html#i

„Wechseljahre – ein behandelbares Schicksal", von Dr. Volker Rimkus, Druck- & Verlagshaus MAINZ GmbH, ISBN 10 3-8107-0059-2

„Hormonersatztherapie (HRT) : wie wirkt sie, wie sicher ist sie", im Internet abgerufen am 18.06.2014, http://www.sprechzimmer.ch/sprechzimmer/Fokus/Wechseljahre/Hormonersatz_Therapie/Hormonersatz_Therapie_auch_Hormonersatztherapie_HRT_Hormontherapie_oder_Hormonersatz_in_den_Wechseljahren.php

„Zähneknirschen behandeln", abgerufen im Internet am 24.1.2014, http://www.gesundheit.de/krankheiten/mund-und-zaehne/zahnfehlstellungen-und-kieferfehlstellungen/zaehneknirschen-beissen-zungenpressen

„Wunder Gehirn – Frauen denken anders", abgerufen im Internet am 09.08.2014, http://www.spiegel.de/spiegel/spiegelspecial/d-29045329.html

„Rosa oder Blau ... oder was die 68er nicht wussten", abgerufen im Internet am 10.08.2014, http://www.unique-online.de/rosa-oder-blau-oder-was-die-68er-nicht-wusten/315/

„Zahlungen an Ärzte sollen gestoppt werden", aus dem Internet abgerufen am 09.10.2014, http://www.sueddeutsche.de/wirtschaft/wegen-druck-auf-glaxo-smithkline-pharmakonzern-will-zahlungen-an-aerzte-einstellen-1.1845507

„Bioidentische Hormone statt synthetischer Derivate", abgerufen im Internet am 10.10.2014, http://www.gesund-durch.de/bioidentische-hormone-statt-synthetischer-derivate/

16. Kapitel

„Postmenopause: Neue Daten zur Hormontherapie", Dtsch Ärztebl 2012; 109(48): A-2416 / B-1971 / C-1930, abgerufen im Internet am 02.02.2015, http://www.aerzteblatt.de/archiv/132981/Postmenopause-Neue-Daten-zur-Hormontherapie

Rüdiger Schmitt-Homm, Sabine Homm, „Handbuch Anti-Aging und Prävention", VAK Verlags GmbH

„Wechseljahre: Kein Freispruch für die Hormonersatztherapie", Dennis Ballwieser, im Internet abgerufen am 09.03.2015, http://www.spiegel.de/gesundheit/diagnose/menopause-das-ende-der-hormonersatztherapie-in-den-wechseljahren-a-925447.html

Die Statistik der Brustkrebserkrankungen, die ich in meinem Buch nenne, hat mich zutiefst bewegt. Deswegen möchte ich auf die hervorragende Arbeit von Brustkrebs Deutschland e.V. hinweisen:

 kostenloses Brustkrebstelefon:
0800 0117112

 zusätzliche ärztliche Telefonsprechstunde
1. & 3. Montag im Monat 17.30 – 19 Uhr

Brustkrebs Deutschland e.V.
Lise-Meitner-Straße 7
85662 Hohenbrunn

---

info@brustkrebsdeutschland.de
www.brustkrebsdeutschland.de
www.brustkrebsdeutschland.tv

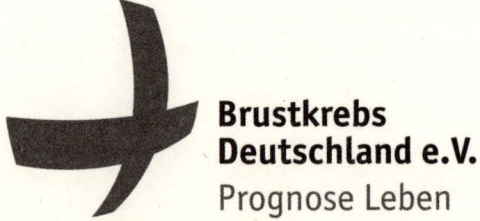